LEÇONS PRATIQUES

SUR LES

MALADIES DES VOIES URINAIRES

Professées à l'École pratique de la Faculté
de Médecine de Paris

PAR

Le Docteur J.-M. LAVAUX

Ancien Interne des Hôpitaux de Paris
Professeur libre de pathologie des voies urinaires
à l'École pratique, etc.

TOME TROISIÈME

AFFECTIONS CHIRURGICALES DES REINS & DES URETÈRES
SÉMIOLOGIE

PARIS

G. STEINHEIL, ÉDITEUR

2, RUE CASIMIR-DELAVIGNE

1890

LEÇONS PRATIQUES

SUR LES

MALADIES DES VOIES URINAIRES

III

DU MÊME AUTEUR

Traitement des cystites douloureuses................................ 4 fr.

Traitement des cystites par le lavage de la vessie sans sonde. *Arch. gén. de méd.,* mars et mai 1887.

Du cathétérisme chez les prostatiques. *Arch. méd.,* août 1887.

Note sur un nouveau mode de traitement de la cystite puerpérale. Communication à la Société de méd. pratique de Paris, juin 1887, et *Journ. de méd. de Paris,* juillet 1887.

De l'antisepsie de l'urèthre et de la vessie. Son application au traitement des rétrécissements uréthraux. Communication à l'Académie de médecine, 29 octobre 1887, et *Arch. gén. de méd.,* novembre 1888.

Contribution à l'étude du traitement des cystites douloureuses. Communication à la Société de chirurgie, 8 juin 1887, et *Revue génér. de clin. et de thérap.,* août 1888.

De l'emploi des solutions sursaturées d'acide borique dans le traitement des cystites. *Bull. et Mém. de la Société de méd. prat. de Paris* et *Journ. de méd. de Paris,* février 1888.

De l'emploi du nitrate d'argent dans la blennorrhagie aiguë. *Revue gén. de clin. et de thérap.,* avril et mai 1888.

Cystite extrêmement douloureuse traitée par le lavage de la vessie sans sonde. — Guérison. — *Bull. Soc. méd. prat. de Paris,* n° 8, 1888.

De l'innocuité du cathétérisme aseptique chez les prostatiques. *Progrès médical,* juin 1888.

Du lavage de la vessie sans sonde et du lavage continu de l'urèthre antérieur à l'aide de la pression atmosphérique. Leçon faite à la clinique de M. Péan, hôpital St-Louis, et publiée dans la *Gazette des hôpitaux,* septembre et octobre 1888.

Des dangers que présente le traitement des cystites douloureuses par les piqûres de morphine. *Soc. de méd. prat.,* janvier 1889, et *Journ. de méd. de Paris,* 10 février 1889.

De la valeur thérapeutique de l'électrolyse dans le traitement des rétrécissements de l'urèthre. *Bull. et Mém. de l'Académie de méd.,* février 1889, et *Revue gén. de clin. et de thérap.,* 21 février 1889.

Une très petite sonde pour injections intra-utérines. Ses applications. *Soc. de méd. prat. de Paris,* mai 1889.

De l'emploi de la cocaïne dans le traitement des affections des voies urinaires. *Com. Congrès de thérap.,* Paris 1889.

Du traitement par la divulsion progressive des rétrécissements de l'urèthre rebelles à la dilatation. *Com. Congrès de chirurgie,* Paris 1889.

Contribution à l'étude physiologique de la région membraneuse de l'urèthre chez l'homme. (Académie des sciences, mai 1889.)

Le lavage de la vessie sans sonde à l'Etranger. (Société de méd. prat., novembre 1889.)

Des indications du nitrate de cocaïne dans le traitement des affections des voies urinaires. Comm. à la Société de méd. prat. de Paris, février 1890.

LEÇONS PRATIQUES

SUR LES

MALADIES DES VOIES URINAIRES

Professées à l'École pratique de la Faculté
de Médecine de Paris

PAR

Le Docteur J.-M. LAVAUX

Ancien Interne des Hôpitaux de Paris
Professeur libre de pathologie des voies urinaires
à l'École pratique, etc.

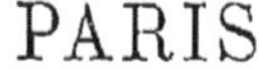

TOME TROISIÈME

AFFECTIONS CHIRURGICALES DES REINS & DES URETÈRES
SÉMIOLOGIE

PARIS

G. STEINHEIL, ÉDITEUR

2, RUE CASIMIR-DELAVIGNE

1890

LEÇONS

SUR LES

MALADIES DES VOIES URINAIRES

TRENTE-HUITIÈME LEÇON

DE LA LITHIASE URINAIRE

Messieurs,

De toutes les lésions *rénales* et *urétérales*, celles qui présentent le plus d'importance au point de vue chirurgical sont surtout dues à la lithiase urinaire. D'autre part, je viens de vous décrire les calculs de la vessie et de l'urèthre. Il me paraît donc logique de commencer cette étude des maladies des reins et des uretères par la description de la lithiase urinaire, de façon à compléter de suite l'histoire de l'affection calculeuse, qui joue un si grand rôle dans la pathologie de l'appareil urinaire.

La lithiase urinaire a été connue de tout temps. Hippocrate, Galien, Arétée se sont occupés de cette affection, qui a été ensuite étudiée par un grand nombre d'auteurs,

entre autres par Sydenham, Scheele, Wallaston, Fourcroy, Vauquelin, Marcet, Magendie, Rayer, Civiale, Bige-
low. La thèse de ce dernier auteur, soutenue à la Faculté
de Paris en 1852, a fait époque.

Marcet et Civiale ont montré que les concrétions ne sont
pas toujours formées par les sels contenus dans l'urine.
Ils en ont rencontré qui étaient constituées par de la xan-
thine et de la cystine.

Depuis les travaux de ces auteurs, on a peu ajouté à
l'histoire de la lithiase urinaire, surtout au point de vue
clinique.

Civiale a classé les concrétions auxquelles donne lieu
la lithiase urinaire de la façon suivante. Il appelle *sable*
celles qui se présentent sous l'aspect d'une poudre fine, de
paillettes délicates ou de grains constitués par l'agglomération de petits cristaux ; *gravelle*, les concrétions granu-
leuses dont le volume atteint au maximum celui d'une
tête d'épingle ; *graviers*, les concrétions dont les dimensions n'excèdent pas celles de l'uretère normal ; *calculs*,
celles que l'uretère ne laisserait pas passer ; *pierres*, les
calculs les plus volumineux.

Les auteurs désignent en général sous le nom d'*infarc-
tus* les dépôts calcaires ou uratiques intra-canaliculaires.
Ces dépôts sont plus fréquents dans la substance médullaire du rein que dans la substance corticale.

Anatomie & Physiologie pathologiques. — C'est principalement chez les enfants nouveau-nés et chez les
adultes goutteux que l'on observe l'infiltration des tubuli
par du sable urique. Cette infiltration permet de comprendre la formation dans la substance rénale elle-même
de graviers et parfois de vrais calculs, alors que les calices
et le bassinet n'en contiennent point. Il suffit en effet d'un
léger rétrécissement de la portion des tubes droits voisine de leur embouchure pour en causer l'obstruction. Les

concrétions une fois formées augmentent de volume et peuvent acquérir des dimensions considérables.

Certains auteurs ont fait remarquer que la formation des sédiments dans les tubes droits peut du reste s'expliquer par l'adhérence seule des concrétions, dont la surface est rugueuse dès leur formation, ce qui peut empêcher leur migration vers les calices.

Quoi qu'il en soit, on trouve dans la substance rénale tantôt des formations multiples qui l'infiltrent totalement ou partiellement, tantôt de véritables calculs, multiples ou solitaires. Ces derniers occupent alors le centre d'une sorte d'alvéole à parois fibreuses, parfaitement isolée du reste de l'organe, et que l'on considère comme formée par la dilatation d'un tube droit sur un point de son trajet. Ces calculs se développent bien plus lentement que ceux qui siègent dans les calices et surtout dans le bassinet, parce que la quantité d'urine qui traverse un tube de Bellini est relativement faible. Aussi peut-on trouver des calculs assez gros dans ces régions alors qu'il n'existe que de petits graviers dans le parenchyme rénal. Mais n'oubliez pas que la substance rénale est parfois le siège exclusif des formations lithiques.

Lorsque les calices et le bassinet sont au contraire le siège exclusif des calculs, ce qui est le cas ordinaire, on peut observer parfois un amincissement extrême du tissu rénal, qui est atrophié par suite du refoulement excentrique de cette substance.

Il est un fait très important à noter au point de vue thérapeutique, c'est que la lithiase bilatérale est loin d'être rare. Cependant on aurait remarqué qu'il existe rarement un gros calcul dans chaque rein. En général, lorsque ces deux organes sont atteints, il s'agit simplement de la gravelle sablonneuse ou à gros grains.

Le *nombre* des concrétions d'un volume appréciable qui infiltrent le rein est très variable. Voici des pièces qui appartiennent à l'ancienne collection de Mallez. Vous voyez que les deux reins sont remplis de calculs assez volumineux.

Civiale a trouvé des reins qui contenaient jusqu'à cent concrétions.

Suivant les auteurs, il n'y aurait cependant qu'un calcul dans le rein affecté de lithiase chez environ la moitié des malades. Mais Civiale a fait remarquer que certains calculs, en apparence uniques, sont formés par la fusion de plusieurs concrétions enclavées dans des cavités qu'elles dilatent en refoulant le tissu rénal.

Le *volume* des concrétions rénales est variable. En général, il est en raison inverse de leur nombre. Avec un gros calcul, on peut trouver cependant plusieurs petites pierres.

Le *poids* est en rapport avec la composition chimique et le volume des concrétions. Il varie en général de 4 à 16 grammes, d'après Civiale. Mais certaines pierres, dont le volume atteint et dépasse parfois celui d'un œuf de poule, pèsent 40, 60, 135, 195, 270 grammes. On en cite même de 350 grammes et une de 1015 grammes. Parmi les exemples de pierres assez volumineuses et d'un poids assez élevé, il en est qui ont été recueillies chez des enfants.

La *forme* des petites concrétions est variable. Les calculs un peu volumineux sont en général irréguliers ; ils tendent à devenir rameux. La cavité dans laquelle ils sont ordinairement contenus est en effet très irrégulière, le bassinet et les calices représentant un réservoir à prolongements multiples séparés par les pyramides. Les calculs sont donc formés très souvent d'une partie fondamentale, logée dans le bassinet, et de prolongements que l'on a comparés à des madrépores (calculs coraliformes de Leroy d'Etiolles). C'est parfois du côté de l'uretère que l'on constate le plus étendu de ces prolongements.

Lorsqu'il existe plusieurs calculs juxtaposés dans le bassinet ou dans les calices, ils présentent au niveau de leurs points de contact des facettes lisses qui se correspondent rigoureusement par des détails inverses de conformation, comme s'il s'agissait de véritables articulations. Ainsi une surface convexe est en rapport avec une petite excavation de mêmes dimensions creusée dans le calcul voisin. En voici des exemples; ces pièces appartiennent à l'ancienne collection de Mallez.

Parfois la partie d'un calcul qui correspond à une pyramide offre plusieurs petites facettes séparées par des arêtes mousses. L'existence des facettes n'indique donc pas toujours, d'une façon absolue, qu'il existe plusieurs concrétions.

La surface des concrétions, quel qu'en soit le volume, est très souvent grenue, rugueuse. Les facettes que présentent les calculs dont je viens de vous parler sont au contraire lisses. Certaines petites pierres logées dans les calices ont aussi une surface polie. Mais, comme le font remarquer les auteurs, on peut dire que l'état rugueux de la surface, l'irrégularité de forme due à des prolongements courts ou longs, épais ou grêles, ou à des facettes multiples, sont les caractères fondamentaux du calcul rénal type.

Cet état rugueux de la surface des concrétions rénales mérite d'être retenu. Rappelez-vous que je vous ai cité un cas très grave de prostatite suppurée consécutive à l'expulsion spontanée d'un petit calcul rénal dur et à surface rugueuse. Ce calcul, en traversant la région prostatique de l'urèthre avait déterminé un traumatisme suivi de l'inflammation de la prostate. Il est très probable que l'urine de ce malade contenait des microbes pathogènes; ou bien peut-être existait-il une uréthrite postérieure chronique et latente, car son médecin habituel n'avait constaté aucun signe de blennorrhée avant l'apparition de la prostatite.

La *composition chimique* des concrétions rénales ne diffère pas de celles des calculs vésicaux. Les auteurs ont ramené à trois ou quatre types fondamentaux les diverses variétés de gravelle que l'on peut rencontrer.

« La gravelle qui est due à un état morbide général, dit
« M. le professeur Bouchard, c'est la gravelle urique, puis,
« avec un moindre degré de fréquence, la gravelle oxalique.
« Elles peuvent coïncider, se substituer l'une à l'autre.

« La gravelle phosphatique ou terreuse est le plus
« souvent liée à une affection locale des voies urinaires.
« Elle peut dépendre de la fermentation de l'urine ou de
« l'inflammation catarrhale ou ulcéreuse du bassinet ou
« de la vessie. Toutefois elle peut dépendre d'un trouble
« nutritif général : elle exige en effet pour se produire que
« les urines soient alcalines, et cet excès d'alcalinité de
« l'urine peut dépendre d'un excès d'alcalinité du sang. »

La gravelle cystique et la gravelle xanthique constituent des formes exceptionnelles.

La *couleur*, la *consistance* de ces concrétions présentent les mêmes particularités que dans les calculs vésicaux ; je n'y insiste pas.

Les *lésions des reins* méritent au contraire de nous arrêter. Ces lésions sont très complexes. Elles ont été étudiées avec soin par M. le professeur Cornil. Je ferai de nombreux emprunts à l'ouvrage qu'a publié sous son inspiration le Dr Jardet.

« Il s'en faut, dit M. Le Dentu, que la présence des
« calculs détermine toujours des lésions macroscopiques.
« Cependant, au bout d'un temps variable, il se produit
« une obstruction plus ou moins complète d'une ou de
« plusieurs voies d'excrétion, dont la conséquence immé-
« diate est une rétention d'urine partielle ou complète. En
« fait la situation se rapproche singulièrement de celle
« que crée expérimentalement la ligature de l'uretère.

« Il survient tout d'abord dans le département rénal cor-

« respondant à l'obstruction une tuméfaction à laquelle
« succède un certain degré d'anémie. A une période plus
« avancée deux ordres de lésions vont apparaître : d'une
« part, la *dilatation* des calices et du bassinet et, comme
« conséquence, l'*atrophie* de la substance tubuleuse ;
« d'autre part, l'irritation, l'inflammation des tissus avec
« lesquels la concrétion est en contact.

« Le rein qui renferme un calcul peut donc subir une
« augmentation de volume, si la dilatation des cavités
« normales l'emporte sur l'atrophie du parenchyme ; au
« contraire il y aura diminution de volume, si cette der-
« nière est prépondérante par rapport à la dilatation. Cette
« règle ne peut cependant pas être prise tout à fait à la let-
« tre.....Il y a des reins calculeux réellement hypertrophiés,
« sans que l'augmentation de leurs dimensions normales
« puisse être uniquement attribuée à l'ampliation des ca-
« lices et du bassinet..... la substance propre offre une
« véritable hypertrophie.....

« La dilatation rénale peut atteindre un degré invrai-
« semblable. Cruveilhier, Boyer mentionnent des cas où
« les dimensions de l'organe malade pouvaient être
« comparées à celles d'une tête d'enfant de deux ans.....
« une augmentation du double ou du triple doit être con-
« sidérée comme fréquente. »

Dans les cas de distension excessive, l'atrophie du parenchyme rénal est extrême ; elle peut aller jusqu'à la
disparition presque complète ou incomplète de ses éléments
constitutifs.

Lorsque le liquide contenu dans le bassinet et les calices
vient à disparaître, ces cavités reviennent sur elles-mêmes
et le parenchyme se rétracte. Le rein est alors constitué
par une petite masse très inférieure en volume à l'organe
normal.

Lorsqu'il existe en même temps de la néphrite interstitielle, ce qui est loin d'être rare, le rein est réduit à des

débris parfois méconnaissables. On y trouverait à peine, suivant certains auteurs, des traces de ces éléments constitutifs normaux.

A mesure que les calculs grossissent, ou que la dilatation des cavités avance, il survient en général des modifications dans la forme du rein. En voici des exemples remarquables. Les auteurs font observer, avec raison, que l'on aurait tort cependant de beaucoup compter sur ces déformations pour la recherche des calculs dans le cours d'une néphrotomie. Une pierre assez volumineuse peut en effet ne se révéler parfois extérieurement par aucun soulèvement appréciable.

« D'une manière générale, dit M. Le Dentu, quand la
« pierre est petite ou moyenne et qu'il ne s'est produit ni
« hydronéphrose ni pyonéphrose, le rein peut conserver
« sa forme et ses dimensions normales ; mais dans
« beaucoup de cas, sans déformation concomitante, il se
« produit une augmentation de volume qui correspond or-
« dinairement aux lésions qu'il me reste à signaler. »

Dans les cas dont il s'agit le parenchyme rénal est parsemé de poches kystiques. Quelques-unes de ces cavités ne sont que des diverticulums plus ou moins séparés des calices dilatés ; d'autres en sont entièrement isolés par des ponts de substance rénale.

Lorsqu'il n'existe pas de pyélite, la muqueuse du bassinet, des calices et de leurs prolongements pseudo-kystiques est blanche, épaissie et lisse.

Je n'insisterai point sur les lésions histologiques ; je vous rappellerai simplement que dans la lithiase urinaire les reins présentent deux ordres de lésions : les unes dues à la néphrite, les autres à la distension. Quand le processus irritatif tend à la suppuration, il modifierait aussi bien l'épithélium que le tissu conjonctif. Lorsqu'il est lent et tend vers la sclérose, il n'affecterait que le tissu conjonctif. Vous trouverez dans le travail du Dr Jardet tous les détails relatifs à cette étude histologique.

L'enveloppe graisseuse du rein est souvent atteinte par le processus pathologique. Rayer avait déjà noté l'hypertrophie fréquente du tissu adipeux qui la constitue, hypertrophie qui est surtout marquée au niveau du hile. Certains auteurs ont trouvé des reins très atrophiés qui étaient noyés au milieu d'une masse de graisse.

Dans d'autres cas, on constate une transformation sclérosique. Il existe des adhérences entre l'enveloppe graisseuse et la capsule propre du rein. Parfois on trouve une masse dure constituée par du tissu fibreux très dense et qui peut faire croire à une production de nature squirrheuse.

Parmi les *lésions à distance* on a signalé l'hypertrophie du cœur et certaines lésions du second rein.

Quelques auteurs admettent une corrélation entre la lithiase rénale et l'hypertrophie du cœur. D'autres ont fait remarquer que tout sujet atteint de néphrite interstitielle n'est pas fatalement voué à cette complication. D'autre part, la coïncidence des deux états pathologiques serait rare, suivant ces derniers, chez les malades atteints de lithiase urinaire.

L'hypertrophie compensatrice du rein sain est admise par la plupart des auteurs. A mesure que le rein calculeux s'atrophie, le second de ces organes augmente peu à peu de volume, de telle sorte que l'excrétion urinaire ne se trouve pas troublée. Mais il n'en est point toujours ainsi. Assez souvent les deux reins contiennent des calculs. D'autres fois ces deux organes sont atteints de néphrite. Certains auteurs ont admis la possibilité d'une *néphrite réflexe*. Le rein calculeux exercerait sur son congénère une influence fâcheuse, de même qu'un œil lésé peut déterminer dans le second, sain jusque-là, l'apparition des accidents qu'on décrit sous le nom d'ophtalmie sympathique. Ce n'est là qu'une simple hypothèse. Il est probable que c'est la même influence pathogénique qui agit d'emblée sur les deux organes.

Je dois vous faire remarquer que la *néphrite interstitielle atrophique* dont je viens de vous parler est surtout due à la cause de la lithiase urinaire. Souvent il s'agit de la néphrite des goutteux. Le calcul est généralement considéré aujourd'hui comme un corps aseptique. Lorsqu'il survient de la suppuration, elle est due à des micro-organismes venus du dehors, soit par la vessie, cas le plus fréquent, soit par le rein.

Pathogénie — Etiologie. — La pathogénie des concrétions urinaires n'est pas beaucoup mieux élucidée que la pathogénie des concrétions biliaires. « Malgré le nom-
« bre immense des faits recueillis dans tous les siècles, a
« dit Civiale (1), l'affection calculeuse offre encore beau-
« coup de points à l'égard desquels nous ne possédons que
« des données incertaines et des résultats purement ap-
« proximatifs. Les causes de la pierre, son mode de for-
« mation, ses connexions avec d'autres lésions organiques,
« les variations infinies qu'elle présente sous le rapport
« de la configuration, du nombre et du volume, comme
« aussi sous celui de la nature et des dispositions des dif-
« férentes couches qui la constituent, enfin l'action que sa
« présence dans les voies urinaires exerce sur le reste de
« l'économie, sont autant de questions à l'égard desquelles
« les opinions généralement admises sont les unes hasar-
« dées, les autres en opposition directe avec les données
« de l'expérience. »

Quatre hypothèses différentes ont été émises pour expliquer la genèse des concrétions urinaires. La première place l'origine fondamentale de la formation de la gra-

(1) Traité de l'affection calculeuse, 1838.

velle et des calculs dans toutes les anomalies de nutrition que l'on range sous le nom de diathèses. On distingue d'une part les diathèses urique et oxalique, d'autre part la diathèse phosphatique.

La diathèse urique est encore admise aujourd'hui par un grand nombre d'auteurs. Elle trouve en effet un point d'appui particulier dans l'étroite relation qui unit la formation des calculs et la goutte. « J'ai la néphrétique et tu as la « goutte, écrivait Erasme à l'un de ses amis; nous avons « épousé les deux sœurs. » Or, chez les goutteux on a trouvé dans le sang une augmentation notable de l'acide urique, qui se dépose dans les articulations aussi bien que dans les reins et la vessie. La *diathèse* urique ou mieux l'*uricémie* détermine donc une proportion anormale dans les éléments de l'urine.

Quant à la diathèse phosphatique, elle est niée par la grande majorité des auteurs, qui considèrent l'inflammation locale comme la seule cause déterminante de la gravelle phosphatique. Elle est cependant admise, comme vous venez de le voir, par M. le professeur Bouchard, mais dans des cas qu'il juge très rares. Bouchardat avait aussi admis l'influence d'une modification générale de l'organisme qu'il avait nommée *phosphiostase* et dont l'expression finale serait la *phosphaturie*.

La *diathèse oxalique* serait due, suivant certains auteurs, aux transformations que subissent dans l'économie diverses substances animales ou végétales. Pour d'autres il y aurait seulement élimination de l'acide oxalique ingéré avec certaines substances qui en contiennent une grande quantité, telles que l'oseille, les tomates, le cresson, les haricots verts, les groseilles rouges, les oranges, la pulpe de pomme, les raisins, le gingembre, l'écorce de cannelle.

C'est encore là un point fort obscur. Je dois cependant vous faire remarquer que la grande majorité des cliniciens considèrent aujourd'hui la *gravelle oxalique* comme étant liée à la diathèse urique. L'acide oxalique serait un dérivé de l'acide lithique, un produit d'oxydation plus avancée. Il est certain que la gravelle oxalique et la gravelle urique peuvent exister simultanément et que l'on peut voir la gravelle urique, la gravelle oxalique et la goutte alterner l'une avec l'autre.

Neubauer et Vogel pensent que l'acide oxalique peut encore provenir de l'oxydation incomplète du sucre, ainsi que des sels à acides végétaux qui, au lieu de se transformer complétement en carbonates, passent en partie à l'état d'oxalates plus pauvres en oxygène que ces derniers.

Les concrétions de *cystine* ont été considérées par plusieurs auteurs comme étant dues à l'uricémie : cette substance serait un dérivé de l'acide urique.

La seconde hypothèse a été émise par Walther et particulièrement développée par H. Meckel. D'après ces auteurs, la formation des calculs ne provient ni d'une diathèse, ni de la simple accumulation d'éléments peu solubles et précipités dans l'urine, mais elle dépendrait toujours d'un état local auquel Meckel a donné le nom de catarrhe lithogène. Celui-ci serait toujours lié à une sécrétion spécifique de la surface.

La troisième hypothèse a été émise par Marcet. D'après cet auteur, la formation des concrétions serait due au développement d'une fermentation acide ou alcaline, souvent liée à l'augmentation de sécrétion du mucus. Cette fermentation se produirait dans l'intérieur des voies urinaires comme on l'observe dans l'urine émise au dehors, de manière à provoquer la précipitation de quelques éléments particuliers et leur agglomération ultérieure.

Cette théorie a été adoptée par un certain nombre d'auteurs après les travaux de Scherer sur les fermentations acide et alcaline.

La quatrième hypothèse, la plus récente, est « une éma-

« nation, dit M. Le Dentu, du mouvement bactériologique
« qui nous entraîne. Galippe, ayant trouvé des micro-or-
« ganismes dans les calculs, et spécialement dans les cal-
« culs urinaires, leur attribue un rôle prépondérant dans
« la formation de ces derniers, non pas seulement un rôle
« mécanique, mais une sorte d'action catalytique qui con-
« sisterait à provoquer le dédoublement et la précipitation
« des sels contenus normalement à l'état soluble dans
« l'urine.

« Cette théorie trouve un point d'appui dans les consta-
« tations faites par un certain nombre d'observateurs, re-
« lativement au rôle des parasites contenus dans la vessie.
« On n'ignore pas que l'extrême fréquence des calculs en
« Egypte et dans certaines autres contrées a été attribuée
« à l'envahissement de l'organisme humain par la *filaria*
« *Bilharzia* et à l'abondance de ce parasite dans le réservoir
« urinaire. Il y a quelques années (1882), Zancarol, méde-
« cin d'Alexandrie (Egypte), a montré à la Société de chi-
« rurgie des préparations qui ne pouvaient laisser de
« doute sur la présence de nombreuses filaires au milieu
« de concrétions même volumineuses! S'il est vrai que
« dans la vessie les parasites peuvent constituer le noyau
« d'une formation lithique, en est-il de même dans le rein?
« Est-on suffisamment fondé à attribuer le même rôle à
« des micro-organismes de dimensions bien inférieures à
« celles de la filaire ou de ses œufs?

« Il y a peu de circonstances où les voies urinaires
« soient parcourues par un nombre aussi considérable
« d'éléments microbiens que dans les néphrites infec-
« tieuses, et cependant voit-on jamais ces migrations en
« masses compactes occasionner à bref délai une appari-
« tion de gravelle quelconque, phosphatique ou urique?

« Il serait prématuré d'accumuler les objections. En
« attendant qu'il soit démontré que les micro-organismes
« contenus dans les concrétions n'y ont pas été simplement

« emprisonnés au moment de leur formation, on doit se
« tenir dans une grande réserve à l'égard de cette théorie,
« comme à l'égard de beaucoup de celles que la bactério-
« logie a charge de vérifier. »

Occupons-nous maintenant de l'*étiologie* proprement
dite.

La lithiase urinaire est considérée comme *héréditaire*
par un grand nombre d'auteurs. Sur 583 cas, le Dr Debout
d'Estrées a noté très nettement l'influence héréditaire
191 fois. Mais on a fait remarquer que ce n'est pas la gravelle qui se transmet ; c'est la diathèse ou prédisposition
spéciale. Ainsi il ne faut pas s'attendre à voir un graveleux
engendrer nécessairement un graveleux ; la diathèse peut
subir des mutations en passant à travers les générations.
Le fils d'un graveleux pourra être atteint de goutte arti-
culaire par exemple, ou bien d'asthme, de migraine, etc....
Cette prédisposition héréditaire n'a point non plus de
conséquences fatales ; celles-ci peuvent ne point se faire
sentir si un ensemble de circonstances favorables, surtout
si une hygiène sévère préviennent ou enrayent l'explosion
des manifestations.

Presque tous les auteurs admettent que des deux sexes
l'homme est bien plus fréquemment atteint de gravelle et de
calculs que la femme. Les uns indiquent la proportion de
1 à 3 ; Durand-Fardel a trouvé sur 326 graveleux 63 femmes
seulement, soit environ un cinquième. Civiale a fait remarquer que l'on ne saurait expliquer cette immunité chez
la femme par la disposition des organes urinaires, car si
cette disposition peut la mettre à l'abri de la formation des
calculs vésicaux elle ne saurait la garantir contre la
gravelle.

Pour les calculs rénaux, quelques auteurs ont émis une
opinion absolument opposée : suivant eux, c'est chez la
femme que ces calculs seraient le plus fréquents.

Contrairement à l'opinion anciennement reçue, Civiale

a démontré, à l'aide de chiffres, que les concrétions urinaires vésicales et sus-vésicales, loin d'être rares chez l'enfant, sont peut-être plus fréquentes que chez l'adulte. « Cependant il y a ici, dit le grand spécialiste français, des « particularités qui frappent : c'est que la pierre l'emporte « en fréquence sur la gravelle chez les enfants, tandis que « le contraire a lieu chez l'adulte et le vieillard. Nous igno- « rons à quoi tient cette différence à moins de la rattacher « à la disposition de l'urèthre, qui, pendant l'enfance, ne « permet pas le passage des graviers quand ils ont acquis « un certain développement..... Il est constaté aussi que, « dans plusieurs localités, notamment le Danemark, la « gravelle est beaucoup plus fréquente que la pierre. »

Cette rareté de la gravelle dans l'enfance est confirmée par la statistique de M. Durand-Fardel, qui, sur 280 graveleux, appartenant presque tous aux classes aisées de la société, n'en a trouvé que *trois* au-dessous de 20 ans. Voici du reste cette statistique :

Au-dessous de 20 ans	3 cas.
De 20 à 29	9 —
De 30 à 39	40 —
De 40 à 49	38 —
De 50 à 59	71 —
De 60 à 69	17 —
De 70 à 79	12 —

Il est bien entendu qu'il ne s'agit pas de l'infiltration uratique des reins chez les nouveau-nés. C'est là un phénomène passager, presque physiologique.

Quant aux gros calculs des reins, c'est ordinairement dans les autopsies d'adultes ou de vieillards qu'on les rencontre. C'est presque toujours aussi sur des sujets arrivés à leur développement complet qu'on a pratiqué jusqu'ici la néphrolithotomie. Mais peut-être s'agit-il dans ces cas, comme on l'a fait remarquer, de calculs dont la première formation remontait à l'enfance.

Le *genre de vie* a une influence qui paraît incontestable, surtout en ce qui concerne le régime et la vie sédentaire. Les causes qui fournissent un terrain favorable au développement de la goutte ou plutôt de la diathèse urique exerceraient, suivant les auteurs, une très grande influence sur la production de la lithiase rénale. Ainsi, une nourriture trop abondante, fortement azotée, l'usage des viandes noires, du poisson, des œufs, de vins généreux ou très alcooliques prédisposent à la gravelle. C'est à ces erreurs de régime qu'il faut rattacher la *dyspepsie des gourmands saturés*, que Bouchardat a considérée comme une cause de gravelle. On explique ce fait en se basant sur ce qu'une trop grande proportion de substances protéiques introduites dans l'organisme ne pouvant être complétement oxydée pour passer à l'état d'urée reste à celui d'acide urique.

Un fonctionnement modéré de la peau et un exercice insuffisant ont également une influence notable sur la production de la lithiase urinaire. L'antagonisme de la peau et des reins est trop bien connu pour qu'il soit nécessaire d'y insister. D'autre part on sait que l'exercice active la respiration et par suite introduit dans le sang, en un temps donné, une plus grande quantité d'oxygène propre à faciliter les combustions organiques. Aussi les gros mangeurs qui mènent en même temps une vie sédentaire deviennent-ils souvent graveleux. Les statistiques montrent que ce sont aussi les *professions* sédentaires qui fournissent les plus fortes proportions de sujets atteints de lithiase urinaire.

Toutefois l'exercice ne doit pas dépasser certaines limites. Il y a longtemps que Civiale a appelé l'attention sur ce fait. L'habile spécialiste avait remarqué qu'une irritation temporaire des reins, qu'un exercice violent, que des courses à cheval ou en voiture, étaient suivies de l'émission avec l'urine de sable rouge plus ou moins fin.

Il ne faut pas cependant attacher plus d'importance qu'elles n'en ont à ces mauvaises conditions hygiéniques. Il ne faut pas croire en effet qu'elles se retrouvent dans l'étiologie de toutes les observations de gravelle. A côté d'individus qui représentent le type des gens considérés comme voués à la lithiase urinaire par l'inertie de leur vie, l'abondance et la nature de leur alimentation, et qui échappent à cette maladie, on en trouve d'autres, comme le font remarquer avec raison les auteurs, que leur sobriété, leur activité ne peuvent en préserver. Il y a là une part considérable à faire aux prédispositions individuelles.

Pour un grand nombre d'auteurs, les considérations qui précèdent s'appliquent aussi bien à la gravelle *oxalique* qu'à la gravelle urique. Les cas de gravelle oxalique dus simplement à l'abus des substances qui contiennent des oxalates seraient exceptionnels.

Les anciens (Morgagni LXVI, 4) attachaient une grande importance à la présence d'une grande proportion de chaux dans les boissons. Certains auteurs semblent croire encore aujourd'hui à l'influence des préparations phosphatiques sur la gravelle alcaline. On a cité des observations d'enfants à qui on avait fait prendre pendant des mois consécutifs du chlorhydro-phosphate de chaux et qui, à la suite de coliques néphrétiques avaient rendu des concrétions de phosphate de chaux. Après la suppression du médicament, il ne se produisait plus d'accidents de cette nature.

Certains auteurs croient que l'abus des bicarbonates de soude et de potasse et des sels de soude et de potasse dont l'acide est organique favorise le dépôt des phosphates. Bouchardat était convaincu que c'était là une cause incontestable de la gravelle phosphatique.

L'influence de la *position horizontale* prolongée, admise par van Swieten et Ségalas, est niée aujourd'hui par un grand nombre d'auteurs, lorsqu'il n'existe pas en même temps des lésions inflammatoires de l'appareil urinaire. Cette stagnation de l'urine, dit Civiale, ne saurait suffire à elle seule pour expliquer la formation des calculs, et ce qui le prouve, c'est qu'un très grand nombre de malades ont des rétrécissements de l'urèthre, des engorgements de la prostate qui s'opposent au libre écoulement de l'urine sans que pour cela la gravelle soit plus fréquente chez eux.

S'il existe au contraire des lésions inflammatoires susceptibles de donner lieu à la lithiase alcaline, on comprend qu'alors le décubitus dorsal prolongé en retardant l'écoulement de l'urine permette aux substances qui ne s'y trouvent qu'à l'état de suspension, de se déposer dans les calices, les bassinets ou la vessie. Le retard dans l'écoulement de l'urine permettant du reste la décomposition d'une plus grande masse de liquide, entraîne la précipitation d'une plus grande quantité de phosphates, et par suite la formation de concrétions phosphatiques plus considérables.

C'est en effet l'inflammation des voies urinaires qui constitue la véritable cause de la gravelle phosphatique. Presque toujours c'est par la cystite que débutent les phénomènes inflammatoires. Il survient ensuite de l'urétérite et de la pyélite : les concrétions phosphatiques ne se forment plus alors dans la vessie seulement, mais bien dans tout l'appareil urinaire : vessie, uretères, bassinets, calices et reins.

L'hypertrophie de la prostate, les rétrécissements de l'urèthre et toutes les variétés de cystite chronique peuvent donc être le point de départ de la gravelle phosphatique.

L'*influence des conditions endémiques* ressort manifestement de la statistique établie par différents auteurs, entre autres Civiale et Roberts. Il n'est pas de contrées, pas de climats qui soient à l'abri de la lithiase urinaire; mais les calculs et la gravelle se rencontrent dans certains pays, comme l'Angleterre et la Hollande par exemple, plus fréquemment que dans d'autres, l'Allemagne et le Danemark. De plus, dans certaines villes et dans certains districts d'un même pays, il y a des différences très sensibles. Ainsi en Allemagne, il existe une très grande différence entre le nord et le sud, la Prusse et le Wurtemberg par exemple. En Angleterre, c'est dans l'est, dans le Norfolk et le Suffolk, suivant Roberts, que la lithiase urinaire se trouve le plus souvent, tandis qu'on ne la verrait qu'exceptionnellement dans l'ouest, dans le Lancashire.

En Russie, les graveleux sont rares à Saint-Pétersbourg, suivant Pirogoff, et nombreux à Moscou.

En France, l'ouest depuis Orléans, Tours, jusqu'à Nantes, la Vendée, la Charente, jusqu'à Bordeaux ont le triste privilège de produire beaucoup de graveleux.

Pour expliquer ces particularités, les uns ont invoqué les conditions climatériques et géologiques, les autres le régime alimentaire et le genre de vie.

« Il paraît également certain, dit Rosenstein, que les « changements brusques de température favorisent la « production de la gravelle et des calculs par l'influence « qu'ils exercent sur les troubles de l'activité cutanée. »

On sait qu'en Egypte la gravelle et surtout les calculs vésicaux sont fréquents (Clot Bey). La cause de cette fréquence serait toute spéciale. Les calculs rénaux et vésicaux seraient dus à la *Bilharzia hœmatobia* et à l'hématurie qu'elle détermine si fréquemment, particularité importante que vient de rappeler tout récemment dans son intéressante thèse le docteur Mohammed Chaker (1).

Je vous ai dit que Civiale a fait remarquer que dans plusieurs localités, notamment le Danemark, on a constaté que la gravelle est beaucoup plus fréquente que la

____

(1) Thèse, Paris 1890.

pierre. Certains auteurs ont insisté également sur la rareté des calculs vésicaux dans les départements français où l'on ne boit que du cidre. Tout dernièrement, quelques-uns de mes excellents confrères de Bretagne et de Normandie me racontaient aussi que les calculs vésicaux sont exceptionnels dans ces localités, tandis que la gravelle n'y est point très rare.

Les *traumatismes du rein* auraient une influence incontestable sur la formation des concrétions urinaires. Rayer en a cité des observations qui paraissent concluantes. Si un traumatisme du rein est suivi au bout de peu de temps, soit d'une gravelle bien caractérisée à gros graviers, soit des symptômes des calculs rénaux, on pense que cela tient à l'hémorrhagie produite par le traumatisme. Je vous ai déjà parlé du rôle des concrétions fibrineuses. Je vous ai dit que l'on admet que la fibrine du sang, coagulée et rétractée en petites masses arrondies, peut s'infiltrer de cristallisations uratiques ou phosphatiques et s'envelopper peu à peu de couches régulières, de telle sorte qu'il en résulte une ou plusieurs concrétions dont le noyau est constitué par un élément organique.

« Le traumatisme, dit M. Le Dentu, peut encore avoir « une action nuisible en créant un état inflammatoire des « voies supérieures d'excrétion, capable de provoquer le « dépôt des sels urinaires. Pour peu que le sujet soit pré- « disposé à la gravelle, il y aura concours de deux in- « fluences dans la détermination de la lithiase. »

Dans des cas exceptionnels, on a vu l'affection calculeuse se développer secondairement dans un rein atteint de cancer ou de kyste hydatique.

Enfin, on a trouvé dans des cas très rares le centre d'un calcul rénal occupé par un corps étranger. Dans un cas, il s'agissait d'un fragment de la deuxième vertèbre lombaire atteinte de carie. Ce fragment avait ulcéré le parenchyme rénal et pénétré à son centre.

Telles sont, Messieurs, les différentes particularités que je tenais à vous signaler au sujet de l'étiologie de la lithiase urinaire. Dans la prochaine leçon, je m'occuperai de la symptomatologie de cette affection.

SYMPTOMES DE LA LITHIASE URINAIRE

Messieurs,

La symptomatologie de la lithiase urinaire est extrêmement variable. Il est difficile d'en donner un exposé
méthodique. Tout d'abord vous devez savoir que des
concrétions même volumineuses peuvent ne donner lieu
à aucun signe. « Bonet parle d'un homme, dit Civiale, dont
« l'un des reins, qui pesait deux livres et demie, contenait
« une pierre de trois onces et demie, avec une centaine de
« petits calculs : cet homme n'avait jamais eu ni douleurs,
« ni gravelle, ni même la moindre difficulté d'uriner. Au
« rapport de Hernius, soixante et dix pierres furent trou-
« vées dans un rein, et quatre-vingts dans l'autre, sans
« que le sujet eût éprouvé aucun accident capable de dé-
« celer leur présence pendant la vie. Prassius et Baglivi
« ont fait la même observation..... Morgagni a réuni plu-
« sieurs exemples desquels il découle que des pierres
« rénales, même fort grosses et irrégulières, peuvent
« exister sans produire la plus légère douleur, ce qui a
« lieu, suivant lui, lorsqu'elles sont perforées ou canali-
« culées, parfois aussi quand elles augmentent peu à peu
« de volume, et s'enclavent en quelque sorte dans la sub-
« stance de l'organe. Houstet rapporte qu'une pierre de
« trois gros fut trouvée dans le bassinet des reins d'une
« femme qui n'avait jamais souffert. Portal fait mention
« d'une femme de quatre-vingt-deux ans, qui ne s'était

« jamais plainte d'aucune douleur dans les lombes, et qui
« n'avait non plus jamais éprouvé ni difficulté pour rendre
« l'urine, ni diminution dans la quantité de ce liquide :
« cependant on trouva ses reins tellement remplis de
« concrétions pierreuses, que celles de l'un d'eux pesaient
« environ deux onces et celles de l'autre une once et demie.
« M. Howship dit avoir trouvé le rein gauche pesant plus
« d'une livre et demie chez une personne qui n'avait
« jamais ressenti de douleurs néphrétiques. Marcet parle
« aussi d'un homme qui mourut d'hydrothorax, sans s'être
« jamais plaint d'aucune affection quelconque des voies
« urinaires et dont l'un des reins était rempli de calculs. »
Et Civiale ajoute plusieurs observations personnelles à
celles des auteurs déjà cités.

J'ai moi-même pratiqué, en 1887, à l'hôpital de la Pitié,
l'autopsie d'un malade du service de mon cher maître
M. Troisier, malade qui avait succombé à une affection
médicale et dont l'un des reins était rempli de calculs.
Ce malade ne s'était jamais plaint d'aucun trouble du côté
de l'appareil urinaire. Il existe du reste aujourd'hui un
grand nombre d'observations de ce genre.

Dans d'autres cas, les symptômes font croire à une maladie d'un autre organe : foie, estomac, intestins, rate. Je
vous ai déjà dit que la *cystalgie* est causée quelquefois
par des concrétions rénales. « Un homme, dit Civiale,
« passait pour avoir une maladie de la vessie, parce qu'il
« éprouvait des douleurs à la région hypogastrique et qu'il
« se plaignait à peine de celle des reins ; la dissection,
« après la mort, fit voir qu'il n'existait aucune lésion
« vésicale, tandis que les reins contenaient des calculs
« volumineux et rameux (Morgagni). Un enfant de trois
« ans manifestait par ses gestes les plus vives douleurs
« en urinant, mais n'indiquait jamais qu'il en éprouvât
« aucune dans les reins ; à sa mort, on trouva la vessie
« saine ; il y avait une grande quantité de petits calculs

« dans l'un des reins, et devant l'orifice de l'uretère un
« calcul oblong qui le bouchait (Bonet)..... L'empereur
« Don Pedro souffrait principalement de la vessie, qui fût
« trouvée saine ; mais l'un des reins renfermait un petit
« calcul. »

Parfois la symptomatologie habituelle de la lithiase
manque, mais la gravelle peut être reconnue par une
analyse chimique ou un examen microscopique de l'urine
si un hasard vient en provoquer la recherche. « Un homme
d'une cinquantaine d'années, dit M. Le Dentu, chez qui
plusieurs attaques de rhumatisme avaient laissé comme
suite un état douloureux de plusieurs articulations, était
sur le point d'aller, sur mon conseil, faire une saison à
Aix-les-Bains. Ayant eu l'idée de m'assurer avant son
départ de l'état de l'urine, sans qu'aucune circonstance
spéciale m'y poussât, je constatai qu'elle renfermait
quelques centigrammes d'albumine par litre. S'agissait-il
d'une simple néphrite rhumatismale à son début, ou d'un
engorgement uratique des tubes urinifères ? Pour en avoir
le cœur net, je changeai la destination de mon malade et
je l'envoyai à Pougues. Peu de jours après j'apprenais
que, sous l'influence des eaux, il éliminait chaque jour une
quantité énorme de sable rouge dont l'existence dans les
reins n'avait été signalée jusque-là par aucun symptôme.
A son retour, la quantité d'albumine était tombée de
80 centigrammes à environ 30 par litre et l'urine entraî-
nait encore une petite quantité de sable puis, celui-ci
ayant tout à fait disparu, l'albuminurie continua, mais
sans s'aggraver. »

Dans d'autres cas, c'est la présence dans l'urine d'un
excès d'acide urique ou de cristaux qui met sur la voie.
« Quoique d'une quantité et d'une densité normales, dit
Rosenstein, l'urine forme, après quelque temps de repos,
un sédiment qui ne contient que quelques rares corpuscules sanguins, quelques caillots fibrineux couverts parfois

de petits cristaux qui indiquent des hémorrhagies capillaires ; la quantité d'albumine est relativement faible. En
outre, on peut trouver, immédiatement après l'émission,
une riche collection de cristaux d'acide urique quand ils
forment par leur prédominance des concrétions, ou bien
quelques cristaux d'oxalate de chaux et en plus petit
nombre d'urate d'ammoniaque. Au milieu d'eux on trouve
alors quelquefois des noyaux un peu plus gros, stratifiés,
à surface polie, du volume d'une tête d'épingle et qui ne
sont autres que de très petites agglomérations de concrétions en voie de formation.

« Ces signes fournis par l'urine existent souvent en l'absence de toute douleur bien accusée, aussi passent-ils
naturellement souvent inaperçus. De temps en temps, au
milieu de symptômes fébriles généraux, se présentent
quelques modifications qui sont remarquées par le malade ;
en même temps l'urine diminue sensiblement de quantité,
elle devient d'un rouge foncé, et tantôt il se forme de
riches sédiments par le repos, tantôt, et ce qui n'est pas
rare, ils sont à peu près nuls. Ces petites attaques se renouvellent de plus en plus fréquemment jusqu'à ce que le
malade soit un jour soudainement pris de ces douleurs
violentes qui caractérisent l'apparition des coliques néphrétiques. »

Avant que ces symptômes très accusés se manifestent,
le malade remarque souvent que l'urine, en se refroidis-
sant, laisse déposer sur les parois du vase qui la contient
une couche grenue de cristaux d'acide urique.

L'apparition au bout d'un certain temps, à la surface du
liquide, d'une couche cristalline très mince et irrisée, doit
être regardée également comme un indice d'excès d'acide
urique et par suite comme un signe avant-coureur de la
lithiase confirmée. Ces différentes modifications de l'urine
peuvent coïncider, suivant les auteurs, avec la lithiase
graveleuse ou calculeuse latente, et corroborer dans

une certaine mesure quelque autre circonstance dont la valeur symptomatique risquerait fort d'être absolument nulle, si elle restait isolée.

Telles sont les différentes particularités que présente la *lithiase urinaire latente*; voyons maintenant quels sont les *symptômes* de la *lithiase confirmée*.

Ainsi que le font remarquer les auteurs, presque toujours la gravelle se traduit par des phénomènes douloureux qui, selon la manière dont ils s'accusent, se rattachent à deux types bien distincts. « Tantôt ils se développent « lentement, persistent plus ou moins longtemps, avec ou « sans rémission bien marquée; c'est ce que j'appellerai « les *symptômes habituels* ou de l'*état graveleux*.

« D'autres fois, soit d'emblée, soit consécutivement aux « manifestations habituelles, ils font explosion sous une « forme transitoire, essentiellement paroxystique, incom- « patible, par sa violence même, avec la prolongation de « sa durée : c'est ce qu'on nomme l'*attaque*, l'*accès* ou la « *colique néphrétiques*. » (1)

Symptômes habituels. — Tous les auteurs s'accordent à reconnaître que la douleur est l'un des phénomènes le plus constamment liés à l'existence des sables, des graviers, des calculs dans les reins, les bassinets ou les uretères. Les autres principaux symptômes sont : 1° l'expulsion de sables, de graviers et de petits calculs; 2° des troubles de la miction; 3° certaines actions à distance, certains troubles digestifs provoqués par l'irritation rénale.

La douleur est loin d'être toujours en rapport exact avec le volume des concrétions. Parfois quelques petits graviers suffisent pour rendre l'existence intolérable. Par contre, des calculs volumineux peuvent ne provoquer que peu de

____

(1) Nouv. Dict. de Méd. et de Chir. pratiques.

souffrances alors même qu'ils sont expulsés. « Chez quel-
« ques personnes, dit Civiale, la formation et l'expulsion
« des graviers ont lieu sans qu'on s'en aperçoive pour ainsi
« dire. Tout au plus avertissent-ils de leur sortie, quand
« ils ont un certain volume, par le bruit qu'ils font entendre
« en tombant dans le vase destiné à recevoir l'urine. J'ai
« vu des malades qui en avaient recueilli plusieurs boîtes,
« qu'ils montraient aux curieux; du reste, ils ne s'en affec-
« taient nullement, bien persuadés qu'ils n'auraient pas la
« pierre aussi longtemps que les graviers s'échapperaient
« avec tant de facilité; cependant quelques-uns d'entre
« eux ont fini par devenir calculeux.

« Chez d'autres, au contraire, la formation et surtout
« l'émission de chaque pierrette sont précédées et accom-
« pagnées de douleurs au pubis, dans les lombes, même à
« la région sacrée, et spécialement le long du trajet des
« uretères..... »

D'autres malades n'ont que des sensations peu douloureuses à l'aide desquelles ils indiquent cependant le siège
des graviers et suivent la marche de ces concrétions. Ainsi
ils avertissent leur médecin de la descente dans l'intérieur
de l'uretère, et de l'arrivée dans la vessie d'un gravier
qu'ils rejettent deux ou trois jours après. Il peut se faire
que l'expulsion ait toujours lieu, chez le malade, de la
même manière ; mais il arrive aussi parfois que la sortie
indolore d'un gravier soit suivie du rejet d'un autre gravier
avec accompagnement de colique néphrétique (Lecorché).

Lorsqu'il s'agit de la simple gravelle, les malades
éprouvent des sensations plus ou moins pénibles du côté
des régions lombaires. Ces sensations sont diffuses, bilatérales, et semblent avoir leur siège encore plus dans les
masses musculaires que profondément dans les reins eux-
mêmes. Mais le plus souvent il y a au moins prédominance
d'un côté sur l'autre ou localisation unilatérale précise.

L'intensité de ces sensations pénibles ne va pas ordinairement jusqu'à une véritable souffrance. Parfois elles se réduisent à un simple engourdissement. D'autres fois c'est une sensation de plénitude ou de pincement, plus rarement de brûlure dans la région endolorie; ailleurs, c'est une douleur obtuse, qui, chez quelques graveleux, est soulagée par la pression.

Il peut exister des irradiations, des souffrances dans les cas les plus simples. Ainsi, en même temps qu'ils éprouvent de la pesanteur dans les lombes, certains malades ont des sensations douloureuses dans les deux régions fessières, le long des nerfs sciatiques et jusqu'à la plante des pieds avec prédominance d'un côté. Mais c'est principalement vers l'ombilic qu'on les observe, ou plus souvent, toujours en procédant du rein vers la vessie, sur le trajet de l'uretère jusqu'à l'hypogastre, en passant chez la femme par les régions ovariques. Elles répondent souvent par une sensation déterminée ou imperceptible au méat urinaire (Durand-Fardel).

Ces sensations douloureuses surviennent sous l'influence de causes diverses : froid, humidité, erreurs de régime, administration des purgatifs. Tous les exercices qui impriment au tronc des mouvements de succussion, la marche, la course, le saut, l'équitation, la promenade dans une voiture mal suspendue ou sur des chemins cahoteux ; les efforts, les pressions fortes, les coups, les violences quelconques atteignant la région lombaire représentent, suivant les auteurs, les influences qui leur donnent le plus souvent naissance. Elles coïncident avec des émissions de sables accumulés dans les reins. Il n'est pas rare de voir la douleur cesser avant l'élimination complète des concrétions rénales, ce qui prouve que l'engorgement des tubes se dissipe peu à peu.

Par contre le retour des sensations douloureuses est une menace que comprennent parfaitement les malades sujets à ces accidents. Lorsque la douleur persiste après l'émission du sable, il y a des chances pour que celle-ci ait été incomplète. Elle peut cependant être due à la fréquence des crises, à une susceptibilité nerveuse du malade et avoir son siège dans les plexus rénaux. Certains auteurs donnent à cette hyperesthésie du rein le nom de *néphralgie*.

Il faut encore noter que certains malades rendent des sables, des graviers même en abondance, sans éprouver de phénomènes pénibles dans les reins.

Lorsqu'il s'agit de concrétions assez volumineuses et de *calculs*, les symptômes sont beaucoup plus accusés. Il existe alors une véritable douleur et celle-ci est causée tantôt par la difficulté de l'expulsion, tantôt par la rétention définitive. « Son intensité, dit M. Le Dentu, s'accroît « en proportion, ses variétés s'accusent davantage, son « siège se précise. Elle devient nettement unilatérale et « correspond au rein affecté. S'il se peut qu'elle occupe le « côté opposé, cette particularité comporte plusieurs in- « terprétations. Ou c'est une douleur de nature réflexe, ou « elle est l'indice d'une altération de l'autre rein, autre « que la lithiase. . . . .

« Dans les cas bien caractérisés de lithiase, la douleur « occupe ordinairement une zone étendue verticalement « de la dixième côte à l'épine iliaque postéro-supérieure, « transversalement de la masse sacro-lombaire au flanc. « En un mot elle correspond à peu près aux limites du rein « lui-même, mais en les débordant de tous côtés. Le ma- « lade sait bien qu'il a un maximum situé profondément ; « car lorsqu'on lui demande d'en fixer lui-même le siège, « après avoir parlé d'abord des irradiations qui le frappent « beaucoup et qui sont faciles à préciser, il porte ses doigts « au niveau de la douzième côte, en dehors de la masse « sacro-lombaire, et lorsqu'il ne peut pas réveiller par « une pression limitée à ce point le maximum dont il con- « naît pourtant bien la place, il étale la main sur toute la

« zone indiquée à l'instant et dit : « *C'est tout cela qui me*
« *fait mal.* »

« Il y a cependant une variété de la douleur bien capable
« de donner le change, c'est celle qui prend tous les carac-
« tères d'un point névralgique. Il semble qu'on soit en
« présence d'une névralgie lombo-abdominale à point pos-
« térieur prédominant, et la confusion est d'autant plus
« facile qu'il y a chez certains sujets des irradiations dans
« la paroi abdominale dues, à n'en pas douter, à un état
« douloureux des branches abdomino-génitales. Aussi
« suis-je très disposé à penser que c'est réellement dans
« ces dernières que siègent alors les souffrances princi-
« pales et que celles-ci ne sont que la conséquence directe
« ou indirecte de l'état douloureux plus sourd, moins pré-
« cis, du rein lui-même.

« . . . .

« Même d'une intensité médiocre, les douleurs restent
« rarement limitées à la zone rénale. Elles offrent ordi-
« nairement des *irradiations*, parfois à grande distance,
« très intéressantes à étudier. Et d'abord il est bon de
« savoir que ces douleurs par irradiation peuvent se ma-
« nifester isolément, alors que la région rénale reste in-
« dolore. . . . .
« . . . . . . Les premières manifestations douloureuses
« occupent souvent la région fessière et la partie posté-
« rieure de la cuisse. L'erreur est facile tout d'abord et ce
« n'est que par l'adjonction de quelque symptôme plus net
« que la maladie se caractérise ultérieurement.

« Les irradiations le long du nerf sciatique sont quel-
« quefois accompagnées d'une sensation d'engourdisse-
« ment et même d'une pseudo-paralysie de la cuisse cor-
« respondante. Elles peuvent descendre plus bas, vers les
« genoux et jusqu'à la plante des pieds. Outre ces irradia-
« tions, les plus fréquemment signalées ont lieu vers
« l'uretère, les testicules, les grandes lèvres. Quelquefois

« le maximum est placé par le malade sur le trajet de
« l'uretère dans un point plus ou moins fixe, plus ou moins
« précis. . . . . Durand-Fardel a observé un sujet
« chez qui le retour des douleurs occasionnait chaque fois
« une tuméfaction manifeste du testicule. . . . .

« Les irradiations peuvent se faire encore vers la vessie,
« l'urèthre et même l'extrémité de la verge, même avant
« que les graviers soient parvenus dans le réservoir uri-
« naire. Vers l'hypochondre, le flanc, le pli de l'aine, la
« partie inférieure de la paroi abdominale, elles s'obser-
« vent fréquemment. On en a noté également dans les ré-
« gions hépatique, splénique, gastrique . . . .
« Exceptionnellement il se produit des manifestations à
« distance vers la tête, les épaules et divers points de la
« poitrine. Plus exceptionnellement encore la douleur siège
« dans le côté opposé du corps.

« Si généralement ces irradiations coïncident avec les
« douleurs principales, elles peuvent, non seulement, comme
« il a été dit plus haut, exister seules, mais persister iso-
« lément après la cessation de ces douleurs. Leur inten-
« sité est quelquefois prédominante, comme leur durée. »

Dans certains cas de calculs enclavés dans les reins, la
douleur est extrême et tout à fait analogue à celle des
coliques néphrétiques. Lorsque ces crises douloureuses
aiguës, qui viennent se surajouter aux douleurs continues,
sourdes, qu'éprouvent ordinairement les malades, se rapprochent, lorsqu'il s'en produit plusieurs chaque jour, la
vie devient insupportable. Mais souvent ces crises sont
courtes et passagères et elles n'apparaissent qu'à de longs
intervalles.

Lorsque les douleurs sont sourdes, on peut les réveiller
facilement à l'aide d'une pression méthodique avec l'extrémité des doigts. « Le malade, dit M. Le Dentu, doit
être d'abord couché sur le dos, les épaules et la tête rele-
vées, les deux jarrets simplement soutenus par un coussin

ou un oreiller enroulé. La flexion exagérée des cuisses est inutile, d'autant plus qu'elle a pour conséquence ordinaire de déterminer la contraction des muscles abdominaux ou bien de les relâcher.

« On déprime peu à peu et très doucement la paroi abdominale au moyen des deux mains rapprochées et l'on explore l'uretère de bas en haut. Si cette exploration réveille de la douleur, il n'est pas rare de constater que ce conduit est tuméfié et offre les dimensions d'un crayon ou d'un corps plus volumineux. Ce gonflement indique ordinairement un état inflammatoire déjà très accusé. En remontant peu à peu on arrive à un point correspondant à la face antérieure du bassinet, situé, à droite, sous le bord inférieur du foie, en dedans de la vésicule biliaire, un peu en dehors du muscle grand droit de l'abdomen ; à gauche, en dehors de ce muscle, sur le rebord des fausses côtes. Ici une seule main suffit pour les recherches ; en même temps l'autre doit être placée en arrière du tronc. Elle refoule la région lombaire en avant et rapproche le rein de la paroi abdominale antérieure.

« Ordinairement ce mode d'exploration suffit pour réveiller la douleur ; mais, quel qu'en ait été le résultat, il faut le compléter par le suivant.

« Le malade est mis dans le décubitus latéro-abdominal, sur le côté sain et un peu sur le ventre. Il est indispensable de développer l'espace costo-iliaque au moyen d'un coussin cylindrique bien ferme, placé en travers sur le lit. Une main, placée sur la paroi abdominale antérieure, la refoule en arrière et agit médiatement sur le rein, tandis que les doigts de l'autre main explorent la région lombaire. Il faut appuyer surtout vers l'angle de rencontre de la douzième côte et de la masse sacro-lombaire, immédiatement en dehors du grand dorsal. C'est là qu'il y a le moins de tissus interposés entre le bout des doigts et la face postérieure du rein ; c'est aussi le point qui, en arrière,

est le mieux en rapport de superposition avec le bassinet.
« Les manœuvres de pression doivent être complétées
par la *percussion*. Par elle on peut réveiller la douleur
dans des parties inaccessibles aux doigts, telles que la
zone costale. Par elle on en détermine très bien les limites
et les degrés d'intensité, suivant les points frappés. Le
décubitus latéro-abdominal est encore ici la position de
choix. »

Cette exploration du rein ne fait presque jamais constater de tuméfaction de l'organe, même avec un calcul
volumineux. Ce n'est guère que dans les cas compliqués
d'hydronéphrose ou de pyélite que l'on trouve le rein augmenté de volume.

Le retour des douleurs sourdes ou paroxystiques est
provoqué par les mêmes causes que je vous ai indiquées
à propos de la simple gravelle. C'est principalement dans
les cas de calculs, de concrétions volumineuses que l'influence de ces causes est manifeste. Elles engendrent
souvent aussi certains accidents que je vous décrirai
bientôt.

Les *éléments* que contient l'urine dans la lithiase urinaire confirmée sont très variables. Ce liquide est parfois
trouble au moment de l'émission; si, dans ces cas, on
l'examine immédiatement, on y voit des cristaux d'acide
urique, d'oxalate de chaux ou de phosphate.

Lorsqu'on n'examine l'urine qu'au bout d'un certain
temps, on trouve que les cristaux, quand ils sont le fait
de la lithiase urinaire, présentent ce caractère particulier
de tomber au fond du vase, sans former des dépôts adhérents aux parois de ce vase.

« Cette particularité, dit M. Lecorché, distinguerait les
sables dus à la lithiase urinaire des sables pouvant se
produire accidentellement, sous l'influence de la fièvre ou
d'une digestion laborieuse. Dans certains cas, l'examen
microscopique pourrait, de son côté, faire soupçonner que

ces sables appartiennent à la lithiase. Ainsi Beneke aurait constaté que si l'acide urique revêt la forme dite en sablier, on a tout lieu de craindre de le voir former bientôt des graviers ou des calculs. »

La couleur du dépôt varie du jaune pâle au rouge brique. Terne quand il est constitué par des urates, il est brillant et cristallin quand il est formé d'acide urique non combiné.

Au lieu de la poussière fine dont je viens de vous parler, l'urine peut contenir des graviers de volume variable. Très souvent leurs dimensions ne dépassent pas celles d'une tête d'épingle ou d'un grain de chénevis, mais il arrive assez fréquemment qu'ils présentent le volume d'un noyau de cerise, d'un petit haricot. Dans des cas rares, on en a trouvé ayant des dimensions encore plus considérables. On cite même des faits extraordinaires à cet égard. Les malades de Christine et de Beverowick avaient expulsé l'un 18, l'autre 25 concrétions grosses chacune comme des noisettes. La malade de Fourcroy rendit en urinant deux concrétions du volume d'une noix.

Le *nombre* des concrétions expulsées est ordinairement en raison inverse de leur volume. Zugenhorn cite l'observation d'un malade qui rendit 80 concrétions dans l'espace de 4 à 5 jours. Choport parle de graveleux qui auraient expulsé 300, 400 graviers en 5 jours. Golding Bird et Durand-Fardel ont cité des cas très spéciaux. Il s'agissait de malades dont l'urine ne contenait pas de sable et qui rendaient très fréquemment, ou même tous les jours, de petites billes d'acide urique très régulières, lisses, d'un jaune pâle ou légèrement rosé et du volume d'une graine d'anis ou d'un noyau de cerise.

Mais tous ces faits sont rares et même exceptionnels. En général, l'émission caractéristique de la gravelle est représentée par du sable fin ou gros, par de petites concrétions de la grosseur d'une tête d'épingle ou de petits grains de sable de rivière.

Dans la gravelle *phosphatique*, les graviers sont remarquables par leurs irrégularités, par leur coloration d'un blanc franc ou tirant sur le gris. Leur volume est ordinairement peu considérable; mais ils peuvent être très nombreux.

Dans la gravelle urique, uratique, oxalique, cystique, xanthique, l'urine est très chargée en couleur. Sa densité et son acidité sont augmentées lorsque ce liquide est saturé d'acide urique ou d'urates dissous et qu'il charrie du sable ou des graviers qui se déposent.

Ce liquide serait pâle, décoloré, neutre ou alcalin dans la *gravelle phosphatique* d'origine *phosphaturique*. Mais c'est là, je vous le répète, une forme très rare. Presque toujours l'urine est purulente dans cette variété de gravelle, qui reconnaît pour cause ordinaire l'inflammation des voies urinaires.

Il y a très souvent de l'hématurie dans la gravelle confirmée, surtout au moment des débâcles. « L'hématurie (1), « par suite des froissements, voire même des déchirures « que les concrétions déterminent sur leur passage, est, « on le comprend, une suite naturelle de la gravelle. Aussi « en est-elle la conséquence assez fréquente. Par son mé- « lange avec le sang, l'urine devient rouge, ou simplement « rosée. Quelques graveleux rendent du sang pur. Le « pissement de sang accompagne, suit ou précède l'expul- « sion des concrétions, dure plus ou moins longtemps, « mais doit être pourtant regardé comme étant d'ordinaire « passager. Chez quelques malades, l'hématurie survenant « de préférence à la suite de fatigues, est la seule mani- « festation de la gravelle. »

_____

(1) Nouv. Dict. de Méd. t. XVI, p. 665.

Je reviendrai sur cette question importante en vous décrivant les accidents de la lithiase urinaire.

Parmi les *troubles de la miction*, il faut citer tout d'abord les besoins fréquents d'uriner. Cette fréquence exagérée de la miction est un phénomène d'ordre purement réflexe signalé par Rayer. Il n'est pas spécial à la lithiase urinaire; on peut l'observer dans beaucoup d'autres affections rénales.

Les malades se plaignent fréquemment de ressentir au moment de l'émission de l'urine une sensation de chaleur, de cuisson, dans le canal uréthral. Cette sensation peut être due à la grande quantité de sels que contient ce liquide; mais souvent elle est d'ordre réflexe, comme la fréquence des mictions. Je vous répète que l'on peut observer les symptômes de la cystalgie dans la lithiase urinaire.

La *polyurie* simple indépendante de la néphrite interstitielle et de toute autre complication est rare.

On a signalé également dans les mêmes conditions l'*oligurie* ou diminution de la quantité normale des urines. Elle survient brusquement et ne dure que peu de temps; elle accompagne parfois une crise douloureuse. On ne croit guère aujourd'hui que l'oligurie permanente soit d'ordre purement nerveux. Il existe sans doute de la néphrite dans ces cas.

La *dysurie* peut coïncider avec l'oligurie, comme avec la polyurie.

Quant à l'*anurie* absolue, c'est un accident d'une extrême gravité sur lequel je vais bientôt revenir.

Lorsque je me suis occupé des maladies de l'urèthre, je vous ai dit qu'un gravier trop volumineux qui s'y engage peut déterminer différents accidents : déchirure du canal, uréthrorrhagie, dysurie et même rétention d'urine, etc... Je me borne aujourd'hui à vous rappeler la possibilité de ces complications.

Les *troubles digestifs* ne sont point rares dans la lithiase urinaire. L'état nauséeux, par exemple, est considéré par un grand nombre d'auteurs comme un symptôme d'une extrême fréquence dans cette affection. Quant aux vomissements, on les observerait aussi en dehors des crises douloureuses; mais une fois l'estomac vidé, ils ne se renouvelleraient plus.

Pour Melchor Torres, la lithiase rénale peut se manifester au début, avant tout symptôme précis, par une action indirecte sur le centre nerveux gastro-intestinal. Un malaise général, de l'inappétence, quelques nausées, quelquefois des vomissements de nature pituitaire, seraient les conséquences de cette influence sympathique. Les vomissements seraient même parfois alimentaires ou bilieux.

Durand-Fardel admet au contraire qu'en dehors de toute complication les graveleux et les calculeux ne peuvent éprouver que des nausées.

Certains auteurs auraient constaté dans des cas de calculs du rein des symptômes d'obstruction intestinale, symptômes passagers et à retours irréguliers.

Tels sont, Messieurs, les symptômes habituels de la lithiase urinaire. Voyons maintenant quels sont les accidents que peuvent déterminer les concrétions rénales.

Accidents de la Lithiase urinaire.

Hématurie. — Je vous ai déjà dit que l'hématurie est très fréquente chez les graveleux et les calculeux, de sorte qu'elle constitue plutôt un symptôme qu'un accident de la lithiase urinaire. Je crois cependant, avec certains auteurs, qu'il est bon de la décrire à part, afin de mieux mettre en évidence les principales particularités qu'elle présente dans l'affection dont nous nous occupons.

L'hématurie est due soit à la déchirure de la muqueuse du bassinet ou des calices, par suite du déplacement brusque d'une concrétion, soit à l'érosion, à l'ulcération de sa surface dans une étendue en général faible, consécutivement à un contact prolongé. Elle se manifeste par un changement de coloration dans l'urine. Celle-ci est d'autant plus foncée que l'hémorrhagie est plus abondante. Parfois le malade paraît avoir évacué du sang pur. C'est dans ces cas que l'on rencontre parfois ces caillots allongés, vermiformes, qui se forment dans l'uretère et dont je vous ai déjà parlé. Je vous rappelle que ces particularités ne sont point absolument caractéristiques, quoi qu'en aient dit certains auteurs.

L'hématurie, je vous le répète, se produit parfois au début de la lithiase et reste longtemps le seul symptôme : un peu de fatigue, la marche prolongée suffisent pour la provoquer. Elle peut aussi être spontanée.

En général, l'hématurie coïncide soit avec des douleurs lombaires, soit avec des coliques néphrétiques. C'est dans ce dernier cas que l'on observe le plus souvent les caillots vermiformes.

Certains malades atteints de coliques néphrétiques fréquentes ou de douleurs de moyenne intensité dues à des calculs rénaux, urinent parfois du sang pendant plusieurs jours de suite; mais le plus souvent l'hématurie due à la lithiase urinaire ne se produit qu'à des intervalles très éloignés : son intermittence est en effet l'un de ses caractères les plus importants. L'hématurie, comme on l'a fait remarquer avec juste raison, n'est pas inévitablement partie constituante du syndrome *coliques néphrétiques*. Souvent la quantité de sang contenue dans l'urine est si faible qu'on ne peut pas dire qu'il existe une véritable hématurie.

L'écoulement sanguin dû à la lithiase urinaire est, en général, peu abondant; mais une fois que les hématuries calculeuses ont commencé, elles ont beaucoup de tendance à se répéter, parce que les lésions causées par les calculs sont entretenues par la présence et les déplacements de ces derniers. Elles sont facilement déterminées par les causes dont je vous ai parlé en étudiant les phénomènes douloureux dus à la lithiase connfirmée et qu'il est inutile de vous rappeler. Rayer a signalé le retour des hémorrhagies à la suite des repas, fait qui paraît hors de doute, mais dont l'interprétation n'est pas très facile. Les uns ont pensé que c'est la conséquence de l'activité plus grande de la circulation, qui augmente la tension vasculaire dans le rein. D'autres se sont demandé si cette hématurie n'est pas due à ce que l'abondance du sang qui s'échappe des veines sus-hépathiques gêne la circulation en retour dans le rein droit ou à ce que la compression de la veine rénale gauche par l'estomac distendu fait obstacle au passage du sang veineux.

Les hématuries peuvent se répéter pendant des mois, des années : 23 ans dans un cas.

Il est exceptionnel que l'hématurie altère profondément les forces du malade. En général, elle fatigue, mais elle n'épuise pas au point de créer une situation grave. Cependant, on l'a vue causer la mort.

« Si le gravier ou le calcul est enclavé, dit M. Le Dentu, l'hémorrhagie étant ordinairement faible, le sang se mélange intimement avec l'urine. Le calcul est-il mobile et s'engage-t-il dans l'uretère, sans pourtant donner lieu à une attaque franche de coliques néphrétiques, l'hématurie est précédée par l'émission d'une urine claire, puis, au moment où la déchirure des parois se produit, c'est du sang presque pur qui s'échappe, et enfin quand la sécrétion est tombée dans la vessie, c'est un mélange d'urine et de sang que rejette le malade.

« Lorsque l'hématurie se rattache à une attaque de coliques néphrétiques et qu'il se forme dans l'uretère des caillots de quelque consistance, ceux-ci sont expulsés pendant ou après la crise. Si leur expulsion n'a lieu qu'au bout de plusieurs jours, elle peut être cause du retour de douleurs offrant tous les caractères des premières, mais ordinairement moins intenses et moins prolongées. Il est à noter aussi que la cessation d'une hématurie liée ou non à des coliques néphrétiques n'implique pas plus que la cessation de cette dernière l'élimination du calcul. Par suite de circonstances difficiles à déterminer, la tolérance se rétablit de nouveau pour un temps plus ou moins long, jusqu'à l'évacuation du corps étranger ou jusqu'à la prochaine attaque. »

Colique néphrétique. — Je n'insisterai point sur la description de cet accident de la lithiase urinaire. C'est une question qui est fort bien traitée en général dans tous les ouvrages classiques de médecine. Je me bornerai donc à vous rappeler les principales particularités de ce complexus morbide, qui paraît dû aux « efforts douloureux « que fait l'uretère pour se débarrasser d'un corps étran- « ger, que ces efforts soient ou non suivis de succès ». Vous savez en effet que la crise douloureuse désignée sous le nom de colique néphrétique n'est pas seulement causée par la migration d'un gravier du bassinet jusque dans la vessie, mais aussi par le passage dans l'uretère d'un corps étranger quelconque : caillot sanguin, hydatide, etc..... Il n'en est pas moins vrai que la lithiase urinaire est la cause de beaucoup la plus fréquente de ce syndrome clinique.

N'oubliez pas non plus qu'il n'est point nécessaire qu'un calcul chemine dans l'uretère pour produire la crise douloureuse. Une pierre engagée dans la partie supérieure de cet organe et que son volume trop considérable empêche de descendre dans la vessie provoque des contractions douloureuses de l'uretère comme si elle y cheminait. De plus, ces crises peuvent cesser, pour reparaître tôt ou tard, comme après l'arrivée du calcul dans la vessie. On a donné deux explications de ce fait : on l'a rapporté à l'épuisement graduel de la contractilité des uretères, et au déplacement du calcul, qui peut être ramené dans sa position primitive et devenir ainsi moins enclavé.

La cessation des douleurs peut s'observer encore lorsque le calcul occupe un point quelconque de l'uretère. Si un gravier oblong engagé en travers, par exemple, se redresse ensuite dans l'uretère, on comprend que sa migration devienne alors facile et que l'irritation qu'il déterminait cesse soudain. Il en est de même si une concrétion rugueuse dans une certaine étendue de sa surface, lisse dans d'autres points, se met d'abord en contact avec la muqueuse par ses parties irrégulières et qu'ensuite chemin faisant, elle bascule.

Mais les crises douloureuses se reproduisent ordinairement à de très courts intervalles lorsqu'un calcul reste dans l'uretère et quand une pierre trop volumineuse pour que l'expulsion en soit possible occupe la partie la plus déclive du bassinet. Dans ces cas, une crise est parfois à peine terminée, qu'une nouvelle colique commence à se faire sentir : l'extirpation du corps étranger peut seule faire disparaître ces phénomènes douloureux.

La colique néphrétique est rare dans l'enfance. Comme la lithiase urinaire elle-même, elle est beaucoup moins fréquente chez la femme que chez l'homme.

La nature et la forme des graviers ont une certaine influence sur la production de ces crises douloureuses. Ainsi on a constaté que le gravier d'acide urique détermine plus que tout autre la colique néphrétique. Cela tient à ce qu'il est très souvent rugueux, ainsi que je vous l'ai déjà fait remarquer, de sorte qu'il irrite facilement la surface interne des conduits qu'il traverse. Vous savez aussi qu'il se reproduit avec la plus grande rapidité.

On a encore constaté que la colique néphrétique siège plus souvent à gauche qu'à droite, sans qu'on puisse en donner une explication plausible. Parfois, elle est bilatérale. Voici une statistique de Durand-Fardel sur ce sujet. Sur 125 cas, il a trouvé comme siège :

A gauche . . . . 59 fois.
A droite. . . . . 41 —
Des deux côtés . . . . 25 —

Quant aux causes qui déterminent le plus souvent les crises de colique néphrétique, ce sont celles que je vous ai déjà rappelées plusieurs fois : la fatigue, les excès, les cahots des voitures, l'équitation, les traumatismes portant sur les régions lombaires, etc. Il faut aussi noter qu'on les a vues survenir à la suite du cathétérisme vésical, et sous l'influence de certaines eaux prises au moment d'une cure, les eaux de Vichy par exemple.

Parfois l'attaque de colique néphrétique est précédée pendant quelques mois des symptômes plus ou moins vagues de la gravelle ou de la lithiase calculeuse. Dans d'autres cas, elle n'est annoncée que par quelques jours de malaise, par une sensation pénible à l'épigastre. Souvent elle débute d'une façon brusque.

Lorsque la crise apparaît, le malade peut éprouver pendant quelques instants un phénomène étrange : ce sont des besoins d'aller à la garde-robe, besoin qu'il essaye vainement de satisfaire. Ensuite se montrent les véritables symptômes de la colique néphrétique.

Celle-ci, vous le savez, est caractérisée : 1° par des accès de douleurs violentes ; 2° par des troubles urinaires ; 3° par de nombreux symptômes concomitants qu'on décrit sous le nom de sympathiques.

La douleur peut être le premier symptôme, mais elle

s'accompagne toujours de ténesme rectal et bientôt de ténesme vésical. Le caractère principal de la douleur est de se réveiller d'une façon intermittente, par crises rapprochées. Elle siège dans la région lombaire ou dans le flanc. Elle devient bientôt atroce ; elle est pongitive, déchirante ou constrictive et elle s'irradie en différentes directions, à l'uretère, aux membres inférieurs, au testicule, qui est convulsivement rétracté vers l'anneau. Courbé en deux, replié sur lui-même, le malade cherche par toutes les positions possibles à modérer sa douleur. Celle-ci peut égaler les douleurs les plus vives de la péritonite, de la colique hépatique, de l'étranglement interne. Son maximum d'intensité correspond en général à la partie moyenne de l'uretère.

Chez la femme, la douleur s'irradie principalement du côté de la grande lèvre correspondante. La marche est impossible : les moindres déplacements du corps, les mouvements respiratoires exaspèrent encore parfois ces douleurs affreuses.

Le visage est pâle et couvert de grosses gouttes de sueur, le pouls est petit et fréquent; il survient souvent des frissons, mais la température reste normale; l'accès de colique néphrétique est *apyrétique*, lorsqu'il n'existe pas de complications inflammatoires de la lithiase urinaire.

La pression au niveau de la région est d'ordinaire insupportable lorsqu'elle est fortement faite. Le pincement superficiel des téguments est au contraire indolore.

Pendant cette crise douloureuse, le malade fait de vains efforts de défécation, que ne facilite aucunement l'usage des lavements.

Il y a aussi du ténesme vésical, mais la vessie est vide et l'urine émise goutte à goutte au milieu de douleurs brûlantes et prurigineuses, est souvent d'un rouge plus ou moins foncé. Parfois elle contient même de petits caillots.

Parmi les *troubles sympathiques*, les nausées, les vomissements sont les plus fréquents. Les vomissements sont alimentaires, puis bilieux; parfois il existe en même temps un hoquet continuel. La constipation persiste pendant toute la durée de l'attaque; le ventre est ballonné, douloureux à la pression.

Chez les sujets nerveux, il s'y ajoute parfois du subdelirium ou même du véritable délire. Ces délires sympathiques n'ont en général qu'une durée passagère.

Au bout d'un temps variable, le calme se rétablit et la colique néphrétique peut en rester là, mais souvent d'autres accès succèdent au premier, et la réunion de ces accès plus ou moins rapprochés constitue l'attaque de colique néphrétique, qui dure plusieurs heures et parfois plusieurs jours. Elle se termine souvent par l'émission du gravier dans l'urine. Mais ce n'est pas toujours le jour même ou le lendemain que la concrétion est expulsée; c'est assez souvent après quelques jours ou un temps beaucoup plus long encore. Cette concrétion est souvent enveloppée d'une sorte de petit bouchon de mucus.

L'attaque terminée, le malade rend tantôt des urines claires et abondantes (urines nerveuses), tantôt des urines troubles, muqueuses, parfois sanguinolentes, et cette hématurie peut durer plusieurs jours.

Comme violence et comme durée, on peut observer tous les degrés, depuis la colique néphrétique fruste jusqu'à l'attaque la plus intense. La moyenne de la durée est de trois à six heures.

Le tempérament des sujets a une influence incontestable sur l'intensité des symptômes. Celle-ci est loin en effet d'être toujours en rapport avec le volume et l'irrégularité des concrétions. Il est probable, comme le font remarquer les auteurs, que la violence des crises dépend du degré variable de l'irritabilité de l'uretère et de tout le système nerveux.

Certains graveleux n'ont dans leur vie qu'une seule attaque de colique néphrétique ; chez d'autres, les accidents se reproduisent tous les ans ; souvent les rechutes sont encore plus fréquentes. Certains sujets passent même une période de leur existence dans l'imminence de nouvelles crises. Si cet état ne se modifie pas au bout de quelques mois, il y a lieu de craindre, suivant la juste remarque des auteurs, la lithiase calculeuse proprement dite.

Je dois vous signaler dès maintenant la possibilité de deux complications de la colique néphrétique : d'abord des phénomènes inflammatoires (urétérite, pyélite, pyélonéphrite) ; en second lieu, la rupture du bassinet distendu. Je reviendrai plus tard sur ces importantes complications.

Anurie calculeuse. — Ce grave accident de la lithiase urinaire est dû à l'oblitération de l'uretère par un calcul. Il n'a été bien étudié que dans ces dernières années. M. le prof. Charcot est l'un des auteurs qui ont contribué à le faire connaître.

La suppression totale ou la simple diminution de l'excrétion de l'urine que l'on observe dans la colique néphrétique serait due, suivant les auteurs, à une action réflexe sur les nerfs vaso-constricteurs des deux reins, même quand l'attaque est unilatérale.

Lorsque la suspension de l'excrétion urinaire se prolonge au-delà de quelques heures ou d'un jour, on l'a attribuée à trois ordres de causes reconnues à l'autopsie.

1° L'absence congénitale du rein du côté opposé à l'obstruction ;

2° Sa dégénérescence occasionnée par des affections diverses ;

3° L'obstruction simultanée des deux uretères.

L'anurie calculeuse est un accident rare. On ne l'observe guère que dans l'âge adulte et surtout dans la vieillesse. Elle apparaît dans les mêmes conditions et sous l'influence des mêmes circonstances que la colique néphrétique, mais elle n'est pas fatalement liée à cette dernière. L'obstruction de l'uretère ne provoque pas toujours en effet une crise douloureuse.

L'anurie persistante ne survient en général que chez les anciens calculeux et après plusieurs attaques de colique néphrétique.

Le début de l'anurie peut être insidieux, particularité très importante, que vous devrez bien retenir. Les malades remarquent à peine la diminution notable de la quantité d'urine émise ou ils n'y prêtent guère d'attention. Comme il peut s'écouler plusieurs jours sans que des accidents graves se manifestent, ces malades ne se doutent nullement du danger qui les menace.

Mais généralement l'anurie coïncide avec un accès de colique néphrétique fruste ou parfaitement caractérisée.

On considère deux périodes très distinctes dans la *marche* de l'anurie calculeuse. La première, dite de *tolérance*, est caractérisée uniquement par la diminution ou la suppression de l'excrétion urinaire. La deuxième, ou *période urémique*, présente comme symptômes caractéristiques des accidents urémiques, conséquence naturelle du trouble fonctionnel.

L'anurie peut être absolue dès le début : la période insidieuse ne dure alors que quatre, cinq ou six jours.

Le plus souvent l'oligurie ouvre la scène et va s'accentuant graduellement avec une rapidité variable. D'autres fois, l'anurie est d'abord absolue, puis elle est interrompue par quelques émissions d'urine, urine qui n'est pas du reste un grand palliatif, car elle est pauvre en matières extractives, aussi la période insidieuse dans ces cas ne se prolonge-t-elle guère que de quelques jours ; elle peut durer huit, douze ou quinze jours ; il est exceptionnel qu'elle se prolonge davantage.

L'oligurie est quelquefois précédée par une polyurie

transitoire. D'autres fois, son début est signalé par du ténesme vésical : les mictions se réduisent à quelques gouttes d'une urine claire ou sanguinolente.

Dans d'autres cas, il se produit des alternatives d'augmentation ou de diminution de la quantité d'urine rendue jusqu'au jour de la suppression totale, dont l'époque ne peut alors être prévue.

Alors même que la quantité d'urine émise par jour est assez considérable, deux ou trois verres, par exemple, et parfois davantage, s'il se produit de temps en temps une petite débâcle, ce liquide présente les caractères importants que je vous signalais tout à l'heure : sa densité est faible ; il est limpide, très peu coloré et il contient très peu de matières excrémentitielles.

Lorsqu'il existe des phénomènes douloureux au moment où débute l'anurie, ils se suppriment ordinairement. Un peu d'œdème malléolaire représente parfois le seul symptôme de cette première période (Tenneson).

Je vous ai dit que la période de tolérance peut se prolonger jusqu'à huit, dix et même quinze jours, comme l'a vu Paget. Lorsqu'il existe une hydronéphrose, des observations de Rayer, de Roberts, de Russell ont montré que c'est au bout de vingt ou vingt-cinq jours que le dénouement a lieu. Dans ces cas, la sécrétion n'est pas entièrement suspendue ; de nouvelles quantités d'urine s'ajoutent au contenu de la poche et contribuent à la développer ; mais si les accidents sont retardés, ils se produisent fatalement par suite de l'insuffisance de la sécrétion. Ces cas sont du reste rares. « Le mécanisme de l'anurie, dit « M. le prof. Dieulafoy, est important à connaître : à la « suite de l'obstruction subite de l'uretère, la sécrétion du « rein s'arrête, et la preuve c'est qu'à l'autopsie il est très « rare de trouver une hydronéphrose ; c'est à peine si l'on « trouve un peu d'urine dans le bassinet. »

Civiale avait également dit que dans ces cas il y a mort par anurie plutôt que par rétention d'urine.

Suivant certains auteurs, la décharge de l'urée du côté du tube digestif ou du tégument externe ajournerait aussi parfois le début de la deuxième période; mais celle-ci apparaît tôt ou tard. Le malade éprouve des nausées, parfois il vomit; l'inappétence, les renvois gazeux, la constipation sont choses communes. Il s'y joint aussi un peu d'insomnie, mais l'apyrexie reste absolue. La *période urémique* se caractérise ensuite très rapidement : il y a des sueurs abondantes, de la diarrhée; les vomissements, ordinairement rares, sont quelquefois répétés; mais les auteurs font remarquer que les grandes manifestations de l'urémie (coma, convulsions) font ordinairement défaut, excepté comme phénomènes ultimes, dans l'anurie calculeuse. Ce qui caractérise surtout cette période, disent-ils, c'est l'affaiblissement du malade, le desséchement de la langue, le hoquet, le ballonnement du ventre, la constipation opiniâtre, rarement remplacée par de la diarrhée. C'est encore l'obscurcissement graduel de l'intelligence, l'assoupissement fréquent, parfois du délire, de l'agitation, des hallucinations. La carphologie, les soubresauts de tendons, l'inertie des membres complètent ce tableau. La respiration devient lente, irrégulière; la température s'abaisse au-dessous de 37°.

« Roberts attache une certaine importance, dit M. Le Dentu, au rétrécissement de la pupille et aux tressaillements musculaires, qui n'ont peut-être rien de spécial dans l'anurie calculeuse. Je signalerai encore les épistaxis répétées, l'œdème malléolaire, considéré comme très rare par Roberts, noté sept fois par Merklen dans les observations qu'il a compulsées.

« La terminaison de cette période survient au bout d'un nombre de jours dont la moyenne est de 10 à 15 jours après le début de l'anurie. Par exception les malades de

Paget et de Bischoff ne sont morts qu'au vingt-troisième jour, celui de Weber au trente-septième. »

Mais il ne faut pas oublier que la mort peut aussi survenir brusquement. Suivant M. Lecorché, elle a lieu dans l'espace de quelques jours, « bien que Voit et Roberts, « ajoute-t-il, aient établi qu'on peut vivre huit jours lors « d'accidents urémiques par suppression d'urine ».

D'autre part, l'anurie calculeuse n'est pas fatalement mortelle : l'obstruction de l'uretère peut cesser, et la guérison s'observe, d'après la statistique de M. Merklen, une fois sur six. Cette terminaison heureuse a lieu tantôt avant la deuxième période, tantôt après l'apparition des accidents urémiques. On l'a vue survenir au huitième, neuvième, onzième et jusqu'au vingtième jour. Suivant Roberts, on peut l'espérer tant que le rétrécissement des pupilles et les convulsions n'ont pas été constatés.

Lorsque l'obstruction est levée, la sécrétion urinaire, rétablie brusquement, atteint les proportions d'une véritable polyurie (4 ou 5 litres). Cette débâcle provoque parfois en entraînant le calcul une crise passagère de colique néphrétique. La polyurie persiste plusieurs jours; l'urine contient souvent un peu d'albumine jusqu'à ce que l'hypérémie rénale ait disparu et que tout soit rentré dans l'ordre.

Lorsque le rein du côté opposé à l'obstruction n'est détruit qu'en partie, l'anurie n'est plus absolue. Néanmoins cet état ne peut se prolonger très longtemps, au-delà de quelques semaines ou de quelques mois. Comme la quantité d'urée excrétée reste beaucoup au-dessous des proportions normales, il y a de l'urémie chronique qui amène à la longue une terminaison funeste.

Marche — Durée — Terminaison — Pronostic de la Lithiase urinaire. — La lithiase urinaire doit être presque toujours considérée comme une maladie essentiellement chronique, parce qu'elle a ses racines dans l'organisme. Un malade qui a eu, même passagèrement, de la gravelle avec ou sans colique néphrétique, reste en effet sujet à cette indisposition pendant tout le reste de son existence. A moins que l'état diathésique ne soit constamment tenu en échec par une hygiène et un traitement sévères, il se signale en général par des retours offensifs intermittents, provoqués par quelque écart de régime, par la fatigue, par la suppression momentanée d'un autre trouble de la santé relevant de la même diathèse : migraine, dyspepsie, accès de goutte, colique hépatique, etc. C'est là une particularité très importante, que vous devez bien vous rappeler et sur laquelle je reviendrai en vous parlant du traitement de la lithiase urinaire.

On voit de même la gravelle oxalique succéder à la gravelle urique. Mais la première peut reconnaître pour cause unique des erreurs dans l'alimentation et être alors tout à fait accidentelle.

Deux circonstances ont une grande influence sur la marche de la lithiase, c'est l'élimination ou la rétention des concrétions. Vous savez que de petits graviers gros comme une tête d'épingle suffisent pour provoquer par leur passage une violente attaque de colique néphrétique. Il est vrai que par contre on voit parfois des concrétions du volume d'une petite noisette franchir l'uretère sans grande difficulté.

Quel que soit le degré de la douleur, il n'est pas rare de voir la maladie disparaître après l'élimination des concrétions. Si elle revient, c'est après un long intervalle de plusieurs mois ou de plusieurs années.

Si, au lieu de descendre, les graviers s'accrochent à la muqueuse des calices, ils restent parfois fixés dans cette situation pendant des mois ou des années. Il en résulte une douleur fixe, sourde ou une sensibilité hyperesthésique du rein à laquelle certains auteurs on donné le nom de *néphralgie*. Cet état peut, je vous le répète, durer plusieurs années, jusqu'à ce que le gravier se soit détaché et qu'il ait été expulsé.

Il ne faut pas oublier cependant que même la lithiase à grosses pierres peut, ainsi que je vous l'ai dit, parcourir très lentement et très insidieusement les phases de son évolution sans se signaler par aucun signe d'une valeur sérieuse. Rappelez-vous aussi que des calculs volumineux peuvent rester à l'état latent dans la glande rénale, dans les calices ou les bassinets, comme le ferait tout autre corps étranger. C'est surtout chez les vieillards que s'observe cette tolérance.

La *marche*, la *durée* de la lithiase urinaire sont, vous le voyez, très variables. Sa terminaison est souvent heureuse. Malgré sa ténacité, la gravelle est en effet une maladie ordinairement curable. Le traitement éloigne aussi les retours de la colique néphrétique et en amoindrit la violence.

Malheureusement il est encore trop fréquent de voir survenir dans cette affection de nombreuses complications inflammatoires (pyélite, urétérite, pyélo-néphrite, phlegmon périnéphrétique, etc.....) que nous allons bientôt étudier et qui aggravent singulièrement le pronostic de la lithiase urinaire.

Ce *pronostic* est du reste lui-même très variable. Il est évident que la gravelle, par exemple, est beaucoup moins redoutable que la lithiase calculeuse. Celle-ci n'est pas susceptible, en effet, de guérison spontanée par l'élimination des concrétions ; de plus, la rétention des calculs dans le bassinet et les calices expose à des complications toujours graves, quoique à des degrés différents. « Malgré les ressources thérapeutiques qu'offrent actuellement la néphrolithotomie et la néphrectomie, dit M. Le Dentu, comme le pronostic de ces opérations ne laisse pas d'être sévère, l'inclusion définitive, dans les reins, de pierres d'un volume même médiocre est toujours inquiétante.

« Heureux les malades à qui une tolérance extraordinaire rend l'existence très supportable et qu'aucune circonstance n'oblige à invoquer l'intervention chirurgicale ! Mais ceux-là sont encore l'exception, et l'on peut légitimement avancer que bien rarement la lithiase, dans ses formes les plus simples comme dans les plus caractérisées, laisse celui qui en est atteint indemne de tout symptôme pénible. Le plus souvent, tant que la migration vers la vessie n'a pas lieu, un état douloureux constant ou fréquent, accompagné de petites hématuries plus inquiétantes pour le malade que graves en réalité, des symptômes de dyspepsie, un trouble général de la santé se révélant par l'altération du teint, jettent une ombre sur le présent et représentent une menace continuelle pour l'avenir.

« La vie est loin d'être compromise par cette situation, mais elle est pénible, assombrie par une tristesse voisine de l'hypocondrie. Les grands accidents seuls menacent les jours : les coliques néphrétiques violentes et répétées, la pyélo-néphrite suppurée, le phlegmon périnéphrétique, l'anurie calculeuse. D'une manière plus insidieuse et plus lente, il en est de même de la néphrite interstitielle, de l'atrophie rénale, surtout lorsque la dégénérescence est bilatérale. Alors on peut dire que le malade est toujours sous le coup des accidents urémiques. Une circonstance quelconque, une opération chirurgicale même insignifiante, peut les faire éclater. »

Nous verrons, en étudiant le traitement de la lithiase urinaire, si une thérapeutique rationnelle ne permet pas d'atténuer un peu la gravité de ce pronostic des concrétions rénales. Je vous rappelle que l'hygiène et le traitement médical ont une influence manifeste sur l'évolution de la gravelle.

Je ne m'occuperai pas aujourd'hui, Messieurs, des complications inflammatoires de la lithiase urinaire ; je tiens à vous parler auparavant du diagnostic de cette affection et à vous dire quel est le traitement de la lithiase urinaire avant l'apparition de ces complications. C'est ce que je ferai dans la prochaine leçon.

QUARANTIÈME LEÇON

DIAGNOSTIC

ET

TRAITEMENT DE LA LITHIASE URINAIRE

Messieurs,

Le diagnostic de la lithiase urinaire est facile lorsque l'on constate la présence dans les urines de poussières, de sables, de graviers. L'élimination de ces concrétions ne laisse en général aucun doute sur l'existence de la gravelle. Il ne faut pas oublier cependant que l'on peut observer ces dépôts urinaires accidentellement, sous l'influence d'une fatigue physique, d'une contention d'esprit prolongée, de l'ingestion de liqueurs alcooliques, de l'usage de certaines eaux minérales et notamment des eaux sulfureuses. Ces excrétions transitoires ne doivent pas être confondues avec la gravelle.

Il peut encore arriver que les émissions de graviers échappent au malade ou au médecin. Ce fait est rare lorsque les émissions se répètent; mais quand il s'agit de graviers isolés et rares, de petit volume, et rendus à des intervalles éloignés, sans douleur, ils passent bien plus facilement inaperçus.

Lorsque le malade n'a jamais rendu de graviers ou que ceux-ci n'ont jamais été constatés et qu'il ne s'est pas encore produit de coliques néphrétiques vraies ou frustes, on en est ordinairement réduit à des diagnostics de probabilités. Certains signes ont cependant une grande valeur : ce sont les sensations pénibles, les douleurs des lombes présentant les caractères que je vous ai indiqués. La plus ou moins grande acidité de l'urine, la richesse de ce liquide en acide urique, le tempérament arthritique personnel ou héréditaire du sujet doivent également être pris en considération. Rappelez-vous encore que la présence dans l'urine d'une petite quantité d'albumine, est parfois, suivant certains auteurs, l'indice de l'obstruction des tubes urinifères par des sels.

Mais les cas les plus embarrassants sont ceux où l'intensité des douleurs est excessive et où ces souffrances ont une persistance décourageante. Si, dans ces cas, il n'y a jamais eu d'émission de sable ou de graviers, si aucun symptôme n'a encore appelé l'attention du côté des reins, le diagnostic est à peu près impossible. Il serait alors important cependant d'être fixé, afin d'agir en conséquence.

Quelles sont les affections douloureuses de la région qui peuvent être confondues avec la lithiase urinaire? Il faut citer tout d'abord le *lumbago* aigu ou chronique.

Le lumbago aigu se distingue ordinairement des douleurs dues à la gravelle par son début souvent brusque, par le caractère bilatéral, diffus et superficiel de la douleur, par la facilité avec laquelle des pressions directes sur les masses sacro-lombaires la réveilleront. Les douleurs du lumbago sont continues, tandis que celles de la gravelle sont intermittentes. Ces dernières se reproduisent souvent sous des influences bien connues, et notamment sous celles des différentes sortes de fatigues, des excès de table. Les malades atteints de lumbago sont au contraire impressionnés surtout par les alternatives de la température. Tandis que les sujets qui souffrent de la gravelle ne sont pas en général très péniblement affectés par les moindres mouvements du tronc, ceux-ci arrachent des cris de souffrance aux malades atteints de lumbago. Malgré tous ces caractères différentiels, l'erreur est parfois difficile à éviter, d'autant plus que le lumbago est volontiers une des manifestations de la goutte. Civiale rapporte que Crosse trouva à l'autopsie d'un malade que l'on avait cru atteint de lumbago une grosse pierre occupant l'un des bassinets.

L'erreur inverse a été également commise. « Il n'y a « pas de faits plus concluants sous ce rapport, dit Civiale, « que ceux de Galien et de Boerhave, qui tous deux se sont « trompés au sujet de leurs propres sensations ; l'un et « l'autre attribuèrent à un calcul urétéral des douleurs « vives qu'ils éprouvaient dans les lombes, et qui, chez le « grand praticien de Leyde, s'accompagnaient même « d'envies de vomir, avec spasmes de vessie ; cependant « les pierres qu'ils croyaient sentir descendre peu à peu « n'existaient que dans leur imagination, et la cessation « spontanée des douleurs les obligea enfin à reconnaître « qu'elles étaient de la nature de celles qu'on a coutume « de désigner sous le nom de rhumatismales. »

Dans la forme subaiguë ou franchement chronique du lumbago, on trouve les mêmes signes différentiels, mais plus ou moins atténués.

Quant à la lumbalgie symptomatique des affections utérines et rectales, on l'éliminera par l'examen méthodique, au point de vue anatomique et fonctionnel, du gros intestin, de la matrice et de ses annexes (Le Dentu).

Un examen attentif des fonctions du mouvement et de la sensibilité, de la colonne vertébrale et des points où se forment de préférence les abcès par congestion liés à la carie des vertèbres, permettront d'apprécier si les douleurs de la région rénale ne sont pas dues à ces irradiations en ceinture sur le trajet des nerfs qu'il est si fréquent d'observer dans les maladies de la *moelle épinière* ou dans le *mal de Pott*.

S'il s'agit d'une affection douloureuse des reins autre

que la lithiase, un examen attentif de l'appareil urinaire et de l'urine permettra de reconnaître le siège et la nature du mal. S'il y avait doute, l'administration des eaux minérales diurétiques et surtout une cure à certaines stations constitueront, comme l'ont fait remarquer quelques auteurs, un excellent *traitement d'épreuve*.

C'est aussi grâce à ce moyen que l'on est arrivé parfois à reconnaître la gravelle chez des malades que l'on croyait atteintes de névralgies de l'ovaire. Dans les cas douteux, les antécédents des malades doivent être interrogés avec soin; on doit chercher encore s'il n'existe pas de la gravelle ou de la goutte, par exemple, chez les ascendants ou les collatéraux. Dans ces cas, il ne faut pas hésiter à recourir au traitement d'épreuve. C'est quelquefois, je vous le répète, le seul moyen de faire un diagnostic précis.

Parmi les névralgies siégeant dans les régions lombaires ou dans leur voisinage, la plus capable de faire commettre une erreur de diagnostic est la *névralgie lombo-abdominale*. « Lorsqu'elle est typique, dit M. Le Dentu, et qu'on peut retrouver ses points lombaire, iliaque, hypogastrique, inguinal, lorsqu'en même temps existent ses irradiations scrotale ou vulvaire, testiculaire ou utérine, le problème à résoudre est assez simple; mais, si ses manifestations douloureuses se réduisent au point lombaire et au point iliaque, si surtout, au lieu d'être passagère, elle offre une persistance de plusieurs mois, la difficulté peut être extrême. Le diagnostic n'est pourtant pas absolument insoluble. Dans la névralgie lombo-abdominale, le point postérieur occupe ordinairement l'interstice du muscle long dorsal et du sacro-lombaire; il est plus interne et en même temps plus nettement limité que la douleur de la lithiase. Dans cette dernière affection, c'est surtout en dehors de la masse sacro-lombaire ou franchement sous la douzième côte, que la pression réveille la douleur; mais le meilleur mode de recherche consiste à refouler la paroi abdominale obliquement de dehors en dedans, à partir du bord externe du muscle grand droit de l'abdomen, dans la direction du bassinet. Pour provoquer les souffrances, il faut quelquefois une pression soutenue.

« L'ébranlement de la région par une *percussion métho-dique* fournit encore un utile élément de diagnostic. Nul ou à peu près nul en cas de névralgie, surtout lorsqu'on frappe sur les dernières côtes ou latéralement, le résultat en est très net en cas de lithiase. C'est un signe particu-lièrement précieux, lorsque les souffrances rénales sont accompagnées de manifestations névralgiques ou névral-giformes superficielles et que ces manifestations doulou-reuses ont pour siège les points mêmes de la névralgie lombo-abdominale. En combinant la recherche des points superficiels, par les divers moyens connus, avec celle de la douleur profonde, franchement rénale, on arrivera à débrouiller ces états complexes.

« De plus, il est rare que dans le cas de lithiase il ne se produise pas, même en dehors des crises de coliques néphrétiques, quelques *irradiations pénibles* le long de l'uretère.

« L'exploration méthodique de ce conduit devra donc être faite avec le plus grand soin, mais sans perdre de vue que le voisinage du plexus spermatique ou du plexus ovarien peut parfois entièrement fausser le résultat de cette exploration. La névralgie de ces plexus, coïncidant ou non avec une névralgie lombo-abdominale, pourrait être parfois difficile à reconnaître. Cependant ici encore on peut, par une analyse rigoureuse des caractères et surtout du siège de la douleur, se tirer d'embarras.

« Il faut surtout s'attacher à la détermination des *ma-xima*. Ainsi, dans la névralgie de l'ovaire, le point *maxi-mum* est au niveau de cet organe et l'irradiation le long du plexus ovarien est ascendante. La douleur présente des particularités analogues dans la névralgie du testicule, tandis que dans le cas de lithiase rénale, le vrai foyer occupe la profondeur de l'hypochondre, et les irradiations, ordinairement moins violentes, sont descendantes. Même s'il y a coïncidence de douleurs dans la région occupée par le rein et dues à une lithiase latente, avec un ou plusieurs points superficiels dépendant d'une névralgie lombo-abdominale, on peut encore arriver au diagnostic exact en reconnaissant respectivement les signes de la néphralgie et ceux de la névralgie superficielle. Alors cette dernière est symptomatique de l'affection rénale. Produite quelquefois, sans doute, ainsi que je l'ai déjà dit, par une action réflexe sur le plexus lombaire, elle l'est peut-être encore plus souvent par la propagation aux parties voisines de l'inflammation que la lithiase commence à développer dans le rein et dans son enveloppe adipeuse. »

Je vous rappelle que le traitement d'épreuve peut dans ces cas rendre de grands services pour arriver à porter un diagnostic exact.

Je ne ferai que vous citer la névralgie idiopathique du rein, que l'on rencontrerait, suivant Sydenham, dans les formes graves de l'hystérie, et à laquelle Rayer a le premier donné le nom de *néphralgie*. Axenfeld a fait remarquer que ni la description de Sydenham, ni celle des auteurs qui l'ont suivi ne suffisent pour prouver l'existence d'une névralgie idiopathique du plexus rénal, et encore moins pour en faire connaître les caractères particuliers. L'existence de cet état douloureux est encore loin d'être bien démontrée.

Mais il ne suffit pas de diagnostiquer l'existence de la gravelle, il faut encore en déterminer la nature. Cette détermination est importante au point de vue du pronostic et du traitement à instituer. Si le rein contient de petites concrétions, on peut en espérer l'élimination par les voies naturelles au bout d'un temps plus ou moins long, tandis que si cet organe renferme de grosses pierres, le malade ne pourra guère en être débarrassé que par la taille rénale.

Comme l'ont fait remarquer les auteurs, on doit soupçonner l'existence de pierres petites ou grosses lorsque le malade souffre depuis longtemps sans qu'aucune concrétion ait franchi l'uretère. Les calculs volumineux ont été observés lorsque le début des accidents remontait à plusieurs années : 20, 30 ans chez quelques malades.

L'intensité des douleurs n'a qu'une valeur très relative. Il en est de même des complications de la lithiase.

Le diagnostic, comme vous le voyez, est très difficile. S'il y a un intérêt capital à ce qu'il soit fait, il faut recourir à l'exploration directe du rein, après l'avoir mis à découvert. Cette opération exploratrice commence par l'incision des parties molles et de la capsule adipeuse, comme s'il s'agissait d'une néphrectomie. On isole ensuite avec le doigt la face postérieure et la face antérieure du rein, ce qui permet de saisir cet organe dans tous les points de sa longueur entre le pouce et les autres doigts et de s'assurer s'il n'existe pas quelque part une bosselure ou simplement une augmentation de consistance. « Il est malheureusement prouvé par expérience, dit M. Le Dentu, que ce mode d'exploration n'assure pas toujours le diagnostic des petites concrétions ni même de pierres assez volumineuses. Ainsi il arriva à Morris d'extirper un rein, sain d'ailleurs, contenant un calcul du volume d'un petit œuf de pigeon qui ne faisait aucun relief à la surface de cet organe. »

Le procédé des ponctions exploratrices recommandé par G. Simon et employé par plusieurs chirurgiens offre plus de garanties. Il ne présente pas cependant une valeur absolue. Ainsi un chirurgien américain avait fait quatorze piqûres dans un rein sans rencontrer de calcul. Il pratiqua alors la néphrectomie et l'on put constater qu'il existait plusieurs concrétions dans l'organe inutilement exploré.

Ces piqûres se font de la façon suivante. Le rein ayant été mis à nu, on enfonce dans sa substance le poinçon d'un trocart très fin de la série de M. le prof. Potain. Si l'on tombe sur un calcul, on sent très nettement la crépitation due au frottement de l'instrument sur une surface calculeuse.

Ces deux modes d'exploration n'auraient, suivant les auteurs, aucun inconvénient. Les piqûres, par exemple, ne présenteraient aucun danger : l'urine serait légèrement teintée de sang pendant 24 ou 36 heures, voilà tout. « L'exploration ne peut donc pas être considérée, dit M. Le Dentu, comme dangereuse, ni au point de vue de l'étendue ou de la profondeur de la plaie, ni au point de vue des ponctions multiples faites dans le rein. L'adhérence se rétablit rapidement entre lui et la graisse qui l'entoure et si le drainage est fait convenablement, il n'y a pas d'accidents sérieux à redouter. »

Enfin le cathétérisme des uretères peut rendre aujourd'hui, chez la femme, de grands services pour le diagnostic des calculs qui siègent dans ces organes ou même dans les bassinets.

Je n'insisterai point sur le *diagnostic des accidents* de la lithiase urinaire. L'*hématurie* est facile à reconnaître. En général, il en est de même des *coliques néphrétiques*. Certaines affections peuvent cependant donner lieu à des erreurs de diagnostic.

La néphrite aiguë étant une maladie fébrile ne prête guère à confusion.

Le lumbago de la *myoclasie* ou *tour de rein*, dû à la rupture d'un certain nombre de fibres musculaires de la masse sacro-lombaire dans un effort ou dans un mouvement mal calculé seront aussi faciles à reconnaître.

La névralgie lombo-abdominale ou iléo-lombaire présente des caractères spéciaux sur lesquels j'ai déjà insisté.

La colique hépatique est certainement la manifestation

morbide qui présente le plus de ressemblance avec la colique néphrétique. Le siège de la douleur à l'hypochondre, les irradiations vers l'épaule, le sein, le cou, le bras, l'attitude des malades, enfin l'ictère permettront de faire le diagnostic.

Dans l'étranglement interne, l'hésitation ne sera pas de longue durée.

Les auteurs citent encore une confusion possible avec des empoisonnements, avec une péritonite par perforation, une périnéphrite, les affections aiguës de poitrine. Là encore l'erreur sera facile à éviter.

Vous trouverez dans vos ouvrages de médecine tous les détails relatifs à ce diagnostic différentiel, ce qui me permet d'abréger.

L'*anurie* calculeuse ne saurait être confondue avec une rétention d'urine. Un peu d'attention suffit pour éviter une pareille erreur de diagnostic.

L'anurie calculeuse est au contraire assez difficile à différencier de l'anurie hystérique. « Outre que le début de cette dernière est graduel, dit M. Le Dentu, qu'elle ne s'établit d'une façon absolue qu'au bout d'un certain nombre de jours, qu'elle coïncide ordinairement avec des signes manifestes de la névrose (contractures, attaques convulsives, hémiplégie, etc...), qu'elle ne donne guère lieu à des accidents généraux comparables à ceux de l'urémie, qu'enfin le ralentissement des phénomènes de désassimilation propres aux hystériques se traduit par la diminution absolue du chiffre des matières excrémentitielles de l'urine pendant la période où il n'y a encore que de l'ischurie, l'anurie hystérique se signalerait encore, d'après le prof. Charcot, par ce fait que chez l'hystérique, l'anurie complète ne dépasserait pas dix jours, et que d'ordinaire les malades rendraient de temps en temps une très petite quantité d'urine.

« Mais on a pu constater que..... l'anurie calculeuse

n'apparaît pas non plus d'emblée dans la majorité des cas; qu'une fois établie, elle ne persiste pas toujours d'une façon absolue, et que de petites décharges successives d'urine permettent aux accidents de se prolonger sans que la vie soit trop vite compromise. Ces émissions d'urine sont suivies d'un amendement incontestable; mais si chacune des mictions ne porte au dehors qu'une très faible quantité de liquide, la situation s'aggrave malgré des améliorations momentanées, tandis que, si une débâcle complète survient, tout danger est rapidement conjuré.

« C'est donc dans la coïncidence d'accidents hystériques et dans l'absence d'antécédents propres à éveiller l'idée de la lithiase que réside le principal signe différentiel. Les autres particularités, auxquelles certains auteurs ont voulu reconnaître une valeur spéciale, n'en possèdent réellement pas. »

L'anurie traumatique, celle que Jobert (de Lamballe) a vu succéder à des opérations de fistule vésico-vaginale, celle des hypérémies rénales ou des néphrites consécutives aux opérations portant sur l'urèthre et la vessie, la suppression ou la diminution des urines due à la compression des uretères ou à une affection primitivement développée dans les reins eux-mêmes, seront ordinairement faciles à reconnaître à l'aide des antécédents des malades et de la marche des accidents.

Ce diagnostic présente une certaine importance, car dans l'anurie calculeuse on peut parfois agir utilement, à condition d'intervenir à temps.

Quant au diagnostic des complications inflammatoires, je m'en occuperai en vous décrivant l'histoire des affections dont il s'agit.

Il ne faut pas oublier que la gravelle a été quelquefois *simulée*. Nélaton a cité le cas d'un enfant de onze ans qui mettait dans son urine de petites pierres, des morceaux de plâtre, des graviers. Le plus simple examen permet de reconnaître la fraude dans ces cas.

Civiale en a également rapporté des exemples. « Ces « sortes de fourberie, dit-il, viennent souvent de gens qui « y ont recours, soit pour satisfaire leur malice naturelle « ou leur cupidité, soit pour exciter la commisération pu- « blique, soit enfin pour des motifs que l'on ne parvient « pas à démêler. »

Suivant le Dr Brongniart, la simulation de la gravelle urinaire, observée parfois chez les jeunes garçons (1/5e des cas), l'a été beaucoup plus souvent chez les personnes du sexe féminin (4/5es des cas).

Les mobiles de cette simulation chez les jeunes garçons paraissent être surtout la paresse, le désir d'exciter la commisération, peut-être la lubricité.

« Chez les femmes et les jeunes filles, dit M. Le Dentu, « les mêmes mobiles peuvent entrer en jeu. Mais, chez « elles, la lubricité a peut-être un rôle prédominant, parce « que la sensibilité spéciale de l'urèthre et sa brièveté les « invitent à l'introduction de corps étrangers dans les voies « urinaires.

« Néanmoins, en dehors de toute dépravation, la simu- « lation de la gravelle urinaire peut être déterminée chez « les femmes par cette forme d'accidents douloureux à « laquelle on a donné le nom de néphralgie. Dans le but « de se soustraire à l'épithète malsonnante d'hystériques, « et de se faire passer pour atteintes de coliques néphré- « tiques vraies, ces malades espèrent fausser l'interpré- « tation donnée à leurs souffrances, en présentant à leur « médecin des cailloux qu'elles prétendent avoir rendu « avec l'urine. »

Il faut ajouter que les hystériques sont coutumières de la simulation sous les formes les plus invraisemblables.

Il est ordinairement facile de dévoiler la supercherie; mais parfois le choix des graviers est tel, suivant les auteurs, que c'est plutôt par la connaissance exacte du caractère et du tempérament des malades que l'on arrive à échapper au piège et à faire un diagnostic précis.

Traitement. — Le traitement de la lithiase urinaire varie nécessairement suivant le volume des concrétions. Il est évident en effet que les moyens thérapeutiques ne peuvent pas être les mêmes pour la gravelle sablonneuse, la gravelle à grosses concrétions ou la lithiase calculeuse proprement dite.

« Pour délimiter, dit M. Le Dentu, le terrain respectif de la médecine et de la chirurgie, la formule que voici est d'une netteté suffisante : le rôle de la chirurgie commence lorsque les concrétions ne s'éliminent pas. On remarquera que je ne dis pas « lorsque les concrétions sont trop volumineuses pour franchir l'uretère. » C'est qu'en effet il y en a de petites, qui se développent dans les tubes droits dilatés et qui restent séparées du calice le plus voisin par une certaine épaisseur de tissu ; il y en a encore de petites qui s'accrochent par leurs irrégularités à la muqueuse, et qui, sans cette circonstance, pourraient s'engager facilement et parvenir jusque dans la vessie.

« Malgré leurs faibles dimensions, ces graviers peuvent nécessiter une intervention chirurgicale quelconque par les douleurs intenses qu'ils occasionnent parfois. Ce n'est donc pas toujours le volume des concrétions qui doit régler la thérapeutique.

« Ces considérations me permettent de diviser en deux classes principales tous les cas qui peuvent se présenter : l'une comprendra tous ceux où les sables et les graviers sont expulsés au dehors ou restent dans la vessie ; l'autre, ceux où les concrétions sont retenues dans le rein, qu'elles gardent de faibles dimensions ou qu'elles deviennent de véritables pierres. Autrement dit, il y a lieu d'étudier isolément le traitement des diverses variétés de la gravelle et celui des calculs non susceptibles d'élimination. »

Je ne puis admettre complétement, Messieurs, la manière de voir de M. Le Dentu. Il me semble que le terrain de la chirurgie doit être moins étendu qu'il ne le dit dans la thérapeutique de la lithiase urinaire. Je crois, avec M. Thompson, que les dissolvants peuvent donner des résultats suffisants dans la plupart des cas auxquels M. Le Dentu fait allusion. Je vous ai dit, en vous parlant du traitement curatif des calculs vésicaux, que les progrès réalisés dans la thérapeutique de cette variété de calculs par la lithotritie ont enlevé tout l'intérêt que pouvaient présenter autrefois les tentatives de dissolution des concrétions vésicales par les lithontriptiques. Malheureusement on ne peut en dire autant pour les concrétions rénales. L'intervention chirurgicale est loin de présenter pour cet organe la même bénignité et la même efficacité que lorsqu'il s'agit de la vessie. Il ne faut donc recourir à la chirurgie dans la lithiase urinaire qu'après avoir épuisé toutes les ressources fournies par les moyens médicaux. Or, il n'est pas douteux que les lithontriptiques ont ici une véritable action, et qu'ils peuvent rendre de grands services lorsqu'il s'agit de ces concrétions encore peu volumineuses mais que leurs irrégularités seules empêchent de cheminer vers l'uretère et la vessie.

M. Thompson, parlant du traitement par les lithontriptiques, s'exprime ainsi : « Quelle est maintenant la *valeur* « *du traitement?* J'affirme hautement qu'il en a une, non « pas peut-être contre le calcul logé dans la vessie, mais « contre la période initiale de cette affection, je veux dire « contre le calcul rénal. C'est là l'époque à laquelle on doit « attaquer la pierre au moyen des dissolvants. »

Voilà, Messieurs, pour les généralités; passons maintenant au traitement médical de la lithiase urinaire.

Je dois vous faire remarquer tout d'abord que ce traitement n'est guère applicable qu'aux gravelles urique et oxalique et à celles qui paraissent en dériver (cystique ou xanthique). La gravelle phosphatique étant presque toujours, sinon toujours, la conséquence d'un état inflammatoire primitif des voies urinaires, est surtout justiciable des moyens thérapeutiques locaux. Je vais donc commencer par vous décrire le traitement médical des gravelles *acides*.

Certains auteurs ont divisé ce traitement en *curatif* et *palliatif*. Le premier consiste à faire disparaître la cause même de la gravelle. Le second a uniquement pour but de débarrasser l'appareil urinaire des concrétions qui s'y trouvent en plus ou moins grande abondance. Il consiste encore à combattre les accidents de la lithiase urinaire.

Occupons-nous d'abord du traitement *curatif*, qui est en même temps *préventif*. « Résultat de troubles de nutrition qui reconnaissent souvent pour cause des influences hygiéniques ou héréditaires, la *gravelle urique*, ou mieux l'uricémie, peuvent guérir spontanément, avec ou sans transformations morbides, ainsi que le démontre l'observation. C'est à étudier et à réaliser les circonstances au milieu desquelles s'opèrent ces cures spontanées, que doit s'attacher le médecin pour enrayer la reproduction incessante d'un excès d'acide urique dans le sang, ou, en d'autres termes, pour instituer le traitement curatif (1). » Celui-ci, vous le voyez, doit être surtout un traitement *hygiénique*. Il comprend aussi certains moyens thérapeutiques.

Vous savez, Messieurs, que l'excès d'acide urique résulte de combustions incomplètes des substances azotées. Chez les malades dont nous nous occupons, le traitement hygiénique consiste donc, d'une part à diminuer la somme des produits protéiques introduits dans 'organisme et dont la

______
(1) Loc. cit.

destination dernière est l'oxydation; d'autre part à favoriser directement cette oxydation en augmentant l'agent de combustion, l'oxygène, et en multipliant ses contacts avec les matières qui doivent être oxydées.

A cette dernière indication répondent tous les moyens propres à activer les fonctions respiratoires et circulatoires. L'exercice musculaire sous toutes ses formes, marche, chasse, équitation, travaux manuels, gymnastique et ses divers procédés, occupe le premier rang. Il doit être seulement approprié à l'âge, à la santé, aux occupations et aux habitudes sociales des malades. Le massage général rendra également des services.

L'hygiène de la peau réclame encore une attention toute particulière. Vous n'avez pas oublié les étroites relations qui existent entre les fonctions des reins et celles de la surface cutanée; aussi les frictions sèches, les bains alcalins, les bains de vapeur sont-ils recommandés par les auteurs, ainsi que l'usage continuel de la flanelle.

Suivant M. le professeur Bouchard, les bains sulfureux activent la production de l'acide urique : ils doivent donc être évités.

Pour diminuer la somme des produits azotés introduits dans l'organisme, il suffit d'un choix judicieux dans l'alimentation. Il faut restreindre l'usage journalier des aliments azotés par excellence, c'est-à-dire des œufs, des viandes noires et accorder au contraire une large place à l'emploi des substances végétales et particulièrement des légumes frais, des fruits rouges. Les sels alcalins végétaux se transforment tous dans l'organisme en carbonates alcalins, fait remarquer Rosenstein, aussi tout le monde admet-il « qu'il faut recommander l'usage des fruits, sur-« tout des raisins, des cerises, etc... »

Parmi les viandes dont l'usage doit être proscrit, il faut surtout citer le gibier, le gibier faisandé, les viandes fumées. Les coquillages, les condiments épicés, les légumes contenant une quantité notable d'acide oxalique, tels que l'oseille, les asperges, les haricots verts, les tomates; les fruits mal mûris doivent être aussi rigoureusement interdits.

Les graveleux doivent s'abstenir de toutes les liqueurs alcooliques, telles que : l'eau-de-vie, le rhum, le kirsch, le whisky, les bières fortes. Il faudra également leur interdire le large usage du vin et notamment des vins mousseux, des vins de Bourgogne et d'Espagne, et d'une manière générale tous les excitants particulièrement connus pour leur influence nuisible, y compris le café et le thé à titre habituel.

On conseillera de préférence aux graveleux les vins rouges de Bordeaux, les vins blancs légers du centre de la France coupés d'eau.

Le régime lacté a ses partisans. Rosenstein insiste sur la nécessité pour ces malades de boire aux repas une assez grande quantité de liquide, ne serait-ce que de l'eau pure.

Tel est le traitement hygiénique de la lithiase urinaire, traitement qui rend de grands services à la majorité des graveleux, mais qui ne peut être toujours appliqué avec la même rigueur. Ainsi, certains exercices, l'équitation par exemple, provoque chez quelques-uns de ces malades des douleurs de reins.

Quant au régime, s'il doit être sévèrement appliqué lorsque l'état du malade s'aggrave ou qu'il existe des complications, il serait parfois dangereux d'y recourir avec rigueur chez certains graveleux plus ou moins affaiblis. Il est du reste de ces malades qui supportent fort mal la privation de viandes, de boissons alcooliques. Il faut également reconnaître qu'il en est sur lesquels le traitement hygiénique reste sans résultats favorables. Ce traitement doit donc être appliqué avec ménagement et discernement.

La deuxième partie du traitement curatif, c'est-à-dire le

traitement médical proprement dit, doit être basé sur l'étiologie des gravelles acides. Or, vous vous rappelez que celles-ci sont très fréquemment liées à la diathèse goutteuse. C'est donc contre cette diathèse qu'il faudra agir dans la plupart des cas. Eh bien, presque tous les auteurs reconnaissent que ce sont les alcalins à petites doses qui doivent former à ce point de vue la base de la médication. Ainsi administrés, ces médicaments activent en effet dans l'économie le travail de désassimilation. On peut prescrire, par exemple, la tisane alcaline de Bouchardat, ainsi composée :

Bicarbonate de soude . . . . 2 gram.
Teinture de cannelle }
—   de vanille } ââ . . . . . 1 —
Sirop de sucre . . . . 100 —
Eau . . . . 1000 —

L'eau gazeuse antigoutteuse de Garrod peut aussi être employée dans les mêmes conditions. Voici comment elle se formule :

Bicarbonate de soude . . . . . 0 gr. 50 centigr.
Carbonate de lithine . . . . . . 0 — 20 —
Eau chargée d'acide carbonique. 1000 grammes.

Nous devons nous demander maintenant, Messieurs, si la médication hydro-minérale n'est pas plus efficace contre la diathèse goutteuse que le simple usage des préparations alcalines que je viens de vous indiquer. Pour un grand nombre d'auteurs, le fait n'est pas douteux. « Certains *agents médicamenteux* sont considérés à juste titre, dit M. Le Dentu, comme propres à empêcher la formation de l'acide urique en excès ; ce sont les alcalins. S'il n'est pas absolument nécessaire de les faire prendre sous la forme d'eaux minérales naturelles, il n'en est pas moins indubitable que les malades tirent un plus grand avantage d'une saison à une station balnéaire appropriée que d'un traitement à domicile. Dans le premier cas l'éloignement de leurs occupations habituelles, la vie au grand air, le changement de milieu, sont autant de conditions favorables qui ne peuvent que contribuer à l'efficacité de la cure..... C'est aujourd'hui une notion banale que les eaux minérales naturelles ne donnent leur plein effet que prises à l'état natif, ou du moins au moment de leur émergence du sol. Aussi, sans leur refuser tout efficacité lorsqu'elles ont été transportées et qu'on en fait usage loin de la source, beaucoup de praticiens pensent que dans ces conditions les eaux alcalines peuvent être remplacées, sans inconvénient sérieux, par diverses préparations artificielles. »

L'emploi des eaux minérales naturelles, comme le font remarquer avec juste raison certains auteurs, n'est pas du reste toujours possible : Le prix des eaux naturelles transportées s'oppose à ce qu'elles soient abordables pour tous. Quant à la durée de la cure près des stations thermales, elle est toujours limitée. Or, suivant la juste remarque de Rosenstein, il ne faut pas oublier que les divers moyens qui constituent le traitement curatif de la lithiase urinaire amènent rarement un effet durable ; aussitôt qu'on en cessé l'emploi, la gravelle reparaît fréquemment sous son ancienne forme. C'est donc en dehors des stations thermales et par les moyens que je vous ai indiqués que doit se faire la plus grande partie du traitement curatif de la lithiase urinaire.

Ces remarques étant faites, je reconnais avec la majorité des auteurs, que la médication hydro-minérale est un puissant auxiliaire auquel les malades doivent recourir toutes les fois qu'ils le peuvent.

Quelles sont les stations thermales que vous devrez conseiller aux graveleux, au point de vue du traitement curatif; c'est-à-dire pour combattre la diathèse goutteuse ?

« La gravelle est une de ces maladies dans laquelle la
France pour les besoins de la thérapeutique hydro-minérale n'a rien à envier aux pays étrangers. Aucune des
sources françaises n'est inférieure aux sources plus ou
moins similaires qu'on veut leur opposer en d'autres pays.
Ems ne l'emporte pas sur Royat, et nous ne croyons pas
plus à la dissolution des calculs par l'eau de Carlsbad que
par l'eau de Vichy (1). »

Les deux grandes stations françaises répondent en effet
aux multiples indications du traitement diathésique des
graveleux. Comme l'ont fait remarquer les auteurs, et
entre autres Mallez, la cure thermale de Vichy s'applique
surtout aux personnes sanguines, pléthoriques, chez
lesquelles il y a tout avantage à obtenir une hyposthéni-
sation générale.

Les eaux de Royat conviennent au contraire aux graveleux débilités, à ceux qui souffrent des voies digestives
(dyspepsies, gastralgies). La présence de la lithine dans
les eaux de Royat mérite d'être signalée. « L'attention
« sur la lithine a été appelée vivement par l'analyse de
« Truchot et la clinique de Boucomont. Les sources
« Eugénie et Saint-Mart contiendraient 35 milligrammes
« de chlorure de lithium, quantité qui équivaut à Châ-
« teauneuf et qui dépasse un peu la *Murquelle* de Baden (2)».

Il est encore un point qui mérite d'être noté. Je vous ai
dit combien il est important d'agir sur la surface cutanée
chez les malades atteints de lithiase urinaire. Or les médecins de Royat ont insisté avec juste raison sur les avantages de leurs bains à eau vive. « Il résulte de là (3) qu'on
« peut donner des bains à eau courante et renouveler fa-
« cilement le contenu de la piscine. Pour apprécier les

(1) Nouv. Dict. de Méd. et de Chir. pratiques. t. XVI, p. 692.
(2) Nouv. Dict. de Méd. et de Chir. prat. t. XXXII, p. 31.
(3) Loc. cit.

« bienfaits de cette abondance, il faut avoir vu quels
« embarras la pénurie de certaines sources donne aux
« médecins et aux administrations. »

Tel est le traitement curatif de la lithiase urinaire.
Voyons maintenant quel doit être le traitement palliatif.

Lorsque les malades ne viennent consulter qu'après la
formation de concrétions rénales plus ou moins volumineuses, il faut provoquer l'expulsion ou la dissolution de
ces déchets organiques le plus rapidement possible. C'est
l'objet du traitement *palliatif*, qui varie suivant le volume
des concrétions urinaires. Je vous rappelle que lorsqu'il
s'agit de gros calculs du rein, les moyens chirurgicaux
seuls permettent d'en débarrasser les malades. Le traitement médical, le seul dont nous nous occupions en ce moment, n'a chance de réussir que s'il est dirigé contre le
sable, les graviers ou les calculs peu volumineux.

Le traitement *palliatif* médical s'appuie sur les *diurétiques* et les *lithontriptiques*.

L'eau ingérée en grande quantité constitue le meilleur
diurétique chez les graveleux, lorsqu'il n'existe pas de
contre-indications à cet usage des boissons abondantes.
Mais comme l'ingestion d'une grande quantité d'eau po-
table ordinaire serait en général mal supportée par les
organes digestifs, on a l'habitude de la remplacer par des
tisanes diverses (chiendent, queues de cerise, etc...). On
peut encore employer certaines eaux minérales naturelles,
telles que celles de Contrexéville, de Vittel, de Vals (source
Saint-Jean). Les eaux de ces sources, dont la minéralisation est peu prononcée, ne semblent agir en effet que mécaniquement. Certains malades arrivent à en prendre de
grandes quantités et les résultats heureux fournis par ce
mode de traitement ne sauraient être contestés. « Il est
« en effet peu de malades, dit M. Lecorché, qui, au bout
« de quelques jours de l'usage de ces eaux, ne rendent
« d'énormes quantités de graviers. »

Certains auteurs ont pensé que sous l'influence de ce traitement il se produit aussi une excitation des fibres musculaires des calices, du bassinet et de l'uretère. Il s'agit, suivant M. Le Dentu, « d'une excitation réflexe sur l'uretère provoquée par l'hypérémie artificielle du rein où afflue une quantité considérable d'eau en peu de temps. L'uretère tout entier y participe, et comme les fibres de sa tunique musculaire apparaissent déjà sous la muqueuse des calices et du bassinet, la solidarité anatomique de ces réservoirs et de ce conduit a pour résultat de mettre en jeu tous les agents de contraction répartis depuis les papilles jusqu'à l'orifice vésical de l'uretère. C'est ainsi que l'excitation sécrétoire a pour corollaire l'exagération de la contractilité dans toutes les voies d'excrétion.

« Si ce mode d'action est commun à tous les diurétiques, on ne saurait songer à contester la supériorité marquée du traitement hydro-minéral sur les agents de la diurèse artificielle, attendu que les voies digestives et l'appareil urinaire ne pourraient avoir, à l'endroit de ces derniers, la tolérance qu'ils montrent à l'égard des eaux de Contrexéville et autres semblables administrées en grande abondance. »

Il est à noter en effet que la quantité d'eau de Contrexéville absorbée peut être considérable. « Mais comme on recherche particulièrement, dit Mallez, l'action dynamique de l'eau dans la gravelle, à la condition toutefois que les graviers soient assez petits pour parcourir librement les voies urinaires, et lorsqu'il faut obtenir une exagération de la diurèse, une suractivité fonctionnelle du rein, on ne peut atteindre ce résultat qu'en arrivant progressivement, et avec ménagement toutefois, de 1 ou 2 verres à 12 et 14. On les fait prendre à de courts intervalles, le matin à jeun de 5 à 8 heures, en prescrivant aux malades de marcher pour aider à l'action de l'eau. Pour être ingérée en telle abondance, l'eau de Contrexéville doit être nécessairement digestible, et la preuve en est dans le peu d'accidents qu'entraîne cette consommation exagérée, réserve faite toutefois des cas où il existe un point d'irritation dans la vessie ou dans l'urèthre, stagnation urineuse, rétrécissement, prostatite subinflammatoire, etc., dans lesquels l'usage immodéré de l'eau de Contrexéville entraîne une rétention... »

Il faut cependant reconnaître, depuis les remarquables travaux de M. le prof. Bouchard sur la dilatation de l'estomac, que ce mode de traitement de la gravelle par les diurétiques n'est pas sans inconvénient. Bon nombre de médecins pensent qu'il a été souvent la cause des troubles digestifs qu'ont éprouvé parfois les graveleux après l'usage de cette médication.

Les substances diurétiques réputées très actives et agissant à dose relativement faible, comme la digitale, le nitrate de potasse, etc... doivent être proscrites du traitement palliatif de la lithiase urinaire.

J'arrive maintenant à l'usage des *lithontriptiques*. C'est là un point très intéressant de l'histoire de l'affection calculeuse. « Pour mon propre compte, dit M. Thompson, je « confesse qu'il a toujours exercé sur moi un haut degré « de fascination. Il y aurait là un si grand triomphe pour « notre art, si nous parvenions à faire dissoudre un calcul « sans endommager les tissus mous où il prend naissance « et élit domicile ! »

Je voudrais pouvoir esquisser devant vous, Messieurs, l'historique des dissolvants des concrétions urinaires, mais ce sujet nous entraînerait trop loin. Je me bornerai à vous rappeler que c'est dans Pline que l'on trouve l'une des plus anciennes allusions à l'usage des lithontriptiques. On chercha d'abord à obtenir la dissolution des calculs vésicaux ; ce ne fut que plus tard que l'on eut recours à la même médication contre les concrétions rénales.

Pour obtenir la dissolution des concrétions contenues

dans les calices ou dans les bassinets, il n'est qu'une médication à employer, c'est la médication alcaline. Les différents remèdes qui, comme celui de lady Stephens, jouirent à une certaine époque (XVIIIᵉ siècle) d'une vogue immense, ne devaient leur activité qu'aux carbonates de chaux que les substances employées contenaient.

« Ici, dit M. Thompson, nous sommes à même de for-
« muler la conclusion suivante, la seule possible d'ailleurs,
« c'est que tous les remèdes empiriques et soi-disant
« secrets employés depuis un temps immémorial jusqu'à
« aujourd'hui, sont des solutions de chaux, de soude ou
« de potasse, soit seules, soit combinées. Toutes les
« plantes, après combustion ne fournissent qu'un seul et
« même agent actif, la potasse ; toutes les coquilles d'œufs
« et les cendres d'animaux marins ou terrestres ne pro-
« duisent qu'une seule et même substance active, la
« chaux.

« Les divers dissolvants conseillés jusqu'ici par la Fa-
« culté sont : la potasse hydratée, ou en dissolution ; le
« bicarbonate, le citrate, l'acétate et le tartrate de
« potasse. Puis viennent la soude et la lithine sous di-
« verses formes ; mais elles sont moins généralement em-
« ployées. »

La médication alcaline a été l'objet de nombreuses con-troverses. Prônée par les uns, elle a été fortement blâmée par d'autres. Aujourd'hui, on sait que les alcalins emplo-yés à hautes doses, d'une façon continue, pendant des semaines, des mois, n'ont qu'une action fâcheuse. Ils agissent sur les globules sanguins, qu'ils détruisent. Il ne faut donc point les prescrire avec trop de sévérité ; il est bon de suivre certaines règles que je vous indiquerai tout à l'heure.

Quant à l'efficacité de la médication alcaline comme lithontriptique, elle est admise actuellement par un grand nombre d'auteurs. Je vous ai dit que M. Thompson affirme que ce traitement a une réelle valeur. Quant à M. Le Dentu, qui admet l'intervention chirurgicale dans les cas où il s'agit de petites concrétions « qui s'accrochent par leurs « irrégularités à la muqueuse et qui, sans cette circons- « tance, pourraient s'engager facilement et parvenir jus- « que dans la vessie », on comprend qu'il doit douter de l'action dissolvante des préparations alcalines. Voici comment il s'exprime à ce sujet : « J'ai déjà eu l'occasion de m'expliquer relativement aux lithontriptiques. Il s'agis- sait, il est vrai, spécialement des calculs de la vessie. Le doute formulé dans mes conclusions est-il encore de mise en ce qui concerne les sables et les graviers non descen- dus des reins ? Si l'on peut admettre que les dépôts sa- blonneux accumulés dans les tubuli puissent se dissoudre dans l'urine rendue alcaline par une médication énergique et soutenue, on a le droit d'être plus incrédule relative- ment aux graviers. La question serait oiseuse à l'endroit des calculs volumineux. . . . .

« En effet, si les graviers sont éliminés plus facilement, cela peut tenir à ce que, débarrassés des mucosités et des débris d'épithélium qui en recouvrent la surface, ils de- viennent réellement plus petits. Si leur surface paraît plus irrégulière et comme corrodée, cela peut tenir justement à ce que des inégalités normales, nivelées par les dépôts de mucus et d'épithélium, sont dénivelées par le déta- chement de ces matières organiques et redeviennent ap- parentes. Enfin (et cette raison est peut-être la meilleure), si l'uretère laisse mieux passer les graviers, c'est sans doute parce qu'un lavage incessant par les eaux ingérées en grande quantité entraîne le mucus et les cellules épi- théliales dont un commencement d'inflammation a pu dé- terminer l'accumulation sur sa paroi, c'est sans doute aussi parce que ce commencement d'inflammation est arrêté rapidement, et que l'épaississement des parois,

suite immédiate de tout travail hypérémique ou phlegmasique, se dissipe sous l'influence du traitement.

« Voilà pourquoi sans doute les graviers s'éliminent plus
aisément et semblent corrodés par une substance dissolvante. »

Ce sont là, on en conviendra, de simples hypothèses.
D'autre part, les lavages incessants dont parle M. Le
Dentu n'ont lieu que si l'on fait usage des eaux minérales
naturelles (Vichy et Vals, par exemple) ; mais l'usage des
lithontriptiques comprend bien d'autres modes d'administration aussi efficaces, et même plus. Il est en effet préférable de ne pas recourir en général à ces grandes quantités de liquide, comme je vais vous le montrer.

Enfin, si les alcalins ont une action dissolvante sur les
dépôts sablonneux accumulés dans les tubuli, pourquoi
n'agiraient-ils pas également sur les graviers accrochés à
la muqueuse des calices et des bassinets ?

Roberts étudiant expérimentalement les modifications
que subissent des calculs d'acide urique plongés dans une
solution de potasse donnée, a fait les remarques suivantes :

12 grammes de carbonate de potasse dans une pinte
    d'eau sont sans effet sur ces calculs.

8 grammes ne donnent pas de meilleurs résultats.

6 gr. par pinte dissolvent 3 0/0 d'un calcul par jour.

3 gr.   —   —   20   —   —

1 gr. 50 —   —   11,9   —   —

0 gr. 50 —   —   6,5   —   —

Les solutions trop concentrées ou trop faibles sont donc
sans action sur les calculs d'acide urique. Dans le premier
cas, cela tient à ce qu'il se forme sur les parties les plus
superficielles du calcul une croûte de biurate de potasse
ou de soude qui met à l'abri des atteintes de la solution
les parties les plus profondes de ce calcul. Dans tous les

autres cas, la surface du calcul est parfaitement lisse.

Roberts cherchant ensuite si ce pouvoir dissolvant des solutions moyennes de carbonate de potasse ne serait pas augmenté par le fait d'un écoulement continu à la surface des calculs, a obtenu les résultats suivants. Il a constaté que tandis que 15 pintes contenant chacune 1,50 de carbonate de potasse ne dissolvent que 13 0/0 d'un calcul,

8 pintes avec écoulement continu en dissolvent en 24 heures. 15 0/0

6 pintes avec écoulement continu en dissolvent en 24 heures. 10 0/0

4 pintes avec écoulement continu en dissolvent en 24 heures. 9 0/0

On voit que pour se mettre dans les meilleures conditions, il faut que l'urine ne soit pas trop chargée de carbonate et que l'écoulement n'en soit pas trop considérable. Aussi doit-on éviter de prescrire au malade ces énormes quantités d'eau qui n'agissent que mécaniquement, en le débarrassant des sables que peuvent contenir les calices ou les bassinets. Toutefois la force de la solution est plus importante que la vitesse du courant, puisque deux pintes, à 2 grammes par pinte, coulant un jour goutte à goutte sur un calcul, dissolvent les 17,1 0/0 de ce calcul, alors que 4 pintes à 1,50 par pinte n'en dissolvent que les 9 0/0. Le maximum que peut dans ces conditions fournir un calcul d'acide urique à l'action dissolvante du carbonate de potasse est de 10 à 20 0/0 de son poids.

« En présence de ces faits, ajoute M. Lecorché, n'a-t-on pas lieu d'espérer la diminution des calculs par l'intermédiaire de l'urine rendue alcaline? Ne peut-on pas admettre qu'ils puissent, à un moment donné, avoir assez perdu de leur volume pour s'engager dans les uretères et être ainsi expulsés? Ce qui permet de conserver cette espérance, c'est que l'urine alcalinisée par les médicaments pris à l'intérieur donne absolument les mêmes résultats. . . . . . »

Les lithontriptiques que l'on emploie de préférence en France sont les sels de soude. Ainsi on a conseillé de prescrire aux malades deux litres chaque jour d'une solution contenant 8 grammes de bicarbonate de soude cristallisé par litre.

D'autres recommandent de prendre dans de l'eau trois à quatre cuillerées par jour du mélange suivant, qui doit être conservé dans un bocal bouché :

    Bicarbonate de soude. . . . .   100 gr.
    Acide tartrique pulvérisé. . . . .   60 gr.
    Sucre en poudre . . . .   200 gr.

Si l'estomac ne peut supporter de grandes quantités de liquide, on fait prendre au malade trois à quatre fois par jour, dans du pain à chanter :

    Bicarbonate de soude. . . . .   2 gr.
    Sucre en poudre . . . .   6 gr.

Les eaux de Vichy et certaines eaux de Vals peuvent également être employées dans le même but. Le reproche qu'on peut adresser à cette médication thermale tient à l'énorme quantité d'eau qu'on fait prendre aux malades. Pour éviter le danger qu'il y aurait à alcaliniser ainsi trop fortement l'urine, il est de toute nécessité d'en diminuer les doses. C'est l'unique moyen d'éviter la formation du biurate qui peut résulter de leur administration intempestive. Il est du reste facile d'arriver à spécifier la quantité qu'on en doit absorber, puisqu'il suffit de se guider sur l'état chimique de l'urine (Lecorché).

Les auteurs font encore remarquer que les eaux de Vichy et celles de la plupart des sources de Vals déterminent fréquemment des accès de coliques néphrétiques;

aussi conseillent-ils de n'y pas recourir lorsque se manifestent des phénomènes douloureux ou inflammatoires du côté des reins, ou trop près des accès de coliques néphrétiques, « qu'elles peuvent rappeler avec une violence et « une fréquence qui ne sont pas exemptes de danger. » L'excitation des fibres musculaires des calices, du bassinet et de l'uretère dont je vous ai déjà parlé à propos des diurétiques est en effet bien plus accentuée quand il s'agit des eaux fortement minéralisées.

Les auteurs anglais préfèrent les sels de potasse et de lithine à ceux de soude. « La potasse, dit M. Thompson, « est l'agent le plus actif que l'on puisse employer contre « un calcul d'acide urique, parmi les substances bonnes à « prendre pendant longtemps à l'intérieur avec une im- « punité relative. »

L'habile chirurgien anglais a appelé l'attention sur la prédominance d'action de la potasse dès 1854, époque à laquelle il préconisait les citrates et les carbonates de potasse. Pour lui, le citrate de potasse est certainement le composé qui offre les meilleures chances de succès. S'il exerce une action trop diurétique, il faut le remplacer par le bicarbonate de potasse.

Ce fut beaucoup plus tard que le Dr Roberts, de Manchester, fit les recherches dont je viens de vous parler. Les résultats de ces recherches furent publiés en 1870 et 1872.

« Les meilleurs sels à administrer par la bouche, dit « M. Thompson, sont le citrate et l'acétate de potasse, « parce que, comme vous le savez, ils passent dans l'urine « sous forme de carbonates. La dose sera, pour un adulte, « de 2 1/2 à 3 grammes par 100 ou 120 grammes d'eau toutes « les trois heures, c'est-à-dire environ 25 grammes par « jour. L'urine qu'on a rendue ainsi alcaline peut se trou- « ver troublée par des phosphates amorphes; mais cet état

« ne s'oppose pas à la dissolution de la pierre, pourvu que
« l'urine ne soit pas en même temps ammoniacale ; s'il en
« était ainsi, toute espèce de dissolution cesserait immé-
« diatement, fait important à se fixer dans l'esprit. Aussi
« est-il superflu d'essayer de dissoudre un calcul d'acide
« urique si l'urine n'est pas normalement acide. Si l'urine
« est alcaline au début, elle est sûrement ammoniacale, et
« alors aucun dissolvant n'aura d'action, parce que la con-
« crétion est revêtue d'une couche de phosphates mixtes. »

Ure, Wolf et Garrod ont employé avec succès le carbonate de lithine.

La préférence des sels de potasse et de lithine à ceux
de soude est basée sur la solubilité plus grande de l'acide
urique par les sels de potasse et de lithine que par les sels
de soude. Cette différence toutefois n'est pas très consi-
dérable pour |les sels de potasse, puisque tandis qu'une
pinte contenant 1 gr. 50 de carbonate de soude dissout les
10,3 0/0 d'un calcul, une pinte contenant la même quantité
de carbonate de potasse dissout les 11,9 0/0.

Quant au carbonate de lithine, les résultats heureux
qu'il semble donner, dit M. Lecorché, tiennent à la grande
solubilité de l'urate de lithine, qu'il forme au contact de
l'acide urique. « C'est, assurément, ajoute-t-il, le plus
« soluble des urates ; il s'en dissout une partie dans 60
« parties d'eau à 50° (Lipowtiz), et une partie dans 116 à
« 39° (Schilling). Toutefois ce sel a un inconvénient, c'est
« qu'il répugne rapidement aux malades. »

Comment faut-il faire usage des lithontriptiques ? Ce à
quoi il faut viser, a fait remarquer Roberts, lorsqu'on soumet un malade à ce genre de traitement, c'est de maintenir l'urine à un état d'alcalinité, autant que faire se peut,
toujours le même. Pour atteindre ce but, voici les règles
qu'il a formulées. Administrer chaque trois heures au malade une des fractions du médicament alcalin employé. Ce

médicament sera, par exemple, de 12 à 16 grammes de citrate de potasse dans une potion de 120 grammes qu'on prendra en huit fois dans les 24 heures. Pour les enfants, la dose sera de 6 à 12 grammes.

Vous venez de voir que M. Thompson conseille des doses encore plus élevées.

Par ce procédé, on remédie à l'influence que ne peuvent manquer d'exercer sur la constitution alcaline de l'urine les oscillations que présente l'acidité de la sécrétion rénale. Si l'on n'avait pas recours à ce procédé, on pourrait n'obtenir que des résultats nuls ou fâcheux. L'urine devenant d'une alcalinité douteuse, au moment de l'hypersécrétion rénale, serait sans effet sur les concrétions urinaires. Au contraire, en devenant trop alcaline, elle pourrait donner lieu à une couche de biurate qui, en en augmentant le volume, aggraverait l'état du malade (Lecorché).

Pour éviter ces écueils, Roberts conseille de répéter souvent l'examen de l'urine. Ce que l'on doit à tout prix obtenir, c'est la disparition de son acidité. Aussi faut-il augmenter les doses du sel alcalin qu'on emploie jusqu'à ce qu'on soit arrivé à en produire la neutralisation. Il faudra au contraire en diminuer la quantité, si à l'état neutre succède l'alcalinité, et se maintenir alors à des doses inférieures. Si cette alcalinité était due à des lésions inflammatoires des voies urinaires, rappelez-vous qu'il ne faudrait pas employer ce traitement. En prenant toutes ces précautions, on pourra, selon Roberts, sans préjudice pour l'état local ou pour l'état général du malade, continuer pendant des semaines, des mois, un traitement qui doit forcément amener la disparition des concrétions d'acide urique ou d'urates.

Comme le font remarquer les auteurs, il est bon également ment de remplacer de temps à autre un médicament alcalin par un autre médicament de même nature, la potasse par la soude ou la lithine.

Tel est le traitement des concrétions rénales par les lithontriptiques. Je vous répète qu'il est logique d'admettre que l'on peut faire beaucoup avec ce traitement dans les cas où il s'agit de petites concrétions irrégulières accrochées à la muqueuse des calices ou du bassinet et même dans les cas de petits calculs du rein, à condition que ces diverses concrétions soient formées d'acide urique. « Je « prévois avec confiance, dit M. Thompson, l'époque où « l'on n'aura plus, que très rarement dans ce cas, de graves « opérations à pratiquer. Seuls, les calculs d'acide urique, « vous le savez, sont modifiés par notre médication, et, « par bonheur, ils forment la très grande majorité des « calculs rénaux. »

Avant de nous occuper de la gravelle alcaline, résumons, Messieurs, ces longues considérations sur le traitement médical des gravelles acides.

Ce traitement, vous ai-je dit, est *curatif* ou *palliatif*. Le premier comprend le traitement hygiénique et le traitement médical proprement dit. Le régime, l'exercice musculaire, l'hygiène de la peau constituent le traitement hygiénique. Les alcalins à faibles doses, pris régulièrement, une cure à Vichy, Vals ou Royat, suivant qu'il s'agit d'un graveleux pléthorique ou d'un malade débilité, constituent le traitement médical. C'est chez les prédisposés, chez les héréditaires ou chez les graveleux qui viennent d'être débarrassés des concrétions urinaires, que ce traitement curatif doit être appliqué.

Lorsqu'il existe des concrétions dans l'appareil urinaire, il faut appliquer le traitement palliatif. Celui-ci varie suivant le volume de ces concrétions. S'il s'agit simplement de sable fin, les boissons abondantes, tisanes ou eaux minérales naturelles à faible minéralisation, comme Contrexéville par exemple, peuvent suffire. Il me semble plus avantageux cependant, au moins chez certains graveleux, pour les raisons que je vous ai indiquées, de recourir aux dissolvants.

Lorsque les malades rendent de gros sables ou des graviers, il ne saurait y avoir d'hésitation, c'est aux lithontriptiques qu'il faut recourir, afin de débarrasser le malade le plus vite possible des corps étrangers qui encombrent les voies urinaires. Les médicaments de choix à employer sont alors les alcalins à hautes doses. On commence par prescrire les sels de potasse (citrates ou acétates), qui sont plus actifs que les sels de soude et qui ne répugnent pas aux malades comme les sels de lithine. On peut ensuite recourir aux sels de soude et même pendant quelques jours aux sels de lithine, qui paraissent, je vous l'ai dit, les plus actifs de tous (Garrod).

Les eaux minérales naturelles à forte minéralisation, comme Vichy et Vals, par exemple, paraissent donner de moins bons résultats, ce qu'expliquent parfaitement les expériences du Dr Roberts. De plus, elles déterminent souvent, dans ces cas, des coliques néphrétiques répétées et qui ne sont pas exemptes de danger.

Quand il s'agit de petits calculs et surtout de simples graviers que leurs irrégularités seules retiennent accrochés à la muqueuse des calices ou du bassinet, les lithontriptiques permettent encore d'en débarrasser les malades sans que l'on soit obligé de recourir au traitement chirurgical.

Mais comme l'usage des alcalins employés ainsi à hautes doses et parfois pendant assez longtemps, des semaines, des mois, anémie notablement certains graveleux, il est bon alors de les tonifier tout en appliquant plus on moins rigoureusement le traitement curatif. Une saison à Royat pourra, dans ces cas, rendre les plus grands services à ces malades.

Enfin, je vous rappelle que lorsque les calculs rénaux sont volumineux, il faut renoncer à ces différentes médications. Le traitement chirurgical seul peut en débarrasser les malades.

TRAITEMENT DE LA LITHIASE URINAIRE

(Suite)

Messieurs,

Dans la dernière leçon, je ne me suis occupé que du traitement médical des gravelles acides. Aujourd'hui, je vais vous dire quelle est la conduite à tenir dans les cas de gravelle alcaline. Je vous parlerai ensuite du traitement des accidents de la lithiase urinaire et je terminerai par la description du traitement chirurgical de cette affection.

Le traitement médical est loin de présenter dans la gravelle alcaline la même importance que dans les gravelles acides, qu'elle peut du reste compliquer. Dans l'immense majorité des cas, il ne s'agit plus ici de combattre une diathèse, mais bien de faire disparaître l'inflammation des voies urinaires, qui reconnaît presque toujours pour point de départ une cystite chronique soumise à un traitement irrationnel et par suite insuffisant. Le traitement *préventif* que réclame la gravelle alcaline, ordinairement *phosphatique*, consiste donc à éviter toute inflammation du réservoir urinaire en traitant les affections qui en sont habituellement les causes prédisposantes : hypertrophie de la prostate, rétrécissements de l'urèthre, calculs vésicaux, etc... Il consiste encore, lorsque les malades ne viennent consulter qu'après l'apparition de l'inflammation vésicale, à guérir la cystite le plus rapidement possible. Or, vous savez que pour atteindre ce but, le traitement médical est le plus souvent insuffisant. C'est un très mauvais moyen, comme je vous l'ai démontré en vous décrivant l'histoire clinique de la cystite. Le véritable traitement *préventif* et *curatif* de la gravelle alcaline est donc un traitement local.

Quant au traitement *palliatif*, qui, vous le savez, a pour but de débarrasser les reins, les calices, les bassinets des concrétions qu'ils peuvent contenir, il est si intimement lié à la thérapeutique des complications inflammatoires de la lithiase urinaire, que je préfère ne vous en parler qu'en vous décrivant ces complications.

Dans les cas exceptionnels où la gravelle alcaline est indépendante de l'inflammation des voies urinaires, le traitement *préventif* consisterait, suivant certains auteurs, à augmenter l'ingestion des substances azotées et à en exagérer les combustions, qui ne peuvent avoir lieu sans augmenter la proportion du phosphore rendu journellement par l'urine. Il s'agit toujours en effet dans ces cas de la lithiase calcaire, caractérisée par la formation des concrétions salines ayant pour base un des éléments normaux de l'urine, la chaux (carbonate et phosphate de chaux).

« Dans tous les cas, dit M. Lecorché, on supprimera
« l'usage des végétaux et des eaux alcalines qui, en aug-
« mentant l'alcalinité de l'urine, ne peuvent que favoriser
« le dépôt des sels terreux. On conseillera les acides. »

A propos du traitement *palliatif*, cet auteur ajoute :

« Lorsque tout porte à croire que l'alcalinité de l'urine
« a donné lieu à des concrétions rénales phosphatiques,
« on fera tout pour en faciliter la sortie, à l'aide d'exercice,
« de boissons prises en abondance. . . . . .

« C'est à l'aide d'une médication analogue qu'on devra

« combattre les calculs de carbonate de chaux qui se
« montrent souvent unis aux concrétions phosphatiques,
« et qui ne sont, comme elles, qu'une des expressions de
« la lithiase calcaire. On se trouvera bien aussi, dans ces
« cas, d'avoir recours à des boissons acides. »

Tel est le traitement médical de la lithiase urinaire proprement dite. Passons maintenant au traitement des accidents que cette affection peut déterminer. C'est là, je vous le rappelle, la deuxième partie du traitement *palliatif*.

On peut admettre, vous ai-je dit, trois accidents de la lithiase urinaire : l'hématurie, la colique néphrétique, l'anurie calculeuse.

L'*hématurie* sera traitée dans ces cas par les moyens ordinaires. Vous savez qu'elle est rarement abondante. Par contre, elle ne peut disparaître complétement qu'avec la cause qui la détermine. Or, s'il s'agit d'un volumineux calcul du rein, le traitement chirurgical peut seul supprimer la cause de l'hématurie. Dans les cas de simple gravelle, au contraire, cet accident cesse en général peu de temps après l'émission des sables et des graviers.

Quant au traitement de la *colique néphrétique*, je ne ferai que vous en indiquer les principales particularités. Vous en trouverez tous les détails dans vos ouvrages de médecine. Je crois donc inutile d'insister sur cette question.

Le traitement de l'accès de colique néphrétique doit être réglé sur l'intensité même de l'accès, la susceptibilité individuelle et la constitution générale du malade.

L'indication qui domine toutes les autres est de calmer la douleur. Les applications de topiques, de cataplasmes, de linges chauds sur les lombes, le flanc, sur la partie de la paroi antérieure de l'abdomen qui correspond au rein, les embrocations ou si elles sont supportées les frictions sur les mêmes régions avec des liquides narcotiques et anesthésiques, avec des solutions opiacées, du laudanum, du chloroforme pur ou mélangé à une certaine proportion d'huile, sont les moyens thérapeutiques auxquels il faut recourir d'abord. A eux seuls, ils peuvent être suffisants, disent les auteurs, pour amener la solution d'une colique néphrétique légère. S'ils échouent, ils méritent encore d'être conservés, ajoute-t-on, comme adjuvants d'une médication plus énergique.

Les bains prolongés, lorsqu'ils peuvent être supportés, sont un sédatif puissant. Chez un homme robuste, pléthorique, quand une participation vive du système vasculaire dénote un éréthisme général, la saignée est formellement indiquée et d'un bon emploi, dit Rosenstein. La plupart des auteurs conseillent cependant de recourir dans ces cas uniquement aux émissions sanguines locales, ventouses scarifiées ou applications de sangsues sur la région du rein malade. Ces émissions sanguines rendraient d'importants services ; elles détermineraient une détente favorable qu'on ne peut attendre des autres moyens thérapeutiques. Elles ont en outre l'avantage, comme le font remarquer les auteurs, de conjurer ou d'atténuer ces mouvements fluxionnaires qui se font vers les reins à l'occasion d'une colique néphrétique et parfois du côté du cerveau. « L'activité cérébrale, dit Rosenstein, sera toujours « prise en considération, car dans les convulsions géné- « rales qui peuvent survenir au milieu des accès, une hé- « morrhagie cérébrale est parfois à craindre. Quand on « constate une congestion notable vers la tête . . . . « il est convenable d'employer les grands bains chauds, « en même temps qu'on fera des aspersions froides sur la « tête, qui procureront un grand soulagement. »

Lorsqu'on a affaire au contraire à des sujets faibles, irritables, il faut recourir à une médication calmante énergique, à moins que l'état cérébral que je viens de vous indiquer n'en contre-indique l'emploi. On fait alors usage

des narcotiques et des antispasmodiques. Chomel n'hésitait pas à donner 0 gr. 025 d'opium, d'heure en heure, ou
de demi-heure en demi-heure.

Les vomissements, les nausées incessantes entravent
souvent l'administration des médicaments par la partie
supérieure du tube digestif. Le laudanum, le chloral sont
prescrits alors dans un quart de lavement; mais on a soin
d'évacuer préalablement l'intestin par des lavements simples ou laxatifs. Les injections sous-cutanées d'antipyrine
ou de morphine, les inhalations de chloroforme, rendront
de grands services dans les cas graves. Ces dernières,
déjà recommandées jadis par Trousseau, représenteraient
le traitement par excellence des crises d'une grande intensité. L'emploi simultané de l'agent anesthésique et de
la morphine amène presque toujours, disent certains auteurs, une sédation immédiate et durable.

La douleur paraît avoir une certaine influence sur l'arrêt
du calcul. Parfois il arrive en effet que celui-ci soit rapidement expulsé après la disparition des phénomènes douloureux. Ces derniers doivent donc être combattus le plus
tôt possible même au point de vue de l'expulsion du calcul
engagé dans l'uretère.

Différents moyens ont été proposés uniquement pour
provoquer cette expulsion des graviers, cause de la colique
néphrétique. Je ne vous parlerai pas des moyens méca-
niques préconisés par les anciens auteurs anglais. Rayer
a montré qu'ils ne présentaient que des inconvénients.

Certains auteurs ont pensé qu'en impressionnant très
vivement la surface tégumentaire, à l'aide du froid, par
exemple, des révulsifs cutanés (vésicatoires ou sinapismes),
on peut déterminer par action réflexe une contraction
spasmodique de l'uretère, contraction suffisante pour
vaincre la résistance que créent au glissement du calcul,
ou son volume, ou les aspérités dont il est hérissé. « C'est
ainsi qu'il faut expliquer, dit M. Lecorché, l'expulsion du

gravier et le rétablissement de la sécrétion urinaire qui survinrent, ainsi que l'observa Rayer, chez des malades qui, atteints de colique néphrétique, s'étaient mis les pieds nus sur le pavé. En présence de ces faits on est en droit de se demander s'il n'y aurait pas indication, en pareil cas, de recourir à l'action des douches froides. »

Je ne ferai, Messieurs, qu'une remarque à propos des révulsifs. Je ne crois pas qu'il soit prudent de recourir aux vésicatoires ordinaires. Je vous ai dit combien la cantharidine, quand elle est absorbée, irrite les voies urinaires. Dans la colique néphrétique, il faudrait donc se servir d'une autre substance, l'ammoniaque par exemple, qui a du reste l'avantage d'agir instantanément.

D'autres auteurs ont conseillé au contraire de diminuer la contractilité de l'uretère. Dans ce but ils ont préconisé la belladone par exemple, qui a pour effet terminal de paralyser les fibres lisses. Si l'on ne peut la faire tolérer par l'estomac, Dubla recommande de l'employer en frictions sur l'abdomen et sur les lombes.

Parfois ce médicament donne en effet de bons résultats, mais il ne faut point oublier que ce n'est pas seulement un antispasmodique ; c'est encore un précieux calmant. Peut-être y aurait-il avantage à prescrire en même temps les diurétiques pour chasser le calcul dans la vessie. Je reviendrai tout à l'heure sur cette question.

Certains médicaments ont été employés dans le but de faciliter le glissement du gravier par les modifications qu'ils apportent à la sécrétion de la muqueuse. La térébenthine est le plus important de ce genre de médicaments. A dose modérée, vous savez que cette substance augmente la sécrétion de la muqueuse du bassinet et de l'uretère. On a donc pensé que c'est aux mucosités qui en sont la conséquence que le calcul doit de pouvoir glisser plus facilement jusque dans la vessie. « Ajoutez à cela,

« dit M. Lecorché, qu'elle provoque en même temps une
« hypersécrétion urinaire qui n'est peut-être pas non plus
« tout à fait étrangère à l'expulsion du gravier. Le docteur
« Richter, qui le premier en préconisa l'emploi dans le
« traitement de la colique néphrétique, l'associe volon-
« tiers au savon médicinal, et il prescrit : térébenthine
« 2 grammes, savon 12 grammes, extrait de réglisse
« 12 grammes, pour faire des pilules de 10 centigrammes,
« dont on prendra 10 à 15 matin et soir. »

Enfin la quatrième classe des médicaments qui ont été
préconisés pour provoquer l'expulsion du gravier comprend les diurétiques : boissons en abondance, liquides
alcalins, tisanes de queues de cerise, etc... Mais certains
auteurs ont fait remarquer que cette médication expose à
la rupture des voies urinaires au-dessus du calcul, si celui-
ci obstrue complétement l'uretère et que les boissons
soient prises en trop grande abondance.

Il faut bien reconnaître que cet accident est exceptionnel. D'une part, les vomissements, l'état nauséeux du malade empêchent que l'on abuse de cette médication. D'autre
part, la perméabilité du second uretère sert de soupape
de sûreté.

Employée avec beaucoup de modération et combinée
avec l'usage de la belladone, cette médication, quand
l'état des voies digestives permet d'y recourir, peut
rendre, il me semble, des services aux malades sans les
exposer à aucun accident grave.

Le traitement de la colique néphrétique doit répondre
aussi très souvent à deux autres indications. Il faut combattre, à l'aide de médicaments appropriés, la constipation
et les vomissements.

Les vomissements peuvent en effet être assez opiniâtres,
assez douloureux pour être une source d'indication spéciale. L'ingestion répétée de petits morceaux de glace ou

d'un peu de glace râpée, de quelques cuillerées d'une potion antiémétique de Rivière, l'application de compresses imbibées de chloroforme sur l'épigastre, suffisent habituellement pour les faire cesser très rapidement.

« En présence de la constipation, dit Rosenstein, et de « la flatulence qui, avec le ténesme, sont les compagnons « obligés des accès, on a souvent administré de fortes « doses de calomel, au grand soulagement des malades. »

Si l'on a recours à ce médicament, il faut avoir bien soin de ne pas prescrire en même temps les alcalins, afin d'éviter les accidents qui pourraient se produire par suite de la formation du sublimé corrosif.

Telles sont les principales particularités que présente le traitement de la colique néphrétique. Mais en dehors de ces accès de douleur intense, il y a dans la lithiase urinaire des phénomènes douloureux qu'il est bon de combattre. Ainsi lorsque la douleur rénale est continue, il faut autant que possible soulager ces malades. On a conseillé dans ce but l'emploi des bains chauds fréquents, des topiques émollients et calmants, des narcotiques à des doses proportionnées à l'intensité des souffrances. L'antipyrine rendrait de grands services suivant les uns ; d'autres ont fait remarquer qu'il semble démontré que ce médicament augmente les proportions de l'acide urique dans l'urine. Il ne faudrait donc en user qu'avec modération.

« L'état douloureux chronique, dit M. Le Dentu, peut « être aussi combattu par les révulsifs cutanés (sauf, bien « entendu, les vésicatoires), mais ces moyens conviennent « surtout aux cas où l'expulsion des graviers semble défi-« nitivement impossible, en attendant que l'intervention « devienne nécessaire et soit acceptée par le malade. »

Passons maintenant au traitement de l'*anurie calculeuse*.

Le traitement de ce grave accident de la lithiase urinaire varie suivant qu'il s'agit de la période latente ou de
la période urémique. Dans le premier cas, il est en général exclusivement médical. Vous vous rappelez que je
vous ai dit que l'anurie est rarement absolue dès le début;
il y a simplement un ralentissement plus ou moins accentué de l'excrétion urinaire. On a donc conseillé les bains
chauds pour diminuer la contracture de l'uretère, les boissons diurétiques, qui doivent être administrées cependant
avec modération. En exagérant la tension intra-rénale on
s'exposerait à diminuer plutôt qu'à augmenter l'excrétion
urinaire.

Les auteurs conseillent principalement d'utiliser les
voies d'excrétion de suppléance, en provoquant la sudation
et surtout en excitant les sécrétions intestinales au moyen
des purgatifs drastiques.

On a pensé que le mouvement modéré, que la marche
dans l'appartement pendant quelques instants, à des intervalles réglés, pouvaient favoriser le déplacement de la
concrétion arrêtée dans l'uretère et ramener ainsi une
perméabilité au moins relative de ce conduit.

C'est dans le même but que certains auteurs, Roberts
entre autres, ont conseillé le massage de l'abdomen, sur
le trajet de l'uretère, moyen considéré par les uns comme
dangereux, et par d'autres comme n'ayant pas d'inconvénient, pourvu que l'on y ait recours avec modération.
« Quoique l'expérience, dit M. Le Dentu, n'ait pas démon-
« tré nettement qu'on puisse avoir dans ce moyen une
« confiance sérieuse, il ne paraît pas devoir être rejeté
« quand même comme inutile ou dangereux, à condition
« qu'on y ait recours avec une grande douceur: »

Lorsque la seconde période apparaît, c'est-à-dire quand
éclatent les accidents urémiques, il faut renoncer au traitement médical et agir chirurgicalement.

« On a vu, dit M. Le Dentu, de combien de difficultés

« est entouré le diagnostic de l'anurie calculeuse. Comment
« savoir au juste si c'est bien un gravier arrêté dans l'ure-
« tère qui empêche l'urine de parvenir au dehors, et sur-
« tout si la sécrétion urinaire n'est pas simplement sus-
« pendue dans le rein du côté opposé ? Si l'on arrivait à
« penser que l'oblitération de l'uretère est bilatérale, ou
« que le rein du côté de l'oblitération est seul capable de
« fonctionner, l'indication n'en serait que plus pressante.
« On verra plus loin quel fond il faut faire sur le cathété-
« risme de l'uretère, sur l'incision du bassinet ou du rein.
« Ce qu'on peut dire, dès à présent, c'est que la plus
« grande hardiesse est légitimée par le péril extrême où
« sont les malades. Si grand qu'il puisse être, le risque
« opératoire n'est plus rien quand la mort est certaine et
« imminente. »

Je ne vous parlerai pas maintenant des procédés opératoires qui ont été proposés pour rendre à l'uretère sa perméabilité dans les cas d'anurie calculeuse. Je vous les
décrirai plus tard.

Tel est, Messieurs, le traitement médical de la lithiase
urinaire. Je vais maintenant vous entretenir du TRAITE-
MENT CHIRURGICAL de cette affection.

On donne le nom de *néphrolithotomie* à l'incision du
rein ou taille suivie d'une extraction de calculs. Cette
opération n'a été pratiquée sur le rein non abcédé, resté
à peu près sain, ne formant pas une tumeur facilement
reconnaissable, que dans ces dernières années. C'est en
effet en 1880 que Morris pratiqua la première extraction
d'un calcul rénal dans ces conditions.

« Discutée avec passion, dit M. Le Dentu, par Cousinot,
« Bordeu, Masquelier et par plus d'un chirurgien du dix-
« huitième siècle, la possibilité de cette opération avait
« été niée résolument par Rousset et par Hévin. La partie
« du mémoire de ce dernier relative à ce point important

« de médecine opératoire offre un intérêt de premier ordre.
« Naturellement toutes les raisons mises en avant par
« l'auteur doivent paraître très mauvaises aujourd'hui
« que le problème est résolu; mais que de progrès il a
« fallu que la chirurgie réalisât! On comprend sans peine
« que les chirurgiens aient reculé, il y a une centaine
« d'années, devant une entreprise aussi téméraire. Il est
« bon de rappeler cependant que Rousset, venu à récipis-
« cence à la fin de sa carrière, avait tout d'abord défendu
« la possibilité de la néphrolithotomie sur le rein sain, et
« même, comme s'il avait eu le pressentiment du dévelop-
« pement que prendrait la clinique abdominale, il soutint
« cette opinion, qui dut faire bondir ses contemporains,
« que la voie la plus sûre serait la région des îles, c'est-à-
« dire la partie latérale de l'abdomen, « entre les lombes
« et l'endroit où on fait l'opération césarienne. »
« . . . .

« L'optimisme de Rousset ne pouvait s'inspirer que de
« l'ignorance la plus complète des conditions de succès de
« la chirurgie abdominale. Son opinion était trop révolu-
« tionnaire. Elle n'entraîna personne, et ce fut un bien.
« Celle de Hévin eut force de loi. Il fallut plus d'un siècle
« pour que l'interdit jeté par lui sur la taille du rein sain
« fut levé. »

La *néphrolithotomie vraie*, sur le rein non abcédé, possédant encore des dimensions presque normales, n'est pas
pratiquée suivant le même procédé par tous les chirurgiens. Les uns, Von Bergmann entre autres, conseillent
de diviser le bassinet, parce que c'est le chemin le plus
court pour arriver aux calculs. Dans la grande majorité
des cas, ces derniers sont logés en effet dans le réservoir
rénal.

Quelques chirurgiens préfèrent au contraire inciser aujourd'hui le parenchyme rénal. Pour agir de la sorte, ils
se basent sur la possibilité d'obtenir la réunion par pre-

mière intention, réunion que l'on obtiendrait plus facilement en incisant la substance rénale qu'en incisant le
bassinet. On fait observer en effet que dans ce dernier
cas, on rapproche par la suture les lèvres d'une plaie faite
à une membrane très mince. Il faut cependant reconnaître
que la première réunion immédiate qui ait été obtenue
est celle du bassinet. Czerny avait placé cinq points de
suture sur le bassinet lui-même et le succès fut complet.
Les quelques tentatives de suture du parenchyme rénal
faites chez l'homme n'ont pas donné de meilleurs résultats.
Cependant M. Le Dentu croit que les chances de réunion
sont bien plus grandes si l'on agit sur la substance rénale
elle-même, mais il a soin de faire la remarque suivante,
qui est très juste. « Il est d'ailleurs impossible, dit-il, de
« conclure d'une façon définitive, en se fondant sur deux
« tentatives heureuses. C'est quelque chose de savoir que
« l'expérimentation sur les animaux a donné de bons ré-
« sultats, mais c'est aux enseignements de la clinique
« qu'il appartient de trancher un jour la question. »

D'autre part, on a objecté à l'incision faite au parenchyme rénal pour se frayer une voie jusqu'aux calculs
logés dans le bassinet, d'exposer à de grandes difficultés
pour l'extraction et à une redoutable hémorrhagie.

Si les calculs sont engagés dans l'infundibulum du bassinet, il se peut en effet que l'on ait de la peine à les extraire par cette voie. S'ils sont fortement enclavés ou
adhérents, cette extraction serait même impossible. On
serait obligé dans ce cas, après avoir sectionné le parenchyme rénal, de faire une incision à la face postérieure du
bassinet. La première objection est donc très sérieuse. En
est-il de même de la crainte de l'hémorrhagie ? Non,
d'abord il est facile, comme le font remarquer les auteurs,
d'éviter la section des branches de distribution de l'artère
rénale près de leur origine, car ces branches sont situées
entre le bassinet, qui est en arrière, et les veines rénales

placées en avant. Elles se divisent rapidement après leur
pénétration dans le hile. Leurs divisions rampent entre
les pyramides de Malpighi, et bientôt elles n'ont plus un
calibre capable de faire craindre les conséquences de leur
section. Dans la couche corticale, il n'y a qu'un lacis de
petites artérioles et de capillaires, qui donnent lieu à un
écoulement sanguin en nappe qu'il est très facile d'arrêter.
La moindre compression ou la suture suffit pour obtenir
ce résultat.

Ces remarques sont justes. Il faut ajouter que la section
même de l'une des branches de distribution de l'artère
rénale ne présenterait pas autant de gravité que le croient
certains auteurs. On placerait immédiatement sur ce
vaisseau une longue pince hémostatique de M. Péan et le
malade perdrait peu de sang.

Quel doit être le siège de l'incision du parenchyme
rénal ? « Théoriquement, dit M. Le Dentu, et d'après l'ex-
« périmentation sur les animaux, on serait porté à conclure
« d'une façon absolue que le lieu d'élection pour l'incision
« du parenchyme, c'est le bord convexe ; mais il faut aussi
« tenir compte des altérations qu'a subies la substance
« rénale. Elle reste rarement tout à fait normale au voi-
« sinage des calculs. Elle offre les lésions de la néphrite
« interstitielle, dont une des conséquences les plus infail-
« libles est l'atrophie des vaisseaux et la diminution de la
« vascularité. Or, il ne faut pas négliger de tirer parti de
« ces modifications favorables au point de vue de l'hémor-
« rhagie.

« En conséquence, si la surface du rein présente des
« bosselures même très peu marquées, si l'on constate
« seulement une coloration un peu bleuâtre dans le point
« où l'on a reconnu la présence d'un calcul, c'est là qu'il
« faut porter le bistouri, avec la précaution d'agir dans le
« sens où l'on risque le moins de rencontrer de gros vais-

« seaux, c'est-à-dire parallèlement aux rayons obliques
« partant du hile pour atteindre le bord convexe.

« Si le parenchyme n'offre aucune altération apparente
« là où l'on suppose qu'il renferme un calcul, l'incision
« sur le bord convexe retrouve sa supériorité, parce qu'elle
« permet toujours d'atteindre le réservoir central. »

Voilà les différents procédés qui ont été proposés pour
l'incision rénale dans la néphrolithotomie, lorsque l'organe est sain. Vous voyez que cette question mérite de
nouvelles recherches. Les tentatives faites pour substituer
à l'incision du bassinet celle du parenchyme rénal sont
loin d'être démonstratives. Les difficultés d'extraction du
calcul quand on emploie ce dernier procédé peuvent être
telles que l'on soit obligé, vous ai-je dit, de recourir ensuite à l'incision du bassinet, que l'on voulait précisément
éviter. Cette dernière restera incontestablement la méthode de choix si les faits continuent à prouver que la cicatrisation par première intention est aussi souvent obtenue qu'avec l'incision du parenchyme rénal. Il ne s'agit
bien entendu que des cas, de beaucoup les plus nombreux,
comme je vous l'ai dit, où les calculs sont logés dans le
bassinet. Dans les cas rares où ils siègent dans l'épaisseur même de la substance rénale, il est clair que l'on
doit inciser directement le parenchyme au niveau du
point où ils ont été rencontrés.

Je ne vous ai pas parlé du *premier temps* de la néphrolithotomie, de l'incision des parties molles constituant la
paroi abdominale. Ce temps est le même que dans la néphrectomie, que je vous décrirai dans l'une des prochaines
leçons. Je vous ferai cependant remarquer que la méthode
de mon éminent maître M. Péan me paraît être dans la néphrolithotomie la méthode de choix. Le grand chirurgien
français pratique une incision verticale, parallèle au bord
externe de la masse sacro-lombaire et dépassant de cinq

à six centimètres le rebord des fausses côtes et la crête iliaque.

J'arrive maintenant au *troisième temps* de la néphrolithotomie, à l'*extraction des calculs*.

Cette extraction peut être faite avec de simples pinces à longues branches : plusieurs chirurgiens, entre autres Lange (de New-York), ont imaginé aussi un appareil instrumental spécial pour les cas compliqués : curettes en godet, curettes plates, curettes réfléchies. Ces dernières sont utiles surtout pour les calculs logés dans les calices. Les instruments à extraction directe ne peuvent dans ces cas ni déplacer les calculs, ni les ramener vers la plaie. Les instruments à tiges fortement coudées rendraient alors de grands services.

Le *quatrième temps* comprend la *suture de la plaie du rein ou du bassinet*.

Pour la suture du bassinet, comme on ne peut pas obtenir l'affrontement parfait des lèvres de la plaie, à cause de leur minceur, ni compter sur l'adossement de la muqueuse à elle-même pour la réunion, on est obligé d'adosser à elle-même la face externe de la paroi munie de son revêtement graisseux, au moyen d'une sorte de suture de Lembert, quitte à comprendre dans les anses de fils toute l'épaisseur de la membrane.

Pour la suture de la plaie du rein, on conseille d'employer du catgut n° 2 ou 3 ou de la soie fine et d'introduire les fils soit au moyen d'une aiguille à manche à courbure accentuée, comme celle de M. Péan par exemple, soit d'une aiguille de Reverdin mousse. Les points de suture doivent être placés à environ un demi-centimètre les uns des autres.

La suture des parties molles ne présente rien de spécial et le *pansement* sera le même qu'après toute opération. Inutile de dire que les précautions antiseptiques les plus rigoureuses devront être prises.

Le drainage de la plaie superficielle est très important. Il doit être prolongé jusqu'au moment où il n'y a plus à craindre le passage de l'urine, c'est-à-dire pendant dix à douze jours.

Les résultats fournis par la néphrolithotomie dans les cas de rein non abcédé sont les suivants. Sur 23 cas relevés par Brodeur dans son intéressante thèse, il n'y a qu'une mort. Six autres opérations plus récentes pratiquées par divers auteurs ont toutes été suivies de succès.

La *néphrectomie* ne présente rien de particulier à noter dans les cas ou le rein n'est pas abcédé. Mais voyons quelles sont les indications de cette opération et celles de la néphrolithotomie dans la lithiase calculeuse simple, c'est-à-dire n'étant pas compliquée de lésions inflammatoires du rein, ni du bassinet, ni de l'uretère.

Je vous ai dit que lorsque les calculs contenus dans le rein sont un peu volumineux, le traitement médical doit être considéré en général comme impuissant. Le traitement chirurgical seul peut en débarrasser les malades. Quand le calcul reste latent, quand il ne cause ni accidents généraux, ni accidents locaux, il n'y a pas lieu cependant d'intervenir. Comme on l'a fait remarquer, la temporisation, dans ces cas, s'impose même tout naturellement, puisque les malades ne consultent pas en général et que c'est souvent une circonstance purement accidentelle qui révèle l'affection calculeuse.

Mais chez bon nombre de malades, il survient des crises douloureuses, qui sont d'abord intermittentes, puis qui deviennent continuës. Dans ces cas, il faut intervenir et recourir soit à la néphrolithotomie, soit à la néphrectomie.

Lorsque par la palpation du rein et par les divers procédés d'exploration directe que je vous ai indiqués, on s'est assuré de la présence d'une ou de plusieurs pierres dans le parenchyme, dans les calices ou dans le bassinet, il faut pratiquer la néphrolithotomie, si cet organe est

en état de remplir ses fonctions normales, complétement
ou partiellement. « Il est bon de savoir, dit M. Le Dentu,
« que des lésions déjà profondes laissent encore persister
« la puissance sécrétoire du rein dans une mesure parfois
« assez importante. C'est ainsi que dans certains cas de
« fistules consécutives à l'incision d'une pyonéphrose,
« malgré la désorganisation de la substance rénale, le
« liquide qui s'échappe est composé aussi bien d'urine que
« de pus...... Il faut donc, avant de prendre une décision,
« être bien pénétré de l'idée que, autant que possible, il ne
« faut sacrifier le rein que s'il semble absolument désor-
« ganisé et transformé. Un exemple fera bien com-
« prendre l'importance de ce précepte. Un homme avait
« subi la taille du rein gauche, suivie de l'extraction de
« deux calculs. Page lui fait quelque temps après la né-
« phrotomie du rein droit pour une pyélo-néphrite purulente.
« La mort n'eût-elle pas été causée par cette affection
« secondaire, si le rein gauche n'avait pas été conservé ?

« En conséquence, si l'on reconnaît que le rein est
« converti en un sac à parois très minces, constituées par
« le parenchyme refoulé excentriquement et atrophié, et
« que le bassinet démesurément dilaté est rempli par une
« ou plusieurs pierres volumineuses, la seule opération
« rationnelle est la néphrectomie.

« Si le bassinet est occupé par une pierre rameuse, à
« prolongements irréguliers et adhérents à la muqueuse,
« la conduite à tenir sera dictée par diverses circonstances.
« Le rein est-il en grande partie désorganisé, le bassinet
« dilaté forme-t-il une vaste poche peu rétractile, peu
« susceptible de s'effacer par la suite et de reprendre des
« dimensions se rapprochant de l'état normal, mieux
« vaudrait encore faire une opération radicale qui mettrait
« à coup sûr à l'abri de la stagnation de l'urine dans le
« tronçon conservé et de la fistule urinaire permanente.

« Si au contraire le calcul, quoique rameux, peut être

« enlevé entièrement après morcellement, et que la cavité
« où il est logé ne semble ni trop vaste, ni trop irrégu-
« lière, on doit tenter la conservation du rein, quitte à faire
« plus tard la néphrectomie s'il persiste une fistule urinaire.

« Enfin, si le rein ne renferme qu'une pierre de médiocre
« volume et surtout si cette pierre est ovoïde, il faut à tout
« prix se borner à en faire l'extraction. Suivant les cas,
« l'opération sera une néphrolithotomie proprement dite
« ou une pyélolithotomie. Ce sera tantôt le parenchyme
« lui-même, tantôt le bassinet qu'on incisera, quelquefois
« l'un et l'autre, et cela selon le siège du calcul, selon
« l'épaisseur de tissu interposée entre lui et la surface du
« rein. »

Je dois vous parler aussi d'une autre indication de la
néphrolithotomie que je n'ai fait que vous citer au début
de cette leçon : c'est l'anurie calculeuse totale. « Dès que
« les symptômes d'intoxication commencent à se montrer,
« dit M. Le Dentu, et même sans les attendre, si l'anurie
« date de quelques jours, il faut de toute nécessité mé-
« nager une voie d'écoulement à l'urine au-dessus de
« l'obstacle. »

Chez une malade qui n'urinait plus depuis huit jours,
M. Lucas-Championnière fit la néphrotomie. Pendant les
vingt-deux jours qui suivirent, il ne s'écoula pas une goutte
d'urine dans le réservoir urinaire, le rein opposé étant
sans doute atrophié. Enfin, le calcul qui obstruait l'uretère finit par descendre dans la vessie et l'urine reprit
son cours normal.

En 1886, M. Reliquet exposa au deuxième Congrès de
chirurgie le résultat de trois néphrotomies faites sur des
sujets frappés d'oligurie et n'émettant que 3 à 400 grammes
d'urine en 24 heures. L'opération avait ramené la quantité
de ce liquide à la normale. « C'est une particularité, dit
M. Le Dentu, que plus d'un observateur a constatée. En
1887, Bergmann faisait connaître un cas où, en présence

d'une anurie complète, il incisa le bassinet gauche et, l'ayant trouvé vide, explora l'uretère et put en extraire avec des pinces, par la plaie du bassinet, un calcul qui obstruait ce conduit à 6 centimètres au-dessous de son origine. Le chirurgien allemand pensa, comme Lucas-Championnière, que le rein droit était atrophié, mais une observation d'Israël prouve que l'anurie peut être d'origine réflexe pour le rein du côté opposé. Ce chirurgien, ayant incisé le bassinet gauche chez un homme de quarante-neuf ans, en retira un calcul qui obstruait l'orifice supérieur de ce conduit et en reconnut un autre, engagé à 10 centimètres plus bas, qu'il fit remonter par pression de bas en haut jusqu'à la plaie du bassinet. L'opéré étant mort d'infiltration d'urine du côté opéré, on trouva à l'autopsie une néphrite double. Le rein droit contenait également des calculs, mais aucun ne pouvait s'opposer au passage de l'urine. »

Ces faits montrent bien que la néphrolithotomie peut rendre des services dans l'anurie calculeuse. Mais quant à l'anurie réflexe dont parle incidemment M. Le Dentu, je ne trouve pas qu'elle soit absolument démontrée par l'observation qu'il résume.

Telles sont les indications de la néphrolithotomie. Celles de la *néphrectomie* peuvent être résumées de la façon suivante. Cette opération est indiquée lorsque le rein est entièrement ou en grande partie converti en une sorte de kyste fibreux à minces parois, qui aurait peu de tendance à se rétracter après une simple incision, et que la formation d'une fistule urinaire doit être redoutée comme une suite à peu près inévitable de la néphrolithotomie (Le Dentu). La néphrectomie est encore indiquée lorsque l'adhérence des calculs et de leurs prolongements est telle que, malgré des tentatives réitérées avec des instruments divers, on ne peut parvenir à la détruire. Enfin, on doit recourir aussi à cette opération quand on a constaté ou que l'on soupçonne la présence de concrétions disséminées dans toute l'étendue du rein. Il ne faut donc jamais pratiquer la néphrolithotomie sans avoir tout d'abord exploré avec grand soin le rein mis à nu. Les ponctions multiples faites comme je vous l'ai indiqué sont très utiles. Si l'on trouve un grand nombre de concrétions dans le parenchyme rénal, on doit alors renoncer à la néphrolithotomie et pratiquer la *néphrectomie*.

Telle est, suivant la plupart des auteurs, la conduite à tenir lorsqu'on doit recourir au traitement chirurgical dans la lithiase urinaire simple, c'est-à-dire avant l'apparition des complications inflammatoires, ou mieux lorsque le rein n'est pas encore abcédé.

M. Le Dentu a proposé de pratiquer dans les mêmes circonstances deux autres opérations, qui sont : 1° le désenclavement des concrétions; 2° le débridement de la capsule propre du rein ou néphrotomie superficielle.

« Le *déplacement* des petites concrétions enclavées dans « le parenchyme est possible, dit-il. Voici un fait qui le « prouve. Des ponctions multiples pratiquées dans un rein « mis à découvert, m'avaient révélé l'existence de petits « graviers que j'essayai d'extraire par une incision au « thermo-cautère; mais, au bout de quelques instants de « recherche, je ne les sentis plus et le malade les expulsa « les jours suivants avec l'urine. »

Je vous répète, Messieurs, que je ne crois pas l'intervention chirurgicale indiquée dans les cas de ce genre. Je reste persuadé qu'un traitement médical rationnel et régulièrement appliqué suffit pour obtenir la guérison des malades dont il s'agit.

Passons à la seconde opération.

« Le *débridement de la capsule propre* du rein, dit M. Le « Dentu, consiste dans une incision étendue d'une extré- « mité à l'autre de la face postérieure ou du bord convexe « de cet organe, incision qui dépasse l'épaisseur de la

« membrane fibreuse et entame la substance corticale sur
« une épaisseur de 3 à 4 millimètres. Son but est de faire
« cesser l'étranglement que le parenchyme congestionné
« et douloureux subit de la part de son enveloppe inexten-
« sible. . . . .

« C'est peut-être le cas de rappeler que la simple incision
« des parties molles superficielles, jusqu'au rein exclusi-
« vement, a procuré à certains opérés un soulagement
« plus ou moins prolongé. Les cas bien connus de Durham
« et de Moses Gunn ont été les premiers observés. Aman-
« dale attribue ce résultat à la section des branches du
« plexus lombaire, Morris à la fixation cicatricielle d'un
« rein un peu mobile auparavant. »

Cette opération, quoi qu'en dise l'habile chirurgien, ne sera
jamais, il me semble, qu'un pis-aller, voulu ou non. Dans
les cas où elle a été pratiquée jusqu'à présent, on croyait
trouver un calcul. D'autre part, je doute fort que tous les
chirurgiens accordent à l'observation que M. Le Dentu
cite à ce sujet la valeur qu'il lui attribue.

J'en ai fini, Messieurs, avec l'histoire clinique de la
lithiase urinaire simple. Dans la prochaine leçon, je commencerai l'étude des diverses complications inflammatoires que l'on peut rencontrer dans cette affection.

Des Complications inflammatoires de la Lithiase urinaire.

Messieurs,

Les complications inflammatoires que l'on observe habituellement dans la lithiase urinaire sont : la *néphrite*, la *pyélite*, la *pyélo-néphrite*, le *phlegmon périnéphrétique*, l'*urétérite*, la *périurétérite*. Je vous dirai tout à l'heure pourquoi je ne place pas l'*hydronéphrose* parmi les complications inflammatoires de la lithiase urinaire.

Etudions d'abord la *pathogénie* de ces complications. Il est généralement admis aujourd'hui que l'urine aseptique peut jouer le rôle d'un irritant atténué et déterminer des lésions caractérisées par une sclérose atténuée qui diffère de la sclérose ordinaire par l'absence d'infiltration embryonnaire. Ce fait s'observe dans la lithiase urinaire lorsque les concrétions oblitèrent plus ou moins complétement les voies d'excrétion de l'urine, qu'il s'agisse d'un calcul engagé dans l'uretère ou de sable oblitérant les tubes droits. Il se produit alors au-dessus de l'obstacle une simple dilatation aseptique où l'urine s'accumule et agit, je vous le répète, comme un irritant atténué. Cette dilatation aseptique portant sur le rein n'est autre que celle dont je vous ai parlé en vous décrivant l'anatomie pathologique de la lithiase simple. C'est en effet un état qui diffère complétement de celui que l'on désigne d'habitude en chirurgie sous le nom d'état inflammatoire. D'autre part, il est impossible aujourd'hui d'établir la symptomatologie de cette dilatation aseptique. Les malades n'en souffrant pas, ne viennent consulter que pour des accidents surajoutés, qui ne permettent point de reconnaître les manifestations auxquelles peut donner lieu cette dilatation aseptique. Voilà pourquoi cet état devait être décrit avec la lithiase simple.

Dans les cas d'oblitération complétement aseptique de l'uretère par un calcul, on a le cadre symptomatique de l'hydronéphrose. Mais il s'agit encore là de symptômes tellement différents de ceux que l'on constate dans les affections habituellement décrites comme inflammatoires, que je n'ai pas cru devoir placer l'hydronéphrose parmi les véritables complications inflammatoires de la lithiase urinaire.

Passons maintenant à la deuxième catégorie de faits, aux lésions d'origine infectieuse. Ce sont celles qui nous intéressent tout particulièrement. Je dois cependant vous faire remarquer dès maintenant que si ces lésions microbiennes sont très souvent suppurées, il y a néanmoins des exceptions, que je vous indiquerai plus tard. Pour le moment, je ne veux m'occuper que de la pathogénie et de l'étiologie des complications d'origine infectieuse que l'on constate dans la lithiase urinaire.

Les microbes pathogènes qui déterminent ces complications sont ceux que je vous ai cités en étudiant la cystite. Je vous rappelle que la *bactérie septique de la vessie*, décrite par Clado, occupe le premier rang. Le streptococcus pyogenes est ensuite le micro-organisme le plus à craindre. L'un et l'autre peuvent causer seuls l'infection, à laquelle on a donné alors le nom d'*infection simple*. Dans d'autres cas il s'agit d'une infection dite *combinée*, c'est-à-dire que l'on aurait trouvé à la fois les deux organismes que je viens de vous citer ou bien la *bactérie septique* associée tantôt à des *microcoques*, tantôt à un *bacille*. Il est probable qu'il existe d'autres associations qui ne sont pas encore connues.

Ces micro-organismes arrivent dans le rein et le bassinet tantôt par la voie *ascendante* ou urétérale, tantôt par la voie *descendante* ou circulatoire.

Dans le premier cas, qui me paraît de beaucoup le plus fréquent, la vessie est infectée et les bactéries pénètrent d'abord dans l'uretère, puis gagnent le bassinet et les calices, ensuite le parenchyme rénal lui-même. Cette ascension des microbes de la vessie vers le bassinet et le rein a été démontrée par Zemblinoff, Lépine et Roux, Barette, etc...

Les abcès périrénaux et les lésions périurétérales paraissent dus à ce que ces micro-organismes se propagent par les canalicules et par les espaces lymphatiques. Ils passent ainsi des parois du bassinet ou du parenchyme rénal à la capsule du rein et au tissu cellulaire. Il en est de même pour la périurétérite.

Dans l'infection par la voie descendante, c'est encore la vessie qui est habituellement la première infectée. Un traumatisme parfois léger, produit au niveau de cet organe ou de l'urèthre, donne lieu alors à la pénétration dans le torrent circulatoire des microbes pathogènes contenus dans le réservoir urinaire. Ces bactéries sont ensuite éliminées par les reins et déterminent dans ces organes des lésions plus ou moins accusées suivant plusieurs circonstances sur lesquelles nous devons maintenant insister. Je dois ajouter auparavant qu'il semble prouvé que la pyélite et l'urétérite elles-mêmes peuvent être descendantes.

Comme l'a très justement fait remarquer M. le professeur Bouchard, ce qui rend possible le développement des accidents infectieux, ce n'est pas la rencontre fortuite d'un homme et d'un microbe. Pour que ce dernier évolue, il faut l'appropriation à ses conditions vitales du milieu dans lequel il se trouve. On a dit aussi que les micro-organismes ne pouvaient pénétrer dans le rein par la voie descendante ou circulatoire que si l'épithélium est altéré. Il est certain que l'étude bactériologique a montré que dans les cas de néphrite suppurée expérimentale, après ligature d'un uretère, on trouve parfois la bactérie qui avait été employée pour l'expérience non seulement dans le rein du côté de la ligature, mais encore dans le sang, dans le rein opposé et dans l'urine de la vessie. D'autre part, il faut reconnaître que dans ces expériences les reins ne sont ni l'un ni l'autre dans les conditions normales. Ils représentent, comme on l'a dit, un lieu de *minoris resistentiæ* : le rein du côté de la ligature de par sa lésion elle-même; le rein du côté opposé de par la suractivité que lui impose l'abolition fonctionnelle de son congénère.

On a noté également que si l'on contusionne le rein opposé, les bactéries et les lésions qu'elles déterminent apparaissent encore bien plus rapidement dans cet organe.

Quant aux conditions qui amènent une appropriation spéciale du milieu, qui le rendent favorable à la pullulation des micro-organismes dans l'appareil urinaire, elles agissent soit en produisant la stagnation de l'urine, soit en altérant la constitution normale de ces organes. Or, vous remarquerez, Messieurs, que la lithiase urinaire crée malheureusement toutes ces conditions prédisposantes. Les concrétions plus ou moins volumineuses auxquelles elle donne naissance altèrent l'épithélium des voies d'excrétion de l'urine et amoindrissent ainsi son rôle protecteur; la dilatation de ces conduits, la stagnation du liquide urinaire, les lésions qui en sont d'ordinaire la conséquence, sont également loin d'être rares, comme je viens de vous le dire. Tout est donc préparé chez ces malades pour faciliter l'infection de leur appareil urinaire. C'est là une particularité très importante sur laquelle je ne saurais trop appeler votre attention.

Occupons-nous à présent d'une façon plus spéciale de l'*étiologie* des complications d'origine infectieuse que l'on peut rencontrer dans la lithiase urinaire.

Je vous rappelle que la vessie est presque toujours le point de départ de l'infection des parties supérieures de l'appareil urinaire, que cette infection ait lieu par la voie ascendante, ce qui est la règle, ou par la voie descendante, ce qui est beaucoup plus rare. La cystite joue donc un rôle capital dans cette étiologie. Or, comment se produit la cystite chez les malades atteints de la lithiase urinaire? C'est là un point très important, beaucoup plus important encore que vous ne pouvez le supposer d'après ce que je viens de vous dire. Il faut en effet que vous sachiez bien, Messieurs, que cette cystite est presque toujours la conséquence d'un cathétérisme insuffisamment aseptique ; qu'elle est causée par le chirurgien lui-même. La grande fréquence des calculs vésicaux chez les malades atteints de la lithiase urinaire, les irradiations douloureuses qui se manifestent si souvent au niveau de l'urétère et de la vessie, obligent à chaque instant le chirurgien à faire l'exploration du réservoir urinaire pour s'assurer qu'il ne s'y trouve pas un calcul. Vous savez que les malades ont tout intérêt à être débarrassés le plus tôt possible des concrétions retenues dans leur vessie. Ces explorations répétées sont donc parfaitement justifiées. Malheureusement elles sont trop souvent pratiquées avec des précautions antiseptiques insuffisantes et la vessie est infectée. Si un traitement rationnel n'est pas alors appliqué, la cystite passe à l'état chronique et une nouvelle période pleine de dangers commence pour les graveleux. Favorisée par les conditions prédisposantes que je vous indiquais tout à l'heure, l'infection de la partie supérieure des voies d'excrétion de l'urine ne tarde pas en effet à se produire. Or, vous avez vu qu'en dehors des grands accidents que je vous ai indiqués, accidents relativement rares, la lithiase urinaire simple est en général facilement curable. L'intervention chirurgicale elle-même, lorsqu'elle est nécessaire, donne d'assez bons résultats. Eh bien, il en est tout autrement après l'apparition des complications inflammatoires. Vous allez voir que la thérapeutique est loin d'être alors aussi efficace et que le traitement chirurgical expose à de grands dangers.

De plus, chez ces malades, comme chez tous les urinaires atteints de cystite, un léger traumatisme produit au niveau de la vessie ou même de l'urèthre, le simple cathétérisme parfois, peuvent donner lieu à des accidents généraux graves si l'on ne prend pas toutes les précautions antiseptiques que je vous ai indiquées dans les précédentes leçons.

Lorsque je vous parlerai de l'empoisonnement urineux, je vous prouverai que certains microbes pathogènes contenus dans le réservoir urinaire, par exemple la *bactérie septique de la vessie* décrite par Clado, peuvent même déterminer des accidents foudroyants par leur passage dans le torrent circulatoire. Je vais du reste vous citer dès aujourd'hui un exemple de cette mort rapide pour bien vous montrer tous les dangers auxquels sont exposés les malades atteints de la lithiase urinaire lorsque la vessie est infectée.

J'emprunte cette observation à la thèse de l'un des anciens internes de M. Guyon. Il s'agit d'un malade de l'hôpital Necker.

« Le nommé R..., âgé de 43 ans, entré le 6 avril 1888, « salle Saint-Vincent, lit n° 26.

« Ce malade était atteint d'un rétrécissement trauma-« tique de date très ancienne. A l'âge de 13 ans, il était « tombé sur un verre qui, en se cassant, déchira l'urèthre.

« Pendant quelque temps toute l'urine sortait par la plaie
« périnéale, mais au bout de quatre mois la fistule s'était
« complétement fermée.

« Quatre ans après il s'est formé spontanément une petite
« fistule périnéale, qui, sans jamais s'être fermée depuis,
« a laissé couler peu à peu, chaque fois une plus grande
« quantité d'urine.

« Actuellement on voit au niveau de la partie moyenne
« du périnée, sur la ligne médiane, une petite fistule en
« cul-de-poule qui laisse passer à peu près le tiers des
« urines pendant la miction. Dans les intervalles des
« mictions la fistule est sèche. Jamais ce malade ne s'est
« plaint des reins, et il n'a pas présenté de phénomènes de
« néphrite.

« A l'examen local on constate un rétrécissement bul-
« baire infranchissable après plusieurs tentatives.

« La vessie n'est pas douloureuse au toucher. Les
« urines laissent un dépôt de muco-pus au fond du vase.
« La prostate est saine. L'exploration rénale négative.
« L'état général est bon, pas de fièvre.

« Le 10 avril, je puis passer une bougie filiforme qui
« reste à demeure, et le lendemain, 11 avril, à dix heures,
« M. Guyon fait l'uréthrotomie interne. Devant l'impossi-
« bité de passer, après l'opération, une sonde, même du
« n° 12, M. Guyon décide de faire plus tard une uréthro-
« tomie sur la paroi inférieure et laisse le malade sans
« sonde à demeure.

« A onze heures, une heure et demie après l'opération,
« le malade est pris d'un violent frisson, et le soir à
« quatre heures, alors qu'il s'était réchauffé, la tempéra-
« ture était de 40°2. On donne 1 gramme de quinine. Vers
« sept heures du soir, nouveau frisson très violent et,
« sans avoir pu se réchauffer, le malade meurt à dix heures
« du soir avec des phénomènes asphyxiques très intenses.

« **Autopsie.** — Les reins ont été enlevés le 11 avril, à

« dix heures du matin, *soit douze heures après la mort*. Le
« cadavre est noirâtre, les vaisseaux contiennent un sang
« très noir.

« *Rein gauche*. De volume normal, ce rein pèse, y
« compris le bassinet non dilaté, 185 grammes.

« La capsule se détache facilement et n'est pas épaissie.

« La surface du rein est lisse, de couleur rouge, avec
« deux petites ecchymoses sous-capsulaires. Elle présente
« une dépression irrégulière de néphrite interstitielle vers
« le milieu de sa face postérieure.

« A la coupe ce rein est très congestionné et la con-
« gestion prédomine dans la substance médullaire et dans
« la voûte sus-pyramidale. Les deux substances sont très
« distinctes. Deux des pyramides présentent à leur pointe
« de petits points blancs constitués par de petits calculs.
« Par la pression, on fait sourdre des pyramides un liquide
« puriforme qui, au microscope, montre des cellules épi-
« théliales des tubes urinifères.

« On voit encore dans cette urine quelques cylindres
« granuleux de couleur jaune orangé, foncé. Le paren-
« chyme de ce rein a perdu un peu de sa consistance ; il
« se déchire plus facilement qu'à l'état normal.

« Le bassinet gauche est peu dilaté, ses parois présen-
« tent leur épaisseur normale, mais on y voit des arbori-
« sations vasculaires.

« *Rein droit*. Plus petit que le gauche, ce rein ne pèse
« que 122 grammes, il est bosselé, granuleux.

« La capsule est normale et n'adhère pas au parenchyme.
« La surface du rein est de couleur rouge avec quelques
« ecchymoses noirâtres ; elle présente des dépressions
« irrégulières, surtout marquées au niveau du tiers in-
« férieur de la face antérieure.

« A la coupe, le rein apparaît fort congestionné, surtout
« au niveau de la substance médullaire. Les deux subs-
« tances bien distinctes conservent leurs rapports normaux

« dans certaines parties; tandis que dans d'autres, au
« niveau des dépressions, on voit l'atrophie porter sur la
« partie corticale de l'organe. La pointe de toutes les py-
« ramides de ce rein présentent une foule de petits graviers
« semblables à ceux signalés dans le rein gauche.

« Le parenchyme de ce rein est plus mou que celui du
« côté opposé, et cela malgré sa lésion scléreuse. Il est à
« remarquer que, une heure et demie après avoir été
« enlevé, il présentait déjà une odeur fétide.

« Le bassinet droit est un peu dilaté, il contient une
« quantité d'urine louche un peu plus considérable que le
« bassinet gauche.

« *Suite de l'autopsie* pratiquée trente-six heures après
« la mort.

« Les deux uretères sont sains. La vessie présente sa
« capacité normale; elle montre les lésions d'une cystite
« légère, marquée surtout au niveau du trigone et de sa
« face postérieure. *Prostate* normale.

« *Urèthre*, grand rétrécissement traumatique dans la
« région bulbaire; la plaie de l'uréthrotomie est béante,
« infiltrée de sang qui s'est aussi épanché en arrière du
« tissu cicatriciel, autour de la région membraneuse.

« Les *poumons* sont le siège d'une énorme congestion
« et présentent de nombreuses ecchymoses.

« La *rate* est ramollie, diffluente, augmentée de volume,
« manifestement infectieuse.

« L'*estomac* est dilaté; on voit, dans la région du cardia
« et sur les deux courbures, de nombreuses ecchymoses
« de forme irrégulière.

« Le *cœur* est normal.

« *Etude histologique.* — . . . .

« *Bactériologie.* — Etude faite *douze heures* après la
« mort.

« *Sang* pris dans l'axillaire. On voit sur les lamelles

« quelques très rares bactéries à bouts arrondis. Les
« *cultures* sur bouillon et sur gélatine peptone donnent à
« l'état de pureté le *bacterium pyogenes*, qui s'y développe
« avec son polymorphisme habituel.

« La *rate* contient aussi le même microbe à l'état de
« pureté.

« Les *urines des bassinets*, examinées sur les lamelles,
« ne montrent rien de bien net, mais les différentes cul-
« tures y décèlent la même bactérie à l'état de pureté.

« Les *reins*, en tout semblables aux bassinets, paraissent
« au raclage ne pas contenir de micro-organismes, mais
« par la culture on y trouve, seule, la bactérie pyogène.

« L'*urèthre postérieur* montre au raclage un grand
« nombre de bacterium pyogenes, qui, comme le démontrent
« les cultures, s'y trouve à l'exclusion de tout autre orga-
« nisme. »

Ainsi, voilà un homme jeune encore dont les organes
autres que ceux de l'appareil urinaire sont sains ; dont
l'état général est bon, qui n'a pas de fièvre, dont les reins
ne sont le siège que de lésions scléreuses peu graves et
de quelques graviers très petits, dont les bassinets et les
uretères sont sains et qui meurt douze heures après une
uréthrotomie interne uniquement parce qu'il existe une
cystite légère et une uréthrite postérieure et que le liquide
purulent contenu dans ces organes renferme la *bactérie
septique* de Clado et les poisons produits par cette bactérie.
Le traumatisme a permis la pénétration dans le torrent
circulatoire des micro-organismes et des ptomaïnes contenus dans l'urine, d'où la production des phénomènes
infectieux qui ont amené si rapidement la terminaison
fatale.

Si de pareils accidents sont possibles chez des sujets
dont la partie supérieure de l'appareil urinaire est presque
saine, combien doivent-ils être redoutés dans la forme
habituelle de la lithiase urinaire, alors que ces organes

sont plus ou moins altérés et que par suite les malades
sont dans des conditions de résistance bien inférieures à
celles du sujet dont je viens de vous citer l'observation.

Vous voyez, Messieurs, combien il est nécessaire d'éviter
avec soin l'infection de la vessie chez les malades atteints
de la lithiase urinaire. Ce que je viens de vous dire vous
prouve surabondamment le rôle capital que joue la cystite
dans l'étiologie des complications d'origine infectieuse
que l'on peut rencontrer dans l'affection calculeuse du rein.
Vous ne sauriez prendre trop de précautions antiseptiques
chez ces malades lorsque vous pratiquez l'exploration
vésicale. D'autre part, lorsque la cystite existe au moment
où le graveleux vient vous consulter, vous devez vous
efforcer de la guérir le plus rapidement possible en appliquant le traitement que je vous ai décrit quand je me
suis occupé de cette affection.

La *pathogénie* et l'*étiologie* que je viens de vous indiquer
sont également celles que l'on rencontre dans presque
tous les autres cas d'inflammation suppurée du rein, du
bassinet et de l'uretère. Si j'ai choisi la forme calculeuse
pour entrer dans tous ces détails, c'est uniquement
parce que cette forme est très fréquente. Vous vous rappellerez donc que ces considérations générales ne s'appliquent pas seulement aux complications inflammatoires
de la lithiase urinaire, mais bien à presque tous les cas
de néphrite dite chirurgicale, de pyélite, de pyélo-néphrite,
d'urétérite et, parfois de phlegmon périnéphrétique et de
périurétérite.

Avant de commencer l'étude de ces lésions, je tiens à
faire quelques remarques cliniques au sujet de l'observation que je vous ai citée tout à l'heure. Je ne voudrais
pas vous laisser croire que de pareilles catastrophes sont
fatales. Elles sont au contraire faciles à éviter aujourd'hui,
si l'on a soin de prendre les précautions antiseptiques que
je vous ai indiquées. Chez le malade en question, la pra-

tique qui a été suivie est déplorable. Si vous vous rappelez ce que je vous ai dit en vous décrivant le traitement
des rétrécissements de l'urèthre, vous constaterez tout
d'abord qu'il n'y avait aucune urgence chez ce malade à
faire ce jour-là une uréthrotomie interne. En effet, on
avait réussi la veille à passer une bougie filiforme, la vessie se vidait et le rétréci n'avait pas de fièvre. Il était
donc tout indiqué de continuer la dilatation permanente,
et de se borner à faire ce jour-là une antisepsie rigoureuse
de l'urèthre et de la vessie en employant le procédé que
je vous ai décrit.

D'autre part, cette opération étant décidée, il est inouï
de constater que l'on n'a pris aucune précaution antiseptique. On a fait à l'urèthre une plaie qui est restée *béante*
(particularité notée à l'autopsie) et qui a été aussitôt baignée par un liquide purulent et excessivement septique.

Eh bien, Messieurs, il faut cependant reconnaître qu'en
agissant ainsi M. le professeur Guyon était logique. Il ne
croyait pas que les micro-organismes jouaient un rôle
aussi important dans les affections des voies urinaires.
Rappelez-vous ce que je vous ai dit en vous décrivant le
traitement de l'hypertrophie de la prostate. L'habile chirurgien de Necker n'avait-il pas pris la peine, cinq mois
auparavant, d'écrire un article dans les *Annales des maladies des organes génito-urinaires* pour essayer de démontrer que les précautions antiseptiques que je prenais
chez les urinaires étaient des *superfluités ?*

Vous voyez à quels cruels mécomptes on s'expose en ne
mettant pas en pratique ces prétendues *superfluités*. En
faisant au contraire une antisepsie directe et rigoureuse
de l'urèthre et de la vessie, il est facile, je vous le répète,
d'éviter ces graves dangers. Les faits que je vous ai cités
dans les leçons précédentes vous l'ont du reste prouvé.

Mais revenons à l'étude des lésions inflammatoires déterminées par les micro-organismes pathogènes dont je viens

de vous parler, au niveau du rein, du bassinet et de l'uretère, et étudions les tout spécialement chez les malades
atteints de la lithiase urinaire.

NÉPHRITES

Les lésions rénales d'origine infectieuse dont nous nous
occupons ne sont pas toujours suppurées, comme j'ai eu
soin de vous le faire remarquer au début de cette étude.
Tantôt il s'agit d'une simple sclérose; tantôt on constate
des lésions variables, plus ou moins analogues à celles
que l'on a trouvées à l'autopsie du malade de l'hôpital
Necker, dont je viens de vous parler. Dans le premier cas,
il s'agit de néphrites dues à une infection par la voie ascendante, tandis que dans le second cas les lésions sont
consécutives à l'infection par la voie descendante.

Les lésions de la sclérose simple d'origine microbienne
auraient été surtout constatées chez des malades ayant
une dilatation des uretères, des bassinets et des calices
avec une inflammation de ces conduits, qui contenaient
une urine trouble, purulente, rarement fétide. Mais on les
aurait également rencontrées dans un cas d'oblitération
septique de l'uretère par un calcul. Dans ce cas, le bassinet et la partie de l'uretère située au-dessus du calcul
étaient enflammés. L'urine qui s'y trouvait accumulée
contenait de nombreux microbes. Il n'y avait pas néanmoins de suppuration du rein, mais simplement des
lésions de sclérose.

Suivant les anatomo-pathologistes, l'irritation produite
dans ces cas dans le tissu conjonctif serait tout à fait
différente de celle que l'on constate lorsque le rein est
oblitéré aseptiquement. Dans la sclérose d'origine micro-

bienne, il existerait des foyers embryonnaires, qui ne seraient que des abcès avortés. Les phagocytes ont détruit les microbes, dit-on, ce qui a permis au tissu embryonnaire de s'organiser en tissu adulte. Mais, fait-on encore remarquer, si les microbes acquièrent une virulence supérieure, s'ils se trouvent en plus grande quantité ou si une nouvelle espèce d'organismes intervient dans le processus, la néphrite scléreuse se trouve transformée en néphrite suppurée.

Ces différentes particularités rendraient compte des poussées aiguës observées en clinique, ainsi que de la transformation de la néphrite scléreuse en néphrite suppurée.

Les lésions non suppurées du rein consécutives à une infection par la voie descendante s'observent dans les cas d'infection générale analogues à celui que je vous ai cité. Dans cette forme foudroyante, le rein ne présente d'autres lésions que celles de la congestion simple ou hémorrhagique. J'ai appelé l'attention sur cette particularité, en 1887, dans mon premier travail sur le cathétérisme chez les prostatiques. Vous vous rappelez que ce fut l'un des faits sur lesquels je m'appuyai à cette époque pour soutenir que cette mort rapide était due à une infection générale consécutive à la pénétration dans le torrent circulatoire des micro-organismes contenus dans la vessie, et non à des lésions graves du rein, comme le soutenaient MM. Guyon, Le Dentu et tous les chirurgiens. J'ajoutais : « Nous avons du reste tout lieu de croire que la néphrite « aiguë qui précède la terminaison fatale est une néphrite « infectieuse. » C'est en effet ce qui a été confirmé depuis, comme vous venez de le voir, par les recherches bactériologiques.

Lorsque la mort a lieu un peu moins rapidement, le rein paraît encore, à l'œil nu, simplement congestionné, mais l'examen histologique aurait montré qu'il existe plusieurs formes de lésions. Parfois on aurait noté la forme à *prédominance hémorrhagique* dont je viens de vous parler à propos de l'intoxication foudroyante. Dans d'autres cas, on aurait trouvé une forme à *prédominance épithéliale*. Enfin une troisième forme à prédominance de *diapédèse* aurait été également rencontrée. Il existerait dans ce dernier cas des foyers embryonnaires plus ou moins nombreux.

Si l'infection se prolonge plus de six ou sept jours, il se forme en général des foyers de suppuration autour des embolies microbiennes, c'est-à-dire des abcès miliaires. Je reviendrai bientôt sur cette forme.

Quels sont les *symptômes* de ces lésions rénales non suppurées d'origine infectieuse?

Dans les cas d'infection foudroyante, on a la symptomatologie de l'intoxication générale. L'état du rein est une particularité insignifiante.

Dans la seconde forme, il en est encore de même. Cependant certains auteurs pensent que les poussées de fièvre à grandes oscillations présentées par les malades sont peut-être un peu sous la dépendance de l'état des reins.

Les néphrites scléreuses d'origine microbienne ne présenteraient en général rien de bien spécial dans leur symptomatologie. Dans les cas obscurs, on a insisté sur ce fait que le diagnostic de la lésion rénale pourrait être établi par trois symptômes presque constants, dit-on : l'albuminurie, la diminution considérable de la quantité d'urée, l'existence de cylindres rénaux dans les urines.

L'albumine existe ordinairement en petite quantité. L'urine n'en présente parfois que des traces; en général elle en contient de 50 centigrammes à 1 gramme 50 par litre. Il est très rare que cette quantité dépasse 2 ou 3 grammes par litre.

La diminution de la quantité d'urée est difficile à évaluer.

Les cylindres rénaux, à peu près constants, seraient ordinairement peu abondants.

Le *traitement* de cette dernière variété est le même que celui de la néphrite scléreuse ordinaire. Mais le point important, c'est de supprimer la cause, c'est-à dire de guérir la cystite et l'inflammation de l'uretère et du bassinet. Il faut éviter aussi avec soin la moindre inoculation au niveau des voies urinaires, car on verrait aussitôt se produire des lésions de néphrite descendante. Les accès fébriles, les grandes oscillations de température que l'on note quelquefois paraissent dus à des infections ainsi répétées.

Quant aux néphrites infectieuses descendantes que l'on constate dans l'infection foudroyante et dans la forme aiguë, elles ne présentent aucune indication thérapeutique spéciale. Ce qu'il faudrait, c'est détruire la cause du mal, c'est enrayer la marche de l'infection. Malheureusement, il faut avouer que nous sommes à peu près impuissants contre cet empoisonnement de l'organisme. Lorsqu'il s'est produit, il est trop tard pour agir efficacement. Le sulfate de quinine et les autres préparations analogues donnent bien peu de résultats. N'oubliez pas ce fait, Messieurs; il vous montre, une fois de plus, que vous devez tout faire pour éviter cette infection générale. Or, vous savez qu'une antisepsie rigoureuse et directe des voies urinaires vous permet d'éviter sûrement cette intoxication. Vous savez aussi que nous possédons aujourd'hui des moyens simples de faire cette antisepsie. Appliquez-les donc scrupuleusement, puisqu'ils constituent le seul traitement préventif, l'unique ressource qui soit à votre disposition pour éviter chez vos malades une mort rapide et fatale.

NÉPHRITES SUPPURÉES

« Il y a une variété de néphrite suppurative dont la fré-
« quence par rapport à la pyonéphrose vraie, ou distension
« du bassinet et des calices, n'est nullement établie, dit
« M. Le Dentu, c'est celle que provoquent les calculs inclus
« dans le parenchyme rénal. A en croire beaucoup d'ob-
« servateurs, cctte forme serait banale. Selon moi, il y a
« là une grosse erreur à redresser. La néphrite calculeuse
« primitive suppurée doit être très rare, relativement à la
« pyélite; elle peut sans doute coïncider avec cette der-
« nière, et le même malade peut porter une pyonéphrose
« vraie et un abcès du parenchyme rénal, mais je ne sais
« pas si un seul fait suffisamment probant permet d'ad-
« mettre la suppuration du parenchyme provoquée par
« un ou plusieurs calculs, indépendante à l'origine et restée
« indépendante de toute suppuration du bassinet. »

S'il n'existe pas de faits de ce genre décrits par les
auteurs, théoriquement ils ne sauraient être contestés. Je
vous ai dit que dans la forme prolongée de l'infection générale, la néphrite descendante est suppurée. Il se forme
des abcès miliaires emboliques plus ou moins nombreux.
Mais on comprend que ces faits doivent être rares. Presque
toujours, chez les malades atteints de lithiase, comme
chez la plupart des autres urinaires du reste, il existe en
même temps une suppuration rénale et une suppuration
du bassinet et de l'uretère. La néphrite suppurée est une
néphrite ascendante, liée à l'histoire de la pyélite. Quant
au rôle du calcul dans cette suppuration, il est évident
qu'il est nul, puisque c'est un corps aseptique. Seulement
les lésions qu'il a déterminées dans le parenchyme rénal,

lésions que je vous ai décrites, favorisent l'apparition de la néphrite suppurée.

Les néphrites primitives suppuratives peuvent être également consécutives aux fièvres éruptives graves, à l'érysipèle, à la fièvre typhoïde, à la diphthérie, à l'endocardite ulcéreuse, à la fièvre jaune, à l'ostéomyélite et aux différentes formes de la septicémie. Parfois la néphrite suppurée est due à la propagation d'un phlegmon périnéphrétique d'origine extra-rénale. Elle peut encore être d'origine traumatique et reconnaître pour cause soit une plaie du rein, soit une contusion, une déchirure sous-cutanée de cet organe. Dans ce dernier cas, l'infection ne peut s'expliquer que par la voie circulatoire si le bassinet et l'uretère sont sains. Lorsqu'il s'agit d'une plaie, au contraire, l'infection ne présente rien de particulier.

Anatomie pathologique. — Tantôt on ne trouve à l'autopsie que des *abcès miliaires* plus ou moins nombreux et disséminés dans le parenchyme rénal (abcès dits métastatiques), tantôt on constate au contraire des *foyers* formés par la réunion de plusieurs petits abcès miliaires. On peut rencontrer encore une *néphrite suppurée diffuse*. « Parfois, dit M. le prof. Cornil, c'est *la cavité préexistante* « *d'un kyste rénal* qui s'est remplie de pus. Très souvent, « en effet, la suppuration est un état aigu surajouté à une « lésion chronique du rein, surtout à *une affection calcu-* « *leuse ou à une rétention d'urine.* »

Les caractères du pus contenu dans les abcès du rein à marche chronique méritent d'être notés. « Dans les néphrites calculeuses notamment, dit M. Le Dentu, le pus serait souvent séreux, mal lié, et serait parfois d'une grande fétidité. On trouve ces caractères notés dans la plupart des observations de néphrotomie pour lithiase rénale ; l'incision du rein conduit le plus souvent dans une ou plusieurs cavités purulentes isolées ou communiquant entre elles, entourées de tissu rénal plus ou moins altéré et contenant du pus infect et des calculs.

« Comme les mêmes caractères appartiennent aux pyo-néphroses proprement dites, constituées par la dilatation du bassinet rempli de pus, la confusion est facile entre les collections purulentes du parenchyme et celles du réservoir rénal. Il est malaisé, dans le cours d'une opération comme la taille rénale, de bien reconnaître les parties sur les-quelles on agit. Le bassinet lui-même peut être souvent très semblable d'aspect aux foyers développés en pleine substance glandulaire. Aussi ma conviction est-elle que fréquemment on a présenté comme des abcès du rein ce qui n'était qu'une pyonéphrose avec quelques foyers secon-daires dans le parenchyme....... Je ne doute pas que de nou-velles observations ne démontrent que, dans la très grande majorité des cas, c'est le bassinet et les calices dilatés qu'on incise et que les abcès du parenchyme, les abcès isolés surtout et nettement primitifs constituent une ex-ception extrêmement rare. Il faut peut-être les admettre, mais avec réserve, et non en acceptant aveuglément tous les faits publiés par les observateurs sous la rubrique : abcès du rein. »

Ces remarques sont justes. Ainsi que je vous l'ai dit, les abcès un peu étendus du parenchyme rénal coïncident presque toujours avec des lésions inflammatoires des ca-lices et du bassinet, lésions que j'étudierai dans la pro-chaine leçon.

Symptômes. — Les abcès primitifs du rein présentent à peu près les mêmes signes que les pyélo-néphrites. Dans les cas rares où l'inflammation reste longtemps cantonnée dans le parenchyme rénal avant d'avoir du retentissement sur le bassinet, il existe un contraste no-table entre les altérations de l'urine, qui sont insignifiantes, et l'intensité des phénomènes locaux et généraux : douleur, tuméfaction profonde, réaction fébrile violente, état typhoïde, etc...

L'évolution des abcès du rein est aiguë ou chronique. Elle est souvent insidieuse. L'oligurie et l'urémie sont surtout à craindre lorsque l'affection est ancienne et que les deux reins sont atteints.

La *terminaison* ordinaire est l'ouverture spontanée de l'abcès dans les différents organes voisins : bassinet, intestin, plèvre, bronches, péritoine. Il faut citer aussi le tissu cellulaire périrénal.

L'ouverture dans le bassinet est la solution de beaucoup la plus heureuse, à condition que le calcul soit assez peu volumineux pour pouvoir être expulsé avec le pus. Le foyer se cicatrise alors graduellement.

Lorsque le pus a fait irruption dans le tissu périrénal, si l'on incise de bonne heure et largement, la terminaison est également heureuse. Le calcul peut être alors facilement retiré.

L'ouverture dans l'intestin, dans la plèvre et dans les bronches est au contraire une terminaison fâcheuse.

L'ouverture des abcès du rein dans le péritoine paraît avoir été jusqu'ici toujours mortelle.

Les abcès du rein peuvent aussi se terminer par transformation en kyste séreux ou bien par résorption avec condensation atrophique du tissu voisin et formation d'une cicatrice.

Parfois on a noté la gangrène d'une partie du rein (20 gram. dans le cas de Taylor) et même de la totalité de cet organe.

Mais ce qui précède ne s'applique qu'à des cas rares ou exceptionnels. La néphrite suppurée primitive ordinaire est surtout due, je vous le répète, aux états infectieux que je vous ai cités : empoisonnement dit urineux, infection purulente, etc... Les symptômes, la marche, la terminaison sont alors ceux de ces divers états infectieux. Aussi l'intérêt clinique de cette variété de néphrite réside-t-il beaucoup plus, comme on l'a fait remarquer, dans sa signification en tant que lésions d'infection, que dans l'application de son étude à la chirurgie pratique.

Le *pronostic* dépend donc en général de l'état infectieux. Vous avez vu que dans quelques cas il est subordonné à la direction que prend le pus, lorsqu'il tend à sortir des limites du rein.

Diagnostic. — Il est difficile de distinguer un abcès primitif d'une pyélite ou d'une pyélo-néphrite. Les auteurs avouent même que la plupart du temps ce diagnostic est impossible. Cependant on peut arriver parfois, sinon à un diagnostic précis, du moins à une présomption sérieuse. Par exemple, si les accidents succèdent à un traumatisme et que l'on ait des raisons de diagnostiquer une lésion superficielle du rein, on aura le droit de penser qu'ils ont le parenchyme rénal comme point de départ.

Lorsque la pyurie est subite ou intermittente et qu'elle n'a pas été précédée d'une cystite, ce signe a une grande valeur. Il est en effet probable, dans ces cas, que la collection purulente siège dans le parenchyme rénal et non dans le bassinet.

Il faut encore se rappeler qu'une tumeur constituée par un ou plusieurs abcès du rein n'atteint jamais les dimensions qu'offre souvent la pyonéphrose vraie. Lorsque celle-ci est parvenue à un volume considérable, elle ne saurait donc être prise pour un abcès du rein.

« En dehors de ces données, dit M. Le Dentu, tout n'est qu'incertitude dans le diagnostic différentiel des suppurations primitives du rein et des suppurations du bassinet formant tumeur. Quant aux abcès du rein coïncidant avec une pyonéphrose, il est à peu près impossible de les reconnaître. Essayer de formuler les règles de ce diagnostic serait tomber dans la théorie pure. »

Je crois inutile d'insister sur les difficultés que présente ordinairement le diagnostic dans les cas de néphrites suppurées dues aux états infectieux.

Traitement. — Les indications thérapeutiques sont fournies le plus souvent par les causes de la variété de néphrite que nous étudions, c'est-à-dire que presque toujours vous aurez à lutter contre des états infectieux. Chez les urinaires en particulier, votre conduite sera donc celle que je vous ai déjà indiquée. Vous appliquerez surtout le traitement préventif. Cependant, comme il s'agit ici d'une infection moins aiguë, vous pourrez essayer de lutter directement contre les accidents généraux à l'aide du sulfate de quinine, des toniques, etc... Quant à une intervention chirurgicale, il est clair qu'elle n'est point indiquée. « Supposons, dit M. Le Dentu, qu'un chirurgien eût diagnostiqué avec précision une des formes de suppuration primitive dont il a été question. Pourrait-il rationnellement songer à intervenir ? Ce ne sera toujours pas dans le cas de foyers métastatiques, ni d'abcès miliaires, ni de néphrite suppurée diffuse. Si l'on ne perd pas de vue les conditions de gravité spéciale qui caractérisent ces formes de néphrite, les accidents généraux qui les accompagnent, le danger ordinaire des opérations chez les sujets qui sont en proie à la septicémie, si surtout l'on se dit que la plupart de ces formes sont l'expression d'une infection préalable de l'organisme et que l'intervention la plus radicale ne peut faire cesser cette infection en supprimant sa manifestation locale, on ne sera guère disposé à se départir d'une sage abstention. »

Dans les cas exceptionnels où les abcès du parenchyme rénal sont assez volumineux pour être diagnostiqués et se rattachent à l'affection calculeuse, sans phénomènes graves d'infection de l'organisme, il y a lieu au contraire d'intervenir. Les indications thérapeutiques sont alors les mêmes que dans la pyélo-néphrite.

Telles sont, Messieurs, les principales particularités que présente l'étude des néphrites infectieuses qui peuvent compliquer la lithiase urinaire. Dans la prochaine leçon je m'occuperai de l'urétéro-pyélo-néphrite.

DE L'URÉTÉRO-PYÉLO-NÉPHRITE

Messieurs,

On donne le nom de *pyélite* à l'inflammation du bassinet et des calices, et celui d'*urétérite* à l'inflammation de l'uretère. Depuis longtemps déjà, on avait remarqué que la pyélite n'existe jamais ou presque jamais isolément, qu'elle coïncide toujours avec des lésions plus ou moins accusées du rein correspondant. Aussi avait-on pris l'habitude de décrire cette affection mixte sous le nom de *pyélo-néphrite*.

Plus tard, on se préoccupa de la pathogénie de cette affection, et l'on put constater que dans la grande majorité des cas elle est consécutive à la cystite. On vit que l'inflammation de la vessie s'étend d'abord à l'uretère, puis au bassinet et au rein lui-même. L'urétérite, dont on s'était peu occupé jusque-là, fut alors l'objet d'une étude attentive. Mais comme l'on trouvait toujours des lésions concomitantes du bassinet, on crut devoir décrire une nouvelle affection mixte, l'*urétéro-pyélite*. Quelques-uns firent remarquer qu'en agissant ainsi on laissait de côté les lésions rénales, lesquelles sont également constantes : on devrait donc dire *urétéro-pyélo-néphrite*. Cette expression n'a point fait fortune, sans doute pour plusieurs raisons. Il est possible qu'elle ait paru bizarre. L'étendue des lésions, portant sur trois organes différents, a dû également effrayer un peu les auteurs. Quelques-uns même ont pu demander ironiquement pourquoi, puisque la cystite, cause ordinaire de ces lésions inflammatoires, est à peu près constante et qu'elle coïncide presque toujours avec l'uréthrite postérieure, on ne décrirait pas : l'*uréthro-cysto-urétéro-pyélo-néphrite!* Eh bien, ne riez pas trop, Messieurs, car cette expression aurait pourtant un mérite : elle rappellerait que certains microbes extrêmement dangereux, par exemple la *bactérie septique de la vessie*, décrite par Clado, peuvent se trouver à la fois dans tous ces organes. Si donc vous produisez un traumatisme sur un point quelconque de cette longue étendue de l'appareil urinaire, et que vous ne preniez pas les précautions antiseptiques nécessaires, rappelez-vous que votre malade peut mourir en *douze heures!*

Mais revenons à l'affection première, beaucoup plus modeste, à l'*urétéro-pyélo-néphrite*. Au point de vue chirurgical, et particulièrement au point de vue des complications inflammatoires de la lithiase urinaire, je crois qu'il y a grand intérêt à réunir dans une seule description les lésions inflammatoires de ces trois organes. Au point de vue symptomatique et thérapeutique, c'est la pyélite qui présente le plus d'intérêt. Les lésions des calices et du bassinet sont aussi généralement plus importantes, du moins au début, que celles de l'uretère et du rein. Mais ces dernières ne sauraient cependant être dédaignées. Il faut en tenir grand compte dans le traitement de la pyélite. L'intervention chirurgicale varie nécessairement suivant le degré d'altération de l'uretère et surtout du rein. Enfin, au point de vue étiologique et pathogénique, les lésions de ces trois organes sont intimement liées. Leur histoire clinique se confond donc et je suis surpris que l'on continue encore aujourd'hui à les décrire séparément. Vous avez vu, du reste, combien le diagnostic de la néphrite suppurée est difficile. Or, il en est de même

du diagnostic de l'urétérite. Ces deux affections étudiées
isolément ne présentent donc aucun intérêt au point de
vue de la chirurgie pratique.

Étiologie. — Je vous ai déjà dit quel rôle important
joue la cystite dans l'étiologie de l'urétéro-pyélo-néphrite,
qui est presque toujours due à une infection par la voie
ascendante. Je n'y reviens pas. Je vous rappelle simplement que toutes les causes de cystite que je vous ai
indiquées en étudiant cette affection sont par ce fait même
des causes possibles d'urétéro-pyélo-néphrite.

Il en est une cependant qui est encore discutée : c'est
la blennorrhagie. Rayer l'admettait sans réserves : « Dans
« le cours de la blennorrhagie, dit-il, il survient, et moins
« rarement que ne le pensent la plupart des praticiens,
« une inflammation légère, mais rebelle, de la membrane
« muqueuse de la vessie, inflammation qui, des uretères,
« se propage jusqu'au bassinet et s'accompagne de dou-
« leurs rénales. »

M. Le Dentu trouve que les observations publiées par
Rayer ne sont pas probantes, et il ajoute : « Aussi n'est-
« il pas surprenant que M. Fournier ait écrit cette phrase :
« « Je crois pouvoir dire qu'il n'existe pas d'exemple bien
« avéré de néphrite blennorrhagique. » Depuis lors, l'opi-
« nion de M. Fournier ne s'est pas modifiée.

« A. Robin m'a dit avoir vu un cas de pyélo-néphrite
« blennorrhagique qu'il considère comme incontestable...
« Chédevergne en mentionnait tout récemment un exemple
« (Poitou médical, 1er juin 1888). »

Cet auteur a soin de faire remarquer que la pyélo-
néphrite ne se comprend qu'à la condition que l'inflammation de la vessie et de l'uretère serve de transition entre
celle de l'urèthre et celle du bassinet. Si l'on admettait
l'opinion de quelques auteurs, il faudrait donc considérer

que la cystite blennorrhagique n'est jamais une cause d'urétéro-pyélo-néphrite.

On s'est élevé contre cette opinion et l'on a cité des observations de cystite blennorrhagique ancienne, avec exacerbations aiguës, réitérées, ayant été la cause incontestable d'urétéro-pyélo-néphrite. On a trouvé que le passage de Rayer que je vous citais tout à l'heure contient bien toute la vérité sur les inflammations blennorrhagiques ascendantes de l'appareil urinaire. L'auteur d'une thèse récente s'est exprimé ainsi : « C'est bien cette inflammation rebelle, parfois assez légère pour être latente, « poursuivant sourdement sa marche de bas en haut jusqu'à produire de graves lésions, qui est caractéristique « de la blennorrhagie. D'ailleurs elle est le type des « maladies infectieuses où d'inoculation de l'appareil urinaire que nous étudions. Il n'est donc pas étonnant que « son influence et son mode d'action aient frappé Rayer. »

Les faits dont il est question sont incontestables et assez nombreux. Mais dans ces cas de cystite chronique d'origine blennorrhagique, l'agent infectieux de la blennorrhagie était-il le seul micro-organisme contenu dans l'urine septique de la vessie au moment où s'est produite l'infection de la partie supérieure de l'appareil urinaire? Voilà, il me semble, ce qui n'a jamais été prouvé. Les malades ont subi tant de fois un cathétérisme plus ou moins septique avant de présenter cette complication que l'on a bien le droit de se demander si l'un des microbes pathogènes dont je vous ai parlé n'a pas également joué un rôle important dans la pathogénie de cette variété d'urétéro-pyélo-néphrite.

Loin de moi cependant la pensée de contester la possibilité de cette infection par l'agent infectieux de la blennorrhagie. Je me borne à constater que la preuve n'en a pas encore été bien faite et que M. le professeur Fournier affirme ne pas connaître un seul exemple bien avéré de

cette complication de la cystite exclusivement blennorrhagique. Du reste, on comprend que cette variété d'urétéro-pyélo-néphrite doive être rare. En général les malades
atteints de blennorrhagie sont jeunes; ils n'ont pas encore
de lésions qui mettent obstacle d'une façon permanente à
l'écoulement de l'urine; l'épithélium des voies urinaires
supérieures est ordinairement sain et protège ces différents
organes.

Dans certains cas relativement rares, l'urétéro-pyélo-
néphrite est encore ascendante, mais il n'existerait pas de
cystite, au moins au début. Elle serait due alors à des
inflammations périurétérales, développées surtout autour
de l'utérus ou de ses annexes.

L'urétéro-pyélo-néphrite descendante paraît très rare.
On pourrait cependant l'observer, suivant les auteurs,
dans le cours ou à la suite de toutes les maladies infectieuses : fièvre typhoïde, érysipèle, fièvres éruptives,
surtout la variole, etc... Je ne parle pas de la forme tuberculeuse, qui sera étudiée plus tard.

Vous savez aussi que l'ingestion en excès ou l'absorption de certaines substances (cantharides, copahu, cubèbe,
térébenthine, santal, certains poisons) peut donner lieu à
une inflammation des voies urinaires, mais il s'agit en
général de la forme catarrhale.

Dans quelques cas, on observe encore la forme descendante à la suite d'un traumatisme accidentel ou chirurgical
de la région rénale. Si la plaie est infectée, il se produit
un abcès du rein, comme je vous le disais dans la dernière
leçon; cet abcès s'ouvre dans le bassinet et l'affection
complexe que nous étudions se trouve constituée.

Le phlegmon périnéphrétique primitif peut agir de la
même façon.

« Il y a cependant un cas plus spécial à envisager, dit
M. Le Dentu, c'est celui où, à la suite d'une blessure ou
d'une rupture du rein, il se forme au bout de quelques

jours une collection sanguine centrale, une hémato-néphrose proprement dite. Alors il peut arriver que, sous l'influence d'une cause pyogène quelconque (infection locale ou générale), l'hématonéphrose se transforme en *pyonéphrose*. L'abcès du bassinet constitué de cette façon ne diffère en rien de celui qui a eu pour cause première une urétéro-pyélite ou une pyélo-néphrite d'origine non traumatique.

« Il serait assez difficile de dire si cette transformation d'une hématonéphrose en pyonéphrose s'est observée fréquemment. Si toutes les observations intitulées *abcès du rein d'origine traumatique* devaient être acceptées aveuglément, on pourrait dire que la science compte un certain nombre de faits de ce genre, mais comment être certain qu'il ne s'agissait pas simplement d'hématomes périnéphrétiques suppurés, de ces hématomes dans les-quels on trouve les fragments du rein divisé, mais qui n'occupent pas le centre même de cet organe?........... Il se pourrait même que la suppuration d'une hématoné-phrose fût tardive, car il est démontré par l'observation XXVII de la thèse de Bloch que le sang collecté dans le bassinet put y séjourner plusieurs mois (cinq mois dans l'observation), sans être résorbé.......

« Au groupe des pyélites de cause locale appartient encore celle qu'engendre le développement ou l'irruption dans le bassinet de *corps étrangers* divers : strongles, vésicules hydatiques provenant de la rupture d'un kyste voisin, fragments détachés d'une tumeur du rein. »

Je ne vous parle pas de la forme *spontanée* de l'urétéro-pyélo-néphrite suppurée. Elle ne saurait être admise au-jourd'hui, même chez les malades atteints de la lithiase urinaire.

Les différentes causes que je viens de vous indiquer peuvent produire l'urétéro-pyélo-néphrite chez tous les urinaires, mais les lésions complexes que l'on rencontre dans l'affection calculeuse les rendent singulièrement efficaces. Ainsi M. Le Dentu parle d'un malade chez lequel plusieurs calculs étaient restés latents pendant des années et qu'une simple varioloïde aurait mis en évidence en déterminant des complications inflammatoires.

D'autre part, la forme calculeuse de l'urétéro-pyélonéphrite est très fréquente. « En tête des causes de la « pyélite, dit M. Labadie-Lagrave (1), il faut placer les « calculs et, à ce propos, il y a lieu de rappeler que déjà « les auteurs des siècles passés avaient décrit une « *né-* « *phritis calculosa* » qui n'est autre que la pyélite calculeuse « de Rayer. »

Réciproquement, l'urétéro-pyélo-néphrite peut donner lieu à la formation de concrétions urinaires plus ou moins volumineuses. Rappelez-vous que c'est la cause à peu près unique de la lithiase alcaline, de la gravelle phosphatique. Il est donc très fréquent de rencontrer dans l'urétéro-pyélo-néphrite, à l'autopsie ou pendant une intervention chirurgicale, des calculs primitifs ou secondaires.

Anatomie pathologique. — Je vous rappelle qu'avant l'apparition de la suppuration, les malades atteints de la lithiase urinaire présentent des lésions complexes du rein. Les unes paraissent dues à l'état diathésique de ces malades ; les autres sont la conséquence d'un obstacle à l'écoulement de l'urine vers la vessie. Les calices, le bassinet et parfois l'uretère sont aussi plus ou moins altérés. « Les *urétérites descendantes*, dit M. Le Dentu, sont plus rares que celles du groupe précédent (urétérites ascendantes); elles se rattachent, comme leur nom l'indique, à des lésions du rein et du bassinet. Conséquence naturelle de toutes les espèces de pyélites suppurées, elles se développent également à la suite de la pyélo-néphrite cal-

(1) Nouv. Dict. de Méd. et de Chir., t. xxxi.

culeuse non suppurée. Ce qui prouve que cette filiation existe réellement, c'est qu'on voit la tuméfaction et l'induration du conduit disparaître après l'ablation du calcul rénal, cause première de l'irritation inflammatoire. »

Vous savez que les lésions de la *pyélite calculeuse non suppurée*, bien décrite par Rayer, sont principalement des lésions de distension. « Elles sont cependant complexes, dit M. Le Dentu, d'origine irritative à certains égards, mais ce qui prouve bien que la part de la distension y est fort importante, c'est que les néphrites interstitielles d'origine vésicale, non calculeuses, ne sont pas à beaucoup près aussi souvent accompagnées de dilatation du bassinet que les pyélo-néphrites dues à la présence de calculs. Souvent même cette dilatation fait complétement défaut. »

Chez les rétrécis et chez les malades atteints d'hypertrophie de la prostate il est cependant fréquent de voir les lésions suppuratives être précédées d'une dilatation simple plus ou moins marquée de la partie sus-vésicale des voies urinaires.

A propos de la pathogénie de cette variété de dilatation, M. Le Dentu s'exprime de la façon suivante : « Deux hypothèses ont été émises pour expliquer cette dilatation ; la théorie du reflux et la théorie de l'exagération de tension. La théorie du reflux, qui suppose une insuffisance de la valvule urétérale et le passage de l'urine de bas en haut dans le segment intra-vésical de l'uretère, ne saurait être acceptée en ce qui concerne le début de la maladie. Ce n'est que tardivement que la résistance de l'orifice inférieur du conduit est vaincue. Il ne peut être forcé que quand il est déjà dilaté. La théorie de l'augmentation de tension est donc celle qu'il faut accepter. La vessie se vidant mal ou se vidant avec trop d'énergie, n'admet plus qu'avec difficulté le liquide qui lui vient de l'uretère. Dans celui-ci l'urine stagne et, comprimant excentriquement les parois, finit par les dilater.

« Cette tension exagérée ne se manifeste pas seulement lorsque, par suite d'un obstacle uréthral, le réservoir vésical ne peut pas se vider ; il suffit que celui-ci, enflammé, devienne irritable, qu'il se contracte violemment et fréquemment. Ainsi la dilatation urétérale n'implique pas la dilatation vésicale préalable, et tel malade qui n'a point de rétention d'urine, mais qui est atteint d'une cystite douloureuse, peut avoir des uretères moniliformes. »

Ces remarques étant faites, passons à l'étude des lésions de l'urétéro-pyélo-néphrite.

On en décrit ordinairement trois formes : 1° forme *catarrhale*; 2° forme *pseudo-membraneuse*; 3° forme *purulente*.

Dans la forme *catarrhale*, on constate une rougeur de la muqueuse, une desquamation et une formation très abondante de l'épithélium de la muqueuse de l'uretère, du bassinet et des calices et un épaississement notable de cette muqueuse.

L'urine du bassinet contient des cellules d'épithélium et des cellules lymphatiques.

S'il existe sur le trajet de l'uretère des rétrécissements, la partie de ces organes située au-dessus renferme, disent les auteurs, une urine trouble, qui s'altère rapidement, parce que l'écoulement de ce liquide cesse d'être aussi régulier que dans l'état normal.

A ce degré d'inflammation correspondent déjà, fait remarquer M. le prof. Cornil, des altérations du rein : les tubes collecteurs et les tubes droits des pyramides sont envahis par propagation.

Dans la forme *pseudo-membraneuse*, les lésions du rein sont un peu plus accusées. Il en est de même des lésions de la muqueuse de l'uretère, du bassinet et des calices. Le liquide exsudé à la surface de cette muqueuse contient de la fibrine en flocons ou déposée sous forme de fausses membranes à la surface interne de ces organes. Suivant certains auteurs, cette partie des voies urinaires, surtout le bassinet, présenterait toujours une dilatation plus ou moins considérable dans la forme que nous étudions.

La forme *purulente*, de beaucoup la plus importante, peut être *aiguë* ou *chronique*. Dans le premier cas, elle est caractérisée par une infiltration de cellules lymphatiques dans le tissu conjonctif de la muqueuse, qui, au bout de quelque temps, est tomenteuse, végétante. Sa surface est soulevée par des bourgeons charnus très vasculaires, formés de tissu embryonnaire, et par des villosités bien apparentes quand on examine la pièce sous l'eau. Elle est d'un rouge plus ou moins foncé et parsemée de plaques ou de points ecchymotiques, de petites suffusions sanguines. On trouve même quelquefois des points de sphacèle superficiel et des ulcérations plus ou moins étendues.

Ces lésions ont été notées surtout au niveau du bassinet. Les lésions de l'inflammation aiguë de l'uretère ont été moins bien étudiées. Dans les quelques cas où l'examen a été fait, on a trouvé à peu près les mêmes lésions qu'au niveau du bassinet. On aurait aussi constaté que la *périurétérite* aiguë coïncide souvent avec l'urétérite. Les lésions seraient alors celles du phlegmon ; tantôt elles sont réparties sur toute la longueur de l'uretère, tantôt elles sont limitées à certains points, où se développent des nodosités dont le volume peut atteindre et dépasser celui d'une noix.

Les extrémités des pyramides présentent des ulcérations et une obstruction suppurative.

Il existe une quantité variable de pus dans l'urine du bassinet et de l'uretère, plus ou moins dilatés, comme je vous le disais tout à l'heure, chez un grand nombre d'urinaires au moment où apparaît l'inflammation aiguë.

Enfin, le *rein* est, suivant les auteurs, constamment et profondément atteint dans la forme aiguë. Il est le siège soit d'abcès en foyer, soit d'une suppuration diffuse due à ce que les microbes pyogènes ont passé du bassinet dans les tubes collecteurs, puis ont rayonné dans différentes directions.

Occupons-nous maintenant de l'*urétéro-pyélo-néphrite purulente chronique*, qui est la forme ordinaire de cette affection, celle qu'on rencontre le plus souvent. C'est en effet la terminaison fréquente de la forme aiguë et d'autre part, elle s'établit souvent d'emblée.

Voici, Messieurs, des pièces remarquables, qui appartiennent à l'ancienne collection de Mallez et qui vous montrent quelles sont les lésions de l'uretère, du bassinet et du rein que l'on rencontre à l'autopsie des malades atteints de la forme chronique de l'affection que nous étudions. Examinons par exemple celle-ci. Dans l'uretère gauche, vous voyez qu'il existe à l'union de son quart inférieur avec ses trois quarts supérieurs, un calcul du volume du pouce et long de cinq centimètres. Au-dessous de ce calcul, l'uretère a le volume de l'index ; il présente des lésions de périurétérite chronique non suppurée. Au-dessus du calcul, l'uretère est très dilaté ; il atteint le volume d'une anse d'intestin grêle ; ses parois sont épaissies. Le bassinet et les calices sont également le siège d'une énorme dilatation. Quant au parenchyme rénal, il est considérablement atrophié en certains points. Ailleurs, il a été en grande partie détruit par la suppuration.

Au moment de l'autopsie, tous ces organes étaient remplis d'un liquide très purulent. La tumeur constituée par le bassinet distendu et transformé en une sorte de kyste purulent était très volumineuse, comme vous le voyez. C'est aux tumeurs de ce genre que l'on donne aujourd'hui le nom de *pyonéphrose*.

Du côté droit, l'uretère présente un volume presque normal. Le bassinet et les calices sont un peu dilatés. Le parenchyme rénal était le siège de plusieurs abcès dont le volume variait de celui d'un pois à celui d'une noisette.

La vessie présente naturellement les lésions de la cystite chronique. Elle contient un calcul du volume d'un œuf de pigeon.

Voici maintenant des pièces recueillies chez des prostatiques, des rétrécis et une pièce recueillie à l'hôpital du Midi : le malade était atteint d'une cystite blennorrhagique chronique. Ce sont toujours, vous le voyez, les mêmes lésions, mais plus ou moins accusées. Je reviendrai tout à l'heure sur les différentes particularités que présentent ces pièces anatomo-pathologiques, qui vous graveront bien mieux dans l'esprit les lésions de ces organes que la meilleure des descriptions théoriques.

Je ferai encore une remarque. Si, après ce que je vous ai déjà dit, il vous restait des doutes sur l'utilité de décrire sous le nom d'urétéro-pyélo-néphrite l'ensemble des lésions inflammatoires de la partie supérieure de l'appareil urinaire, lésions qui peuvent compliquer la lithiase ou succéder à des altérations longtemps limitées à la partie inférieure de cet appareil, il me semble que ces doutes ne sauraient persister après l'examen de ces pièces. Où trouvez-vous, je vous le demande, en pathologie, un ensemble plus net, plus constant, de lésions anatomo-pathologiques ?

Etudions maintenant en détail ces différentes lésions. Reprenons la première pièce que je vous ai montrée et examinons les orifices des uretères. Vous voyez que l'un et l'autre paraissent normaux. Le fait n'a rien de surprenant pour l'uretère droit, qui est peu altéré, mais à gauche ce petit orifice contraste singulièrement avec l'énorme dilatation de l'uretère correspondant. Le calcul, direz-vous, devait oblitérer complétement ce conduit, dont la partie inférieure a cessé de fonctionner, d'où la rétraction de son orifice et de sa partie intra-vésicale. La chose est possible : mais jetez les yeux sur cette autre pièce. Ici l'orifice de l'uretère droit est également normal ; l'uretère présente au contraire un volume supérieur à celui d'une anse d'intestin grêle et il n'est point oblitéré. Suivant les auteurs, il en est souvent ainsi. La plupart du temps, disent-ils, les orifices des uretères ont leur aspect, leur calibre ordinaire ; ils n'admettent qu'un fort stylet comme à l'état normal. Le trajet intra-vésical de l'uretère est également sain.

Dans un certain nombre de cas, les orifices vésicaux des uretères participent au contraire à la dilatation de tout l'appareil. Cette particularité est très nette sur cette pièce prise chez un rétréci. Vous voyez que ces orifices sont largement béants et qu'ils admettraient facilement l'extrémité d'une sonde de trousse. L'obliquité du trajet intra-pariétal a disparu ; il existe une large communication entre la vessie et les uretères : il y a *forçure*, suivant l'expression habituellement employée. Notez encore que les orifices urétéraux s'ouvrent au fond d'une dépression, véritable cul-de-sac, qui peut être beaucoup plus profond qu'il ne l'est sur cette pièce.

Quant aux modifications de longueur et de calibre de l'uretère, ces pièces vous montrent qu'elles peuvent être très variables. En voici deux où le volume de l'un des uretères dépasse celui d'une anse d'intestin grêle. Sur celles-ci, au contraire, ce volume est presque normal.

Au point de vue de la longueur, on a dit qu'elle était augmentée lorsqu'il n'existe que de l'*urétérite* tandis qu'elle est diminuée dans les cas d'*urétéro-périurétérite*. Ces pièces vous montrent qu'il y a des exceptions. Vous voyez que l'épaississement des parois de ce canal et la périurétérite peuvent coïncider avec une dilatation assez marquée de l'uretère. La classification adoptée par les auteurs est donc loin d'être irréprochable. Nous pouvons cependant la suivre d'une façon générale pour l'étude de ces lésions.

Dans les cas d'urétérite simple sont placées les dilatations considérables de cet organe avec augmentation de sa longueur. On en aurait vu ayant le volume d'une anse du gros intestin. Ces uretères présentent en même temps, comme vous le voyez, un aspect moniliforme, spiroïde, remarquable, aspect dû tantôt à des flexuosités, tantôt à des changements de calibre. On les a comparés à un gros cordon ombilical. Cette disposition en chapelet est surtout prononcée aux deux extrémités de l'uretère.

Dans ce groupe de faits, l'uretère a généralement conservé sa mobilité dans presque tout son trajet.

Ce n'est qu'en ouvrant les uretères que l'on apprécie bien l'irrégularité de leur calibre. Les dilatations ampullaires sont séparées par de véritables *rétrécissements* produits par des brides, des plis, des éperons saillants à la face interne de la paroi et occupant une partie plus ou moins considérable de la circonférence du canal urétéral. Il en est qui ont été comparés aux valvules conniventes. Les deux sièges de prédilection de ces lésions valvulaires de l'uretère sont les deux extrémités du conduit.

Les dilatations ne communiquent parfois entre elles que par un chemin étroit, tortueux, contourné en pas de vis ou en spire. L'étroitesse de ces défilés serait telle dans certains cas qu'en en prenant le moule, on l'a trouvé représenté par un bâtonnet filiforme.

Ces rétrécissements valvulaires sont très importants à retenir. On peut les rencontrer même au-dessus d'un calcul qui se trouve engagé dans l'uretère et retenu dans un point de son trajet depuis un temps assez long. Ils doivent rendre singulièrement difficile et même parfois impossible le cathétérisme des conduits urétéraux, mode d'exploration dont je vous parlerai bientôt.

Tel est le premier type de lésions décrit par les auteurs :

c'est l'urétérite avec dilatation et rétrécissements valvulaires, dont vous avez ici des exemples.

Dans le second type, le fait saillant, c'est l'existence de la périurétérite à un degré très prononcé. Dans ces cas, l'uretère est entouré dans tout son trajet par un tissu fibreux ou fibro-graisseux épais, induré, qui l'englobe et le cache. Ce tissu est très adhérent à ses parois ; quelquefois il rend même la dissection du conduit impossible. Celui-ci est lui-même épaissi, immobile, raccourci, absolument rectiligne. Sa dilatation est ordinairement modérée : l'uretère ne dépasse guère le volume du petit doigt.

Les rétrécissements que l'on rencontre dans ces cas sont encore fréquents ; mais ils diffèrent de ceux que je viens de vous décrire. Ils sont tout à fait analogues aux rétrécissements fibreux vulgaires de l'urèthre, de l'intestin ou de l'œsophage. A un degré extrême, ils peuvent amener, dit-on, qu'ils soient annulaires ou cylindriques, l'oblitération totale du conduit. Ces rétrécissements peuvent siéger dans n'importe quel point du canal.

Le second type de faits que nous étudions différerait encore du précédent en ce que les lésions, au lieu d'être bilatérales, comme dans le premier cas, seraient fréquemment unilatérales. Cette urétérite scléreuse avec périurétérite et rétrécissements simples inflammatoires se rencontrerait presque constamment dans les cas de calculs rénaux secondaires.

Dans cette variété, l'orifice vésical est ordinairement normal et l'on fait remarquer qu'autour de lui la muqueuse est épaisse, tomenteuse, noirâtre.

Dans l'un et l'autre type de faits que je viens de vous indiquer, la muqueuse de l'uretère est altérée. Elle est épaisse et tomenteuse en certains points, mince et exulcérée dans d'autres ; ici rouge, arborisée, parsemée de petites ecchymoses ; ailleurs ardoisée, presque noirâtre.

On y trouve assez souvent des petits kystes probablement d'origine glandulaire.

Au microscope, on constate que les plis valvulaires sont constitués surtout par des fibres musculaires de nouvelle formation. Quant aux rétrécissements de la deuxième variété, ils sont formés principalement de tissu conjonctif adulte, rétractile et inodulaire.

Dans les cas rares d'urétéro-pyélo-néphrite *descendante*, les lésions de l'uretère porteraient principalement sur le tiers supérieur de ce conduit. Ordinairement, il n'y aurait ni dilatations, ni rétrécissements. On pourrait cependant constater dans quelques cas des replis valvulaires à la partie la plus élevée de ce canal.

Telles sont les lésions que l'on constate dans l'urétéro-pyélo-néphrite chronique au niveau de l'uretère. Examinons maintenant celles que présente le bassinet. Ces dernières sont bien connues depuis longtemps. Elles présentent une très grande importance. Aussi ont-elles été étudiées avec beaucoup de soin par les auteurs, qui, jusque dans ces dernières années, ne s'occupaient guère au contraire des lésions des uretères.

Dans l'urétéro-pyélo-néphrite suppurée chronique, il y a presque toujours rétention de pus et dilatation du bassinet. Tantôt, comme sur cette pièce, l'uretère est complétement oblitéré par un calcul, et la poche formée par le bassinet et le rein constitue un véritable kyste purulent; tantôt, cas très fréquents, il n'existe qu'une oblitération incomplète, un rétrécissement plus ou moins accentué de l'uretère dû à l'une des lésions que je viens de vous décrire, oblitération incomplète qui entraîne une gêne notable dans l'évacuation du liquide contenu dans la poche. Ces autres pièces sont des exemples de ce genre de lésions.

L'obstruction de l'orifice supérieur de l'uretère peut être due aussi à un calcul siégeant dans le bassinet.

Je vous rappelle que cette tumeur due au bassinet distendu par un liquide purulent est désignée depuis quelques années sous le nom de *pyonéphrose*. Vous voyez qu'elle peut atteindre un volume énorme. On en a rencontré de bien plus volumineuses encore. En général, elles sont cependant beaucoup plus petites. Elles ne dépassent guère le volume de celle que je vous montre.

Le liquide contenu dans le bassinet est du pus tantôt pur, tantôt mélangé d'urine, pus franc d'apparence phlegmoneuse ou bien glaireux, ammoniacal et fétide. Il peut contenir en suspension des débris de fausses membranes détachées des parois de la poche. On y trouve aussi des calculs tantôt primitifs, tantôt secondaires. Rayer a montré que dans presque toutes les pyonéphroses anciennes on rencontre, au milieu d'un pus séreux, blanchâtre, ayant souvent l'aspect de craie délayée, une multitude de petites concrétions du volume d'un grain de millet, d'un pois, quelques-unes plus volumineuses, toutes constituées par des phosphates. Lorsque l'inflammation a précédé la lithiase, les parois de la poche sont aussi fréquemment incrustées de plaques calcaires plus ou moins étendues.

La quantité de liquide purulent contenu dans le bassinet peut atteindre plusieurs litres. Dans d'autres formes également extrêmes, l'atrophie de cette poche peut en réduire les dimensions à celles d'une noix. On trouve enfin toute la série intermédiaire. Lorsqu'un calcul irrégulier ou creusé d'une rigole oblitère très incomplétement l'orifice supérieur de l'uretère, la dilatation du bassinet est ordinairement assez faible.

La poche primitive est bientôt partagée en plusieurs loges de dimensions variables par des cloisons, des éperons dus à la résistance des colonnes de Bertin. Ces cloisons incomplètes, parfois très résistantes, ont une épaisseur d'un demi-centimètre à un centimètre et plus.

Il existe souvent des calculs enclavés dans les anfractuosités que limitent ces cloisons.

« La muqueuse du bassinet, fait remarquer M. Le Dentu,
est toujours profondément altérée dès le début. Lorsqu'on
ouvre la cavité d'une pyonéphrose, on constate que la face
interne des alvéoles formées par la dilatation progressive
des calices et le refoulement excentrique de la substance
rénale, est lisse, tapissée d'une membrane d'aspect
muqueux, parfois plus ou moins tomenteuse et d'aspect
velvétique. Sa coloration est d'un blanc grisâtre ou ardoisée, parfois rougeâtre. Elle est striée d'arborisations
vasculaires, ou parsemées de points ecchymotiques. »

Vous pouvez constater ces différentes particularités sur
la pièce que je vous montre.

Dans la forme *hémorrhagique*, très fréquente dans la
pyélite calculeuse, ce qui résulte de l'irritation constante,
des excoriations et des froissements de la paroi par les
calculs, le pus que contient le bassinet est mélangé d'une
quantité variable de sang. La vascularisation de la muqueuse présente dans ces cas un grand développement.
On trouve à sa surface des ecchymoses récentes, de petits
épanchements sanguins, avec une dilatation très apparente des vaisseaux voisins.

Si cette forme hémorrhagique est assez fréquente dans
les pyélites aiguës même non calculeuses, ce qui tient à
une congestion active des vaisseaux de la muqueuse, elle
est au contraire rare dans la forme chronique suppurée que
l'on observe en dehors de la lithiase urinaire.

La forme *pseudo-membraneuse*, dont je vous ai parlé à
propos de l'urétéro-pyélo-néphrite aiguë, peut se rencontrer aussi quelquefois dans la forme chronique. Suivant
certains auteurs, on l'observerait surtout quand l'affection
est consécutive à une cystite d'origine blennorrhagique.

Dans d'autres cas, on ne trouve qu'un épaississement
considérable de la muqueuse fortement vascularisée et un

semis de petites vésicules transparentes du volume d'une tête d'épingle, contenant un liquide aqueux. Rayer a figuré dans son atlas un exemple de ces vésicules, que l'on a comparées à des sudamina.

« On conçoit facilement, dit M. Le Dentu, que l'épaississement de la muqueuse, les plis qu'elle forme, l'altération des urines, les corps étrangers et les bouchons muco-purulents puissent amener l'oblitération de l'uretère, la dilatation du bassinet, alors même que la pyélite n'est pas dès le début une pyélite par rétention.

« La paroi du bassinet est ordinairement épaissie au début de la pyélite, infiltrée d'éléments embryonnaires; ses éléments musculaires sont hypertrophiés. Plus tard elle est envahie par la transformation fibreuse et peut être alors amincie, sinon en totalité, du moins sur une étendue plus ou moins considérable. Le plus souvent elle conserve une certaine épaisseur et forme même dans quelques cas une coque fibreuse dure et résistante. »

Dans la pyélite calculeuse, il n'est point rare de rencontrer des *ulcérations* à la surface de la muqueuse malade, qui a été déchirée par des concrétions plus ou moins volumineuses. Ces ulcérations peuvent également être dues à la mortification de points peu étendus et à l'élimination d'exsudats interstitiels.

L'évolution que subissent ces ulcérations est variable. Parfois elles se cicatrisent : elles ne laissent alors comme traces que de simples dépressions à surface grenue et irrégulière, grisâtres, ou des cicatrices blanchâtres, déprimées aussi, d'où partent des lignes saillantes et rayonnées (Rayer).

Malheureusement, il s'en faut que cette évolution soit constante. Bien souvent le processus ulcératif détruit progressivement toute l'épaisseur de la paroi et il aboutit à l'ouverture de la poche purulente, soit dans le tissu cellulaire périnéphrique, soit dans un organe voisin. « L'âge plus ou moins reculé de la pyélite, dit M. Le Dentu, l'intensité et la rapidité plus ou moins grande du processus ulcératif, rendent compte des notables différences qui existent entre ces divers modes de terminaison. Une ulcération à marche rapide, amenant l'ouverture spontanée d'un abcès pyélo-néphritique récent, provoquera le plus souvent une infiltration d'urine ou une périnéphrite aiguë; dans le cas d'une pyélo-néphrite plus ancienne, le tissu cellulaire aura pu s'épaissir progressivement et s'indurer. De là des adhérences avec les organes voisins, qui opposent une barrière à la diffusion du pus. Il en résulte que celui-ci reste contenu dans une petite poche bien limitée et formée aux dépens de ce tissu épaissi; ou bien il s'y creuse lentement un trajet plus ou moins long qui le conduira dans une cavité proche (plèvres, intestin, etc.). Ainsi se constituent dans un certain nombre de cas les fistules d'origine rénale. »

Je vous répète, Messieurs, que c'est principalement dans la pyélite calculeuse que l'on voit survenir ces accidents.

Rayer a fait remarquer que le tissu adipo-cellulaire périnéphrique peut encore être altéré sans qu'il existe d'ulcération, de perforation de la paroi. Un véritable abcès peut s'y développer, dit-il, par suite de la propagation de l'inflammation.

Ces faits sont incontestables. Je vous rappelle qu'ils sont dus à ce que les micro-organismes contenus dans le bassinet se propagent par les canalicules et par les espaces lymphatiques et passent ainsi des parois de cet organe à la capsule du rein et au tissu cellulaire.

« Le plus souvent, dit M. Le Dentu, l'inflammation ne va pas jusqu'à la suppuration et il se développe une sorte de périnéphrite chronique adhésive, caractérisée par un épaississement considérable et parfois par une sorte d'induration de transformation fibreuse, qui peut gêner beau-

coup ou rendre impossible la séparation du rein dans le
cours de la néphrectomie.

« Le tissu graisseux périnéphrique ainsi chroniquement
enflammé et épaissi, au lieu de subir une transformation
fibreuse complète, se charge souvent d'une quantité considérable de graisse qui peut dans certains cas former un
véritable lipome.........

« Sans atteindre un volume aussi accentué, l'hypertrophie du tissu adipeux est fréquente ; elle acquiert son plus
grand développement dans les pyélites calculeuses. Le
tissu graisseux se mêle en proportions variables au tissu
fibreux, de sorte qu'on voit coïncider sur le même sujet
tous les degrés possibles de cette double transformation.

« Ce tissu fibro-graisseux intimement uni au bassinet,
pénètre souvent avec les vaisseaux dans les cloisons qui
séparent les loges rénales. Il en résulte que les vaisseaux
du hile sont adhérents au bassinet. Les veines, rétrécies,
rétractées, adhérentes au tissu fibro-graisseux, peuvent
être oblitérées par thrombose. Quant aux artères, atrophiées elles aussi, elles glissent dans des sortes de gaines
très remarquables...........

« La tumeur constituée par le rein et par son enveloppe
adipeuse transformée en tissu fibreux, contracte facilement
des adhérences avec les organes voisins, côlon, foie, rate,
veine cave inférieure. De là des difficultés extrêmes ou
des accidents graves dont la possibilité est un des meilleurs arguments à faire valoir en faveur de la néphrotomie
par rapport à la néphrectomie. »

Quant aux *lésions du rein* lui-même, elles présentent
deux types principaux dont je puis vous montrer des
exemples sur ces pièces. Dans un grand nombre de cas,
le parenchyme est atrophié. Cette atrophie est variable
dans son degré et variable aussi suivant les points. Examinez cette pièce. Vous voyez qu'au sommet saillant des
bosselures le tissu rénal est extrêmement mince, il pré-

sente à peine quelques millimètres d'épaisseur. Ailleurs, au contraire, il a encore un centimètre d'épaisseur.

L'examen microscopique montre toujours dans ces cas qu'il s'agit d'une néphrite interstitielle diffuse totale plus ou moins avancée. Cette néphrite a déterminé l'atrophie et parfois la disparition même des éléments sécréteurs du rein dont on ne retrouve plus que des vestiges. Ces lésions étaient très nettes sur un rein enlevé par mon éminent maître M. Péan et dont parle Brodeur dans sa thèse. Le tissu rénal doit être aussi en partie détruit par la suppuration.

Dans une seconde catégorie de faits, le rein présente les lésions que vous constatez sur cette pièce. Le tissu rénal persistant est encore assez épais, mais il présente les altérations de la néphrite suppurée. Tantôt ce sont de simples abcès miliaires; tantôt des abcès assez volumineux, mais rares, disséminés dans le parenchyme rénal.

Ces néphrites suppurées sont ordinairement dues, au début, à une infection par la voie ascendante : les microbes pyogènes passent du bassinet dans les tubes collecteurs, où ils montent en rayonnant suivant la direction même du tube. La colonie prospère et certains canaux seraient moulés, suivant les auteurs, par des masses énormes de microbes. Partis de ce point, quelques-uns de ces micro-organismes vont plus loin former une nouvelle colonie qui devient le centre d'un nouveau foyer de suppuration. Le poison que ces microbes sécrètent détruirait les éléments anatomiques.

Un certain nombre de ces bactéries paraissent se propager par la voie lymphatique. Elles se répandent dans le tissu conjonctif. Quelques-unes pénètrent dans les vaisseaux et, entraînées par le torrent circulatoire, elles peuvent former des embolies lointaines.

Plus tard, les reins sont également infectés par la voie descendante, parce que les micro-organismes ont pu pénétrer dans le torrent circulatoire au niveau du bassinet, de l'uretère ou même de la partie inférieure des voies urinaires.

On trouve ordinairement trois variétés de foyers en même temps dans la *néphrite* dite *rayonnante* : foyers canaliculaires, périglomérulaires et vasculaires.

Dans la *forme infiltrée*, ce qui domine c'est l'infiltration diffuse à grande surface. On peut trouver aussi quelques foyers médullaires.

Tel est l'ensemble des lésions anatomo-pathologiques que l'on constate dans l'urétéro-pyélo-néphrite. Dans la prochaine leçon, je m'occuperai de la symptomatologie de cette affection.

SYMPTÔMES DE L'URÉTÉRO-PYÉLO-NÉPHRITE

Messieurs,

Dans la forme *catarrhale* de l'urétéro-pyélo-néphrite, les symptômes sont ordinairement peu marqués et ils ne se manifestent que pendant quelques jours. Il s'agit en général d'une inflammation consécutive à l'ingestion en excès de certaines substances :. copahu , térébenthine, santal, etc...

La forme *pseudo-membraneuse* est plus sérieuse. Dans la plupart des cas cependant il s'agit encore d'une affection légère. Lorsque je vous ai décrit la cystite cantharidienne, je vous ai dit que Bouillaud avait montré le premier que l'albuminurie signalée par les auteurs dans cette affection était due à une altération concomitante du rein. Dans quelques autopsies, il avait pu également constater que les bassinets et les uretères étaient couverts de fausses membranes.

Le plus souvent, il en est de ces lésions comme de celles de la vessie ; elles n'ont qu'une durée éphémère. Bientôt les douleurs cessent et l'urine redevient normale.

Dans l'urétéro-pyélo-néphrite *purulente aiguë*, le début est également brusque, disent les auteurs, quand cette affection est due à une infection par la voie descendante. Il survient des frissons, de la fièvre, de la céphalalgie, de la rachialgie, des nausées, des vomissements, auxquels succèdent parfois quelques phénomènes typhiques plus ou ou moins accusés. En même temps se manifestent des altérations de l'urine et des signes locaux : douleur spontanée dans la région lombaire, douleur que la pression réveille, augmentation de volume du rein, etc....

Il ne faut pas oublier que la plupart de ces symptômes sont surtout dus à l'état infectieux, de sorte qu'il est souvent difficile de dire à quel moment apparaissent les accidents urinaires.

Ce début brusque se rencontrerait également, dit-on, dans certains cas d'urétéro-pyélo-néphrite purulente ascendante. On verrait même cet ensemble symptomatique assez accentué se manifester parfois de temps en temps dans le cours de la forme chronique de l'urétéro-pyélo-néphrite purulente. Je ne conteste point ces faits, mais il me semble difficile d'admettre qu'ils soient toujours dus uniquement à une infection par la voie ascendante. Lorsqu'on lit attentivement les observations publiées pour prouver les faits dont il s'agit, on constate souvent certaines circonstances, des traumatismes par exemple, qui ont pu parfaitement déterminer le passage dans le torrent circulatoire des micro-organismes pyogènes contenus dans l'urine et par suite donner lieu à une poussée de néphrite descendante.

Mais tous les auteurs reconnaissent que dans la grande majorité des cas l'urétéro-pyélo-néphrite purulente débute d'une façon insidieuse. L'attention, comme on le fait remarquer, est attirée tout entière vers la vessie par l'intensité de la douleur. L'urine est déjà trouble du fait de la cystite. Il en résulte que l'urétéro-pyélo-néphrite, à peine douloureuse, débute, progresse et passe parfois inaperçue jusqu'à une période déjà très avancée des lésions.

Cependant, au bout de quelque temps, lorsque l'uretère et le bassinet sont dilatés, quand l'uretère commence à présenter les rétrécissements que je vous ai décrits, ou bien si un calcul vient oblitérer en partie cet organe, l'urétéro-pyélo-néphrite se manifeste en général par un ensemble de symptômes dont les premiers et les plus importants sont tirés de l'examen des urines. Il faut encore citer la douleur et l'apparition d'une tumeur profonde dans la région lombaire, auxquelles s'ajoutent des phénomènes généraux.

Les *altérations de l'urine* suffisent ordinairement à elles seules pour rendre possible le diagnostic. Ces altérations, sur lesquelles Rayer avait déjà beaucoup insisté, ont été bien décrites depuis quelques années par plusieurs auteurs. Ces urines sont abondantes ; elles contiennent toujours une grande quantité de pus, ce qui a fait donner aux malades atteints d'urétéro-pyélo-néphrite le nom de « pisseurs de pus » ; elles offrent un *aspect* trouble, opalescent, lactescent, tout particulier, qui persiste après le repos, d'où le nom de *polyurie trouble* donné par M. Guyon à cet état de la sécrétion urinaire.

Revenons sur chacun de ces caractères de l'urine. La polyurie est habituelle ; elle constitue, d'après Ultzmann, un signe caractéristique de l'urétéro-pyélo-néphrite chronique. Cette polyurie peut aller jusqu'à cinq ou six litres et plus par jour ; mais elle ne dépasse pas en général deux ou trois litres. Sa durée est variable. Lorsque la mort survient, il y a pendant les dernières semaines une diminution de la quantité des urines.

La *densité* du liquide urinaire diminue proportionnellement à l'accroissement de la polyurie ; le poids spécifique devient parfois si faible, qu'on peut affirmer, dit Ultzmann, qu'il y a rétention dans le sang des éléments de l'urine.

La *réaction* de ce liquide est variable. En général, l'urine est neutre ou alcaline. Au début, elle peut, malgré le pus, conserver cependant sa réaction normale pendant un certain temps. Rayer a noté le premier que l'urine peut être trouvée acide, alors que ce liquide contient une énorme quantité de pus. Ce fait particulier et assez frappant a été également observé depuis les travaux de Rayer par Rosenstein, Oppolzer, R. Weir, von Bergmann.

L'état neutre ou alcalin de l'urine, qui, je vous le répète, est habituel, tient à la fermentation ammoniacale, si fréquente dans l'affection que nous étudions. Aussi Ultzmann a-t-il pu dire avec raison : « L'urine est acide quand la pyélite est primitive, neutre ou alcaline, si elle est d'origine vésicale ascendante. »

Le *pus* est intimement mélangé à l'urine, aussi bien au commencement qu'à la fin de la miction, d'où l'aspect laiteux du liquide dont parlent les malades. Par le repos, le pus se dépose lentement, mais incomplétement. Il laisse toujours une teinte opalescente à la couche supérieure du liquide. Quant au dépôt que le pus forme au fond du vase, il est variable. Cependant il forme en général une couche de plusieurs centimètres au fond du bocal. Sa couleur blanc verdâtre et sa cohésion peuvent rappeler l'aspect du vrai pus phlegmoneux : ce fait est rare. Habituellement, la fermentation ammoniacale existe dans la vessie et le pus, d'aspect visqueux et gluant, est transformé en une masse gélatiniforme. L'urine présente en même temps l'odeur fétide que vous connaissez.

Un fait important, qui mérite d'être noté avec soin, et sur lequel les auteurs insistent, c'est l'intermittence fréquente de la pyurie dans l'urétéro-pyélo-néphrite calculeuse, intermittence que l'on peut observer aussi, quoique moins souvent, dans les autres formes de cette affection. Signalée par Rayer, cette intermittence est notée dans des observations publiées par Rosenstein, M. Reliquet, etc... Ce symptôme, qui frappe toujours vivement le malade, est surtout très remarquable, très net dans les cas avancés, lorsqu'il y a pyonéphrose avec rétention purulente dans le bassinet et le rein. Il se produit alors parfois des accidents locaux et généraux intenses. Bien qu'assez précaire en général, l'état de ces malades se maintient tant que les urines contiennent à peu près la même quantité de pus. Mais quand celui-ci disparaît, que les urines deviennent claires, les malades accusent une douleur plus ou moins vive au niveau du rein, douleur souvent prise pour une colique néphrétique. En même temps, la tumeur que forme le bassinet augmente et vient saillir en avant; la fièvre s'allume ; les troubles digestifs apparaissent ou s'aggravent. On assiste, comme le font remarquer les auteurs, à une véritable scène de rétention purulente caractérisée par les mêmes symptômes qui suivent la rétention du pus dans un trajet chirurgical mal drainé.

Au bout d'un temps variable, sous l'influence d'une cause quelconque, parfois spontanément, la perméabilité se rétablit et l'évacuation se fait : les accidents disparaissent; l'affection reprend son cours chronique. Le retour de ces crises de rétention est irrégulier.

Mais ces intermittences bien tranchées de la pyurie ne sont pas les seules que l'on observe. Si l'on a soin de recueillir dans des vases séparés les urines des diverses mictions, on peut observer dans une même journée, pour une quantité égale d'urine, des proportions de pus très différentes. Parfois même une ou deux mictions sont claires entre d'autres où l'urine est très chargée de pus. Les urines du jour sont parfois peu purulentes, alors que celles de la nuit renferment beaucoup de pus (Reliquet).

L'urine contient aussi parfois du sang. L'*hématurie* peut s'observer en effet à toutes les périodes de l'urétéro-pyélo-néphrite calculeuse. « Le pissement de sang, dit M. Le Dentu, se montre en général tout d'un coup, avec ou sans phénomènes douloureux, à la suite d'un mouvement violent, d'un effort, d'un traumatisme plus ou moins léger, quelquefois sans aucune cause apparente. L'urine a une teinte rouge plus ou moins foncée, parfois noire. Le liquide se divise, au bout de quelque temps, en deux couches, dont l'inférieure est formée par une masse plus ou moins abondante de globules rouges. Si la réaction est alcaline, la fibrine et l'albumine restent dans l'urine et peuvent en se coagulant, faire croire à l'existence d'une néphrite parenchymateuse. Dans une urine acide, la fibrine se dissout s'il y a peu de sang, mais forme des caillots souvent vermiculaires et tapissés de cellules cylindriques, quand ils viennent du rein lui-même et non du bassinet. Quelle que soit la quantité de sang contenue dans l'urine, l'examen microscopique est de la plus grande importance, car il peut à lui seul faire reconnaître le début de la pyélo-néphrite, par l'augmentation considérable du nombre des globules blancs.

« Ebstein a observé la présence dans l'urine de cristaux d'hématoïdine, accompagnés de graisse liquide, dans un cas de pyonéphrose.

« La quantité de sang rendue est très variable. Le plus souvent peu importante, elle est parfois assez grande pour compromettre la vie ; elle peut s'arrêter brusquement en cas d'oblitération de l'uretère par un caillot ou par un calcul.................... elle est fort irrégulière, elle alterne avec la pyurie ou l'accompagne ; on peut observer en même temps des rétentions passagères d'urine, des coliques néphrétiques, symptômes habituels de l'affection calculeuse. »

Je n'insiste pas, Messieurs, sur les caractères de l'hématurie ; vous voyez que ce sont à peu près les mêmes que dans la lithiase simple ; mais j'y reviendrai à propos de la marche de l'urétéro-pyélo-néphrite. Je suis surpris de constater que les auteurs n'ont pas signalé la relation qui doit exister entre l'hématurie et certains accidents fébriles notés dans le cours de cette affection.

Suivant Pascalini, les cristaux de nitrate d'urée obtenus par le nitrate d'argent ou l'acide nitrique dans les urines de l'urétéro-pyélo-néphrite chronique ne s'y trouveraient que sous forme de petites tablettes émoussées, irrégulières, à disposition pénicillée, au lieu de présenter le type normal de tablettes rhomboïdales ou hexagonales imbriquées.

L'*albuminurie* est constante. Ultzmann fait à ce sujet les remarques suivantes. « L'urine de la pyélite, dit-il, renferme toujours de l'albumine en quantité assez considérable et plus que ne l'indique la proportion du pus qui y est contenu. Ceci s'explique quand on considère que la pyélite, grâce à l'altération simultanée des papilles du rein, représente toujours une affection de ce viscère. Si l'urine dans la cystite contient du pus, dans la pyélite elle renferme en outre de l'albumine, et la quantité de cette albumine dépasse celle du dépôt purulent. »

Les flocons purulents que l'on trouve dans le dépôt placé au fond du bocal sont constitués par des bouchons cylindriques, volumineux et courts de globules agglomérés. Ces bouchons proviennent des papilles du rein, suivant Ultzmann, et elles disparaissent avec l'atrophie des pyramides.

Les cellules épithéliales que le microscope fait reconnaître dans ce dépôt sont de diverses espèces. Les unes viennent des canalicules du rein, les autres du bassinet et de l'uretère. Celles-ci sont petites, rondes ou polygonales, munies d'un prolongement (Pascalini).

Suivant Rosenstein, les formes imbriquées sont « ca-« ractéristiques des épithèles qui tapissent la muqueuse « du bassinet. Mais je me vois obligé d'avouer, ajoute-t-« il, que ce dernier caractère se rencontre très rarement : « dans la plupart des pyélites que j'ai observées, ces « formes épithéliales ne se trouvaient pas dans le sédiment. « Leur absence ne prouve donc rien contre l'existence de « la pyélite. On trouve un peu plus souvent des cellules « oblongues, contenant un et plusieurs noyaux et pro-

« venant des couches profondes de l'épithélium, et de
« plus des coagulations muqueuses. »

On a fait encore remarquer avec raison que l'urine ayant
subi la fermentation ammoniacale, a dissous les éléments
figurés, de sorte qu'au microscope on ne peut plus reconnaître les cellules épithéliales, ni même souvent les
globules du sang ou du pus. Le dépôt n'est plus formé que
par une masse de phosphate ammoniaco-magnésien. En
général, le microscope est donc loin de rendre autant de
service qu'on pourrait le croire a *priori* dans le diagnostic
de l'urétéro-pyélo-néphrite.

Dans les considérations générales sur l'étiologie des
complications inflammatoires de la lithiase urinaire, je
vous ai dit quels sont les principaux micro-organismes
pyogènes connus que l'on trouve dans ces affections ; je
n'y reviens pas. Je passe de suite à l'étude des phénomènes douloureux que l'on observe dans l'urétéro-pyélo-
néphrite.

La *douleur spontanée* est fréquente dans l'urétéro-
pyélo-néphrite calculeuse. On comprend en effet que le
contact d'un corps étranger avec la muqueuse enflammée
doive être très pénible. Dans les autres formes de cette
affection, au contraire, la douleur est sourde et parfois
très légère. Elle consiste en une sensation de pesanteur
profonde très supportable. Parfois elle fait absolument
défaut, du moins au début, ce qui trompe les malades sur
la gravité de leur état. C'est un fait sur lequel j'appelle
de temps en temps votre attention à ma clinique. Vous
voyez des malades qui rendent parfois depuis des mois
une quantité notable de pus et qui ne viennent consulter
que pour la première fois. Ils ne s'inquiétaient pas de
leur état, parce qu'ils ne souffraient pas ou parce qu'ils
n'éprouvaient qu'une légère douleur.

Je vous ai déjà dit à quels accidents donne lieu la rétention du pus dans le bassinet ; je n'y reviens pas.

La douleur du rein peut encore devenir aiguë, dit-on, au moment d'une poussée de congestion du côté de cet organe. « Qu'il se produise simplement, dit M. Le Dentu, « une poussée de congestion rénale, alors la douleur « éclate, aiguë, avec ses caractères particuliers..... En « dehors de cette vraie douleur rénale peut exister une « douleur lombaire simple, névralgie lombo-abdominale, « réflexe de l'affection de la vessie ou du rein. D'après « Ultzmann, cette névralgie serait souvent confondue avec « la vraie douleur rénale, rare dans la pyélite chronique, « en dehors des poussées congestives et des accidents de « rétention. »

D'autre part, un ancien élève de M. Guyon a écrit dans sa thèse ce qui suit : « En tous cas, si la douleur spon- « tanée et à la pression peut manquer dans les phases « chroniques de l'affection, elle fait toujours brusquement « son apparition avec les complications inflammatoires, « malheureusement si fréquentes chez ces malades; à la « suite d'une fatigue, d'un excès, d'un refroidissement, « plus souvent encore à la suite d'une intervention sur les « voies urinaires, cathétérisme, exploration, tentative de « dilatation. Combien de fois avons-nous vu chez nos pyé- « litiques, le lendemain ou le soir de ces interventions « devenues nécessaires, si habilement qu'elles aient été « faites, un frisson, une élévation thermique et la douleur « rénale à la pression. »

Les faits dont il s'agit ne sont malheureusement pour les malades que trop exacts, mais leur interprétation ne me paraît nullement être celle qui est acceptée par M. Le Dentu. Il y a bien plus que de la congestion rénale dans ces cas : il y a d'abord infection générale due au passage dans le torrent circulatoire des microbes pathogènes contenus dans l'urine, puis il se produit une poussée de néphrite infectieuse descendante. Voilà pourquoi l'élève de M. Guyon a vu si souvent survenir chez les malades de l'hôpital Necker, après un cathétérisme, une exploration, une tentative de dilatation, d'abord un frisson, puis une élévation de température et enfin une douleur rénale plus ou moins vive. Nous savons même qu'il leur arrive parfois de mourir en *douze heures* aux malades de l'hôpital Necker, après une intervention sur l'urèthre, et sans qu'il existe d'urétéro-pyélo-néphrite.

Je suis obligé, Messieurs, d'insister sur ces faits, car il est désolant de retrouver dans un ouvrage publié par M. Le Dentu, en 1889, cette vieille théorie de la congestion rénale, qui a été si fatale aux urinaires, comme vous l'avez déjà constaté bien des fois, surtout quand je vous ai décrit l'hypertrophie de la prostate, et dont les conséquences sont surtout déplorables lorsqu'il s'agit de malades atteints d'urétéro-pyélo-néphrite. Vous comprenez combien ces poussées répétées de néphrites descendantes doivent contribuer à la destruction du parenchyme rénal. D'autre part, au lieu de considérer cet accident comme fatal, il faut bien que vous sachiez qu'il vous est facile au contraire de l'éviter en prenant des précautions antiseptiques rigoureuses. Mais revenons à l'étude du symptôme *douleur*.

Vous trouverez dans presque tous les ouvrages, même dans ceux qui traitent spécialement de l'*urétéro-pyélite*, la phrase suivante : « La douleur irradie assez souvent « par en bas le long de l'uretère. » Ainsi on croirait que le bassinet et le rein seuls peuvent être douloureux ; les autres manifestations douloureuses n'en seraient que des irradiations. C'est là une erreur : l'uretère enflammé peut être le siège de douleurs très vives, s'il est parcouru par un calcul, ce qui se conçoit aisément. Lorsque le calcul reste engagé dans l'uretère, il n'existe pas un seul signe, dit M. Le Dentu, qui appartienne en propre à cette variété d'urétérite et qui permette de la reconnaître à coup sûr ; mais cet auteur ajoute : « Cependant les douleurs qui ac-

« compagnent les phénomènes inflammatoires acquièrent
« parfois une intensité disproportionnée avec celles qui
« caractérisent ces derniers. Elles reviennent par crises
« plus ou moins fréquentes et surtout elles restent *loca-*
« *lisées dans un point précis, invariable*, où elles ont leur
« maximum, mêmes lorsqu'elles s'étendent au loin en
« descendant vers la vessie.

« Les douleurs accompagnées..... d'inflammation,
« s'apaisent entièrement chez certains malades. »

Dans les autres formes d'urétéro-pyélo-néphrite, la
douleur spontanée au niveau de l'uretère est ordinairement
bien moins accusée. Elle a encore son siège dans la fosse
iliaque ; elle irradie assez souvent vers la vessie, les
aines, la face interne des cuisses.

Enfin, la douleur spontanée peut manquer au niveau
de l'uretère, comme elle manque parfois au niveau du
bassinet et du rein, dans les cas à marche très lente de
l'urétéro-pyélo-néphrite.

La *douleur provoquée* est beaucoup plus fréquente au
niveau de tous ces organes que la douleur spontanée. Au
niveau de l'uretère, la pression des mains exagère beaucoup
la douleur, surtout lorsqu'on fait la compression au niveau
du détroit supérieur, parce que dans ce point on comprime
l'organe sur un plan résistant.

Une pression dans l'espace costo-iliaque, la percussion
de la région lombaire provoquent presque toujours de la
douleur dans l'urétéro-pyélo-néphrite calculeuse. Il en est
encore souvent ainsi dans les autres formes de cette
affection.

Lorsque je vous ai décrit l'anatomie pathologique de
l'urétéro-pyélo-néphrite, je vous ai montré que l'uretère
et surtout le bassinet présentent quelquefois un volume
beaucoup plus considérable qu'à l'état normal. Cette tuméfaction peut être constatée très facilement dans certains cas chez les malades. Ainsi, il est facile en général

de percevoir la fluctuation dans ces tumeurs énormes du bassinet contenant parfois plusieurs litres de liquide, occupant une grande partie de l'abdomen, qu'elles déforment presque à la façon des kystes ovariques, tumeurs que l'on peut rencontrer dans l'urétéro-pyélo-néphrite calculeuse ou dans d'autres formes dans lesquelles il existe une compression ou une oblitération de l'uretère. Vous trouverez dans la thèse de Brodeur des exemples remarquables de ces vastes pyonéphroses. Ces faits ont été empruntés à la pratique de mon éminent maître M. Péan.

Dans les poches moyennes ou petites, la fluctuation est au contraire difficile à percevoir chez la plupart des malades, parce que le foyer purulent est entouré de couches épaisses de tissus indurés par l'inflammation. Il faut alors recourir à certains procédés d'exploration que je vous décrirai à propos du diagnostic pour reconnaître l'augmentation de volume du rein ou mieux du bassinet.

Lorsque l'oblitération de l'uretère est permanente, le volume de la tumeur ne varie guère ou bien il s'accroît régulièrement. Mais le plus souvent l'oblitération est incomplète et la pyonéphrose est intermittente. On constate alors des variations parfois considérables dans le volume de la tumeur. M. le prof. Le Fort en a cité un exemple très intéressant. Dans certains cas, la tumeur disparaît même complétement pendant un temps variable.

Lorsque l'évacuation du pus contenu dans le bassinet se fait d'une façon régulière, l'urétéro-pyélo-néphrite peut évoluer pendant très longtemps, la mort peut même survenir sans qu'à aucun moment il ait été possible de reconnaître l'augmentation de volume de cet organe.

La tuméfaction appréciable du bassinet est donc un symptôme moins fréquent que la douleur. Cela s'explique facilement. L'urétéro-pyélo-néphrite est le plus souvent ascendante, par suite bilatérale dans le plus grand nombre des cas. Les lésions graves qui donnent lieu à la tuméfaction dont je vous parlais tout à l'heure ne peuvent alors guère s'observer. Elles sont incompatibles avec l'existence : la mort survient avant qu'elles se soient produites.

Les auteurs font remarquer avec juste raison que la pyonéphrose simple, sans complications inflammatoires périnéphrétiques, fait peu de saillies aux lombes. C'est une tumeur de l'abdomen. Elle est profonde, s'avance vers le flanc et paraît toujours située plus bas que le rein, lorsqu'il est dans sa position normale. Elle descend plus ou moins, suivant son développement, en restant toujours assez profonde et sans se mettre franchement en contact avec la paroi abdominale, dont elle est toujours séparée en avant par des anses intestinales. Parfois cependant, lorsque le volume de la tumeur est considérable, ce contact tend à s'établir ou s'établit d'une façon nette à la *partie latérale*.

On fait encore remarquer que la tumeur de la pyonéphrose droite pointe plus franchement vers la profondeur de l'abdomen en se rapprochant de la ligne médiane, tandis que celle de la pyonéphrose gauche a plus de tendance à gagner la fosse iliaque interne. Cette différence est due à la présence du foie à droite.

Dans quelques cas, on peut reconnaître également la *tuméfaction de l'uretère* et surtout les noyaux d'induration qui s'y trouvent parfois accolés, de distance en distance. On en a rencontré qui avaient le volume d'un petit œuf. Je reviendrai sur ces faits à propos du diagnostic.

Quels sont les *symptômes généraux* que présentent les malades atteints d'urétéro-pyélo-néphrite suppurée chronique? Dans la forme calculeuse, on voit apparaître, dit M. Le Dentu, en même temps que les signes locaux de rétention, « les accidents généraux qui dénotent la suppu-« ration, petits frissons irréguliers, fièvre souvent à forme

« intermittente ou rémittente avec exacerbations vespé-
« rales ; anorexie, quelquefois vomissements, diarrhée.
« Si cette période de rétention se prolonge, l'affaiblisse-
« ment, l'amaigrissement, l'altération des traits, la teinte
« blafarde, terreuse des téguments, révèlent l'état de ca-
« chexie qu'entraîne la résorption purulente et l'insuffi-
« sance de la dépuration urinaire. »

Je reviendrai tout à l'heure sur ces différents symptômes en étudiant la marche de l'urétéro-pyélo-néphrite
chronique.

En dehors de la forme calculeuse, il n'est point rare de
voir les malades conserver, pendant un an, deux ans, un
état général bon, altéré seulement de temps à autre par
des poussées de néphrite aiguë descendante dues aux diverses causes que je vous ai indiquées. Mais le plus souvent, les symptômes généraux, tout en s'établissant d'une
façon progressive, arrivent assez rapidement à être très
accusés. « Pâles, la peau souvent jaune, terreuse et sèche,
nos malades perdent rapidement leurs forces et sont bientôt confinés au lit. Les fonctions digestives sont profondément troublées. L'appétit manque complétement ; c'est
souvent même une vraie répugnance pour les aliments.
Les seuls aliments liquides leur agréent et encore la digestion en est-elle souvent difficile. Des renvois, de la
pesanteur gastrique et des étouffements suivent aussitôt
la moindre tentative d'alimentation plus solide. La soif au
contraire est vive. La langue, plutôt blanche et sale, rou-
git, se sèche et se colle quand se produisent les exacerbations fébriles, vraies poussées de néphrite le plus ordinairement. En effet, la fièvre n'est pas constante. Il y a de
longues périodes d'apyrexie, surtout quand on laisse l'affection à sa marche naturelle. Puis, ce sont des poussées
fébriles irrégulières dont la cause est toujours facile à
trouver. Une rétention passagère du pus au rein, le plus
léger traumatisme chirurgical de l'urèthre déterminent

un frisson et un violent accès fébrile. A la fin, et en dehors de ces complications fébriles, la température monte parfois le soir à 38, 38,5. C'est une fébricule vespérale irrégulière. »

Voilà comment s'exprime un auteur qui croit ne décrire que l'urétéro-pyélite. Eh bien, ajoutez à ce qui précède les remarques que j'ai faites en étudiant le symptôme douleur et vous aurez une assez bonne description des symptômes généraux que présentent les malades atteints d'urétéro-pyélo-néphrite, surtout lorsqu'on produit chez eux de temps à autre un traumatisme quelconque, au niveau de l'urèthre ou de la vessie, sans prendre les précautions antiseptiques nécessaires.

Tels sont les symptômes de l'urétéro-pyélo-néphrite. Passons maintenant à l'étude de la marche que suit cette affection.

Marche — Durée — Terminaison — Pronostic. — La forme *catarrhale* et la forme *pseudo-membraneuse* ont en général une évolution rapide. Elles sont presque toujours dues, vous vous le rappelez, à une cause passagère, telle que l'abus des balsamiques, l'absorption de la cantharidine, etc... Leur durée ne dépasse pas quelques jours.

Quant à la forme *purulente aiguë*, la maladie dont elle est la conséquence est souvent grave par elle-même; aussi la vie est-elle compromise en peu de jours dans ces états infectieux.

Dans l'urétéro-pyélo-néphrite calculeuse chronique, je vous ai dit qu'il y a souvent des accidents de rétention et des accès fébriles intermittents, surtout marqués le soir. Je vous ai dit aussi que l'hématurie est fréquente dans cette forme de l'affection. Eh bien il me paraît y avoir une relation étroite entre l'hématurie et ces accès fébriles intermittents. La présence du sang dans l'urine indique qu'il existe un traumatisme au niveau de la muqueuse du bassinet. Or, ce traumatisme, produit par le calcul, si léger qu'il soit, permet la pénétration dans le torrent circulatoire des bactéries septiques contenues dans l'urine du bassinet, d'où l'apparition des accès fébriles, qui ne sont que la conséquence de l'infection de l'organisme.

La rétention du pus dans le bassinet favorise également cette infection. L'urétéro-pyélo-néphrite calculeuse est donc une forme grave. Du reste, comme l'une des causes du mal persiste, il arrive presque toujours un moment, comme le font remarquer les auteurs, où l'intervention opératoire s'impose.

Dans les autres formes d'urétéro-pyélo-néphrite ascendante, la marche varie suivant plusieurs circonstances, qui ont également une influence incontestable sur la forme calculeuse. Ainsi la marche varie suivant que l'affection est plus ou moins limitée à un seul côté, suivant l'absence ou la production à des degrés divers des rétrécissements urétéraux dont je vous ai parlé en vous décrivant l'anatomie pathologique, suivant l'état antérieur des voies urinaires et enfin suivant le traitement.

Lorsque la cystite, point de départ de l'affection, est légère et soumise à un traitement rationnel, que l'urétéro-pyélo-néphrite est presque limitée à un seul côté, la guérison peut être obtenue, comme l'a constaté Rayer. La tumeur formée par le bassinet s'affaisse et les urines deviennent peu à peu normales. Les abcès du rein peuvent également guérir, ainsi que je vous l'ai dit en étudiant la néphrite.

Il n'est pas douteux qu'un grand nombre de rétrécis atteints d'urétéro-pyélo-néphrite guériraient s'ils étaient soumis à un traitement plus rationnel. Malheureusement, il arrive encore trop souvent aujourd'hui que le traitement dirigé contre le rétrécissement ne fait que hâter la terminaison fatale. Il en est ainsi parce qu'on ne prend pas des précautions antiseptiques suffisantes, et que l'on a recours à des opérations graves, tout à fait inutiles dans l'immense majorité des cas, l'uréthrotomie interne, par exemple. Lisez les observations recueillies par M. Guyon et publiées par ses élèves, vous constaterez le fait que je vous signale.

Lorsque les lésions sont très accusées des deux côtés, ce qui est fréquent, l'affection est incurable, disent les auteurs : c'est cette forme d'urétéro-pyélo-néphrite qui tue la plupart des vieux urinaires. Les symptômes de l'affection sont au complet dans ces cas; mais il y a peu de rétention purulente rénale. La tumeur formée par le bassinet est petite, difficile à percevoir. Elle manque même souvent. Quand elle existe, elle est plus accusée d'un côté. Néanmoins, on ne trouve presque jamais la tumeur rénale, signe de la pyonéphrose.

Dans cette forme, il y a parfois une période fort longue de tolérance de l'organisme. Certains malades vivent des années avec une énorme quantité de pus dans l'urine, jusqu'à ce qu'un accident fortuit ou chirurgical, fait-on remarquer, vienne donner une impulsion rapidement fatale à la marche de la maladie. Un cathétérisme, une dilatation, une uréthrotomie absolument commandés par la nécessité, disent les auteurs, sont la cause de la mort. Et l'on cite à ce propos des faits comme celui-ci, par exemple, qui a été recueilli dans le service de M. Guyon, à l'hôpital Necker :

« Ma....... 65 ans, vient à la consultation externe le « 29 mai 1885.

« Il a eu une blennorrhagie à 24 ans, légère avec une « goutte persistante pendant quelques mois. Le début des « troubles urinaires remonte à six ou huit mois : à plu- « sieurs reprises, sans cause, grandes difficultés à uriner.

« Troubles prostatiques bien nets. Mictions fréquentes « le jour, toutes les deux heures; la nuit plus souvent : il « perd même ses urines sans s'en apercevoir. Les urines « sont très claires, dit-il.

« La vessie est distendue, dépasse l'ombilic. La prostate
« paraît très volumineuse au toucher rectal; l'explorateur
« à boule n° 20 montre que le canal est libre.

« Le malade refuse de rester à l'hôpital.

« On commence malgré cela l'évacuation méthodique et
« antiseptique de la vessie ; on enlève 200 grammes
« d'urine pour injecter 60 grammes d'acide borique. Le
« malade est mis au repos. Les urines enlevées sont très
« pâles, un peu albumineuses, il a d'ailleurs les chevilles
« enflées. Malgré son état de bonne santé apparente, nous
« le jugeons dans une situation très grave : on lui recom-
« mande de ne pas quitter la chambre, de se mettre au
« régime du lait et de revenir exactement tous les jours.

« Il passe deux jours sans venir et nous arrive bien plus
« souffrant. Les mictions ont augmenté de fréquence, et
« sont plus douloureuses. Il entre alors le 1er juin.

« On continue l'évacuation avec les mêmes précautions;
« jamais d'ailleurs on n'a eu aucune difficulté de cathété-
« risme. Malgré cela l'état général s'altère rapidement :
« le soir il a 38° 5 : la langue se sèche; les urines devien-
« nent un peu troubles. Le 3 au soir 38° 5; langue rouge,
« quelques petits frissons. Le 4 au matin coma complet,
« râle trachéal : mort à 11 heures du matin.

« AUTOPSIE. — L'urèthre est libre; la prostate fort peu
« hypertrophiée du côté de l'urèthre. La vessie est énorme,
« très distendue, sans traces de cystite récente, d'aspect
« un peu réticulé à sa face interne, avec les embouchures
« des uretères normales ou très peu dilatées.

« Les uretères sont très dilatés d'une manière irrégu-
« lière, moniliforme, accompagnés par des *filaments cel-*
« *luleux tendus* plus courts que le canal sinueux. Des deux
« côtés il existe un *aspect spiroïde très net* avec coudure
« et *rétrécissement très notable* à l'union des bassinets et
« des uretères. A gauche, la partie moyenne du canal di-
« latée est rectiligne. Dans les 4 derniers centimètres

« avant la vessie, plusieurs plis ou épaississements de la
« paroi sensibles au doigt à l'extérieur du canal. A droite
« les lésions sont moins marquées surtout à la partie infé-
« rieure; il y a un repli légèrement saillant rétrécissant
« un peu la partie moyenne du canal.

« Le rein gauche est volumineux, lobé. Il y a dilatation
« extrême des calices et du bassinet ne laissant plus
« qu'une enveloppe épaisse à peine de 1 ou 2 centimètres
« aux deux extrémités, bien moins épaisse au sommet des
« bosselures. Il y a en somme une grande poche principale
« communiquant avec des logettes secondaires.

« De tout ce côté et dans la vessie urine trouble légè-
« rement.

« A droite le rein est plus volumineux; il y a plus de
« substance corticale conservée, mais fibreuse et dure.

« Le bassinet est très dilaté.

« La muqueuse présente des ecchymoses récentes très
« prononcées. Il est rempli d'urine très sanguinolente. »

Vous remarquerez tout d'abord, Messieurs, qu'il y avait
peu de suppuration chez ce malade. L'exemple est donc assez mal choisi par l'élève de M. Guyon pour nous démontrer
que ce malheureux prostatique est mort d'urétéro-pyélo-
néphrite. Mais nous savons déjà, je vous l'ai assez répété
en étudiant le traitement de l'hypertrophie de la prostate,
que c'est ainsi que M. Guyon explique ses échecs chez les
urinaires. Les reins étaient trop malades, dit-il, une
simple congestion de ces organes a suffi pour amener la
terminaison fatale. Naturellement ses élèves répétent la
même chose. C'est si commode après tout. On se dit qu'on
n'a rien à se reprocher; la mort était fatale. Eh bien, non;
il faut que vous sachiez que c'est là une erreur absolue.
Ce prostatique — les symptômes et l'anatomie pathologique le prouvent — est mort comme le rétréci à qui
M. Guyon a fait l'uréthrotomie interne et dont je vous ai
parlé dans l'une des précédentes leçons : il a succombé

à l'infection ! Le rétréci, qui n'avait pas d'urétéro-pyélo-néphrite, est mort en *douze heures*; le prostatique, qui en avait, a succombé le *septième jour* seulement. Tout dépend donc de l'infection générale de l'organisme : ces deux exemples vous le prouvent assez clairement, il me semble.

Faut-il en conclure que l'on ne doit tenir aucun compte, au point de vue du pronostic chez les urinaires, de l'existence d'une urétéro-pyélo-néphrite plus ou moins accusée? Nullement. Il est évident qu'un malade dont les reins sont en grande partie détruits est dans des conditions bien moins bonnes que celui chez lequel ces organes sont sains. Pourtant il ne faut pas oublier que ces malades peuvent vivre encore assez longtemps avec de pareilles lésions et que l'on peut intervenir chez eux sans déterminer d'accidents pour parer aux dangers immédiats qui parfois les menacent. Je vous en ai cité déjà plusieurs exemples, surtout chez les prostatiques à la troisième période, et particulièrement chez ceux dont l'état général est grave et que M. Guyon considère comme voués à une mort certaine, si l'on intervient. Mais ces résultats ne peuvent être obtenus qu'à la condition expresse de faire une antisepsie rigoureuse et de prendre toutes les précautions que je vous ai indiquées. M. Guyon et ses élèves parlent beaucoup d'asepsie et d'antisepsie, il est vrai : cela ne suffit pas. Il faut voir ce qu'ils entendent par là. Or, chez le prostatique dont je viens de vous rappeler l'observation, quelles précautions antiseptiques a-t-on prises? D'abord, on n'a pas fait l'antisepsie de l'urèthre. Pour la vessie, on a enlevé le premier jour 200 grammes d'urine, puis on a injecté dans ce réservoir *60 grammes d'eau boriquée !* Et la vessie dépassait l'ombilic! C'est tout simplement ridicule.

Revenons au pronostic de l'urétéro-pyélo-néphrite. La forme que nous étudions est incontestablement grave, je vous le répète, mais elle l'est moins que ne le disent les auteurs; de plus elle n'explique point la mort rapide qui survient parfois après une intervention chirurgicale chez les malades qui en sont atteints. La pathogénie de ces accidents mortels est celle que je vous ai indiquée : ces malades meurent par infection de l'organisme, parce qu'on n'a pas pris des précautions antiseptiques suffisantes.

Cette forme bilatérale d'urétéro-pyélo-néphrite est-elle incurable même, comme le disent les auteurs? Ne peut-on pas faire disparaître la suppuration dans ces cas? C'est une question que nous examinerons en étudiant le traitement de cette affection.

Voyons maintenant quelle est la marche de l'urétéro-pyélo-néphrite dans les cas de *pyonéphrose*. Ici l'affection est presque limitée exclusivement à un seul côté. Il existe ordinairement une oblitération incomplète et parfois complète de l'uretère. Le début des accidents est classique; plus tard apparaît la tumeur rénale, qui présente souvent les intermittences que je vous ai indiquées avec leurs symptômes habituels. Le volume de cette tumeur est variable; je vous ai déjà dit qu'il peut devenir considérable.

La pyonéphrose est-elle spontanément curable? Les auteurs l'affirment. On aurait même constaté la guérison dans la forme calculeuse. En général, il y a oblitération de l'uretère. Dans ces cas de guérison, il se produit une transformation fibro-lipomateuse du tissu périurétéral, périrénal et du tissu cellulaire intra-rénal, d'où résultent une oblitération des cavités purulentes et l'atrophie du rein.

La guérison est beaucoup plus fréquente après l'évacuation spontanée ou chirurgicale du pus contenu dans le bassinet. L'ouverture dans le tissu cellulaire périrénal est la plus fréquente des ouvertures spontanées, suivant certains auteurs. Une périnéphrite suppurée en est la conséquence. Ce serait le mode d'évacuation le plus heureux. « La solution spontanée la plus heureuse, dit M. Le Dentu, est la marche de l'abcès vers les téguments de la région lombaire ou du flanc. En ce cas il se peut que le pus se déverse d'abord dans le tissu adipo-cellulaire de la fosse lombaire, mais plus fréquemment peut-être qu'on ne l'a dit jusqu'ici, c'est la paroi rénale elle-même qui vient se mettre en contact avec la peau, après avoir refoulé les muscles et les aponévroses. Au point de vue du pronostic, la première solution me semble préférable, parce que les accidents se déroulent plus vite et obligent à une intervention plus hâtive, tandis que, dans la seconde, la désorganisation du rein est arrivée à un degré tel que la formation d'une fistule est fort à craindre après l'incision. C'est qu'on n'incise généralement la pyonéphrose que lorsqu'elle a atteint des dimensions énormes. Le jour où la hardiesse dans la chirurgie des abcès du rein aura gagné, non seulement les chirurgiens, mais ceux des médecins qui considèrent encore cet organe comme étant de leur domaine, la guérison s'obtiendra bien plus sûrement et plus rapidement. »

L'ouverture dans le côlon ne serait point fort rare. Elle aurait lieu soit directement, après adhérence du rein à l'intestin, soit par l'intermédiaire d'une néphrite suppurée. La mort surviendrait presque toujours dans ce cas, après un temps variable, par septicémie et diarrhée chronique.

L'ouverture dans le duodenum, l'estomac, le péritoine, la plèvre, le poumon, est rare. La mort en est à peu près toujours la conséquence. Il y a cependant quelques faits de guérison, dans la forme non calculeuse, après l'ouverture dans les bronches.

L'intervention opératoire pourrait prévenir ces modes fâcheux d'évacuation du pus contenu dans le bassinet.

La durée de l'affection dans cette dernière forme d'urétéro-pyélo-néphrite peut être longue. Ce n'est quelquefois, disent les auteurs, que 5, 10, 15 ans après le début de

l'inflammation ascendante, que la pyonéphrose est constituée. Or, l'affection a encore une évolution assez longue
parfois après l'apparition de la tumeur rénale.

Telles sont, Messieurs, les différentes particularités
qu'offrent la marche, la durée, la terminaison, le pronostic
de l'urétéro-pyélo-néphrite dans les diverses formes que
peut présenter cette affection.

QUARANTE-CINQUIÈME LEÇON

DIAGNOSTIC DE L'URÉTÉRO-PYÉLO-NÉPHRITE

Messieurs,

L'urétéro-pyélo-néphrite est une affection qui doit souvent être cherchée pour être reconnue. Son invasion, vous ai-je dit, est fréquemment insidieuse et latente. Un élève de M. Guyon fait à ce sujet les remarques suivantes. « Rayer avait déjà parlé de ces pyélites latentes des uri-« naires, et rapporté un cas « où la mort rapide suivit de « bien près une intervention inconsidérée ». Méconnaître « l'affection chez ces malades par défaut d'examen est, en « effet, chose grave. Combien ont regretté d'avoir oublié « d'examiner suffisamment un rétréci, un calculeux, un « prostatique surtout ; d'interroger ses antécédents, de « s'assurer à plusieurs reprises de l'état de ses urines, de « palper ses reins avant de toucher à son urèthre ou à sa « vessie. Les accidents dont parle Rayer ne sont pas rares « et nous y avons insisté à l'étude symptomatique.

« Se méfier de l'uretère et du rein est donc une règle « de première prudence chez tout urinaire ancien. Chez « ces malades, quand la santé générale s'altère, quand « s'installe la polyurie trouble, il faut redoubler d'atten-« tion ; ce sont malades dangereux à toucher, et on ne-doit « le faire que bien prévenu.

« Il est d'ailleurs, même chez les urinaires, des écueils « où se heurte le diagnostic. Chez ces sujets où tout

« l'appareil est pris depuis la vessie jusqu'au rein, où la
« lésion d'une seule partie de cet appareil retentit sur
« le fonctionnement des autres jusqu'à faire croire à leur
« atteinte, le siège et le maximum des lésions ne sont pas
« toujours faciles à fixer.

« La plus facile de ces erreurs, la plus répandue, c'est
« la confusion entre l'urétéro-pyélite ascendante et la
« simple cystite chronique. Mais, nous nous hâtons de le
« dire, elle n'est possible que pour ceux qui ignorent abso-
« lument la pathologie urinaire : ce n'est pas à dire qu'elle
« soit rare, et combien de fois avons-nous vu des pyéli-
« tiques avérés traités pour un rétrécissement uréthral
« compliqué de « catarrhe de la vessie ». C'est sur le
« compte de ce catarrhe de la vessie, si usuel dans la pra-
« tique courante, et qui devrait disparaître du langage
« médical sérieux, tant il abrite d'erreurs, que beaucoup
« de praticiens placent l'énorme pyurie des pyélitiques :
« beaucoup de vieillards meurent avec le diagnostic et
« aussi le traitement de ce catarrhe. Or, on ne meurt pas
« de cystite chronique ; mais de l'urétéro-pyélite ascen-
« dante qui la complique. »

Il y a dans ce passage, Messieurs, des choses justes et
d'autres qui sont inexactes. Je vous ai montré dans la
dernière leçon que les urinaires ne meurent pas plus, en
général, d'urétéro-pyélo-néphrite que de cystite : ils meurent surtout d'infection ; voilà ce qu'il faut bien retenir.
Il est aussi dangereux d'intervenir sans prendre de précautions antiseptiques chez un malade atteint de cystite
que chez celui qui est atteint à la fois de cystite et d'urétéro-pyélo-néphrite. Rappelez-vous que le rétréci opéré
par M. Guyon n'avait que de la cystite et qu'il est mort en
douze heures. Le prostatique soigné à Necker et dont je
vous ai cité l'observation dans la dernière leçon, avait au
contraire de la cystite et de l'urétéro-pyélo-néphrite : or,
il n'est mort que le *septième jour*.

Faut-il conclure de ces faits que le diagnostic de l'urétéro-pyélo-néphrite ne présente aucun intérêt au point de
vue pratique? Nullement. Il offre au contraire une très
grande importance au point de vue thérapeutique. Voici
comment : lorsqu'on touche à l'urèthre ou à la vessie d'un
malade atteint de cystite, on ne doit pas se contenter, vous
ai-je dit, de faire une antisepsie directe et rigoureuse de
ces organes au moment seulement de cette intervention :
on doit la répéter encore dans les 24 heures. S'il existe en
même temps de l'urétéro-pyélo-néphrite, vous comprenez
que cette précaution est encore bien plus urgente. N'oubliez pas que l'urine sécrétée par les reins s'écoule constamment goutte à goutte dans la vessie. Or, cette urine
est septique dans l'urétéro-pyélo-néphrite. Elle vient donc
infecter la vessie immédiatement après votre intervention. Quant à l'urèthre, il est infecté dès la première miction. Pour éviter cette infection rapide, vous savez que
j'ai toujours soin de laisser dans la vessie, après en avoir
fait l'antisepsie, une certaine quantité d'eau boriquée. Il
vous faut donc répéter ces précautions antiseptiques plusieurs fois dans les 24 heures lorsqu'il existe de l'urétéro-
pyélo-néphrite.

Mais, direz-vous, il serait bien plus simple de recourir
dans ces cas à l'antisepsie indirecte, c'est-à-dire de faire
absorber aux malades de l'acide borique, du borax, du
salol, etc... C'est la remarque que vous avez entendu faire
la semaine dernière par l'un des distingués confrères
étrangers qui me faisaient l'honneur d'assister à ma clinique. Si cette antisepsie indirecte était possible, il n'est
pas douteux qu'elle présenterait ici de grands avantages.
Malheureusement l'antisepsie des voies urinaires par le
traitement médical n'existe pas. Rappelez-vous ce que
je vous ai dit à ce sujet en vous décrivant le traitement
des rétrécissements de l'urèthre et celui de la cystite.
Deux malades qui avaient subi l'uréthrotomie interne

dans un hôpital de Paris avaient succombé malgré l'emploi de cette antisepsie indirecte : on leur avait donné cependant le borax à très haute dose. Il est vrai qu'on n'avait pas eu recours à l'antisepsie directe.

On sait aujourd'hui que le salol n'est pas plus efficace. Enfin, je vous répète que l'estomac tolère mal toutes ces substances employées à doses suffisantes pour pouvoir même servir d'adjuvants. Ces jours derniers encore, vous avez vu à ma clinique un jeune homme atteint de blennorrhagie à qui l'on avait prescrit dans un hôpital le salol à dose ordinaire. Il n'en voulait plus entendre parler. Son estomac, nous disait-il, ne pouvait plus le supporter. Et pourtant il ne faisait usage de ce médicament que depuis quelques jours seulement. Eh bien, s'il en est ainsi chez des jeunes gens, voyez un peu ce que doit produire cette médication quand vous la prescrivez à un urinaire qui a de l'urétéro-pyélo-néphrite. Vous savez dans quel état déplorable est habituellement l'appareil digestif chez ces derniers malades. Je vous l'ai fait remarquer dans la précédente leçon.

J'ai déjà insisté sur ces faits en étudiant le traitement de la cystite, mais il était bon de vous les rappeler aujourd'hui à propos du diagnostic de l'urétéro-pyélo-néphrite. Vous voyez que l'antisepsie directe peut seule préserver des dangers qui les menacent les urinaires atteints de cette affection. Vous voyez également qu'il faut éviter les grands traumatismes chez les malades dont la partie supérieure des voies urinaires est enflammée. Or, vous savez combien sont puissants aujourd'hui les moyens simples que je vous ai décrits à propos du traitement des affections vésicales et uréthrales. Vous y aurez donc recours plus spécialement encore chez les urinaires atteints d'urétéro-pyélo-néphrite. Mais il me paraît inutile d'insister plus longtemps sur l'importance qu'offre le diagnostic de cette affection au point de vue thérapeutique. Voyons quelles sont les difficultés que présente ce diagnostic.

La *cystite* est l'affection que l'on confond le plus souvent avec l'urétéro-pyélo-néphrite. Le diagnostic est cependant facile dans la plupart des cas ; mais lorsqu'il existe de la polyurie trouble, ce qui arrive parfois chez les rétrécis, les difficultés sont bien plus grandes. On se basera, pour rejeter l'urétéro-pyélo-néphrite, sur la quantité ordinairement faible du pus contenu dans l'urine et sur la moins grande abondance de la polyurie que dans cette dernière affection.

L'intensité de la cystite peut également tromper dans certains cas. Il en est de même de la douleur, surtout chez les malades atteints de la lithiase urinaire. Mais, disent les auteurs, la pyurie, la douleur provoquée au niveau du rein et de l'uretère, la tuméfaction de ces organes, les troubles de la santé générale peuvent éveiller l'attention et leur ensemble fixe aisément le diagnostic. Il faut convenir cependant que l'urétéro-pyélo-néphrite peut être très difficile à reconnaître dans certains cas. Suivant M. Le Dentu, le diagnostic serait même « impossible, si « l'on ne trouvait dans l'urine des cellules épithéliales du « bassinet et des bouchons papillaires, et si le chiffre quo-« tidien de l'urée ne s'était abaissé dans de notables pro-« portions. »

Cet auteur insiste beaucoup sur la diminution du chiffre quotidien de l'urée. « Sans qu'on puisse toujours, dit-il, à un moment précis, dire que l'uretère, le bassinet et le rein sont atteints à leur tour, on en est généralement prévenu par les modifications d'aspect de l'urine, par son abondance, par l'abaissement de sa densité et de la quantité d'urée qu'elle renferme. Ce dernier caractère a une importance capitale. Quand la quantité éliminée en vingt-quatre heures descend de 15 à 10 grammes ou au-dessous, la situation est grave. L'urémie chronique qui en résulte doit fatalement aboutir à la mort au bout de quelques mois ou de quelques semaines. »

M. Thompson a fait remarquer que l'urétéro-pyélo-néphrite « peut exister, même à un degré avancé, avec ab-« sence complète de tout symptôme physique ou ration-« nel. »

- On doit toujours soupçonner l'urétéro-pyélo-néphrite chez les malades atteints de cystite ancienne, surtout lorsqu'ils présentent en même temps les symptômes de la lithiase urinaire.

Lorsque l'inflammation de la partie supérieure des voies urinaires s'accompagne de la formation d'une tumeur appréciable, d'autres difficultés se présentent dans le diagnostic de l'urétéro-pyélo-néphrite. Avant d'aborder l'étude de ces difficultés, voyons quels sont les différents modes d'exploration qui permettent de reconnaître une tuméfaction siégeant au niveau du bassinet, du rein ou de l'uretère.

L'exploration du rein est *médiate* ou *immédiate.* La première se fait à travers les téguments intacts à l'aide de l'examen visuel de la région rénale, de la percussion, de la palpation, du ballottement.

L'*examen visuel* peut rendre de véritables services, d'après M. Le Dentu, qui s'exprime de la façon suivante : « Quoi qu'en disent certains auteurs, les indications tirées de ce mode d'examen contribuent certainement à éclaircir le diagnostic. Il est cependant incontestable que les résultats de la percussion et de la palpation doivent être placés en première ligne, du moins lorsque les dimensions du rein sont notablement augmentées...................

« Pour bien se rendre compte des formes extérieures de ces régions, il faut placer le sujet à quatre pattes, les genoux et les coudes appuyés sur un lit ferme ou sur un canapé, le derrière tourné vers une fenêtre. L'observateur se place du côté de la tête, bien en face du jour.

« Chez les sujets maigres, une dépression marquée et brusque existe de chaque côté du bord externe de la masse musculaire sacro-lombaire. Chez les sujets d'un embonpoint moyen, cette dépression, bornée en haut par les deux dernières côtes, en bas par la crête iliaque, en dedans par le relief musculaire, est encore perceptible. Le développement exagéré du tissu adipeux l'efface entièrement chez les obèses. L'examen visuel n'a donc de valeur que dans les deux premières catégories de sujets...........

« L'exagération unilatérale de la dépression, sur un individu d'embonpoint moyen, indique l'absence congénitale, l'atrophie ou le déplacement de l'un des reins, mais ce signe a besoin d'être corroboré par quelque autre pour acquérir toute sa valeur. Isolé, il peut encore faire naître une sérieuse présomption, surtout si le sujet est du sexe masculin et si sa taille a pris d'un côté l'*aspect d'une taille de femme*.

« L'effacement de la dépression normale, sur un sujet maigre ou médiocrement gras, indique l'augmentation de volume du rein ou l'envahissement de la région périnéphrétique par une tumeur solide ou liquide. Si la région est bombée, la déformation a naturellement une signification beaucoup plus nette, mais il est bon de savoir qu'une augmentation de volume peu considérable du rein est suffisante pour occasionner une déformation appréciable. »

Je dois vous faire remarquer que la tumeur formée par le bassinet distendu est rarement perceptible à la région lombaire : elle n'y fait pas saillie. Dans les cas ordinaires, il existe à peine un léger effacement de la concavité lombaire. Je vous répète que la tumeur pyélitique est surtout une tumeur de l'abdomen.

Avant de vous parler des résultats fournis par la *percussion*, je dois vous rappeler que le rein sain dépasse à peine le bord externe du muscle carré des lombes, que du côté droit il est placé un peu plus bas qu'à gauche et appuyé immédiatement par son extrémité supérieure contre la facette moyenne ou externe de la face inférieure du foie.

Rappelez-vous aussi que la position exacte des reins présente une certaine variabilité. Ainsi, chez la plupart des sujets, l'extrémité supérieure des reins atteint le milieu du dixième espace intercostal, tandis que chez quelques-uns elle se trouve plus haut ou plus bas. M. Reliquet a fait remarquer cependant qu'en moyenne la moitié des reins seulement est cachée sous les deux dernières côtes : les cas où leur extrémité inférieure ne déborde pas, sont, dit-il, évidemment pathologiques.

La profondeur du rein et la présence de la masse sacrolombaire gênent considérablement la *percussion*, qui ne peut guère porter que sur une bande verticale du rein, haute de dix à douze centimètres, large d'un travers de doigt et débordant les muscles en dehors. « Étant donné, dit M. Le Dentu, que le bord de ces derniers est à six, sept ou huit centimètres des apophyses épineuses des vertèbres, on peut dire que la matité rénale s'arrête latéralement à sept, huit ou neuf centimètres de l'épine dorsale. Immédiatement en dehors commence la zone de sonorité facile à percevoir, due à la présence du côlon.

« Du côté de l'extrémité inférieure du rein, on retrouve cette même sonorité sur une hauteur d'environ deux travers de doigt au-dessus de la crête iliaque, immédiatement en dehors du relief sacro-lombaire. Cette étendue est en rapport avec celle de l'espace costo-iliaque; or, l'étendue de cet espace a été signalée pour sa variabilité par tous les observateurs. Si, à gauche, la matité correspondant à l'extrémité supérieure du rein est relativement facile à délimiter, il n'en est plus de même à droite, parce que la matité hépatique lui succède sans transition. »

Pansch a conclu de ses recherches qu'il existe une grande variabilité dans la situation des reins. Il croit néanmoins qu'en moyenne les extrémités inférieures des deux reins sont à 15 centimètres l'une de l'autre, tandis que les extrémités supérieures se rapprochent de la colonne vertébrale et sont à 1 centimètre de la face latérale des corps vertébraux. La distance de l'extrémité inférieure par rapport à la crête iliaque serait généralement de 4 à 5 centimètres. Exceptionnellement, elle peut aller jusqu'à 6 centimètres et plus.

Pansch accorde peu de confiance à la percussion. Zuelzer recommande de combiner la percussion avec l'auscultation de la paroi abdominale dans son voisinage. Il est certain que lorsque les reins sont peu augmentés de volume, la percussion n'offre qu'un élément de diagnostic de valeur médiocre. D'autre part, quand les dimensions de ces organes sont notablement augmentées, c'est la palpation qui fournit les indications les plus importantes. « La percussion, dit M. Le Dentu, reste cependant très utile pour déterminer les rapports de la tumeur avec les organes voisins. Elle permet de reconnaître le refoulement du diaphragme, le contact étendu du rein dégénéré avec le foie ou la rate, l'envahissement de la fosse iliaque et d'une partie de l'abdomen, la situation exacte du côlon ascendant ou descendant. Ce dernier caractère a, comme on le sait, une importance capitale au point de vue du diagnostic des tumeurs du rein. Celles-ci sont coiffées en avant par une région sonore à la percussion, région qui les sépare de la paroi abdominale. Ordinairement, cette sonorité est due à la présence du côlon ascendant ou descendant. Pour compléter le diagnostic par la percussion, on a employé souvent un moyen bien simple qui consiste à faire pénétrer par l'anus une quantité d'eau ou de gaz (air ou hydrogène) assez grande pour distendre le gros intestin. Un boudin se dessine alors à la face antérieure de la tumeur, en son milieu ou sur l'un de ses bords, et fixe l'observateur sur la position exacte du côlon, déjà reconnue d'une façon approximative. »

La *palpation* est le plus important des procédés d'exploration médiate du rein. Elle se fait par la région lombaire, par la région abdominale antérieure et mieux encore par l'emploi combiné du palper antérieur et postérieur, c'est-à-dire par le palper lombo-abdominal.

Le palper lombaire seul, à part les cas de complication périnéphrétique, donne peu de résultats dans l'urétéro-pyélo-néphrite au point de vue du volume que présentent le bassinet et le rein. Par contre, il fait très bien reconnaître la sensibilité de ces organes à la pression. En déprimant profondément du bout des doigts la région lombaire juste au-dessous de la dernière côte, on éveille presque toujours de la douleur chez les malades atteints d'urétéro-pyélo-néphrite, ainsi que je vous l'ai dit dans la dernière leçon.

Certains auteurs conseillent d'embrasser toute la région costo-iliaque avec une seule main. Le pouce est placé en avant et les quatre autres doigts sont engagés en arrière, jusqu'au bord externe de la masse musculaire sacro-lombaire. On arrive ainsi très bien, chez les sujets maigres ou d'un médiocre embonpoint, à rapprocher presque au contact la paroi abdominale antérieure et la paroi postérieure. La distance qui sépare les doigts opposés n'est guère supérieure, suivant les auteurs, à cinq, six ou sept centimètres.

La palpation de l'abdomen par la paroi antérieure donne des renseignements beaucoup plus précis que les procédés dont je viens de vous parler. C'est en avant, ne l'oubliez pas, que le rein, suivant la plupart des auteurs, vient faire saillie quand il atteint un volume notable. C'est au-dessous du rebord des fausses côtes, à mi-distance de la ligne médiane et du flanc qu'on doit le chercher, à droite comme à gauche. Ces remarques des auteurs sont vraies, surtout pour les tumeurs formées par le bassinet distendu.

Avant de recourir à ce mode d'exploration, M. Reliquet conseille d'obtenir la vacuité aussi grande que possible de l'estomac et de l'intestin. Certains auteurs font remar-

quer qu'il suffit en général d'opérer le matin, après avoir
débarrassé le gros intestin par un lavement. Peut-être,
ajoute-t-on, serait-il bon d'administrer d'avance un médicament qui absorbe les gaz intestinaux, la magnésie, par
exemple.

Il faut bien reconnaître que c'est l'embonpoint du sujet
qui gêne surtout dans cette exploration et qui la rend
même assez souvent impossible si le rein et le bassinet
ont presque leur volume normal.

Un certain nombre d'auteurs ont proposé également de
recourir au chloroforme pour faciliter l'exploration en faisant cesser les contractions des muscles abdominaux. Je
n'en vois guère l'utilité pour la plupart des cas d'urétéro-
pyélo-néphrite.

La palpation antérieure doit être d'abord superficielle,
douce. Elle sera faite toujours à plat, de toute la largeur
de la main. Il ne faut pas oublier que des anses intestinales, placées à la face antérieure de la tumeur, pourraient
faire croire à des bosselures, si l'on y prenait garde.

La comparaison entre le volume des deux reins est de
rigueur.

M. Guyon conseille de prendre les précautions suivantes : « Le malade, dit-il, devra respirer naturellement,
sans faire aucun effort, de manière à mettre dans un relâchement aussi complet que possible tous les muscles de
la paroi abdominale. Pour obtenir ce relâchement, on conseille ordinairement de mettre les jambes dans la flexion.
Je crois, pour ma part, cette attitude plus défavorable
qu'utile; la plupart des malades, pour se maintenir dans
cette position, contractent les muscles des membres inférieurs et synergiquement ceux du tronc. Vous laisserez
donc le malade couché sur le dos et les jambes étendues.
Alors, vous commencerez par déprimer avec l'une des
mains posée à plat et non du bout des doigts la paroi antérieure de l'abdomen, immédiatement au-dessous des

fausses côtes. Par une pression progressive, vous enfoncerez doucement et lentement cette main à la rencontre de la paroi postérieure. Pour pénétrer à une profondeur de plus en plus grande, vous aurez soin de profiter des expirations successives, en vous efforçant de conserver pendant chaque nouvelle inspiration le terrain précédemment conquis. Vous éviterez, pendant ces manœuvres, de porter la main en divers sens, sous prétexte de mieux explorer les profondeurs de la région. Cette espèce de massage ne manquerait pas de provoquer des contractions gênantes.

« Pendant que vous déprimez ainsi la paroi antérieure, vous devez simultanément, avec l'autre main, palper la paroi postérieure. Pour cela, vous glissez cette main sous le flanc du malade, au-dessous des fausses côtes, en choisissant l'intervalle compris entre leur bord inférieur et la crête iliaque. Malheureusement, cet espace ilio-costal est souvent si étroit en arrière, que la main ne peut y pénétrer à plat. Il faut la placer de champ ou n'utiliser qu'un ou deux doigts pour cette exploration. Les deux mains, ainsi disposées, iront à la rencontre l'une de l'autre en cherchant à saisir le rein d'avant en arrière. Ce procédé me paraît infiniment préférable à celui qui consiste à pratiquer l'exploration avec une seule main, placée à cheval sur le flanc, les doigts en arrière, le pouce en avant, ou inversement. Cette manœuvre, qui ne pourrait guère être utilisée que chez les sujets maigres ou les enfants, offre le grand inconvénient de provoquer le chatouillement et, par conséquent, les contractions.

« Vous ne manquerez pas d'utiliser en même temps les deux mains pour la recherche des tumeurs rénales. Mais je vous recommande très particulièrement la manœuvre suivante......... On pourrait la désigner sous le nom de *Recherche du ballottement rénal*. Les deux mains étant placées, au vis-à-vis de la région rénale, au lieu de cher-

cher à les faire marcher l'une vers l'autre de manière à
saisir ce qui serait interposé entre elles, on pratique avec
la main postérieure de très légères petites impulsions,
tandis que la main antérieure reste immobile et largement
appliquée à l'endroit voulu. On sent bientôt, s'il y a tumeur,
que les impulsions faites d'arrière en avant la déplacent.
La tumeur, ainsi soulevée, vient au contact de la main
antérieure qui perçoit une sensation très nette. On constate à la fois et la tumeur et son déplacement, ce qui empêche de douter de la nature de l'organe senti. En rapprochant les deux mains, on peut, en effet, interposer entre
elles les parois ou une portion quelconque du contenu de
l'abdomen. Au contraire, en imprimant les impulsions qui
déterminent la sensation du *ballottement* de la tumeur
transmise à la main antérieure, il ne saurait y avoir aucun
doute ....

« Il ne faut pas oublier que le rein gauche est plus élevé
que le droit. Aussi, à gauche, faut-il porter ses recherches
immédiatement au-dessous de la cage thoracique et même
pénétrer dans l'hypochondre.

« Les précédents moyens d'exploration resteraient
complétement négatifs si le rein offrait son volume normal.

« Si, au contraire, vous constatez que le flanc n'est pas
libre, vous pouvez être sûrs que l'augmentation de volume
de l'organe que vous soupçonnez est déjà considérable.
Cette recherche peut donc être fort délicate dans le cas
où le rein n'aurait encore que de faibles dimensions. Pour
courir moins de chances d'erreur, vous aurez soin d'explorer successivement chacune des deux régions, et si
vous constatez de l'une à l'autre une différence encore
très légère, il y aura lieu d'en tenir compte. »

La forme globuleuse que prend le rein dans la lithiase,
forme sur laquelle M. Guyon a insisté, facilite la perception
du ballottement. On peut l'obtenir dans ces cas, alors

même que le diamètre longitudinal du rein n'est pas augmenté.

L'*exploration immédiate* du rein et du bassinet consiste à sectionner tous les tissus qui recouvrent ces organes et à les palper directement. Cette exploration peut même être complétée par des ponctions ou des incisions faites dans le parenchyme rénal ou dans le bassinet, lorsqu'on soupçonne la présence d'un calcul dans ces organes. L'exploration immédiate ne me paraît indiquée que dans certains cas spéciaux d'urétéro-pyélo-néphrite calculeuse dont nous nous occuperons en étudiant le traitement de cette affection, ou encore dans les tumeurs du rein. Elle se pratique, soit par la méthode extra-péritonéale, soit par la méthode transpéritonéale. Dans le premier cas, les incisions se font comme pour la néphrectomie. On fait une large fenêtre au tissu adipeux périnéphrique et l'on met à nu la face postérieure du rein dans la plus grande hauteur possible. « Pour bien palper l'organe, dit M. Le Dentu, il est indispensable de le tenir entre l'index et le médius opposés au pouce. La dénudation de sa face antérieure est donc rigoureusement nécessaire. Elle seule permet de se rendre compte de la forme et de la consistance de son tissu. Elle seule permet de constater si le bassinet ou les calices sont occupés par des corps étrangers. Cette dénudation peut d'ailleurs se faire sans grands dégâts, si l'on a soin de suivre exactement la surface du rein; mais l'éviter avec soin comme dangereuse, selon le conseil de Von Bergmann, ce serait se placer dans des conditions défectueuses pour une exploration sérieuse. Le tissu graisseux se trouve ainsi repoussé, soulevé, mais n'est pas sérieusement froissé. Il peut donc contracter rapidement de nouvelles adhérences avec la capsule fibreuse.

« Il est malheureusement avéré que la palpation ne fournit que des notions incomplètes, lorsqu'il s'agit de reconnaître la présence d'un ou de plusieurs calculs dans le rein; mais si l'on veut s'assurer que c'est bien cet organe qui est le siège d'une tumeur soupçonnée ou nettement constatée par l'exploration médiate, l'examen direct éclaire immédiatement la situation ....

« . . . . . La recherche des calculs doit être complétée par des ponctions capillaires multiples, procédé préconisé par Simon et employé bien des fois depuis lors. Pour en tirer tout le parti possible, il faut procéder avec méthode. L'instrument le meilleur est une aiguille à acupuncture ayant pour manche un petit cylindre hexagonal de 3 à 4 millimètres de diamètre.

« Quand le rein n'est pas le siège d'une pyonéphrose, il est indispensable de le mettre d'abord à découvert. En cas de suppuration, une ponction faite à travers la peau intacte peut aussi révéler la présence des calculs. Un cas de Barker est démonstratif à cet égard.

« On doit faire d'abord une série de piqûres sur le bord convexe du rein mis à nu, à environ un centimètre ou un centimètre et demi de distance, en dirigeant la pointe de l'aiguille obliquement vers les calices et en l'enfonçant à 4 centimètres de profondeur. Si ces premières piqûres restent sans résultat, il faut en faire deux autres séries verticales sur la face postérieure du rein espacées à peu près comme les premières, dans la même direction, mais en enfonçant l'aiguille de moins en moins, à mesure qu'on approche du bassinet. L'exploration de ce dernier ne doit se faire qu'après qu'on s'est assuré de la situation exacte de l'artère et de la veine rénales.

« Faut-il s'en tenir là, en cas de résultat négatif, ou pousser encore plus loin les recherches ? . . . . Je suivrais peut-être l'exemple donné par Morris, Bruce Clarke, Belfield, Lloyd, les deux premiers théoriquement, les deux derniers après application de leurs idées sur le vivant. . . . . . .

« Je pense pour mon compte qu'il est préférable, si l'on a des raisons suffisantes pour poursuivre les recherches au-delà des ponctions exploratrices, d'inciser la substance rénale elle-même en regard des points où l'on aurait aperçu de légères bosselures, indice d'un commencement de dilatation d'un ou de plusieurs calices, et constaté une résistance sous-jacente à la palpation. On se bornerait d'abord à des ponctions avec le bistouri, quitte à agrandir le passage de l'instrument pour l'extraction du calcul.... rencontré par la pointe.

« Autant que possible c'est le bord convexe du rein qu'il faut choisir pour faire ces ponctions ou ces incisions, car c'est là que les vaisseaux sont le moins volumineux. L'avantage principal de l'incision du parenchyme lui-même consiste en ce qu'il est beaucoup plus facile à suturer que les parois du bassinet et que quelques fils bien placés simplifieraient singulièrement les suites de l'exploration, en empêchant tout écoulement d'urine........

« Je conclurais donc volontiers en disant que, si j'avais de bonnes raisons pour pousser mon exploration aussi loin que possible, je n'hésiterais pas à fendre le rein sur une certaine longueur de son bord convexe et à faire pénétrer un instrument ou mon doigt dans les calices entr'ouverts. En cas de résultat négatif le dommage ne serait pas bien grand. Des sutures bien faites arrêtent immédiatement l'écoulement du sang. Celui qui s'écoule par la vessie pendant les deux ou trois jours suivants n'est pas de provenance récente ; c'est celui qui a pénétré dans ce réservoir ou dans l'uretère, ou a rempli le bassinet pendant l'opération. Cependant une exploration aussi sérieuse doit être réservée aux sujets encore jeunes, dont l'état général n'est pas mauvais, dont l'autre rein ne paraît pas malade, dont surtout l'urine contient un chiffre d'urée voisin de la moyenne. »

L'*exploration transpéritonéale* consiste à ouvrir le ventre sur la ligne médiane et à aller palper avec la main la face antérieure des deux reins, recouverte par le feuillet pariétal du péritoine. Elle a pour but de déterminer d'une façon précise l'état d'un rein que l'on suppose malade, ou de son congénère, si l'on se propose d'enlever le premier.

Voici les conclusions formulées par M. Le Dentu au sujet de ce mode d'exploration comparé au précédent :

« Mes conclusions seront donc les suivantes :

« 1° S'appliquer, par l'analyse minutieuse des symptômes
« et par l'application attentive des procédés d'exploration
« médiate, à rendre l'exploration immédiate inutile.

« 2° Donner la préférence à là méthode extra-péritonéale,
« non pas tant parce qu'elle est certainement plus inoffen-
« sive, que parce qu'elle est plus sûre.

« 3° Ne jamais négliger, dans le cours d'une néphrecto-
« mie transpéritonéale, d'explorer les deux reins avant de
« procéder à l'extirpation du rein présumé malade. »

Telles sont les principales particularités que présente l'exploration du rein et du bassinet non seulement dans l'urétéro-pyélo-néphrite, mais encore dans les autres affections chirurgicales de ces organes. J'ai pensé qu'il était bon de ne pas scinder cette étude. Voilà pourquoi j'ai profité de l'occasion qui m'était offerte aujourd'hui pour vous décrire cette exploration aussi complétement que me le permettent les limites que je me suis tracées dans ce cours.

Occupons-nous maintenant de l'*exploration des uretères*. On peut atteindre médiatement ces conduits soit à travers les viscères abdominaux en refoulant la paroi du ventre, soit par le vagin ou le rectum.

Le D{sup}r Tourneur a montré que l'orifice supérieur de l'uretère se trouve chez l'adulte à six centimètres au-dessous du rebord des fausses côtes, sur le trajet d'une ligne parallèle à l'axe du corps et rencontrant en bas l'arcade crurale à la jonction de ses deux tiers externes avec son tiers interne. Quant à l'extrémité inférieure de la portion abdominale de ce conduit, il serait facile, suivant le même auteur, d'en préciser le siège. Il suffit de réunir les deux épines iliaques antérieures et supérieures par une ligne transversale et de partager cette ligne en trois tronçons. L'extrémité inférieure de la portion abdominale de l'uretère est située à la limite de chacun des tiers externes avec le médian.

Dans la pratique, dit M. Le Dentu, tous ces procédés perdent beaucoup de leur valeur. « On n'arrive facilement sur l'uretère qu'à la condition d'éviter le muscle grand droit de l'abdomen. La seule manière est d'en contourner le bord externe et de refouler la paroi abdominale obliquement en dedans, au moyen des doigts des deux mains juxtaposés suivant une ligne verticale. Ce refoulement doit se faire lentement ; sans quoi on provoquerait infailliblement la contraction des trois muscles larges, surtout chez les sujets chatouilleux. Il va de soi qu'on se sera arrangé pour les relâcher le mieux possible par une attitude convenable déjà indiquée à l'occasion de l'exploration des reins.

« L'exploration ne doit pas se faire tout-à-fait de même à droite et à gauche. A droite, il faut que les doigts s'insinuent entre le cœcum et l'intestin grêle soutenu par le le mésentère ; à gauche, ils laisseront l'S iliaque en dehors et refouleront l'intestin grêle vers le mésentère, par conséquent en dedans, ce qui est plus aisé qu'à droite. Le mieux est de chercher d'abord l'uretère là où il est le plus accessible, parce qu'il est en contact avec un plan résistant. Ce point est l'extrémité inférieure de la portion abdominale, là où elle est en rapport direct avec le détroit supérieur et l'articulation sacro-iliaque. On se rappellera qu'elle est à peu près exactement sur la ligne horizontale réunissant les deux épines iliaques et à 4 centimètres et demi en dehors de l'axe vertical du corps. Une fois l'uretère trouvé, on le suivra par en haut en se rapprochant faiblement des corps vertébraux et en remontant jusqu'à 10 ou 12 centimètres.

« Quelque soin que l'on mette à cette recherche, quand l'uretère est sain, on ne peut se flatter de le sentir distinctement. Il ne commence à être reconnaissable que lorsqu'il offre une intumescence déjà très caractérisée, et alors il faut s'attacher à suivre le plus haut possible ce cordon qui donne aux doigts une sensation de résistance toute spéciale, qu'on ne retrouve ni dans les plexus vasculaires, ni dans les anses intestinales. Quand il offre des nodosités grosses comme de petites noix (obs. X de la thèse de Tourneur), qu'il a les dimensions du pouce ou de l'index, il est impossible de ne pas arriver à l'isoler nettement des organes voisins. La difficulté est plus grande, lorsque son volume ne dépasse pas celui d'une plume d'oie ; mais alors sa rigidité, sa résistance empêchent de le confondre avec les plexus vasculaires, qui sont d'une grande souplesse, ou avec une anse intestinale vide de gaz et rétractée en un petit cordon de quelque dureté. On peut cependant s'y tromper facilement, lorsque l'uretère est dilaté, tortueux et flasque, tandis que l'erreur est bien difficile, s'il est tuméfié, induré et rectiligne, ainsi qu'il arrive dans l'urétéro-périurétérite. »

En dehors d'une tuméfaction perceptible, on trouve habituellement sur le trajet de l'uretère, dans l'urétéro-pyélonéphrite, une sensibilité vive et même parfois une véritable douleur.

Suivant M. Le Dentu, presque toute la portion de l'uretère étendue depuis le détroit supérieur jusqu'à la vessie est inaccessible au doigt. Chez la femme, on peut sentir ce conduit au moment où il va pénétrer dans la paroi vésicale. Chez l'homme, cette partie même serait peu accessible au doigt par le toucher rectal. Cependant M. le professeur Le Fort a constaté dans un cas d'urétéro-pyélo-néphrite gauche, à l'aide du toucher rectal, un empâtement douloureux au-dessus de la prostate et au niveau de la vésicule séminale.

Le palper digital par le vagin a donné d'excellents résultats à plusieurs chirurgiens, surtout à Sænger de Leipsik. L'uretère est facile à sentir par le vagin quand on a introduit dans le conduit excréteur du rein le cathéter de Pawlick. Mais on peut même, suivant Sænger, sentir ce conduit sans y introduire de sonde et à l'état normal, au moins chez certains sujets. L'uretère serait accessible au doigt dans sa portion pelvienne sur une longueur de 6 à 7 centimètres, depuis la base des ligaments larges jusqu'à son embouchure vésicale. Pour le sentir, on a conseillé d'introduire le doigt dans le vagin et de rechercher d'abord l'orifice vésical de l'urèthre, puis de reconnaître le fond du cul-de-sac antérieur, situé à 2 ou 3 centimètres plus loin. Entre ces deux points, en dirigeant le doigt vers l'angle antéro-latéral du vagin, on rencontre l'uretère sous la forme d'un cordon qui se dirige vers le ligament large; ce cordon est plus ou moins volumineux et tendu, et peut être déplacé dans de certaines limites. Il ne saurait être confondu avec une artère, mais un cordon cicatriciel pourrait faire commettre une erreur. Cette palpation est faite à droite avec la main droite; à gauche, avec la main gauche.

M. Le Dentu rappelle à ce sujet les particularités anatomiques suivantes. « Le tiers supérieur de la paroi vaginale antérieure peut être comparé, dit-il, à un trapèze dont la petite base correspond au muscle interuretérique, la grande base au cul-de-sac utéro-vaginal, et dont les deux côtés, formés par les uretères, divergent d'avant en arrière et de dedans en dehors. A partir de l'extrémité antérieure de ces conduits le doigt peut les suivre jusqu'à plusieurs centimètres en dehors et un peu en arrière du museau de tanche. »

Chez la femme enceinte, cette palpation est rendue beaucoup plus facile, comme le font remarquer les auteurs, par l'hypertrophie physiologique de l'uretère et par la présence de la tête fœtale, qui forme en arrière de lui un plan résistant sur lequel on peut le faire glisser.

La plupart des auteurs reconnaissent qu'il est souvent possible de sentir par le toucher vaginal l'uretère enflammé ou occupé par un calcul, mais ils doutent que l'uretère sain soit aussi fréquemment reconnu par ce mode d'exploration.

Jusqu'à présent, l'*exploration immédiate* de l'uretère, après avoir mis ce conduit à nu, n'a été faite que dans le but d'en pratiquer le cathétérisme. Cependant il serait logique, dit M. Le Dentu, d'aller s'assurer, dans certains cas douteux, de la cause d'un état pathologique de l'uretère lui-même, dont les symptômes rationnels n'auraient pas permis de préciser la véritable nature.

Tels sont les différents modes d'exploration qui permettent de reconnaître une tuméfaction siégeant au niveau du rein, du bassinet ou de l'uretère. Passons maintenant au diagnostic différentiel de la *pyonéphrose*.

Lorsque la tuméfaction du bassinet a été précédée de cystite et des symptômes ordinaires de l'urétéro-pyélonéphrite ascendante, le diagnostic est en général facile, surtout si l'on constate des intermittences bien nettes dans le volume de la tumeur. Mais si la marche des accidents n'est pas bien connue, certaines erreurs de diagnostic sont possibles. « Dans un cas, dit Civiale, on a « rencontré une tumeur, grosse comme la tête d'un enfant, « entre le foie et le rein, qu'elle comprimait ; cette tumeur, « de nature carcinomateuse, était en suppuration vers sa « partie inférieure, qui communiquait avec les calices et « le bassinet du rein ; le malade avait rendu du pus avec « l'urine : cependant son rein était parfaitement sain. Ces

« tumeurs au voisinage du rein ou dans la direction des
« uretères embarrassent toujours le praticien..... »

Le diagnostic présente encore de grandes difficultés
lorsque les antécédents urinaires sont anciens, peu accusés et surtout s'il s'est produit une oblitération fibreuse
ou calculeuse de l'uretère, qui a isolé complétement la
pyonéphrose et permis à la cystite de guérir. Le diagnostic
peut errer alors, comme on l'a dit, dans tout le champ des
collections purulentes profondes de l'abdomen, s'arrêter
sur le foie, la rate, le péritoine pour y attacher l'affection.
Il faut dans ces cas faire une recherche minutieuse des
commémoratifs et s'enquérir chez le malade du passé urinaire dans tous ses détails. Quant aux caractères différentiels fournis par la tumeur, vous vous rappellerez le
siège propre des collections purulentes du foie, leurs
mouvements liés à ceux du diaphragme, la marche de l'affection, la situation par rapport à l'intestin.

Quelquefois on a pu penser à un kyste de l'ovaire.
Certains auteurs ont fait remarquer à ce propos que le
plus souvent les intestins sont en avant des tumeurs
rénales et en arrière des tumeurs ovariques. Je ne puis
insister davantage sur ce diagnostic différentiel. Je préfère du reste vous renvoyer au très important ouvrage
publié par mon savant maître M. Péan sur le *Diagnostic
et traitement des tumeurs de l'abdomen et du bassin.*

Parfois une ponction exploratrice suivie de l'examen
chimique du liquide retiré pourra, quoi qu'en disent
certains auteurs, rendre de grands services en faisant
connaître la quantité d'urée contenue dans ce liquide.
Voici une très intéressante observation qui le prouve.
Je l'ai recueillie avec le plus grand soin dans un hôpital
de Paris, en 1885. Elle a été du reste publiée dans divers
ouvrages, mais d'une façon plus ou moins complète. On
n'a pas noté en effet quelques détails qui me paraissent
importants.

Cette observation montre en même temps que certains accidents rares consécutifs à une néphrite interstitielle peuvent faire croire à une *pyonéphrose*.

D..., âgé de 30 ans, présente les antécédents héréditaires et personnels suivants :

Son père serait mort à 52 ans de phthisie pulmonaire. Un frère, âgé de 8 ans, aurait succombé en quelques jours : le médecin qui l'avait soigné avait pensé à une méningite.

Mère, frères et sœurs bien portants.

Un oncle aurait eu, à l'âge de 26 ans, au niveau des articulations des doigts, quelques douleurs accompagnées de gonflement.

Le malade a eu de fréquentes migraines de 16 à 20 ans. Chaque accès se terminait par des vomissements verdâtres assez abondants.

A 21 ans, fièvre typhoïde grave : le malade n'aurait pu reprendre son travail qu'au bout de 4 ou 5 mois.

Depuis cette époque, les migraines ont disparu, mais le malade a eu fréquemment des défaillances ; il n'a cependant jamais perdu complétement connaissance. Ces défaillances survenaient quand il écrivait beaucoup, travail qui lui était pourtant habituel, mais dont la durée était variable.

Le malade aurait remarqué en même temps que son pouls était toujours fréquent.

Vers le commencement de mars 1885, il se sent mal à l'aise ; il a des nausées, quelques vomissements très pénibles et il ressent un peu de douleur dans l'abdomen. Il constate des alternatives de diarrhée et de constipation. Cependant l'appétit est conservé et le malade continue à travailler. Il se surmène même.

Le 12 mars, le malade est obligé de garder le lit : nausées, vomissements, courbature, un peu de fièvre, douleur plus accusée dans le ventre. Les urines restent toujours normales : il n'y a jamais eu ni pus, ni sang, ni graviers dans ce liquide. Point de douleur dans les régions lombaires.

Cet état persiste, avec des alternatives de diarrhée et de constipation, jusqu'au 27 mars. Ce jour-là, apparaît une légère tuméfaction au niveau du flanc gauche. Douleur spontanée dans ce point, mais surtout vive pendant les mouvements et à la pression. En même temps, fièvre intense, insomnie, délire, défaillances. Les vomissements deviennent beaucoup plus fréquents ; ils sont très pénibles.

Les symptômes généraux persistent et la tumeur du flanc gauche s'accuse de plus en plus jusqu'au 10 avril. Les urines ne contiennent ni sang, ni pus.

Le 10 avril, on fait une incision, qui aurait donné issue à un flot de pus, et l'on place deux gros tubes dans la cavité purulente.

Le malade aurait été immédiatement soulagé. Dès le lendemain, il n'avait plus de fièvre. Depuis cette époque, l'état général s'est peu à peu amélioré. Le malade n'a eu aucune défaillance.

Le 26 mai. — Je vois le malade pour la première fois. Il n'a été transporté qu'hier à l'hôpital. Pendant ce voyage, il a eu trois défaillances.

Aujourd'hui, bonne santé générale, appétit, sommeil, pas de fièvre, mais je suis surpris de constater que le pouls est fréquent : 94 à 98 pulsations. Le malade me raconte qu'il y a bien longtemps qu'il a fait cette remarque.

La plaie, résultant de l'incision faite en avril dernier, a 10 centimètres d'étendue. Elle commence immédiatement au-dessous de la dernière côte gauche et se dirige obliquement vers le milieu de l'arcade crurale. Un large orifice fistuleux de 4 centimètres d'étendue occupe la partie moyenne de cette incision. La plaie a bon aspect ; elle bourgeonne bien.

Un gros drain de 19 centimètres de long pénètre dans la cavité qui fait suite à l'orifice indiqué.

Le liquide qui s'écoule par ce drain est séro-purulent, d'un blanc grisâtre, beaucoup plus fluide que le pus ordinaire, plus épais cependant qu'un simple liquide.

Il est d'une abondance extrême. En pressant d'avant en arrière avec la main la moitié gauche de l'abdomen, on en fait sortir une quantité notable.

Les urines sont claires, absolument normales : 1250 gram. dans les dernières 24 heures.

Repos au lit.

Le 27 mai. — Le malade va bien ; il se sent tout à fait remis de la fatigue que lui a causée son transport à l'hôpital. Il garde cependant le lit ; mais il pourrait se lever, dit-il.

Le 1er juin. — Défaillance sans cause appréciable — suppuration toujours abondante. Cependant, même état général bon que les jours précédents.

Le 3 juin. — Le liquide recueilli dans la poche purulente a été analysé dans le laboratoire de M. Quinquaud, prof. agrégé à la Faculté de Médecine, médecin de l'hospice d'Ivry. A un premier examen on a constaté :

> Volume recueilli . . . .   45 c. c.
> Densité   1011
> Alcalin au tournesol.
> Odeur légèrement putride.

Par le repos, ce liquide laisse déposer un abondant précipité composé surtout de pus et il devient alors d'une limpidité parfaite.

L'analyse de ce liquide donne les résultats suivants :

> Extrait sec (à 80°) . . . . .   35.405 par litre.

Cet extrait contient :

Matières organiques. . . . 26.703 par litre.
— inorganiques . . 8.702 —

L'examen des matières organiques donne :

Urée . . . . 1.051 par litre.
Albumine. . . . . 24.312 —
Paralbumine . . . . des traces.
Perte. . . . . 1.340 —

L'examen des matières inorganiques donne :

Chlorures. . . . . 7.221 par litre.
Sulfates. . . . . 0.712 —
Phosphates . . . . 0.715 —
Perte. . . . . : 0.054 —

A l'*examen microscopique* : nombreux globules de pus, quelques globules de sang, quelques cellules épithéliales.

Une deuxième analyse de ce liquide, faite quelques jours après la précédente, a donné une proportion plus considérable d'urée. On a trouvé :

Urée . . . . 2 gr. 228 par litre.

Voici maintenant les résultats d'un examen de l'urine fait également dans le laboratoire de M. Quinquaud :

Quantité émise en 24 heures. 1.250 centim. cubes.
Densité. 1.028
Très peu acide au tournesol.
Sucre. . . . . Néant.

La composition par litre est la suivante :

Eau 954.55
Matières organiques 27.20
— inorganiques 18.25

Les matières organiques contiennent :

Urée . . . . 24 gr. 30
Acide urique. . . . . 0 — 60
Albumine . . . . *Traces sensibles*
Créatinine, acide hippurique, etc.   2 gr. 30

Les matières fixes inorganiques contiennent :

Chlorure de sodium . . . . . . 12 gr. 60
Sulfates. . . . . 3 — 45
Phosphates . . . . 2 — 20

A l'examen microscopique : cristaux d'urate de soude ; quelques cellules épithéliales.

Le 5 juin. — Pour savoir si la cavité purulente communique avec le rein correspondant, on a fait prendre hier au malade 2 gram. de salicylate de soude, et aujourd'hui on examine l'urine, puis le liquide recueilli avant le pansement de la poche purulente. On constate, à l'aide du perchlorure de fer et de la façon la plus nette, la présence du salicylate de soude dans l'urine excrétée. Ce sel fait au contraire absolument défaut dans le liquide recueilli dans la cavité purulente ; mais on constate qu'il existe aujourd'hui dans ce liquide une quantité notable d'urée (5,85 par litre).

On refait la même expérience.

Le 6 juin. — Mêmes résultats.

Le 9 juin. — On donne au malade 2 gr. d'iodure de potassium.

Le 10 juin. — Cette fois encore la substance médicamenteuse est aisément retrouvée dans l'urine, tandis que le liquide recueilli à l'orifice de la fistule n'en renferme que des traces à peine perceptibles.

Le 11 juin. — On injecte par le tube, dans la cavité où il plonge, une solution boriquée fortement colorée par de la fuchsine.

Les urines rendues par le malade et examinées à

chaque miction ne sont nullement colorées, bien qu'on ait pris le soin d'obstruer autant qu'il a été possible l'orifice de la fistule par un pansement légèrement compressif.

Le 12. — Urines toujours non colorées. Lorsque le pansement est levé, le liquide qui s'échappe est nettement teinté de rose. Le résultat négatif de cette expérience pouvait du reste être prévu, puisque les urines du malade n'ont jamais contenu de pus.

On refait la même expérience.

Le 13 juin. — Mêmes résultats.

Le 19. — On continue à faire tous les jours un lavage de la cavité purulente avec la solution boriquée à 3 0/0.

Le 25. — Le liquide a notablement diminué, même traitement.

Le 26. — Défaillance de courte durée survenue sans cause connue.

Le 27. — Nausées une demi-heure après le repas; défaillance, puis frisson qui dure une demi-heure. Ce frisson n'est pas suivi d'une élévation de température.

Le soir, pas de fièvre; va bien.

Le 2 juillet. — Le liquide a sensiblement diminué; l'injection revient claire; par le repos, on constate qu'elle contient cependant un peu de pus.

Le 3 juillet. — Chloroforme, très bien supporté. — *Néphrectomie.*

Le rein enlevé est un peu augmenté de volume; il est bosselé, finement granulé. A sa surface existent plusieurs petits kystes. Il présente l'aspect d'un rein atteint de néphrite interstitielle. A la partie inférieure de l'organe, un peu en avant du point le plus déclive, se voit une véritable perte de substance, du volume d'un gros pois environ, d'apparence déchiquetée, sorte de petit cratère qui correspondait au point où le rein adhérait à la poche purulente. Il s'agissait sans doute d'un petit kyste superficiel de l'or-

gane qui s'était rompu et avait donné lieu à tous les accidents inflammatoires observés chez ce malade.

Le rein n'a pas été enlevé en totalité. Au niveau du hile,
il est resté peut-être 20 gram. de substance rénale.

Pas d'oblitération de l'uretère à son extrémité supérieure.

L'examen microscopique aurait montré qu'il s'agissait
d'une néphrite interstitielle.

Le 3 juillet soir. — A la visite du soir, à six heures, je
constate : Temp. 38° 5. Pouls 116, petit, mais régulier;
subdelirium; soif; pas de vomissements; grand abattement.

Le 4 juillet matin. — Vomissements et nausées cette
nuit, débutant immédiatement après deux piqûres de
morphine faites l'une à huit heures du soir, l'autre à une
heure du matin, piqûres prescrites par l'élève de garde.

Ce matin, il n'y a plus de subdelirium; nausées et
vomissements.

Etat général meilleur. T. 39°. P. 124, régulier, plein. Les
urines sont claires, d'aspect absolument normal.

Quantité : 750 gram. depuis l'opération.

Proportion d'urée : 20 gram. par litre.

Le 4 soir. — T. 39° 8. P. 132, régulier, mais faible.
Vomissements, subdelirium, prostration très marquée.

Glace; sirop de chloral.

Le 5 juillet. — T. 38°. P. 124. A reposé jusqu'à 3 heures
du matin, sous l'influence du chloral. Depuis 3 heures 1/2
du matin, nausées et vomissements.

Ce matin, je prescris au malade 2 centigr. d'extrait
d'opium, et 10 minutes plus tard, un demi-bol de bouillon
froid suivi immédiatement d'une nouvelle dose de 2 centigrammes d'extrait d'opium.

Des nausées, mais pas de vomissements. Le malade
s'endort, et à son réveil, une heure et demie plus tard,
nouveau bol de bouillon froid qui est parfaitement digéré.

A 9 heures du matin, état général bien meilleur.

Urines des 24 heures un peu rouges. Quantité 600 gr.

Le 5 juillet soir. — T. 39° 4. P. 130. Bonne journée; a dormi, ni subdelirium, ni prostration; quelques nausées, mais pas de vomissements.

Le 6 juillet. — T. 38° 6; P. 112, régulier, plein. La nuit a été bonne; ni vomissements ni nausées. La langue est et a toujours été humide, à peine blanche; souffre peu ou point au lieu de l'opération.

Etat général bon; le malade est bien moins abattu, se sent mieux. Tod, lait, bouillon.

Urines : 500 gram. Elles ne contiennent ni pus, ni sang, mais une grande quantité d'urates.

Le 6 juillet soir. — T. 39° 6. P. 118. La journée a été bonne. Il est à noter que depuis l'administration de bouillon entre deux pilules d'opium, que j'ai prescrite hier matin, les vomissements n'ont pas reparu. Lavement, selle copieuse.

Premier pansement qui se borne au changement de la gaze iodoformée placée à la surface de la plaie.

Le 7 juillet. — T. 39° 2; Pouls 112. Léger frisson cette nuit. Souffre au niveau de la plaie.

Les urines présentent les mêmes caractères que la veille. Quantité : 680 gr.

Le 7 juillet soir. — T. 39° 6. P. 106. La journée a été moins bonne. Céphalalgie intense; malaise général, vue trouble; quelques nausées; souffre beaucoup de la plaie.

Pansement. — Ablation de six points de suture, trois à chaque extrémité de la plaie. Réunion solide. On enlève les quatre tampons de gaze iodoformée qui avaient été placés au fond de la plaie. Lavage avec une solution phéniquée à 1/20 poussée dans les tubes et injection dans les mêmes tubes d'une solution de chlorure de zinc à 3/20.

Sulfate de quinine 1 gram. en deux fois à une heure d'intervalle.

Le 8 juillet matin. — T. 38° 5. P. 100. Bonne nuit. Etat

manifestement meilleur. Pas de nouveaux frissons. Pas de nausées. On renouvelle le pansement : lavage phéniqué et injection de la solution de chlorure de zinc dans le tube.

Pansement : gaze iodoformée et phéniquée. Sulfate de quinine 0,50 centigram.

Urines : 850 gram.

Proportion d'urée par litre : 63 gram.

Le 8 juillet soir. — T. 39° 2; P. 104. Bonne journée. Pansement comme plus haut, moins l'injection de chlorure de zinc. Sulfate de quinine 0,50 centigr.

Le 9 juillet. — T. 38° 2; P. 94. Cette nuit, sueurs abondantes, agitation, délire. Bourdonnements d'oreille; va mieux ce matin.

Urines : 1125 gr. — Urée : 43 gr. par litre.

Pansement comme hier matin. L'injection de chlorure de zinc cause d'assez vives douleurs. Sulfate de quinine 0,50 centigr.

Le 9 juillet soir. — T. 38° 2; P. 100. Pansement. Pas d'injection de chlorure de zinc. Sulfate de quinine 0,25 centigrammes.

Le 10 juillet matin. — T. 37° 6; P. 94. Pour la première fois, le malade ressent un bien-être réel, se sent aussi fort, dit-il, qu'avant l'opération. Pansement sans injection de chlorure de zinc; sulfate de quinine, 0,25 centigr.

Le 10 juillet soir. — T. 37° 8; P. 102. Bonne journée; a pris un peu de poulet avec plaisir. Pansement. Sulfate quinine 0,25 centigr.

Le 11 juillet. — T. 37° 6; P. 96. Bon état; suppression du sulfate de quinine. Pansement. Ablation de deux drains de la plaie lombaire, on n'en laisse qu'un seul. Le drain antérieur, dans le trajet fistuleux abdominal, est raccourci de 3 centim., sa longueur n'est plus que de 6 centimètres.

Le 11 juillet soir. — T. 38° 4; P. 102. Pansement, quoiqu'il soit à peu près intact. La suppuration a bien diminué.

Le 12 juillet matin. — T. 37° 2; P. 96. Bonne nuit. Pansement ; toutes les parties mortifiées par l'action du chlorure de zinc sont éliminées. Suppuration très peu abondante.

Le 12 soir. — T. 38° 2 ; P. 100 ; pas de pansement.

Le 13. — T. 37° 2 ; P. 96. Pansement, la plaie bourgeonne.

Soir. — T. 38° 2 ; P. 96.

Le 14. — T. 37° 2 (température rectale toujours) ; P. 96. Pansement de Lister.

Urines : 1000 gr. — Urée 28 gr. par litre.

Soir. — T. 38° ; P. 98.

Le 15. — T. 37° ; P. 96.

Le 20. — T. 37° ; P. 96. Va très bien ; bon appétit.

Le 23. — La plaie abdominale (trajet fistuleux primitif) est guérie.

La plaie lombaire diminue rapidement d'étendue. Etat général excellent. Temp. 37° le soir ; 36° 6 le matin ; mais le pouls, ample, régulier, reste fréquent : 96 pulsations. Il est bon de faire remarquer qu'avant l'opération le pouls oscillait entre 94 et 98 pulsations.

Urines : 1000 grammes.

Le 29. — Léger accès de migraine.

Le 1er août. — Depuis hier, le pansement est plus mouillé qu'à l'ordinaire ; il s'écoule par la plaie un liquide d'aspect jaunâtre, assez analogue à celui que l'on recueillait avant l'opération par la fistule primitive. Ce liquide s'écoule particulièrement lorsqu'on presse sur le flanc gauche, au dessous des fausses côtes, en avant de la plaie de la région lombaire. Ce liquide augmente aussi dans les grands mouvements respiratoires.

Urines : 750 gr. — Proportion d'urée par litre : 25 gr.

Le 20. — Elimination de l'un des gros fils de soie placés sur les points pédiculisés au cours de l'opération.

L'état général va s'améliorant tous les jours, la plaie est presque réduite à un simple trajet.

Le 22. — Va bien. Urines : 900 gr. Proportion d'urée par litre : 22 gr.

Le 1er septembre. — Le bien-être général s'accentue, les forces reviennent peu à peu.

Le liquide recueilli en faisant le pansement contient de l'urée. Il a notablement augmenté depuis l'élimination d'un second fil de soie.

Le 3. — Le malade se lève pour la première fois. — Reste un quart d'heure assis dans un fauteuil.

Le 4. — Défaillance aussitôt levé et assis dans un fauteuil.

Le 5. — Ne se lève pas; défaillance sans cause apparente.

Le liquide contient une proportion d'urée par litre de 1 gr. 237.

Le 12. — Va bien; se lève une heure tous les jours.

Le 16. — Défaillance; était levé depuis une heure.

Le 20. — Défaillance un quart d'heure après être levé; le malade est couché immédiatement; il ne se remet qu'au bout de 20 minutes.

Le 22. — Va bien; urines : 900 gr.; proportion d'urée par litre : 22 gr.

Le 5 octobre. — On place une tige de laminaire dans le trajet fistuleux.

Le 6. — On cherche à détruire la petite portion du parenchyme rénal qui a été abandonnée au fond de la plaie avec le galvano-cautère. Cet instrument est introduit à froid jusqu'au fond du trajet fistuleux.

Du 10 au 17 octobre. — L'état général s'améliore de plus en plus. Le malade est en pleine convalescence. Il se promène; la marche n'est pas pénible.

Cautérisations répétées avec le chlorure de zinc : des bourdonnets d'ouate trempés dans une solution de ce sel, à 6/20, sont introduits dans le trajet et sont laissés pendant 24 heures.

Pas de résultat.

L'écoulement n'est pas seulement séreux, mais aussi purulent. Le pus s'accumule évidemment dans la cavité à laquelle aboutit le trajet fistuleux et d'où on le fait sortir en abondance en pressant au niveau des fausses côtes et de la région sous-jacente. Un drain est introduit dans le trajet et poussé presque dans une cavité.

Le liquide analysé donne une proportion de 1 gr. 115 d'urée par litre (fin octobre).

1er au 30 novembre. — On se contente pendant cette période de faire dans le trajet des injections de teinture d'iode pure, qui n'ont d'autre résultat que de diminuer notablement l'écoulement purulent. Le drain placé dans le trajet est peu à peu raccourci, puis retiré. On croit que l'on touche à la guérison. Le pansement, qui consiste simplement en une couche d'ouate hydrophile appliquée sur la plaie, n'est presque plus sali par le pus, mais il est toujours abondamment imbibé de liquide.

Ce liquide contient toujours une certaine quantité d'urée, 0,815 par litre (fin novembre).

1er au 31 décembre. — Même état; l'écoulement persiste. On dilate de nouveau le trajet afin de pouvoir introduire par un fil dans le côté un petit tampon d'ouate trempé d'une solution de chlorure de zinc au 1/3.

Le liquide recueilli à la fin de décembre ne contient plus traces d'urée.

2 janvier 1886. — Apparition d'un zona assez intense sur le trajet des nerfs grand et petit abdomino-génitaux gauches.

Le 4 janvier. — Le pansement est toujours très mouillé. On cesse l'usage du chlorure de zinc.

Le 21 janvier. — Le liquide est toujours abondant. On emploie de nouveau le chlorure de zinc à 6/20.

Le 31 janvier. — Etat général excellent, mais le liquide qui s'écoule par la fistule est toujours abondant.

Ce malade vient me voir à l'hôpital Tenon à la fin de

mars 1886. Il me raconte que sa fistule est guérie depuis quelques jours.

Vous voyez, Messieurs, que cette observation est intéressante à plusieurs points de vue. Elle pourrait être l'objet de nombreuses considérations. Je me bornerai cependant à insister sur l'importance que présente la recherche de l'urée dans un liquide au point de vue du diagnostic des cavités purulentes en rapport avec le rein.

Je vous ferai remarquer aussi combien un diagnostic précis est parfois difficile dans ces cas. Ici on pouvait penser à une pyonéphrose avec oblitération de l'uretère.

Enfin la partie médicale, pour ainsi dire, de cette observation méritait d'être notée. La symptomatologie des reins kystiques est encore assez obscure pour que l'on ne dédaigne point de publier les moindres faits qui peuvent contribuer à la faire connaître. Je regrette que les auteurs qui ont déjà publié cette observation aient, de parti pris, laissé complétement de côté cette partie de l'histoire clinique du malade dont je viens de vous entretenir.

Parfois le développement rapide de la pyonéphrose a pu faire croire à une hydronéphrose. Vous trouverez une intéressante observation de ce genre dans la thèse de Brodeur. Il s'agit d'un malade opéré par M. Péan et chez lequel l'oblitération de l'orifice supérieur de l'uretère était due à un calcul situé dans le bassinet. Une ponction exploratrice permet dans ces cas de faire le diagnostic.

Lorsque la tumeur du bassinet est complétement isolée par suite de l'oblitération de l'uretère, on pourrait la confondre avec une tumeur du rein, car la coque rénale épaissie empêche de constater nettement la fluctuation.

Dans ces cas, il faut encore, pour éviter une erreur de diagnostic, faire une ponction exploratrice, en ayant soin d'enfoncer le trocart le plus profondément possible, comme le recommandent les auteurs, afin que la canule ne reste pas perdue au milieu du parenchyme rénal ou au milieu des couches de fibrine et de sang coagulé qui en doublent la face interne. Toutes les tumeurs solides seront ainsi différenciées de la pyonéphrose, le fibro-lipome comme les autres tumeurs; mais les kystes hydatiques des reins, s'ils sont suppurés, exigent parfois un examen attentif du liquide. Vous trouverez des observations de ces kystes dans la thèse de Brodeur. Les malades avaient été opérés par M. Péan après le diagnostic précis de cette affection. On avait trouvé dans le liquide des crochets d'échinocoques et même des couronnes entières de crochets.

L'examen bactériologique du liquide fera reconnaître la tuberculose.

Quant au diagnostic de la *tuméfaction inflammatoire* plus ou moins limitée de l'*uretère*, il est incontestable qu'elle est parfois difficile à différencier des ganglions hypertrophiés et des tumeurs qui peuvent siéger dans le voisinage. Il est déjà rare que l'on puisse reconnaître une petite tuméfaction dans cette région profonde de l'abdomen. Du reste c'est un diagnostic qui est loin de présenter le même intérêt que celui de la pyonéphrose; aussi me paraît-il inutile d'insister plus longtemps sur ce sujet. Je vous dirai tout à l'heure comment on peut soupçonner que la tuméfaction de l'uretère coïncide avec la présence dans ce point d'un *calcul*, qui oblitère plus ou moins ce conduit.

Lorsqu'on a diagnostiqué l'urétéro-pyélo-néphrite, il faut encore reconnaître à quelle forme de cette affection on a affaire. Les formes *catarrhale*, *pseudo-membraneuse* et *purulente aiguë* seront faciles à diagnostiquer. Je vous rappelle cependant que dans ces formes aiguës la quantité de l'urine est diminuée, qu'il y a de l'albuminurie et en même temps une légère hématurie. La douleur spontanée est constante, mais variable dans son intensité. Parfois elle acquiert une violence extrême ; elle empêche alors le décubitus dorsal.

Mais le point important c'est de diagnostiquer l'urétéro-pyélo-néphrite calculeuse. Lorsque les symptômes de la lithiase urinaire ont précédé ceux de l'urétéro-pyélo-néphrite et que l'on constate dans cette dernière affection de l'hématurie et les autres particularités que je vous ai indiquées dans la précédente leçon, le diagnostic est en général facile. Cependant il est des cas où une erreur peut être commise. Watson a cité l'observation d'un malade qui avait eu d'abord une colique néphrétique à gauche suivie de l'expulsion de deux petits graviers. Il rend ensuite du sable. Un an plus tard, blennorrhagie et cystite. Un jour il est pris d'accidents brusques de colique néphrétique avec suppression d'urine. Dès le lendemain apparaît une tumeur lombaire. On fait la néphrectomie et l'on ne trouve pas de calcul ; mais il existait sur le trajet de l'uretère deux rétrécissements dont l'un admettait à peine une aiguille fine.

Les crises douloureuses qui se manifestent pendant une rétention purulente à la suite d'une obstruction passagère de l'uretère, dans l'urétéro-pyélo-néphrite non calculeuse, peuvent en effet simuler à merveille les vraies coliques néphrétiques.

Lorsque l'urétéro-pyélo-néphrite survient chez un malade qui n'a présenté jusque-là aucun symptôme de calcul du rein, ni de la lithiase urinaire, le diagnostic est très difficile, que le calcul soit primitif ou secondaire. Pour le calcul primitif, « on arrivera à quelque certitude, dit M. Le Dentu, en procédant par exclusion, à l'endroit de certaines affections rénales, caractérisées dans une période de leur évolution par l'apparition d'une tumeur. Telle est la tuberculose. La confusion est d'autant plus facile que, des deux côtés, il y a des phénomènes généraux très semblables. L'aspect des malades, leur constitution, leurs antécédents

personnels ou de famille mettent ordinairement le chirurgien dans la vraie voie; mais, en réalité, et à supposer
qu'on puisse affirmer l'existence d'une pyonéphrose, il
serait souvent difficile de dire si celle-ci est de nature
calculeuse ou non. Que de fois, dans le cours d'une néphrotomie, le chirurgien a-t-il trouvé des pierres dont il n'avait
pas annoncé la présence, ou n'en a-t-il pas trouvé qu'il se
promettait d'extraire! Les remarques précédentes s'appliquent encore mieux aux formes chroniques de l'affection.

« L'erreur est donc aisée en fait de pyonéphrose calculeuse, il faut l'avouer, et il n'y a actuellement aucun signe
permettant de l'éviter à coup sûr. »

Au sujet de la tuberculose, je ferai une remarque. Une
ponction exploratrice permet d'avoir du pus et d'en faire
l'examen bactériologique, ce qui rend le diagnostic facile
si l'on constate la présence dans ce pus du bacille de Koch.

D'autre part, la ponction peut encore faire reconnaître
la présence des calculs, s'il s'agit d'une pyonéphrose calculeuse. Mais il faut employer, comme on l'a fait remarquer, un trocart beaucoup plus long que ceux des séries
de M. Dieulafoy ou de M. Potain. Ce trocart devra pénétrer
au moins à 10 ou 12 centimètres pour rencontrer les calculs,
qui sont ordinairement situés dans le bassinet et les
calices distendus, à une grande distance des téguments
(Le Dentu). Mais il est incontestable que ce moyen peut
également échouer.

Le calcul secondaire du rein, c'est-à-dire consécutif à
une urétéro-pyélo-néphrite simple, est également très
difficile à diagnostiquer. Les auteurs font remarquer que
ces calculs secondaires sont souvent latents et qu'il
n'existe pas de différence entre le tableau symptomatique
de l'urétéro-pyélo-néphrite secondairement calculeuse et
celui de la forme simple de cette affection. Cependant,
ajoutent-ils, la longueur et la netteté des intermittences

de la pyurie, le volume et le développement rapide de la tumeur pyonéphrotique, sont en faveur du calcul.

Est-il possible de diagnostiquer la présence d'un calcul dans l'uretère chez un malade atteint d'urétéro-pyélo-néphrite? « Il semble que la *fixité* et la *localisation* des douleurs dans une étendue restreinte, dit M. Le Dentu, puissent être considérées comme des signes de premier ordre, mais ces caractères se retrouvent dans certaines urétérites simples. Il ne faut pas perdre de vue que la sensibilité d'un uretère enflammé sur toute sa longueur paraît plus vive au niveau du détroit supérieur, parce que dans ce point *on le comprime sur un plan résistant*. J'attache une valeur beaucoup plus grande, mais encore relative, au *réveil spontané* des crises douloureuses, avec maximum dans un point, toujours le même, du trajet de l'uretère. »

Dans les cas aigus, lorsque des accidents anuriques et urémiques font suite à une attaque de coliques néphrétiques, le diagnostic est au contraire facile.

Il nous reste encore, Messieurs, un dernier point à examiner pour terminer cette étude du diagnostic de l'urétéro-pyélo-néphrite : c'est de rechercher quel est l'état du second rein dans les cas de pyonéphrose. Nous nous en occuperons dans la prochaine leçon.

TRAITEMENT DE L'URÉTÉRO - PYÉLO - NÉPHRITE

Messieurs,

La thérapeutique de la forme catarrhale et de la forme pseudo-membraneuse aiguë de l'urétéro-pyélo-néphrite est en général très simple. Vous vous rappelez que dans ces cas l'affection est habituellement due à l'absorption de la cantharidine ou à l'abus des balsamiques. Eh bien, la suppression de la cause suffit pour amener rapidement une amélioration. « Les boissons émollientes abondantes, dit M. Le Dentu, les bains, les cataplasmes, le repos, compléteront le traitement. »

Dans la forme purulente aiguë consécutive à une infection par la voie descendante, vous savez que la cause de l'urétéro-pyélo-néphrite est ordinairement une maladie générale infectieuse. Le traitement doit donc être surtout dirigé, dans cette forme de l'affection, contre la maladie primitive. Les toniques, le quinquina, les sels de quinine sont indiqués. En même temps, on peut, dans certains cas du moins, suivre le conseil de M. Le Dentu. « Les anti-« phlogistiques (émissions sanguines locales), dit-il, les « révulsifs (ventouses sèches ou scarifiées), les grands « bains prolongés, seront alors de mise . . . .

« Chez les sujets affaiblis et les vieillards, un traitement « énergique présenterait de graves inconvénients et n'em-« pêcherait pas la suppuration. La médication devra donc

« être réduite à l'emploi des moyens les plus doux (tisanes
« émollientes et faiblement diurétiques, cataplasmes, ven-
« touses sèches, teinture d'iode en badigeonnage). »

Il est bien entendu que chez les sujets jeunes, comme
chez les vieillards, il ne faudra jamais recourir aux vésicatoires.

Lorsque l'urétéro-pyélo-néphrite est consécutive à un
traumatisme, à un phlegmon périnéphrétique primitif, le
traitement le plus important est celui de la cause même
qui a déterminé l'inflammation de la partie supérieure de
l'appareil urinaire, traitement qui varie nécessairement
suivant certaines circonstances dont nous nous occuperons
plus tard.

Dans l'urétéro-pyélo-néphrite ascendante aiguë, les
auteurs conseillent les mêmes moyens thérapeutiques que
dans la forme descendante aiguë.

Mais le plus souvent, vouz le savez, c'est la forme ascendante chronique que l'on rencontre dans la pratique.
Voyons donc à quel traitement on doit avoir recours chez
ces nombreux malades. Je dois vous rappeler d'abord que
lorsqu'on s'aperçoit que l'inflammation a franchi l'orifice
inférieur de l'uretère, chez un malade atteint de cystite,
l'uretère, le bassinet et le rein sont atteints. L'inflammation n'est en effet jamais limitée à un seul ou à deux de
ces organes, quand le diagnostic est devenu possible. Vous
n'avez donc point à traiter uniquement une urétérite, une
pyélite, une néphrite, mais bien toute la partie supérieure
de l'appareil urinaire, en un mot il vous faut agir contre
l'*urétéro-pyélo-néphrite*. C'est là un point très important,
sur lequel les auteurs n'ont pas suffisamment insisté. C'est
principalement au point de vue thérapeutique que la description de l'*urétéro-pyélo-néphrite* a sa raison d'être.

Tous les auteurs font remarquer que l'étiologie domine
le traitement de l'urétéro-pyélo-néphrite. C'est là en effet,

Messieurs, le second point important qui mérite d'être rappelé au début de cette étude.

« L'étiologie, dit M. Le Dentu, qui domine toute l'his-
« toire de la pyélite et de la pyélo-néphrite, en domine de
« plus haut encore le traitement. Que ceci soit entendu
« une fois pour toutes. La médication devra donc s'adres-
« ser tout d'abord à l'affection primitive, si la pyélite est
« secondaire. Tant mieux si l'on peut en même temps
« s'occuper de l'une et de l'autre, mais tout ce qui va
« suivre est subordonné au principe énoncé à la première
« ligne de ce paragraphe. »

A propos de la forme chronique ascendante, M. Le Dentu conseille d'agir de la façon suivante : « Si l'affec-
« tion a d'emblée des allures insidieuses, le traitement
« devra être mené avec une grande prudence. Il sera for-
« cément subordonné à la nature et à la résistance des
« lésions de l'appareil urinaire inférieur. Malheureusement
« le traitement direct de ces dernières est fréquemment.
« gêné ou rendu impossible par la complication rénale, de
« sorte que l'apparition de celle-ci devient vite une contre-
« indication à l'intervention opératoire ou même au cathé-
« térisme. Il en résulte que, pendant des périodes de
« temps souvent très longues, les injections vésicales
« antiseptiques ou modificatrices doivent être laissées de
« côté, et on en est réduit au traitement indirect par la
« révulsion cutanée, bien peu efficace en dehors des pous-
« sées aiguës, et par les agents modificateurs des urines,
« dont l'action est contre-balancée par la persistance des
« accidents vésicaux. C'est ainsi que les tisanes diuré-
« tiques astringentes ou stimulantes, telles que les bour-
« geons de sapin, la busserole ou uva ursi, le pareira
« brava, le buchu, les stigmates de maïs ; les balsamiques
« tels que les baumes, les térébenthines, l'eucalyptus glo-
« bulus, les baies de genièvre, etc...; les alcalins tels que
« le benzoate de soude, les sels de lithine, et bien d'autres

« substances qu'il est inutile de rappeler, sont adminis-
« trées à beaucoup de malades pendant des semaines et
« des mois, sans qu'on arrive à modifier avantageusement
« leur état. »

Je suis fort surpris, Messieurs, je vous l'avoue, de trouver de pareilles erreurs dans un ouvrage publié par M. Le
Dentu en 1889. Le traitement direct de la cystite n'est
nullement contre-indiqué par l'existence d'une urétéro-
pyélo-néphrite. M. Le Dentu parle de cathétérisme à propos de ce traitement direct. Il ignorait donc encore, en
1889, qu'on pouvait faire les injections intra-vésicales
sans sonde ?

Parlant ensuite de l'emploi du biborate de soude, cet
auteur fait remarquer qu'il est impossible de l'employer
aux doses indiquées par certains auteurs. « Il n'y a qu'une
« objection à faire, dit-il, à cette façon d'administrer le
« borax, c'est que certains malades ne peuvent absolument
« pas supporter des doses aussi élevées. Leur estomac s'y
« refuse. » C'est juste ; mais que devient alors le traitement de l'urétéro-pyélo-néphrite, si le traitement médical
est insuffisant et si le traitement direct de la cystite est
impossible ? Cette affection est donc fatalement incurable ?
Je proteste contre une pareille conclusion. En étudiant
les rétrécissements de l'urèthre et la cystite, je vous ai
montré quelle est aujourd'hui la puissance de la thérapeutique contre ces affections. Dans l'immense majorité
des cas, la guérison de la cystite est obtenue et celle de
l'urétéro-pyélo-néphrite devient alors possible, facile
même chez certains malades, s'il n'existe pas de distension
du bassinet, bien entendu. Par guérison, j'entends également la disparition de la suppuration des voies urinaires
supérieures. Je laisse de côté les lésions scléreuses, les
pertes de substances occasionnées quelquefois par la suppuration du parenchyme rénal, etc...

L'urétéro-pyélo-néphrite serait fréquemment une contre-indication, suivant M. Le Dentu, à l'intervention opératoire sur l'appareil urinaire inférieur atteint d'une lésion quelconque. Il est incontestable. qu'il faut être prudent dans ces cas. Comme je vous le disais dans la dernière leçon, il faut toujours recourir au début aux procédés les plus simples, de façon à produire le traumatisme le plus léger possible ; mais il faut agir toutes les fois qu'une intervention est nécessaire, en prenant toutes les précautions antiseptiques et autres que je vous ai indiquées en étudiant les lésions de l'appareil urinaire inférieur.

Quand il s'agit d'un rétrécissement de l'urèthre, certains chirurgiens pensent au contraire qu'il faut pratiquer d'emblée l'uréthrotomie interne s'il existe de l'urétéro-pyélo-néphrite. C'est à l'uréthrotomie interne « qu'il faut recourir « sans crainte », a dit un élève de M. Guyon. Je vous ai déjà prouvé que c'est là une détestable pratique. Vous savez du reste qu'après une uréthrotomie interne il leur arrive parfois de mourir d'infection en *douze heures* aux malades de l'hôpital Necker, alors même qu'ils n'ont pas d'urétéro-pyélo-néphrite. Vous aurez donc soin, Messieurs, de vous tenir à égale distance de ces deux extrêmes : vous ne refuserez pas d'intervenir chez ces malades, mais vous n'aurez recours qu'aux procédés les plus bénins. Grâce à l'antisepsie directe de l'urèthre et de la vessie, vous serez ainsi utiles à vos malades sans les exposer aux graves dangers que leur feraient courir des opérations plus importantes et très souvent inutiles.

Voyez du reste ce qu'ajoute le même élève de M. Guyon : « Bien moins puissante est la thérapeutique dans les cas « graves et anciens, où les deux reins sont attaqués. Ici, « on l'a vu, les lésions sont trop graves, le fonctionnement « urinaire trop troublé, l'équilibre vital trop instable, pour « qu'on puisse espérer la guérison. C'est par les précau- « tions hygiéniques de toute espèce, les médications adju- « vantes et palliatives qu'on pourra prolonger la vie.

« Avant tout, il faut savoir les dangers du traitement
« chirurgical chez ces malades ; on connaît les accidents
« foudroyants qui emportent souvent ces vieux pyélitiques,
« à la suite d'une intervention même légère, sur les voies
« urinaires inférieures.

« Elles sont donc proscrites d'une façon générale. Il est
« cependant des cas où elles s'imposent ; ainsi dans le
« rétrécissement uréthral compliqué d'urétéro-pyélite
« double, l'impossibilité de la miction peut nécessiter une
« uréthrotomie. Il en fut ainsi chez le sujet de l'observa-
« tion I ; malgré toutes les précautions, le résultat de l'in-
« tervention fut nul, si même elle n'avança pas la mort.
« Chez les prostatiques atteints de rétention grave et
« d'urétéro-pyélite, on sera forcé souvent de tenter l'éva-
« cuation vésicale ; elle sera faite méthodique et antisep-
« tique, avec la lenteur voulue, et suivant les règles qu'en
« a tracé M. Guyon. Mais dans tous ces cas, c'est la main
« forcée qu'agit le chirurgien, et il doit savoir à quels
« accidents graves il s'expose, chez ces malades, où les
« uretères, les bassinets et les reins sont dilatés et
« enflammés. L'intervention est donc réservée aux cas de
« nécessité absolue, et à ceux où la santé générale, encore
« relativement conservée, peut faire espérer la guérison
« de la lésion locale. A part ces cas, le traitement est
« purement hygiénique et palliatif. Le lait, les révulsifs,
« les excitants cutanés, les dérivatifs intestinaux, les to-
« niques et les reconstituants peuvent prolonger la lutte.
« Peut-être ici, pourrait-on essayer encore le borate de
« soude ; nous ne le conseillerions que timidement. »

Voilà maintenant du fatalisme, où je ne m'y connais pas.
Est-elle assez décourageante cette manière d'envisager
le traitement des urinaires atteints d'urétéro-pyélo-néphrite ! On pratique une uréthrotomie chez un rétréci et le
malade succombe ; on soumet un prostatique au cathétérisme et il meurt le septième jour. A cela on répond que

c'était fatal : les lésions étaient trop graves, l'équilibre vital trop instable pour que la guérison fût possible. On a pris du reste toutes les précautions pour obtenir le succès, même les précautions antiseptiques. En effet, chez le prostatique, dont la vessie dépassait l'ombilic, on a fait une injection intra-vésicale de 60 grammes d'eau boriquée, après avoir retiré 200 gr. d'urine! Si l'antisepsie de la vessie n'est pas satisfaite après une pareille précaution, c'est qu'elle est par trop exigeante. En vérité, aller plus loin serait une « *superfluité* »!

Si vous examinez avec soin comment ces malades meurent, vous remarquez cependant, comme je vous l'ai fait observer dans les précédentes leçons, qu'ils succombent tous à des phénomènes d'infection. Certes, ils pourraient mourir d'urémie, au bout d'un temps plus ou moins long, si l'urétéro-pyélo-néphrite continuait à évoluer; mais il est exceptionnel qu'on leur en donne le temps. Une intervention chirurgicale quelconque faite avec des précautions antiseptiques tout à fait insuffisantes est presque toujours la cause de la terminaison fatale. C'est là un fait sur lequel je ne saurais trop insister, car il est de la plus haute importance. En vous décrivant les affections de l'appareil urinaire inférieur, je vous ai prouvé bien des fois qu'une antisepsie rigoureuse et directe de l'urèthre et de la vessie permet d'intervenir sans déterminer d'accident chez les malades atteints d'urétéro-pyélo-néphrite. Ne considérez donc pas la mort comme fatale dans ces cas. Dites-vous bien au contraire qu'elle est toujours la conséquence d'une antisepsie incomplète. Si vous prenez les précautions antiseptiques que je vous ai indiquées, non seulement vous pourrez intervenir utilement dans les cas urgents, mais vous pourrez encore obtenir très souvent, sinon une guérison complète, au moins une grande amélioration chez les malades atteints même de la forme grave d'urétéro-pyélo-néphrite dont nous nous occupons.

Rappelez-vous, je vous le répète, la puissance du traitement actuel de la cystite. Or, si vous parvenez, chez ces malades, à guérir l'inflammation de la vessie, vous améliorerez certainement l'état des voies urinaires supérieures; vous aurez même de grandes chances d'obtenir également la guérison de l'urétéro-pyélo-néphrite.

Occupons-nous maintenant, Messieurs, de la forme calculeuse de cette affection. Suivant M. Le Dentu, cette forme impose au moment des poussées aiguës l'emploi des révulsifs cutanés, des diurétiques végétaux et des eaux minérales à très faible minéralisation. « Lorsque la « suppuration des calices et du bassinet est abondante, « mieux vaut renoncer entièrement aux eaux minérales, « ajoute-t-il, ou ne les faire prendre qu'à domicile, en « quantité médiocre.

« En pareil cas, et surtout lorsque l'on a des raisons de « soupçonner l'existence dans le rein de graviers volumi- « neux ou de vraies pierres, c'est chez eux qu'il faut soi- « gner les malades; c'est le repos au lit, ce sont tous les « moyens recommandés contre les pyélites suppurées et « la lithiase qu'il faut mettre en œuvre, avant d'exposer « les patients aux fatigues d'un long voyage et aux dan- « gers d'une cure intempestive. »

Cet auteur considère également comme dangereuses non seulement dans la forme calculeuse, mais aussi dans les autres formes d'urétéro-pyélo-néphrite, les *médications thermales alcalines fortes* et les *sulfureuses*, à cause de la trop grande excitation qu'elles produisent du côté des reins.

L'*hydrothérapie*, surtout les douches locales sur les lombes, doivent également être proscrites, suivant certains auteurs.

Quant au régime et à l'hygiène, voici ce que conseille M. Le Dentu : « Les refroidissements seront évités avec « soin. Tous les exercices violents, la voiture, l'équitation,

« seront défendus ; la marche même sera réduite au mini-
« mum de ce que les malades pourront supporter sans
« fatigue.

« L'alimentation sera sévèrement surveillée. La diète
« absolue ou mitigée sera imposée dans les formes aiguës ;
« un régime doux et suffisamment réparateur conviendra
« aux formes chroniques. On proscrira avec soin l'abus
« des viandes noires et du gibier, les légumes très char-
« gés de sels et surtout d'acide oxalique (l'oseille, les
« tomates, les haricots verts) ; les asperges, qu'un fâcheux
« préjugé fait considérer comme un précieux diurétique
« et qui sont surtout très irritantes, le café, les liqueurs,
« les vins généreux, sauf parfois les bordeaux vieux. Les
« excitants seront réservés pour les cas où l'organisme
« est profondément altéré, où la dépression des forces
« s'accentue chaque jour et où la seule indication à laquelle
« on doive donner satisfaction est d'arrêter, par la médi-
« cation tonique, un affaiblissement chaque jour plus
« caractérisé. »

Lorsqu'il existe de la douleur, elle doit être combattue,
disent les auteurs, par l'emploi des *médicaments calmants*.
C'est évident, mais il est bon d'agir avec prudence. Quoi
qu'en disent certains chirurgiens, l'opium, la morphine
peuvent déterminer des accidents, si on les prescrit à
doses un peu élevées. J'en ai publié une observation en
1888. Il s'agissait d'une malade de l'hôpital de la Pitié.

Le traitement de l'urétéro-pyélo-néphrite ordinaire,
c'est-à-dire *ascendante*, peut donc se résumer de la façon
suivante :

Le traitement *préventif* consiste à éviter l'infection de
la vessie.

Lorsque l'urétéro-pyélo-néphrite est constituée, il faut
d'abord s'efforcer de guérir la cystite le plus rapidement
que l'on pourra. Le traitement direct de cette affection est
possible ; c'est ordinairement le seul qui soit efficace.

Si une hypertrophie de la prostate, un rétrécissement de l'urèthre nécessitent une intervention, on ne doit point hésiter à y recourir; mais on a soin de prendre les précautions antiseptiques rigoureuses que je vous ai indiquées.

Dans les cas de rétrécissements de l'urèthre, on doit avoir recours exclusivement aux procédés de douceur. L'uréthrotomie interne doit en général être proscrite. Si l'application d'un procédé de force devient nécessaire, il faut employer la divulsion progressive.

L'hygiène, le régime, sont à peu près les mêmes que dans la cystite. Le lait rend des services; mais il ne faut pas prescrire en général le régime lacté exclusif, surtout chez les vieillards, les prostatiques par exemple. Je vous ai dit, en étudiant l'hypertrophie de la prostate, que ces vieillards ont besoin de toniques et qu'ils supportent très bien les jus de viande, les œufs, les purées de viande, les alcooliques. Mais ils sont obligés habituellement de renoncer au pain et à la viande, et de se contenter des aliments liquides ou demi-liquides. Les troubles digestifs, ne l'oubliez pas, sont très prononcés chez ces vieillards atteints d'urétéro-pyélo-néphrite, lésion à laquelle s'ajoutent si souvent des phénomènes d'infection. C'est chez eux que l'on rencontre surtout la « dysphagie buccale ».

Les préparations de quinquina, longtemps continuées, rendent des services.

Les révulsifs sur les régions rénales, les frictions sèches ou aromatiques, le massage, doivent également être employés dans l'urétéro-pyélo-néphrite. Les ventouses sèches ou scarifiées sont indiquées dans les poussées aiguës.

Dans la forme calculeuse, le traitement est à la fois celui de la lithiase et celui de l'urétéro-pyélo-néphrite; mais on doit éviter en général les médications thermales.

Dans les formes douloureuses, il faut user avec modération des médicaments calmants. On doit se méfier surtout de l'opium et de la morphine.

Pour agir contre l'inflammation des voies urinaires supérieures, le traitement direct à l'aide du cathétérisme de l'uretère a donné jusqu'à présent trop peu de résultats pour qu'il soit possible d'en tenir compte. Le traitement médical doit donc être considéré comme le seul qui puisse être employé. Il comprend toute la série des médicaments que je vous ai cités. Les balsamiques, la térébenthine, l'acide borique, le borax, le salol, ne doivent être employés qu'à faibles doses. Il faut surveiller attentivement les fonctions du tube digestif et celles des reins et supprimer l'usage de ces substances dès que les premiers signes d'intolérance se manifestent.

Je ne vous parle pas aujourd'hui du traitement des phénomènes infectieux qui surviennent après une intervention opératoire, lorsqu'on n'a pas pris des précautions antiseptiques suffisantes. Je vous le décrirai en étudiant l'empoisonnement urineux. Je vous en ai déjà dit un mot du reste en vous parlant des néphrites infectieuses.

Nous allons nous occuper à présent du traitement de la *pyonéphrose*. « A partir du jour où le bassinet et les calices, distendus par le pus, constituent la tumeur que les chirurgiens anglais ont appelée *pyonéphrose*, de nouvelles indications surgissent, dit M. Le Dentu. L'intervention chirurgicale peut devenir nécessaire. Il s'agit de déterminer les particularités qui justifient l'intervention et celles qui la rendent inutile. A cet égard, il y a plusieurs cas à considérer.

« Le *premier*, le plus simple, est celui où la tumeur rénale se vide constamment dans la vessie. La pyurie est continue et il n'y a pas de fièvre. L'état général, loin d'être parfait, est passable. Quelquefois cependant, l'appareil digestif fonctionne mal...

« Il faut se méfier de ces pyonéphroses qui, pendant

quelque temps, restent compatibles avec une santé à peu
près normale. Tant que la pyurie est régulière, que l'appétit se maintient, que les forces ne déclinent pas et que la
fièvre fait défaut, on peut recourir à une médication médicale et attendre. Contre ces formes spéciales, il n'y a pas
de meilleur traitement que l'ingestion en grande quantité
des eaux minérales dont l'efficacité consiste dans un
lavage continu de la muqueuse du bassinet dilaté........
On pourra aussi recourir aux tisanes modificatrices déjà
énumérées plus haut, et aux balsamiques à faible dose,
par périodes bien réglées.

« Voici maintenant un *deuxième cas*. La pyurie est intermittente, et chaque fois qu'elle s'arrête la fièvre éclate. Si
les accidents se répètent souvent et durent assez longtemps pour laisser chaque fois les malades plus affaiblis
qu'à la crise précédente, la médication interne doit être
jugée insuffisante et l'intervention devient aussi nécessaire que dans les deux cas suivants.

« *La tumeur ne s'affaisse pas*, malgré une pyurie continue, et le malade est en proie à une septicémie qui l'affaiblit peu à peu. Il n'y a plus rien à attendre de la médecine;
une opération peut seule sauver la vie.

« Enfin, après avoir existé quelque temps, la pyurie
cesse entièrement et *la tumeur augmente de volume*. En
même temps, un état fébrile continu, à exacerbations vespérines, épuise les forces du malade. Plus que jamais,
l'intervention s'impose. »

Lorsqu'une intervention chirurgicale est décidée, on a
le choix entre trois méthodes :

La ponction évacuatrice répétée ;
L'incision du rein ;
L'extirpation du rein.

La première ne peut évidemment pas être considérée
comme une méthode générale de traitement. L'expérience

a démontré qu'on ne peut pas compter sur elle. A peine, cite-t-on en sa faveur quelques cas favorables.

La ponction aspiratrice peut rendre cependant quelques services, non seulement au point de vue du diagnostic, mais encore en permettant d'améliorer quelquefois la situation des malades et de les mettre dans de meilleures conditions pour supporter une opération plus grave.

La plupart des chirurgiens admettent aujourd'hui que la méthode de traitement par excellence de la pyonéphrose est la *néphrotomie* ou taille rénale. Voici comment s'exprime à ce sujet M. Le Dentu : « Reste à choisir entre la taille rénale ou *néphrotomie*, et l'extirpation du rein ou *néphrectomie*. Deux raisons majeures plaident en faveur de la première : sa plus grande facilité et sa moindre gravité démontrées par des statistiques déjà importantes. Les adhérences avec les parties voisines, sur lesquelles j'ai déjà insisté plus haut, créent pour la néphrectomie des conditions désavantageuses que certains chirurgiens ont pensé éluder en imaginant la *décortication sous-capsulaire*............ Quant à la gravité comparative des deux méthodes, elle est établie maintenant sur des chiffres si précis que le doute n'est plus permis.......... Malgré les divergences qui existent entre les statistiques, il est bien certain que la mortalité de la néphrotomie est moindre que celle de la néphrectomie. Sans doute, parmi les malades néphrotomisés, un certain nombre gardent une fistule et doivent subir ultérieurement l'extirpation rénale ; mais alors cette dernière opération est moins dangereuse que sur un malade qui est en pleine septicémie, ce qui compense largement l'inconvénient d'une double opération à faire subir au même sujet.

« L'état de septicémie, dans lequel sont les malades au moment de l'opération, n'est pas la seule cause de gravité plus grande de l'extirpation rénale d'emblée. Il faut aussi compter très largement avec les altérations concomitantes de l'autre rein et avec les néphrites sympathiques développées insidieusement. Quel que soit le degré de fréquence des unes et des autres, on sait pertinemment que peu de sujets en sont absolument exempts. Si chez beaucoup d'entre eux les lésions sont encore trop superficielles pour porter atteinte au fonctionnement de l'organe, chez d'autres en nombre important, ce fonctionnement est déjà très compromis ou tout à fait aboli au moment de l'intervention. Si l'on peut compter sur l'hypertrophie compensatrice de l'autre rein resté sain lorsque le sujet est jeune, il n'en est plus de même dans les conditions inverses. Il faut avant tout que l'organisme, privé brusquement d'un de ses émonctoires, en ait à sa disposition un autre à peu près intact et capable de suppléer immédiatement le premier.

« Il y a cependant quelques cas rares où la néphrectomie peut être préférée à la néphrotomie. Par exemple, si l'on trouve le rein transformé en une poche purulente dont les parois ne renferment plus que des traces du tissu parenchymateux, si en même temps il n'existe pas d'adhérences étroites entre lui et la capsule adipeuse, il n'y aura plus d'avantages sérieux à conserver un organe incapable de remplir ses fonctions normales. Cependant il n'y a pas urgence absolue à faire l'extirpation; au contraire, si dans le cours d'une néphrotomie, et par suite du grattage du foyer rempli de fibrine concrète, stratifiée en couches molles, il se produisait une hémorrhagie abondante que le tamponnement n'arrêterait pas, il serait nécessaire d'enlever le rein pour parer à cet accident.............

« Enfin, voici un dernier cas particulier très intéressant à connaître : c'est celui où l'on soupçonne des calculs disséminés dans beaucoup de points du parenchyme et dont l'extraction est rendue impossible par leur grand nombre, par leur petit volume et par leur enclavement dans des points inaccessibles à la main et aux instruments, ce qui peut très bien avoir lieu lorsque la tumeur rénale est très volumineuse, remonte très haut vers le thorax ou descend très bas dans la fosse iliaque. En pareille circonstance, la néphrectomie peut seule donner un résultat complet.

« Sauf ces quelques cas particuliers, je le répète, c'est à la néphrotomie qu'il faut donner la préférence : mais on en tirerait beaucoup plus d'avantages encore *si on la faisait plus tôt*. Sous ce rapport il y a encore beaucoup à gagner et le progrès est lent. Pour être franchement utile, il faut que l'intervention soit hâtive. C'est la manière la plus sûre d'éviter la formation des fistules, encore trop fréquente. »

Je ne puis admettre, Messieurs, cette dernière opinion de M. Le Dentu. On sait aujourd'hui que les fistules consécutives à la néphrotomie pratiquée même de bonne heure dans les cas de pyonéphrose sont extrêmement fréquentes. D'autre part, malgré les nombreuses tentatives qui ont été faites pour obtenir la guérison directe de ces fistules, les succès sont actuellement bien rares.

Je vous ferai encore remarquer que la néphrotomie est loin d'être une opération inoffensive. Sur 74 pyonéphroses non calculeuses traitées par cette opération, il y a eu 11 morts. Je trouve ce chiffre dans la thèse toute récente d'un élève de M. Guyon. Quant à la néphrectomie secondaire pratiquée dans le but de débarrasser le malade de sa fistule permanente, elle a donné une mortalité de 30 0/0, soit 45 0/0 de mortalité par le fait seul d'une intervention chez les malades atteints de pyonéphrose non calculeuse.

En présence de pareils résultats, il me semble que l'on est autorisé au contraire à soutenir que la néphrotomie ne doit être pratiquée aujourd'hui chez les malades atteints de pyonéphrose non calculeuse, qu'après avoir épuisé toutes les ressources de la thérapeutique employée dans les cas ordinaires d'urétéro-pyélo-néphrite, ou lorsque la vie de ces malades est menacée.

Dans les cas d'urétéro-pyélo-néphrite calculeuse, les indications du traitement sont subordonnées à la fois à la lithiase et à l'inflammation de la partie supérieure de l'appareil urinaire. Il faudra tout d'abord chercher à faire disparaître par les moyens habituels l'urétéro-pyélo-néphrite. Une fois débarrassé de cette grave complication, on n'aura plus à s'occuper que de la lithiase, dont vous connaissez déjà le traitement.

S'il existe de la pyonéphrose, il faudra encore faire tous ses efforts pour améliorer l'état des voies urinaires supérieures avant de pratiquer la néphrolithotomie. La mortalité est en effet presque double dans ces cas de celle que je viens de vous indiquer à propos de la néphrotomie pratiquée chez les malades atteints de pyonéphrose non calculeuse : elle atteint 29 0/0. Et très souvent il reste encore une fistule, ne l'oubliez pas, chez les opérés qui ont survécu !

Je ne puis m'empêcher, Messieurs, d'insister encore une fois, en vous citant ces résultats, sur la nécessité absolue de ne pratiquer le cathétérisme chez les malades atteints de la lithiase urinaire qu'en prenant les précautions antiseptiques rigoureuses que je vous ai indiquées. Rappelez-vous, en effet, que c'est le plus souvent un cathétérisme septique qui est la cause première des graves complications que nous étudions. Si vous constatez que votre cathétérisme a été suivi de cystite, hâtez-vous de guérir cette affection. Ne perdez point votre temps à recourir au traitement médical, si peu efficace. Appliquez de suite le traitement direct que je vous ai décrit. Souvenez-vous toujours des dangers auxquels sont exposés ces malades si la cystite persiste quelque temps.

Mais revenons à l'urétéro-pyélo-néphrite calculeuse. Vous avez vu que dans certains cas où il existe en même temps de la pyonéphrose, les auteurs conseillent de recourir à la néphrectomie plutôt qu'à la néphrolithotomie.

D'autre part, on peut être tenté de recourir encore secondairement à la néphrectomie pour débarrasser un malade de la fistule consécutive à une néphrolithotomie ou à une simple néphrotomie. Eh bien, dans quelles conditions pourra-t-on pratiquer cette opération avec chance de succès ? Il est évident que le malade ne pourra survivre à la néphrectomie que si le second rein est sain ou peu altéré. Or, vous savez combien les lésions des deux reins sont à craindre chez les malades atteints d'urétéro-pyélonéphrite ascendante simple ou calculeuse. Comment pourrez-vous donc vous assurer du fonctionnement normal et suffisant du second rein ? Je me hâte de vous dire que ce diagnostic laisse encore à désirer. Il est possible cependant de recueillir des renseignements importants sur ce point capital de pratique chirurgicale.

La clinique seule peut donner parfois des renseignements précieux avant toute intervention chirurgicale. Lorsqu'il se produit des intermittences de la pyurie, il faut les guetter soigneusement et recueillir la plus grande quantité possible d'urine claire, l'examiner au point de vue histologique et chimique, et comparer les résultats de son analyse à ceux de l'urine trouble habituelle, résultat de la sécrétion des deux reins.

Le point important est de rechercher si l'urine claire que l'on a recueillie contient une quantité d'urée suffisante. Il faudra s'assurer également si elle contient de l'albumine. La présence dans l'urine d'une quantité notable de cette substance est un signe grave. La néphrectomie ne doit pas être pratiquée dans ce cas.

En dehors des intermittences de la pyurie, l'examen de l'urine ne donne que des renseignements peu importants. Si l'urine des 24 heures contient une quantité absolument normale de matériaux de désassimilation, on peut cependant supposer, comme on l'a fait remarquer, que le rein opposé est hypertrophié et sain, qu'il suffit à la fonction.

Mais les procédés cliniques n'ont qu'une valeur relative. Aussi les chirurgiens ont-ils cherché à se procurer d'une manière plus exacte l'urine isolée du rein opposé, afin d'avoir la preuve certaine du fonctionnement de cet organe. Je ne vous décrirai point tous les procédés qui ont été proposés pour obtenir ce résultat. Ainsi je ne ferai que vous citer la *ligature des uretères par le vagin*, procédé imaginé par Warkalla et qui consiste, la malade étant dans la position génu-pectorale, à reconnaître l'uretère sous la paroi vaginale et à faire passer au-dessous de lui une aiguille qui entraîne avec elle un fil solide. Il suffit ensuite de tirer sur l'anse de ce fil pour comprimer momentanément ce conduit.

La *compression de l'uretère* comprend plusieurs procédés. Certains chirurgiens agissent par l'intérieur de la vessie ; d'autres cherchent à atteindre le conduit par le rectum ; enfin il en est qui agissent en même temps du côté de la vessie et du rectum.

Silbermann cherche à agir par la vessie sur l'embouchure de l'uretère. Il emploie une grosse sonde à bout coupé dans laquelle glisse un sac en caoutchouc que l'on gonfle avec du mercure après l'avoir placé sur l'orifice urétéral. Celui-ci est comprimé par le poids du mercure.

Weir comprime l'uretère par le rectum en employant le compresseur de Davy pour comprimer les vaisseaux iliaques pendant la désarticulation de la hanche. Il applique ce compresseur au niveau du détroit supérieur.

Le Dr Sands a proposé de comprimer l'uretère avec la main introduite dans le rectum.

Polk introduit dans la vessie un gros cathéter à bout plat et large, recourbé, et il comprime l'un des uretères entre ce cathéter et le doigt introduit dans le rectum ou le vagin.

Ebermann a proposé de saisir l'uretère avec une sorte

de pince spéciale, un instrument à deux branches l'une rectale, l'autre vésicale.

Tuchmann a imaginé, en 1874, un instrument composé de deux branches et construit sur le modèle d'un brise-pierre, mais qui en diffère à beaucoup d'égards. Cet instrument est destiné à être introduit dans la vessie, où il doit aller saisir le méat urétéral et le comprimer pendant le temps nécessaire pour qu'on puisse recueillir l'urine du côté opposé en quantité suffisante pour l'examen. M. Le Dentu, après avoir décrit cet instrument, ajoute : « Voilà « la théorie. Reste à savoir si, dans la pratique, malgré « un exercice prolongé, la muqueuse et le conduit sous- « jacent se laissent aussi facilement saisir par les deux « branches plates et par conséquent glissantes du bec, « rapprochées par un faible ressort. »

Le *cathétérisme des uretères* est un procédé bien préférable aux précédents. G. Simon, de Heidelberg, en conçut l'idée le premier, en 1875, chez la femme, mais il recommandait, comme temps préliminaire, la dilatation de l'urèthre. « Ainsi, dit M. Le Dentu, le trigone et les orifices des uretères, situés chacun au sommet d'un petit mamelon, deviennent d'un accès facile. Avec un peu d'habitude, on doit s'orienter sur la paroi postérieure de la vessie. On arrive certes beaucoup mieux, en développant la finesse de son tact, à reconnaître ces mamelons et le relief transversal, à concavité postérieure, que forme le muscle intermédiaire aux deux orifices, qu'en se guidant d'après les mensurations ayant pour but de préciser le diamètre antéro-postérieur du trigone et l'intervalle des deux mamelons. »

Emmet proposa ensuite de fendre la cloison vésico-vaginale, de renverser les bords de l'incision et de cathétériser les uretères à la vue, puis de suturer la fistule une fois l'exploration terminée.

Ces procédés sont aujourd'hui à peu près abandonnés.

Le procédé de Pawlick consiste à pratiquer le cathété-risme des uretères chez la femme sans dilatation préa-lable de l'urèthre. « Pawlick, dit M. Le Dentu, a tiré parti de certains détails de configuration de la paroi antérieure du vagin. Si l'on fait prendre à une femme l'attitude génu-pectorale, on constate d'abord, immédiatement en arrière du méat, le bourrelet médian à plis transversaux, qu'on nomme la colonne antérieure du vagin, dont l'extrémité profonde correspond à l'orifice profond de l'urèthre. Puis vient un relief triangulaire, limité par trois replis sail-lants, dont un postérieur, qui est transversal; c'est là qu'est le trigone de Lieutaud. Les orifices des uretères correspondent aux angles postéro-latéraux de ce triangle. Ces dispositions sont perceptibles à l'œil et au doigt; elles ne sont pas également caractérisées chez toutes les femmes. »

Après avoir fait remarquer que les mensurations ne pré-sentent ici aucune importance à cause de leur variabilité chez les différents sujets, cet auteur ajoute : « En résumé, comme je l'ai déjà dit, il n'y a de guides sérieux que l'œil et le doigt.

« Tout d'abord, Pawlick trouvait la position génu-pec-torale avantageuse, en ce qu'elle déterminait l'écartement des parois vaginales et l'entrée d'une petite quantité d'air dans la vessie, par l'intermédiaire d'une sonde préalable-ment introduite dans cet organe; mais depuis quelque temps, à cause de la fatigue causée par cette position que les femmes doivent garder plusieurs minutes de suite, il y a renoncé. La position de la taille a maintenant ses pré-férences.............. « Son instrument est une petite sonde ayant $1^{mm}5$ de diamètre, dont l'extrémité, plus ou moins recourbée suivant les modèles, se termine par un bouton qui surmonte une portion légèrement étranglée. Une fenêtre allongée occupe la base de cette dernière. Un mandrin remplit le tube de la sonde pendant son introduc-.

tion. L'instrument se termine à son extrémité externe par un manche octogonal portant une marque qui indique la position exacte du bec. Il existe une série de ces sondes graduées avec de faibles écarts de calibre..............

« La femme étant placée comme il vient d'être dit, on introduit une valve de Sims le long de la paroi postérieure du vagin. Elle doit être choisie d'une largeur telle que la paroi antérieure soit médiocrement tendue. On injecte dans la vessie une quantité de liquide égale à environ 200 centimètres cubes. Une fois la sonde introduite dans cet organe, on en dirige le bec tourné vers le vagin, dans la direction des côtés du trigone. Comme il est facile de suivre la marche de l'instrument à la saillie qu'il fait du côté du vagin, on en arrête l'extrémité dans le point correspondant au mamelon, et alors, par des manœuvres variées, consistant en pressions, rotations, glissements, dans lesquelles on doit mettre la plus grande délicatesse, on finit par l'engager dans l'orifice en bec de flûte de l'uretère.

« On est prévenu du succès de ces manœuvres par la cessation de toute résistance et par le cheminement visible de l'instrument dans la paroi vésicale. Il suffit de le pousser faiblement, et il pénètre plus profondément jusqu'à plusieurs centimètres; mais comme la portion intrapelvienne de l'uretère décrit une courbe à concavité interne, puis antéro-postérieure, le manche du cathéter doit être ramené vers la ligne médiane, puis assez fortement abaissé entre les cuisses. Ce double mouvement permet à la pointe de franchir le détroit supérieur, de s'engager dans la partie supérieure, à peu près rectiligne, du conduit et même d'atteindre le bassinet, mais c'est au prix d'un redressement violent de la partie inférieure, qui s'éloigne alors de la paroi pelvienne de 3 ou 4 centimètres. Or, peut-on admettre que cette violence soit absolument sans danger, même lorsque l'uretère est sain et que le tissu cellulaire voisin possède sa laxité normale? Ne donne-t-elle pas l'explication d'un certain nombre d'accidents observés par différents expérimentateurs et par Pawlick lui-même, tels que de la fièvre, des douleurs abdominales, un peu de péritonite partielle?

« Si ces accidents, comparables à ceux que détermine le cathétérisme de l'urèthre, ne doivent pas davantage faire rejeter le cathétérisme des uretères, ils doivent du moins imposer la prudence. Toute résistance manifeste à la marche de l'instrument doit arrêter la main de l'opérateur, de sorte que celui-ci se contentera le plus souvent d'explorer la portion du conduit où la sonde peut s'engager et cheminer sans peine.

« L'opération se résume donc en ceci : placer la femme dans la position de la taille, vider la vessie et la laver avec une solution d'acide borique, y injecter ensuite 200 centimètres cubes de la même solution, développer et tendre le vagin au moyen d'une valve de Sims ou de toute autre de dimensions convenables, appliquée sur la paroi postérieure du vagin, introduire la sonde uretérale et procéder à la recherche des mamelons suivant les règles exposées plus haut. Pour l'uretère gauche, on se servira de la main gauche, pour l'uretère droit de la main droite. Il est reconnu que le cathétérisme du premier est plus facile que celui du second. Pourquoi? Je ne saurais le dire. Comme le cathétérisme double n'est pas toujours indispensable, on fera donc bien de commencer par le côté gauche. »

Le procédé de Pawlik constitue un grand progrès sur les premiers procédés employés ; mais le cathétérisme des uretères pratiqué de la sorte exige toujours une grande habitude. Il arrive fréquemment à Pawlik lui-même d'échouer dans ses tentatives. Ce procédé ne paraît donc point appelé à une large vulgarisation. Aussi a-t-on cherché à le remplacer par d'autres procédés plus pratiques. Grünfeld s'est servi d'un spéculum uréthral, qui lui a permis d'introduire dane la vessie une petite lampe électrique, à l'aide de laquelle il a cherché à voir les orifices des uretères. D'autres ont eu recours à l'endoscope. Il y a peu de temps, Nitze et Leiter ont ménagé à la partie inférieure de leur endoscope un canal parallèle dans lequel ils ont pu engager une sonde molle à extrémité effilée. Avec un peu d'habitude, on arrive, disent-ils, à reconnaître les orifices des uretères, beaucoup plus facilement sur le vivant que sur le cadavre. Lorsqu'on voit bien ces orifices, on fait manœuvrer l'extrémité de la sonde molle, dont on voit et dont on suit les mouvements, on l'engage dans l'orifice de l'uretère et on la fait progresser dans ce conduit.

Ce procédé aurait non seulement l'avantage de permettre des manœuvres précises, mais il serait également applicable chez l'homme et chez la femme. Il est vrai que chez l'homme on ne pourrait guère faire le cathétérisme de l'uretère que dans une très petite étendue, mais on peut penser que cela suffirait sans doute pour recueillir l'urine qui s'écoule par ce conduit, seul point qui nous intéresse en ce moment.

Le Dr Boisseau du Rocher a également ménagé à la partie inférieure de son endoscope deux canaux parallèles qui permettent d'introduire des sondes et de faire le cathétérisme des uretères comme je viens de vous l'indiquer.

Puisque j'en ai l'occasion, je vais vous dire un mot, Messieurs, de l'endoscopie vésicale ou *cystoscopie*.

« L'idée d'examiner les cavités par la vision directe, « remonte, » dit le Dr Boisseau du Rocher dans un travail récent, « à une date parfaitement déterminée. C'est *Néla-* « *ton* qui fit les premières tentatives, restées d'ailleurs à « l'état d'ébauche, à cause de l'insuffisance de la partie

« optique et de l'éclairage. Il n'existait pas de système
« optique pouvant permettre de voir une surface de mu-
« queuse un peu étendue, la sonde étant trop longue,
« et surtout son calibre intérieur étant trop petit pour
« laisser passer une image du diamètre nécessaire. Ces
« essais furent donc rapidement abandonnés. Plus tard,
« *Miot* et *Fonssagrives* tentèrent de voir par transparence
« des tissus.............. Cette idée n'était qu'une pure
« utopie........................

« Enfin *Désormaux* revint à l'idée de Nélaton, de voir
« au moyen de la vision directe, et construisit l'endoscope,
« décrit aujourd'hui dans tous les traités classiques. Là
« encore nous nous heurtons au même désidératum qui
« avait fait avorter les tentatives de Nélaton : l'insuffisance
« du champ de l'instrument. »

Le système optique qui permet aujourd'hui de construire
des endoscopes avec lesquels on a une *vue d'ensemble* de
la muqueuse vésicale, autant qu'il est possible de l'exiger,
est dû au Dr Boisseau du Rocher, qui l'a décrit il y a plusieurs années dans une communication à l'Académie des
Sciences. L'appareil de Nitze, construit par Leiter et
récemment modifié, a un champ beaucoup moindre que
celui des instruments français.

Voici la description de l'endoscope français ou *mégaloscope vésical*. Je l'emprunte au travail du Dr Boisseau du
Rocher.

« Le mégaloscope vésical est constitué essentiellement
par deux parties complétement indépendantes l'une de
l'autre :

« 1° Par une sonde coudée S, portant à son extrémité
vésicale une lanterne qui contient une lampe à incandescence.

« 2° Par un système optique spécial mobile A.

« *Sonde*. — La sonde est, comme je viens de le dire, une sonde coudée faite sur le modèle des sondes coudées d'un usage courant, c'est-à-dire que le coude est mesuré par un angle de 133° ou, pour employer les termes plus communément en usage en médecine, fait sur un diamètre de 13 centimètres.

« La partie antérieure, dont une ouverture L, est fermée par un verre, se visse sur la partie inférieure, pour permettre de fixer la lampe à incandescence sur ses contacts. C'est la lanterne L de l'instrument.

« Immédiatement au-dessous est une ouverture elliptique O, pratiquée dans le coude même de l'instrument, pour le passage de la partie optique, le système optique venant faire saillie (fig.2) à l'extérieur après l'introduction de la sonde S dans la vessie.

« Dans le reste de son étendue, la sonde est droite, et a une longueur de 25 centimètres.

« A l'autre extrémité est fixée une rondelle de matière isolante, d'ébonite, sur laquelle se trouvent les contacts BB' pour les fils de la pile qui doit alimenter la lampe à incandescence.

« Sur cette rondelle se voit aussi en D un bouton dont le but est d'indiquer de quel côté est tourné le coude de l'instrument dans la vessie. L'on peut, de cette façon, facilement se rendre compte, avec le doigt, et tout en faisant l'examen, de la position qu'occupe une lésion quelconque de la muqueuse vésicale, une tumeur, etc. Cela m'a paru préférable au moyen, indiqué par Nitze, d'injecter dans le liquide une bulle d'air qui surnage, et que l'on peut facilement trouver, en variant la position du cystoscope.

« Sur la face inférieure de la partie droite de la sonde courent deux tubes parallèles *cc, c'c'*, calibrés intérieurement sur le n° 6 de la filière. Ces deux tubes s'ouvrent immédia-

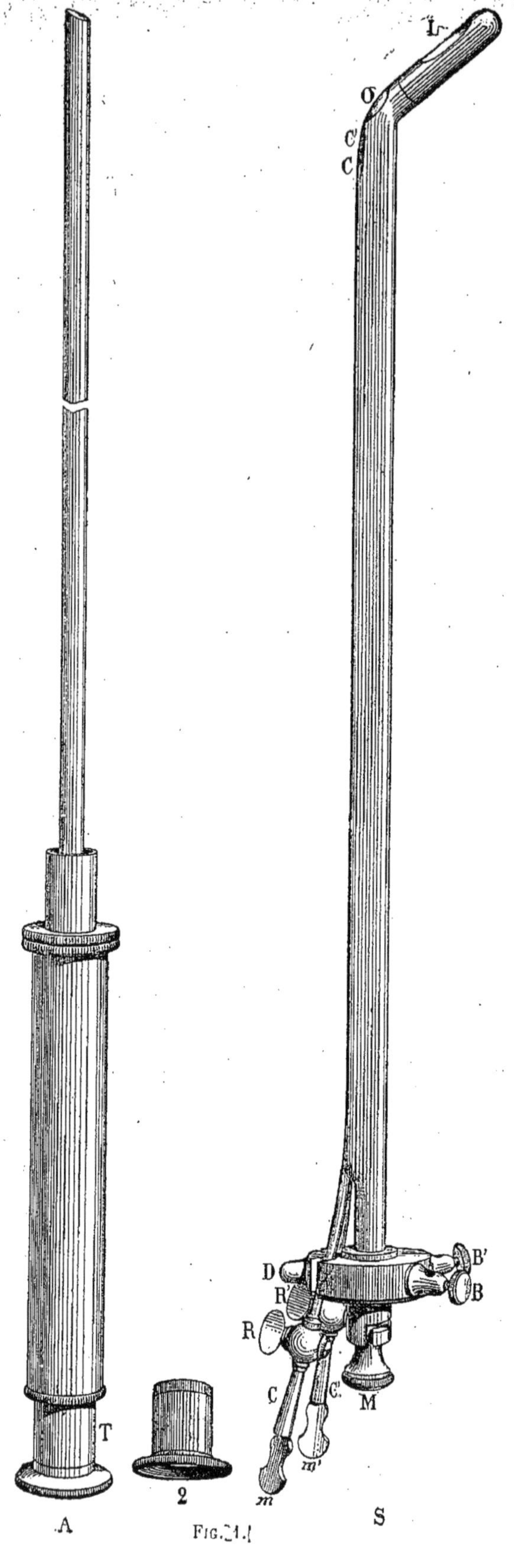

Fig. 14.

tement derrière la fenêtre O, derrière la partie optique. A l'autre extrémité ils sont chacun terminés par un robinet RR': enfin un mandrin *mm'*, pour chacun d'eux, les ferme pour faciliter le glissement sur la muqueuse uréthrale. Ces petits tubes ont deux usages différents : ils servent d'abord de conducteurs pour les cathéters *urétéraux*. Rien n'est plus simple, étant donné que l'on voit l'orifice des urtères, et que l'on voit aussi l'extrémité du cathéter, que de conduire celui-ci, et de l'engager dans l'uretère. Il suffit ensuite de le pousser par le bout extérieur pour le faire pénétrer de la longueur voulue. Enfin ces petites sondes étant accolées et indépendantes, on a toute facilité pour faire le cathétérisme des deux uretères sans qu'il soit besoin de retirer l'instrument ou de dégager le premier cathéter. Elles permettent encore de pratiquer sur la vessie diverses opérations : extraction de corps étrangers, etc.

« Un autre usage plus important encore de ces deux sondes est le lavage de la vessie. Elles constituent en effet une sonde à double courant au moyen de laquelle on peut, sinon faire un lavage complet et rapide, du moins entretenir la limpidité du liquide ; leur usage est précieux surtout dans les vessies qui saignent facilement : j'y reviendrai d'ailleurs dans quelques instants.

« Enfin un mandrin M, qui s'introduit à frottement doux dans la sonde, ferme complétement l'orifice, la fenêtre O.

« Il complète, de la sorte, le coude de l'instrument, dont il épouse la forme et la courbure ; il facilite l'introduction de la sonde dans la vessie, et évite toute déchirure, tout désordre dans le canal. La sonde étant introduite, le mandrin est retiré ; et il est remplacé par la partie optique *mobile* A dont il va être parlé. L'objectif, qui vient alors faire saillie à l'extérieur, comme on le voit fig. 2, en P, se trouve au milieu même du liquide.

« L'un des avantages de cette disposition est, d'abord, d'avoir une sonde qui ne présente aucune saillie pour l'introduction, et parfaitement lisse; ensuite d'avoir un object f toujours propre, net de toute souillure, ce qui est une condition *sine qua non* de l'examen endoscopique. Cet objectif ne s'introduisant qu'après l'introduction de la sonde dans la vessie, et après le lavage, ne peut être sali pendant le passage dans le canal de l'urèthre. On peut enfin pratiquer le lavage avec la sonde même, comme il sera dit tout à l'heure.

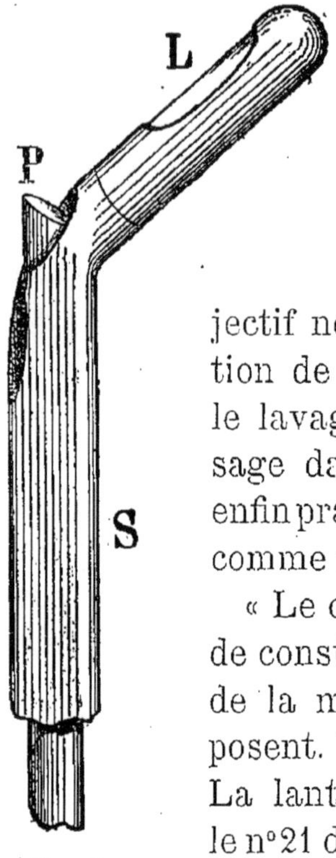

« Le calibre de la sonde était une difficulté de construction sérieuse à résoudre à cause de la multiplicité des organes qui la composent. Voici les mesures que j'ai adoptées. La lanterne et le coude sont calibrés sur le n°21 de la filière, ce qui constitue une sonde d'un diamètre assez peu considérable pour

Fig. 2.

que l'introduction de cette partie soit facile. Le reste de la sonde étant augmenté des deux tubes pour cathéters et lavage, subit par ce fait une augmentation de volume. Mais cette augmentation de volume, qui correspond au n° 27 de la filière, ne portant que sur la partie rectiligne de la sonde, ne modifie en rien les facilités d'introduction, l'extrémité de la sonde, la lanterne tout entière étant du n° 21, et le coude lui-même étant *conique* sur une grande longueur.

« J'ai fait néanmoins construire une sonde de volume beaucoup plus restreint dont on peut se servir pour des cas spéciaux, et lorsqu'on n'a pas à redouter les hémorrhagies.

« Cette sonde, dont la partie antérieure est représentée

fig. 3, est calibrée d'un bout à l'autre sur le n° 21 de la filière. Les deux tubes pour cathéters ont donc été supprimés. Elle présente encore les particularités suivantes: la fenêtre, au lieu d'être située dans le coude de l'instrument, est pratiquée sur le côté de la sonde, en arrière de la lanterne en O.

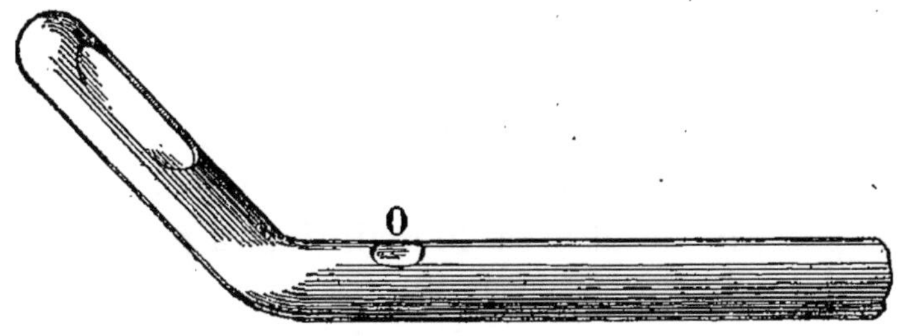

FIG. 3.

« Les autres dispositions sont celles précédemment décrites ; c'est-à-dire *possibilité d'effectuer le lavage de la vessie au moyen de la sonde elle-même, et certitude d'avoir un objectif toujours net de toute souillure, cet objectif ne venant faire saillie dans le liquide qu'après l'introduction de l'instrument dans la vessie.*

« *Partie optique.* — J'ai dit qu'elle était mobile. On la voit en A fig. 1, constituée par deux parties, soudées l'une à l'autre : l'une de petit calibre, à l'extrémité de laquelle est fixé l'objectif, l'autre plus grosse ayant la forme d'une lunette avec un tirant T. Cette lunette porte un oculaire mobile qui permet d'obtenir des grossissements différents. Il n'est pas indifférent en effet de pouvoir examiner une lésion soit dans sa grandeur naturelle, soit avec un grossissement. L'oculaire n° 2 constitue à proprement parler une loupe.

« L'opération se conduit donc de la façon suivante. L'on introduit d'abord la sonde munie de son mandrin; première opération qui n'est autre chose en réalité que le cathétérisme avec une sonde coudée. On retire alors le mandrin et l'on procède au lavage de la vessie, de la même façon qu'avec une sonde ordinaire ; et quand l'eau ressort limpide on introduit dans la sonde la partie optique. Si la quantité de liquide qui doit rester dans la vessie, pour étaler la muqueuse, n'était pas suffisante, il serait toujours facile de la compléter, et, si l'on a fait usage de la sonde pour cathétérisme, de se servir à cet effet de l'un des petits tubes qui sont disposés sous la sonde. »

L'instrument du Dr Boisseau du Rocher pour cathétérisme des uretères permet de voir d'un seul coup, si on le place près du col et si on le maintient à peu près horizontal, tout le bas-fond de la vessie, la paroi postérieure, une grande partie de la paroi supérieure, et une étendue égale sur les côtés. Dès lors un simple mouvement de rotation suffit pour montrer les quelques centimètres restants de la muqueuse, et sans qu'un seul point puisse échapper à l'examen, « même entre les mains de l'opéra-« teur le plus inexpérimenté », dit l'auteur. « Quelques « secondes suffisent pour trouver une lésion de la vessie, « si elle existe. »

Si l'on se sert du second instrument, un simple mouvement de rotation d'un demi-tour permet de voir la vessie en deux fois et dans les mêmes conditions que pour le premier endoscope.

Le Dr Boisseau du Rocher insiste beaucoup sur le *lavage* préalable de la vessie. « L'on doit établir comme règle générale absolue, dit-il, d'éviter avec soin de faire supporter à une vessie malade de trop fortes pressions, qui détermineraient une intolérance immédiate, et rendraient l'examen douloureux, et parfois même difficile.

« Un lavage trop brusque provoque souvent des hémorrhagies, surtout dans les cas de tumeurs, qui teintent le liquide en rouge, et empêchent de rien discerner. Quoiqu'il soit facile de remédier à ce contretemps avec l'instrument lui-même, et sans le retirer, puisque l'on peut faire un second lavage en sortant la partie optique seule, il n'en est pas moins vrai qu'il est nécessaire de faire l'opération préalable du lavage avec la plus grande prudence, et de ne laisser dans la vessie que la quantité d'eau strictement nécessaire pour bien étaler la muqueuse devant le champ de l'instrument, et sans lui faire supporter de pression.

« Les instruments que j'ai décrits permettent d'ailleurs d'obtenir une précision mathématique à cet égard. Il est toujours facile en effet, et même préférable, de ne laisser, après lavage, qu'une quantité de liquide minima, et d'introduire ensuite par la sonde même, ou par l'un des cathéters, la quantité de liquide nécessaire. Il devient de la sorte très facile de saisir le moment précis où une nouvelle poussée de liquide exercerait une pression inutile.

« Une question intéressante trouve ici naturellement sa place : l'examen des vessies hémorrhagiques. En effet, si j'ai dit qu'il était indispensable que le liquide fût clair, il ne s'ensuit pas qu'il devienne impossible d'examiner une vessie hémorrhagique.

« Il existe un très grand nombre de maladies de vessie dans lesquelles l'un des symptômes prédominants est l'hématurie, et c'est précisément dans ce cas que l'endoscopie devient nécessaire.

« Il suffit alors de saisir le moment favorable à l'examen, les hématuries étant toujours intermittentes. En opérant avec prudence, et en temps opportun, l'on n'a aucun contre-temps à redouter. Ceci d'ailleurs n'est pas une simple vue de l'esprit ; c'est le résultat d'expériences réitérées.

« Du reste, le double conducteur pour cathéters a encore cet avantage au point de vue de l'examen, de pouvoir servir de sonde à double courant, pour le cas où un peu de sang viendrait gêner la vision. Il permet d'établir un double courant dans la vessie, et, par conséquent, de conserver au liquide sa limpidité.

« Ceci a une importance capitale dans certains cas, dans le cas, par exemple, où il s'agit de savoir si l'hémorrhagie se fait dans les reins ou dans la vessie. Chez les malades de cette catégorie, il est important de pouvoir faire l'examen endoscopique pendant l'hémorrhagie. La chose est possible en établissant un double courant liquide continu à l'aide de ce double conducteur. En opérant de la sorte, on peut voir le sang sourdre des uretères ou de l'un quelconque des uretères. »

Je ferai remarquer à mon excellent confrère qu'il est bien facile aujourd'hui de faire le lavage préalable de la vessie en évitant les inconvénients qu'il signale ; il suffit de faire ce lavage sans sonde avec les précautions que j'ai indiquées, après avoir pratiqué le lavage continu de l'urèthre antérieur. Ce procédé a encore un autre avantage dans ce cas : il débarrasse complétement l'urèthre postérieur du pus ou du sang qu'il peut contenir, et qui salit au passage les diverses parties de l'appareil. Enfin, ce lavage est indispensable pour faire l'antisepsie de l'urèthre postérieur.

D'autre part, pourquoi ne pas faire, à l'aide d'une solution de chlorhydrate de cocaïne, l'anesthésie directe de toute la muqueuse uréthro-vésicale, en suivant le procédé que j'ai décrit? Mais je n'insiste pas : le Dr Boisseau du Rocher doit être aujourd'hui convaincu de la justesse de ces remarques. En effet, une malade que mon éminent maître M. Péan a bien voulu nous faire examiner avait des hématuries. Or, le lavage vésical fait avant l'examen endoscopique n'a point réveillé l'hémorrhagie.

La muqueuse vésicale saine vue à l'endoscope présente une pâleur particulière. On a fait remarquer qu'à un fort éclairage même, elle est rarement rosée, mais bien d'un jaune rougeâtre. Chez la plupart des sujets, les orifices urétéraux sont facilement visibles. Ils affectent la forme d'une entaille au milieu d'un tubercule allongé. Lorsque la muqueuse a perdu son poli, lorsque des saillies musculaires masquent ces orifices leur recherche peut au contraire devenir assez difficile.

Je crois inutile d'insister, Messieurs, sur les services que peut rendre l'endoscopie vésicale dans certains cas difficiles de diagnostic des affections de la vessie, le fait est évident. « Tel n'est pas d'ailleurs, dit le Dr Boisseau « du Rocher, le but unique de la mégaloscopie. Étant « donné que l'on pouvait voir, dans leur ensemble, les « cavités, il était logique de penser qu'il deviendrait pos- « sible de pratiquer diverses opérations..... Je ne citerai « pour l'instant que l'extraction des corps étrangers, et le « cathétérisme des uretères, qui est très facile, au moins « chez la femme ; enfin la dilatation des uretères. »

Tels sont les différents procédés qui ont été proposés pour pratiquer le cathétérisme des uretères. Celui du Dr Boisseau du Rocher paraît le plus parfait, puisque l'on peut, suivant ce confrère, cathétériser à la fois les deux uretères et recueillir ainsi isolément l'urine de chacun des reins, sans qu'il y ait chance d'erreur. Ce procédé est encore trop récent pour être jugé d'une façon définitive. L'avenir seul nous apprendra si, dans les cas complexes que présente la clinique, les résultats sont aussi satis- faisants qu'il est permis de l'espérer.

Un point important dont le Dr Boisseau du Rocher n'avait pas parlé dans son travail me préoccupait. Il s'agissait de l'asepsie de son nouvel instrument. Une note qu'a bien voulu me remettre cet excellent confrère me rassure complétement. « Asepticité complète de l'instrument, me « dit-il, celui-ci pouvant, sans danger de détérioration, être « porté à l'étuve à une température élevée, 150 degrés. Les « procédés de fabrication et de montage des lentilles du

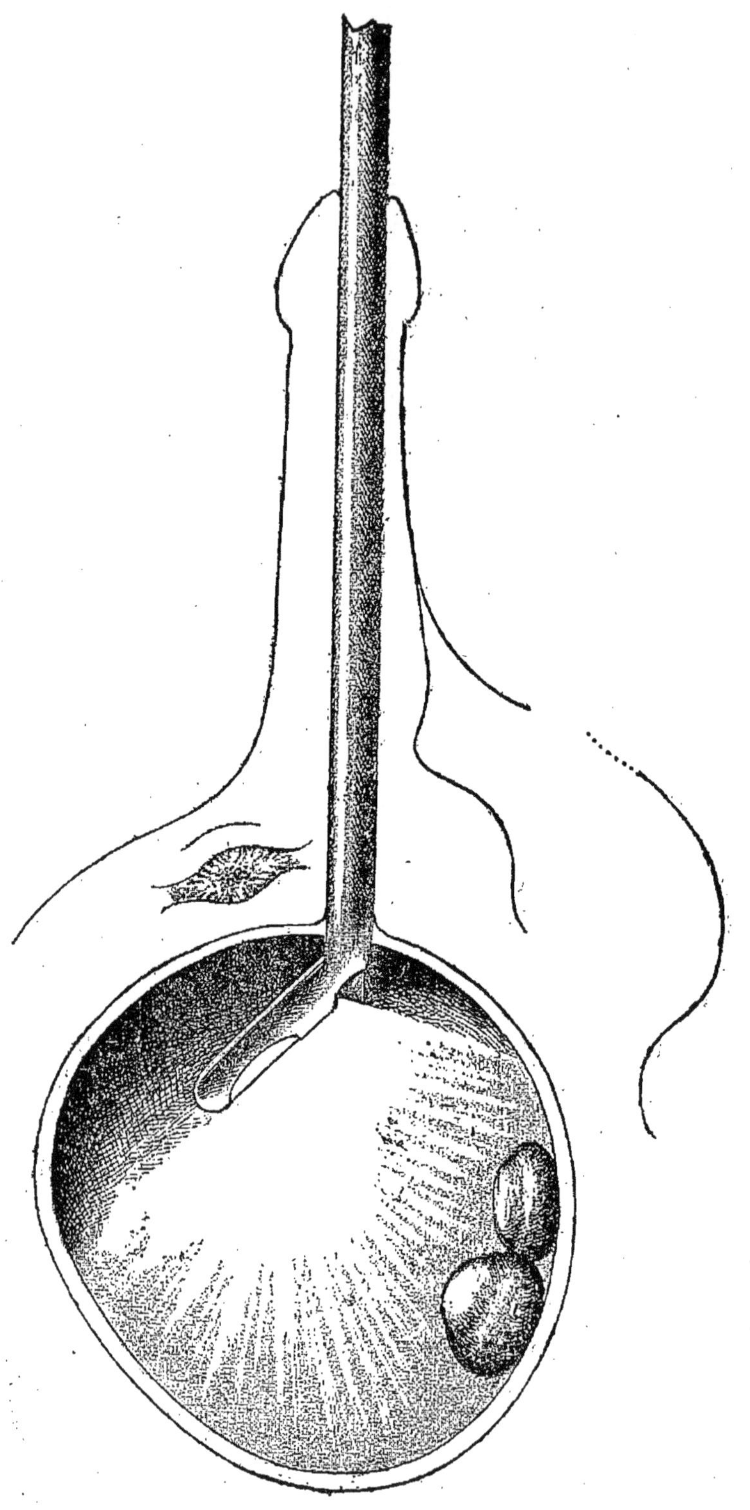

Fig. 4.

« mégaloscope vésical sont tels en effet que l'instrument
« résiste à l'étuve sèche, à la vapeur, à l'eau chaude, aux
« acides. Il répond donc à toutes les exigences que ré-
« clament de semblables instruments. »

Voilà, Messieurs, les différents procédés qui ont été
proposés pour diagnostiquer l'état du second rein, dit rein
sain, avant de pratiquer la néphrectomie. Vous voyez que
peu à peu la question a fait des progrès importants. Est-
elle complétement résolue par le cathétérisme des uretères? « Reste à envisager le cathétérisme des uretères,
dit M. Le Dentu, comme moyen de reconnaître l'état anatomique et fonctionnel des reins, soit pour différencier
leurs affections de celles de la vessie, soit pour permettre
la néphrectomie en faisant savoir si le rein du côté opposé est intact. Voilà la belle partie du programme à réaliser, celle qui comporte la plus grande utilité.

« Admettons qu'on ait pénétré dans l'un des uretères. Le
cathéter, laissé en place dix à quinze minutes, porte au
dehors l'urine sécrétée par le rein correspondant, tandis
que celle qui provient de l'autre rein se collecte dans la
vessie, d'où on la retire lorsque le cathétérisme est terminé. Seulement il peut se faire qu'il ne s'échappe pas une
seule goutte d'urine du cathéter pendant l'exploration.
C'est ce qui m'est arrivé récemment ; après une douzaine
de minutes d'attente, je n'étais pas plus avancé. Je veux
bien que ceci soit rare, mais si j'en avais déduit une conclusion quelconque, c'eût été une erreur, car je suis parfaitement certain que la malade a ses deux reins.

« Néanmoins, quand on peut réussir, il n'est pas douteux
qu'il soit avantageux de substituer une certitude absolue
aux probabilités, quelque fondées qu'elles soient, qui résultent de l'examen clinique ; mais on ne peut nier non
plus que l'examen clinique ne fournira des données très
suffisamment approximatives, si elles ne sont pas dignes

d'une confiance absolue. Les lésions des reins assez avancées pour créer un cas d'opération, sont presque toujours reconnaissables par les signes cliniques; par exemple, y a-t-il lieu d'hésiter beaucoup en ce qui concerne les lésions traumatiques, la pyélo-néphrite, même la lithiase dans ses formes habituelles, l'hydronéphrose, les tumeurs solides, et ne trouve-t-on pas dans les divers modes d'exploration exposés en détail plus haut des moyens de diagnostic nombreux et précis? J'accorde que l'absence d'un rein ou sa destruction suivie d'atrophie est quelquefois difficile à reconnaître, que la tuberculose, la dégénérescence kystique, la néphrite parenchymateuse ou interstitielle échappent aisément à leur début aux explorations extérieures les plus consciencieuses; mais il est cependant permis bien souvent de les soupçonner avec beaucoup de vraisemblance, en tenant compte des moindres particularités révélées par l'examen actuel et par les commémoratifs.

« Je dirai donc, en manière de conclusion, qu'il faut s'exercer au cathétérisme des uretères, qu'il est bon d'arriver à y réussir assez souvent pour bien se rendre compte de la cause de ses insuccès complets ou des résultats négatifs de l'exploration et pour n'avoir plus trop à se méfier de sa propre insuffisance, mais qu'il ne faut ni lui demander plus qu'il ne peut donner, ni négliger les ressources variées de l'examen clinique, sous prétexte qu'on possède un moyen certain d'aller directement au but. »

Certaines anomalies peuvent aussi faire commettre une erreur de diagnostic. Ainsi un rein unique peut avoir un uretère bifurqué et s'ouvrant par deux orifices distincts ou bien encore deux uretères peuvent fusionner à leur partie terminale et n'avoir alors qu'un orifice vésical. Il est vrai qu'on a pensé que le cathétérisme des uretères pouvait être poussé beaucoup plus loin que je ne viens de

vous le dire et qu'il pouvait servir à de multiples usages.
« Théoriquement, dit M. Le Dentu, l'introduction d'une
sonde dans l'uretère présente les avantages suivants :
elle révèle les anomalies et les obstructions du conduit,
elle désobstrue le conduit oblitéré par du sang, du pus, du
mucus, des graviers ; elle en dilate les rétrécissements,
elle amène la débâcle des rétentions d'urine du bassinet
et des hydronéphroses, enfin elle fait reconnaître l'état
anatomique et fonctionnel des deux reins. Voyons jusqu'à
quel point les promesses de la théorie sont tenues par la
pratique.

« Pour ce qui est des anomalies et des obstructions de
l'uretère, qui donc, après avoir échoué dans la recherche
de l'orifice ou dans l'introduction de la sonde à partir d'un
certain point, oserait en conclure avec assurance que l'échec
est dû à l'absence du conduit dans la totalité ou une partie
de sa longueur, ou à son oblitération par une bride cicatricielle, par une concrétion ! J'admets que le contact de la
sonde avec un gravier fournisse un élément de diagnostic
précieux, mais n'a-t-on pas le toucher vaginal pour reconnaître les pierres de la partie de l'uretère voisine de la
vessie ? et quand on aurait rencontré un corps dur dans la
portion pelvienne, loin de la vessie, en sera-t-on beaucoup
plus avancé, puisque cette portion est la seule à laquelle
on n'oserait peut-être pas s'attaquer aujourd'hui ? Tout au
plus pourrait-on espérer que le gravier, déplacé par le bec
de la sonde, descendrait plus facilement vers la vessie,
mais ce serait un pur hasard. Il en serait de même des
cas où un bouchon de mucus, de pus concret, ou un caillot
causerait une occlusion temporaire. En admettant qu'on
réussit à détruire l'obstacle, ne se reproduirait-il pas immédiatement, et surtout n'est-il pas de nature à se lever
de lui-même ?

« La dilatation des rétrécissements, les injections détersives et antiseptiques ne resteront-elles pas à l'état de rêve, tant qu'on n'aura pas trouvé le moyen d'agir à coup sûr, et avec des instruments souples ? L'évacuation de l'urine retenue momentanément dans le bassinet est pour l'heure une conception aussi peu fondée, et la prétention de faire disparaître les hydronéphroses concorde mal avec le mécanisme de production de beaucoup d'entre elles, qui implique une déformation de l'orifice supérieur de l'uretère, plus ou moins combinée avec l'abaissement du rein. Si Pawlick a eu le bonheur de réussir dans quelques-unes de ces circonstances, ses succès doivent être considérés comme d'heureuses exceptions, mais ils ne prouvent rien en faveur de la valeur générale de la méthode. »

Je dois vous faire remarquer que la sonde de Pawlick modifiée par M. Mathieu est souple, quoique métallique.

Suivant le Dr Sherwood-Dunn, Bozeman aurait également réussi à traiter avec succès des malades atteints d'urétéro-pyélo-néphrite par le cathétérisme des uretères et le lavage du bassinet. Comme Emmet, ce chirurgien avait pratiqué préalablement la *kolpo-urétéro-cystotomie*, opération qui n'est que la création d'une fistule vésico-vaginale temporaire. M. Le Dentu dit à ce sujet : « L'opé-« ration de Emmet-Bozeman est certainement très défen-« dable, mais on ne peut la recommander qu'avec réserve « tant qu'il ne sera pas démontré que le cathétérisme « répété de l'uretère n'est pas un trop gros danger et que « le lavage du bassinet n'est pas un leurre. »

Ces réflexions sont très justes. Le cathétérisme des uretères, surtout quand il est pratiqué aussi profondément, est loin d'être toujours inoffensif. Pawlick lui-même a observé de la fièvre, des douleurs abdominales, un peu de péritonite partielle à la suite de ce cathétérisme. Dans un cas où un chirurgien avait fait le cathétérisme explorateur de tout le conduit, il survint de la péritonite et la malade succomba. Cette observation a été publiée. Rappelez-vous, Messieurs, que dans l'urétéro-pyélo-néphrite il existe des microbes pathogènes dans toute l'étendue des voies urinaires supérieures, que le traitement médical est impuissant à faire l'antisepsie de ces organes et que certains de ces micro-organismes, la *bactérie septique de la vessie*, par exemple, peuvent déterminer des accidents foudroyants si un traumatisme de l'uretère leur permet de pénétrer dans le torrent circulatoire. Au niveau de l'urèthre, de la vessie, vous pouvez faire une antisepsie directe et la répéter sans inconvénients aussi souvent que l'exige l'état du malade; mais au niveau de l'uretère il n'en est plus ainsi. En admettant que le lavage de l'uretère soit possible, et par suite son antisepsie directe réalisable, le danger serait à peu près aussi grand qu'auparavant si vous produisiez un traumatisme au niveau de cet organe, car l'urine septique du bassinet et du rein viendrait immédiatement infecter de nouveau l'uretère. Pour les mêmes raisons, l'antisepsie directe du bassinet serait encore insuffisante : ce sont les calices et souvent le rein lui-même qu'il faudrait aussi rendre aseptiques. Peut-être y arrivera-t-on un jour en combinant les moyens directs et les moyens médicaux. Jusqu'à présent, ce problème n'a point été résolu. On ne saurait donc agir avec trop de prudence et l'on ne doit point oublier que le cathétérisme de tout l'uretère ne peut être pratiqué qu'en produisant un redressement violent de sa portion inférieure et par suite au prix d'un traumatisme plus ou moins accusé. Quand on voudra simplement diagnostiquer l'état de l'un des reins, il faudra donc introduire le cathéter le moins profondément possible et avoir soin de faire une antisepsie rigoureuse de l'urèthre et de la vessie.

Ce que je vous ai dit du cathétérisme de l'uretère à l'aide du mégaloscope vésical, vous explique pourquoi l'opération de Emmet-Bozeman est aujourd'hui abandonnée par presque tous les chirurgiens. Il me paraît donc inutile d'insister sur ce point.

Dans la prochaine leçon, je terminerai l'étude du traitement de l'urétéro-pyélo-néphrite.

TRAITEMENT DE L'URÉTÉRO-PYÉLO-NÉPHRITE

(Suite)

Messieurs,

La *néphrectomie* étant reconnue nécessaire et possible, comment doit-elle être pratiquée? On sait aujourd'hui que la *néphrectomie extra-péritonéale* est sensiblement moins meurtrière que la *néphrectomie* intra-péritonéale ou mieux *transpéritonéale*. La première doit donc être employée toutes les fois qu'il n'existe pas d'indications absolues à pratiquer la néphrectomie transpéritonéale.

Je ne vous parlerai point de tous les procédés qui ont été proposés pour pratiquer la *néphrectomie extra-péritonéale*. Je vous décrirai surtout le procédé employé par mon éminent maître M. Péan.

Le malade est placé sur le lit d'opération de M. Péan, lit dont je vous ai parlé plusieurs fois et que vous avez tous vu à l'hôpital Saint-Louis, à la clinique de mon excellent maître. L'opéré est placé dans le décubitus latéro-abdominal. Un coussin très ferme et épais est disposé sous le flanc, de manière à incurver le corps et à développer la région intermédiaire à la douzième côte et à la crête iliaque. Les cuisses et les jambes sont légèrement fléchies ainsi que le tronc.

Le malade est soumis au chloroforme et le champ opératoire est rendu aseptique par les procédés antiseptiques ordinaires.

On cherche alors du bout des doigts la saillie que forme la masse sacro-lombaire. Chez les sujets gras, il est prudent de mesurer 6 cent. 1/2 à 7 cent., à partir des apophyses épineuses des vertèbres lombaires. Juste en dehors du bord externe de cette masse musculaire, on fait une incision verticale parallèle à ce bord, remontant au-dessus du rebord des fausses-côtes et descendant au-dessous de la crête iliaque. On incise la peau et le tissu cellulaire sous-cutané. Cette incision, qui déborde les côtes et la crête iliaque de cinq à six centimètres, permet de bien voir le bord antérieur du carré lombaire et le bord postérieur des muscles de la ceinture abdominale et de couper l'interligne aponévrotique qui les sépare. En écartant les deux lèvres musculaires, on voit au-dessous une couche de graisse assez molle que l'on excise. On aperçoit alors une lamelle celluleuse (fausse aponévrose de Péan) qui isole cette couche de la couche graisseuse représentant la véritable atmosphère graisseuse du rein. Cette lamelle celluleuse est constituée par la lame postérieure du *fascia propria* sous-péritonéal qui, se dédoublant vers le bord externe du rein, enveloppe entièrement cet organe jusqu'au hile. Là il se confond avec la gaîne conjonctive des vaisseaux et de l'uretère.

Tous les tissus étant incisés jusqu'à l'atmosphère graisseuse du rein, on les fait alors rétracter avec des rétracteurs courts, à manche, de même forme que ceux dont se sert M. Péan pour le vagin. Avant de mettre le rein à nu, on cherche avec l'extrémité de l'index la place qu'occupe cet organe. Celui-ci est reconnu à sa forme et à sa consistance. On le met alors à nu.

La couche de graisse qui forme ce qu'on est convenu d'appeler la *capsule graisseuse* du rein est d'une épaisseur variable suivant l'état d'embonpoint ou d'émaciation des sujets. Elle varierait entre 3 et 10 millimètres en moyenne. Chez les enfants, jusqu'à l'âge de huit ou dix ans, elle fait complétement défaut. Il en serait parfois de même chez l'adulte aussi lorsqu'il existe un amaigrissement très prononcé. Rappelez-vous surtout que dans les cas d'urétéro-pyélo-néphrite elle peut être profondément altérée : hypertrophie graisseuse, adhérences multiples aux reins et aux organes voisins, etc. Ces adhérences rendent parfois l'énucléation du rein très difficile et dangereuse.

Après avoir incisé verticalement l'atmosphère graisseuse jusqu'à la *capsule fibreuse propre* du rein, on procède à l'énucléation de cet organe.

Certains auteurs pensent que si les deux dernières côtes ont leur longueur normale, on peut, sans crainte de blesser la plèvre, en réséquer le quart antérieur, cartilage compris.

Pour faciliter l'énucléation, dans certains cas difficiles, on pourrait encore faire une incision plus ou moins étendue perpendiculaire à la première.

L'énucléation doit se faire avec la main, disent les auteurs ; elle est simple du reste lorsque la capsule adipeuse n'est pas adhérente. On glisse un ou plusieurs doigts entre la couche graisseuse et la capsule propre du rein. On passe ainsi, en agissant avec la plus grande douceur pour éviter les déchirures de la couche corticale, de la face postérieure au bord externe, puis à la face antérieure, et l'on réserve pour la fin les deux extrémités de la loge rénale. A ce niveau, on rencontre parfois des branches artérielles anormales, particularité qu'il est bon de se rappeler.

Si quelques tractus existent entre la face profonde de la capsule graisseuse et le rein, ils se laissent facilement déchirer.

Mais le plus souvent, surtout dans l'urétéro-pyélo-néphrite, la néphrectomie ne peut être pratiquée qu'en

employant le procédé de morcellement de M. Péan. Il y a
en effet dans ces cas des adhérences multiples et très
solides. L'hémostasie préventive est faite alors en employant les pinces de formes variées qu'a fait construire
M. Péan. Ces pinces, une fois solidement fixées sur les
vaisseaux du hile, on morcelle facilement le rein et on
l'enlève sans avoir à craindre une hémorrhagie.

M. Péan a soin également de ponctionner la pyonéphrose avec un gros trocart avant de faire l'ablation du
rein.

Pour l'hémostasie définitive, on se sert d'une longue
aiguille, à manche courbe, munie d'un fil de soie double,
résistant et parfaitement aseptique. On traverse alors le
hile avec cette aiguille en dedans des pinces et dans son
milieu. Lorsque l'aiguille est retirée, le fil est rendu libre
par sa section à ses deux extrémités : il sert à lier le hile
en deux portions séparées. Les pinces sont ensuite reti-
rées. On peut alors se servir de l'un des fils pour faire
autour de tout le hile une troisième ligature.

Si un vaisseau situé trop profondément ne peut être lié,
on le saisit avec une longue pince hémostatique de M. Péan
et on laisse cette pince en place pendant 24 heures.

L'uretère, vous le voyez, se trouve également lié en
procédant comme je viens de vous l'indiquer.

On fait la toilette de la cavité et l'on touche le pédicule
avec une solution de sublimé au millième. Tous les fils
sont alors coupés très près du nœud et le pédicule est refoulé au fond de la plaie.

Il faut avoir bien soin de drainer la partie la plus élevée
de la plaie à l'aide d'un ou deux gros tubes à drainage. Il
est bon de placer aussi un drain à la partie inférieure de
la plaie. Les tubes supérieurs et les pinces, si l'on a été
obligé d'en laisser à demeure, sont placés au milieu de la
plaie, qui est fermée à l'aide de sutures profondes et de
sutures superficielles. Pour les premières, on peut se ser-

vir de fil d'argent. Les sutures superficielles sont faites au crin de Florence.

Pansement antiseptique ordinaire, que l'on maintiendra de préférence avec un bandage de corps en flanelle bien serré.

Les jours suivants, il ne faudra pas trop se hâter de supprimer le drainage supérieur. C'est un point à retenir ; il est important.

Accidents de l'opération. — La *blessure de la plèvre* peut être produite par le bistouri ou bien on peut observer la déchirure spontanée de cette séreuse après une résection partielle de la douzième côte. Cet accident est grave, mais on peut néanmoins obtenir la guérison, si l'on a soin de faire la suture de la plèvre. On conseille de pratiquer un double étage de sutures au catgut.

La *blessure du péritoine* n'est pas non plus toujours mortelle, même lorsque du pus a pénétré dans la cavité de la séreuse. On applique des sutures au catgut sur la solution de continuité.

Les *blessures* ou les *déchirures du côlon* nécessitent également une suture à points multiples et rapprochés ; mais il n'est pas toujours possible de l'appliquer convenablement.

Les auteurs insistent longuement sur les dangers que présentent les *hémorrhagies*. Certes, il en est de graves. On comprend, par exemple, qu'une mort immédiate soit la conséquence de la rupture de la veine cave. Cet accident est arrivé à certains chirurgiens, à Billroth entre autres (cas rapporté par Brenner). Mais le plus souvent on évitera une perte sensible de sang en procédant comme le fait M. Péan, c'est-à-dire en ayant soin de faire toujours l'hémostasie préventive. Quant à l'hémostasie définitive, il est des cas où elle ne peut être faite qu'à l'aide des

longues pinces hémostatiques de M. Péan, pinces qu'on
doit laisser à demeure, comme je vous l'ai déjà dit.

NÉPHRECTOMIE TRANSPÉRITONÉALE

Je n'entrerai point, Messieurs, dans tous les détails de
cette grave opération. Ce serait sortir des limites que je
me suis tracées dans ce cours. Je vous ferai simplement
observer que cette opération doit être réservée pour les
cas de pyonéphrose très volumineuse et qu'elle nécessite
toutes les précautions des opérations abdominales. Quant
aux règles fixées par les auteurs, je les trouve bien théoriques. Dans les cas graves et complexes de pyonéphroses
volumineuses, on fait souvent comme l'on peut. L'habileté
opératoire, l'habitude de la chirurgie abdominale sont
ici des conditions indispensables pour obtenir le succès.
Je m'en suis bien rendu compte en 1888, en voyant opérer
un malade par mon éminent maître M. Péan aidé de
M. Guyon. Le grand chirurgien français eut un succès
complet malgré les difficultés que présentait le cas de
pyonéphrose dont il s'agissait. Le procédé qui fut employé
ressemble fort peu, je vous assure, à ceux que vous trouvez
décrits dans les ouvrages, même les plus récents.

Un auteur vient aussi d'écrire tout dernièrement ce qui
suit : « Dans les cas de tumeurs volumineuses ou lorsqu'une
« hémorrhagie se produit, on peut recourir au morcel-
« lement de la tumeur recommandé par Péan. Ce moyen
« est lui-même parfois impraticable et il faut aller le plus
« vite possible placer une pince longue sur le pédicule. »

Pour s'exprimer de la sorte, il faut n'avoir jamais vu
pratiquer la néphrectomie transpéritonéale. Je doute fort
également que ce confrère français ait vu opérer M. Péan.

En effet, s'il avait assisté à l'une des cliniques de l'habile chirurgien de Saint-Louis, il aurait vu que l'hémostasie préventive constitue, pour ainsi dire, le premier temps de l'ablation des tumeurs par morcellement.

Certains chirurgiens, surtout M. Ollier, de Lyon, ont appelé l'attention sur *divers troubles* dont le *système nerveux* est le siège après la néphrectomie et qui, dit M. Le Dentu, « quoique étant, eux aussi, la conséquence de « l'ébranlement traumatique, se distinguent, par leur lo-« calisation dans certains appareils, du choc proprement « dit, dont l'action est plus générale ; ce sont parfois « des « alternatives de congestion et de chaleur à la face, aux « extrémités, dans l'une ou l'autre moitié du corps. » « Ollier a observé une fois « une paralysie momentanée « du plexus brachial du côté du rein opéré, et dans une « autre circonstance, une sialorrhée très abondante qui « ne dura que quelques heures. »

On a noté aussi parfois des troubles de la sensibilité (analgésie du côté opéré, foyers d'hyperesthésie) ; une augmentation considérable du nombre des pulsations cardiaques et des inspirations. Tous ces troubles sont ordinairement passagers. Ils peuvent du reste persister plusieurs jours sans constituer un danger réel, suivant les auteurs.

Les *modifications de la sécrétion urinaire* que l'on observe après la néphrectomie et même la néphrotomie consistent dans un ralentissement considérable de cette sécrétion pendant les 24 heures qui suivent l'une ou l'autre de ces opérations, mais surtout la néphrectomie. La quantité de l'urine excrétée augmente ensuite peu à peu. L'observation de néphrectomie que je vous ai citée montre bien ces variations et celles de la quantité d'urée que l'on trouve dans l'urine. Mais le rétablissement de la fonction urinaire normale n'est soumis à aucune règle absolument fixe, ce qui se conçoit aisément. Tout dépend de l'état du second rein, souvent plus ou moins altéré, comme vous le savez. Les seuls cas, ainsi qu'on l'a fait remarquer, où les suites des opérations, et spécialement de la néphrectomie, peuvent offrir une certaine constance, sont ceux où le rein non enlevé est sain au moment de l'opération.

Après la néphrectomie, le rein non enlevé subit en général une hypertrophie compensatrice, d'où résulte une suppléance fonctionnelle suffisante. Quant aux modifications que présente cet organe, voici ce que dit M. Le Dentu : « Quoi qu'il en soit, on peut considérer comme « démontré que ce qu'on appelle l'hypertrophie compen-« satrice du rein est dû à l'hyperplasie de certains « éléments de la substance corticale, associée à l'augmen-« tation de volume des éléments préexistants, et spécia-« lement des tubes contournés. »

NÉPHROTOMIE

La *néphrotomie extra-péritonéale* est aujourd'hui à peu près la seule qui soit employée. La *néphrotomie transpé-ritonéale* est rejetée par presque tous les auteurs : elle n'est indiquée en effet que dans des cas tout à fait exceptionnels ; pour certains auteurs même, elle n'aurait jamais d'indication.

Dans la néphrotomie extra-péritonéale, la position du malade, les soins préliminaires, l'incision des parties molles sont les mêmes que pour la néphrectomie.

Le deuxième temps de la néphrotomie extra-péritonéale consiste dans l'incision de la tumeur purulente formée par le rein et le bassinet distendus. Cette tumeur, ordinairement volumineuse, se présente en général d'elle-même à l'opérateur dès que les couches superficielles ont été sectionnées. Les auteurs font remarquer qu'il suffit, pour être à l'abri de toute complication, de veiller à ce que l'instrument n'ouvre pas le cul-de-sac péritonéal, que l'on refoule en avant.

Lorsqu'on a exploré avec le doigt la surface du rein et que l'on a reconnu les points fluctuants, ramollis, on peut faire d'emblée une très longue incision, ouvrir largement la poche ou bien pratiquer d'abord une ponction avec un gros trocart et n'ouvrir la poche que lorsqu'elle a été en grande partie vidée.

Comme on l'a fait remarquer, il est inutile de discuter en quel point on doit inciser le rein dans la néphrotomie : les caractères anatomiques de la pyonéphrose sont trop variables pour que rien de général puisse être dit à ce sujet; on incise le rein où on le rencontre, mais de préférence au niveau des points les plus saillants, des points fluctuants, s'ils existent. Le plus souvent, c'est la face postérieure du rein et son bord externe qui sont incisés. Cette dernière incision serait la plus avantageuse, suivant certains auteurs.

Dans les cas de tumeur un peu volumineuse, descendant vers la fosse iliaque, la surface de la tumeur doit être découverte surtout en bas et toujours sur une grande étendue.

Lorsque la poche purulente est évacuée, il faut la nettoyer et la désinfecter. On enlève les caillots, les stratifications de fibrine, jusqu'à ce que la substance rénale apparaisse à nu, disent certains auteurs, qui conseillent même de recourir à une grande curette pour obtenir ce résultat. Il sera bon d'agir avec prudence si l'on emploie ce procédé.

Quelques auteurs recommandent de transfixer chacune des lèvres de la plaie rénale avec un fil pour les maintenir écartées, afin d'éviter l'inoculation secondaire de la capsule cellulo-graisseuse du rein par le liquide purulent qui s'écoule. Mais, ajoutent-ils, ce temps est souvent d'une exécution difficile. Le tissu friable du rein doit aussi être facilement déchiré par ces fils. Il me semble bien préférable de suivre la pratique de M. Péan, c'est-à-dire de placer sur les lèvres de l'incision de longues pinces hémostatiques à l'aide desquelles on peut maintenir parfaitement écartées ces lèvres de la plaie rénale.

Quant la poche est nettoyée, il faut établir le drainage. « Certains chirurgiens, dit M. Le Dentu, parmi lesquels Bergmann a peut-être été le premier, recommandent de suturer les bords de la plaie du rein à la paroi abdominale. Cette pratique a un avantage incontestable, lorsqu'il a fallu traverser des tissus à peu près sains pour arriver jusqu'à l'organe malade. Elle met à l'abri de l'infiltration du pus et des liquides septiques dans les couches lâches de la fosse lombaire. Elle est inutile, si des adhérences solides réunissent le rein aux téguments.

« On peut soulever la question de savoir s'il est bon de diminuer l'étendue de la plaie rénale, de manière à ne laisser libres que les points destinés au passage des tubes. Si tant est que cette façon d'agir offre certains avantages, cela ne peut être que dans des cas déterminés, par exemple lorsque la collection purulente est encore petite, que le rein n'a participé que très peu aux désordres dont le bassinet a été le siège primitif, ou encore lorsqu'on se propose d'obtenir ce que M. Guyon a appelé tout récemment la *fistulisation systématique*. Dans cette dernière circonstance particulièrement, on a ses coudées franches, puisqu'on recherche justement ce qui constitue un des plus gros inconvénients de la suture à la suite de la néphrotomie, à savoir le défaut de cicatrisation du foyer. Mais cet inconvénient n'est pas le seul ; il y en a un dont la gravité est bien supérieure et qui est un vrai danger, c'est l'évacution insuffisante au dehors des détritus complexes restés dans le foyer, malgré l'emploi des moyens détersifs les plus puissants, tels que le curage méthodique. De sorte que, d'une manière générale, je préférerai jusqu'à nouvel ordre le tamponnement à la gaze iodoformée du foyer maintenu largement ouvert et drainé au moyen d'un ou deux gros tubes. Il se peut qu'au bout de quelques jours des injections antiseptiques deviennent nécessaires. La persistance ou l'apparition de la fièvre serait une indication pressante. En tout cas, il est bon, à la fin de l'opération, de faire une injection modificatrice avec une solution de chlorure de zinc au vingtième, en ayant soin de protéger l'orifice supérieur de l'uretère. »

Dans les cas de pyonéphrose simple, faut-il appliquer un traitement spécial à l'uretère? Il est au moins logique d'explorer son orifice supérieur aussitôt après avoir désinfecté la poche purulente. Cet orifice est habituellement très éloigné de la plaie superficielle; il est situé dans la fosse iliaque, suivant M. Le Dentu, qui ajoute. « Comme « il est avéré que l'oblitération de ce conduit facilite la « formation des fistules, il importe de s'assurer autant que « possible de son état par le cathétérisme rétrograde. On « peut procéder à cette opération au moyen d'une bougie « uréthrale ordinaire d'un numéro moyen, mais mieux « encore avec une bougie en gomme munie à son extré- « mité d'une pièce métallique. Le choc de cette extrémité « avec un calcul enclavé serait nettement perçu. Israël a « insisté avec raison sur la nécessité de ce cathétérisme. « Il va de soi qu'on portera dans cette exploration beau- « coup de prudence. »

Dans l'urétéro-pyélo-néphrite ancienne et surtout dans les cas de pyonéphrose, les lésions de l'uretère, que je vous ai longuement décrites en étudiant l'anatomie pathologique de cette affection, me paraissent devoir rendre bien difficile cette exploration du conduit excréteur du rein, au moins chez un grand nombre de malades.

Quant à l'oblitération de l'uretère, il est évident qu'elle

rend la fistule lombaire fatale. Rappelez-vous l'observation de néphrectomie que je vous ai citée. Une petite partie du parenchyme rénal laissée pendant l'opération a suffi pour entretenir une fistule lombaire jusqu'au moment où ce tissu a été détruit, ce qu'a montré l'examen du liquide. Celui-ci, en effet, ne contenait plus d'urée quelque temps avant la guérison.

Un mot maintenant à propos du pansement après la néphrotomie. On a fait remarquer que les substances absorbantes, comme pansement extérieur, méritent la préférence, à cause de l'abondance des suintements ou de la suppuration plus ou moins franche des jours suivants. Il ne faudra donc pas craindre de placer au niveau de la région lombaire une épaisse couche d'ouate hydrophile ou d'une autre substance aseptique absorbante.

NÉPHROLITHOTOMIE

En étudiant la lithiase urinaire, je vous ai dit comment doit être pratiquée la néphrolithotomie lorsque le rein n'est pas abcédé. Dans l'urétéro-pyélo-néphrite calculeuse, le manuel opératoire diffère sensiblement de celui qui est employé chez un malade atteint de la lithiase urinaire simple. Les premiers temps de l'opération sont en effet identiques à ceux de la néphrotomie pratiquée pour une pyonéphrose ordinaire. C'est « une néphrotomie dans les conditions exposées, dit M. Le Dentu, avec extraction de calculs en plus. Cette partie de l'opération, très facile lorsque le foyer ne renferme qu'un ou plusieurs calculs libres, devient très compliquée et même inexécutable, lorsque les calculs sont solidement enclavés dans les anfractuosités du bassinet et des calices ou dans le parenchyme rénal lui-même, surtout lorsque les concrétions occupent les calices supérieurs. On peut citer plus d'un exemple d'extraction incomplète reconnue dans des autopsies ou révélée par l'élimination ultérieure de graviers, à la suite de la néphrolithotomie. M. Guyon a signalé ces faits avec insistance..... Lucas-Championnière, le professeur Le Fort, Nicholson ont observé cette élimination spontanée pendant un temps très long. Dickinson a trouvé à l'autopsie des concrétions et Cullingworth un fragment de vertèbre dans des reins qu'ils avaient taillés. La persistance de plusieurs fistules engagea Ollier à pratiquer la néphrectomie quelque temps après une néphrotomie ; le rein enlevé contenait des calculs.....

« M. Guyon attribue l'enclavement des calculs, non seulement à leur développement en plein parenchyme..... mais aussi à la forme *de fer à cheval presque fermé* que prend le rein dans la pyélo-néphrite suppurée. Par suite de l'incurvation des deux extrémités vers le hile, les prolongements supérieurs et inférieurs du bassinet sont peu à peu coiffés et englobés par la substance rénale. Au moment de la taille, une fois le bassinet ouvert, on constate qu'ils en sont séparés par d'épaisses cloisons. D'autres fois les calculs sont enchevêtrés au milieu des colonnes charnues..... Des reins enlevés par Polaillon et par Lange offraient cette particularité à un degré tel que la néphrotomie était à l'avance frappée d'insuffisance.

« La conclusion à tirer de ces faits, c'est qu'il faut explorer le rein avec le plus grand soin, avec les doigts et avec l'aiguille à acupuncture. Il faut déchirer, sectionner les cloisons, comme dans le cours d'une néphrotomie simple, sans crainte de l'hémorrhagie. . . . .

« Lorsque les calculs sont libres, on les extrait avec des pinces à longues branches ou de petites tenettes à mors étroits. Il faut en avoir sous la main plusieurs modèles. Des instruments spéciaux sont nécessaires, s'ils sont fortement enclavés dans l'infundibulum du bassinet. Les brise-pierre sont difficiles à manier, parce que la branche femelle ne peut être glissée entre le calcul et la paroi. C'est au grugeur de Dolbeau qu'il faut donner la préférence pour morceler les pierres volumineuses. De temps à autre une spatule un peu recourbée à longue lame doit être employée comme levier. Pendant toutes ces manœuvres, il faut qu'un aide refoule en arrière la paroi abdominale antérieure.

« Enfin, pour explorer le fond des anfractuosités, après la section ou la déchirure de leurs cloisons et en faire sortir les graviers ou les fragments difficiles à atteindre, on pourra se servir des curettes à extrémité fortement coudée sur elle-même suivant un angle de 140 à 150 degrés... Pour tout ce qui concerne le nettoyage du foyer, le drainage, les sutures et les pansements, l'opération se termine comme la néphrotomie simple. »

Certains auteurs conseillent de passer, comme dans la néphrotomie simple, dans chacune des lèvres de la plaie rénale, un fil qui les maintient écartées. Je vous répète qu'il me semble beaucoup plus avantageux de suivre le procédé de M. Péan, procédé que je vous ai indiqué tout à l'heure.

C'est principalement dans la néphrolithotomie qu'il est indispensable d'explorer l'orifice supérieur de l'uretère, pour en dégager les calculs ou les amas pseudo-membraneux infiltrés de calcaire qui peuvent l'obstruer. Lange n'aurait pu dégager un calcul enchâssé au collet de l'uretère qu'en faisant des injections répétées. On ne saurait cependant agir avec trop de prudence. Vous savez en effet quelle est la minceur du bassinet, qui est du reste souvent ulcéré dans les cas dont nous nous occupons.

L'exploration de l'uretère rendrait également des services, si elle était possible.

URÉTÉROTOMIE

Nous devons nous demander maintenant, Messieurs, quelle est la conduite à tenir quand un calcul est arrêté dans l'uretère même et que l'on a lieu de croire qu'il ne pourrait être extrait pendant la néphrolithotomie, ce qui est habituel pour peu que ce corps étranger soit éloigné du bassinet. « Le massage, dit M. Le Dentu, recommandé par Roberts et d'autres médecins, a pu donner par hasard un résultat favorable, mais c'est un moyen dont on ne peut user qu'avec précaution comme n'étant pas absolument exempt de danger. D'ailleurs la preuve de son efficacité n'est pas suffisamment faite.

« Lorsque de nombreux essais thérapeutiques sont restés infructueux, la chirurgie reprend ses droits, mais dans quelle mesure lui est-il permis de les exercer ? Si la question est posée, elle n'est guère résolue. Cependant on peut dire que l'intervention est légitime et peut être heureuse, lorsque le calcul n'a pas dépassé par en bas le détroit supérieur du petit bassin ou lorsqu'il a atteint la partie de l'uretère contiguë au rectum, au vagin, à la vessie, ou qu'il est inclus dans les parois de ce dernier organe. La portion du conduit intermédiaire au détroit supérieur et au plancher du bassin doit seule jusqu'à nouvel ordre être considérée comme inaccessible.

.« La technique des diverses opérations que comporte l'extraction des calculs de l'uretère est loin d'être fixée d'une façon définitive . . . . . . La question de la suture de l'uretère est connexe de celle de l'urétérotomie. Sans se montrer par trop ambitieux, on peut espérer que cette suture deviendra praticable autant que l'est déjà celle du rein lui-même. Les expérimentations de Poggi...ont ouvert

la voie au bout de laquelle on trouvera peut-être le succès.

« On connaît quelques faits d'extirpation par la vessie de
calculs de la partie terminale de l'uretère. Ceci a extrait par le rectum une pierre arrêtée dans ce point.
Israël et Bergmann ont fait par le bassinet l'extirpation
d'une concrétion engagée dans la partie supérieure du
conduit, le premier en la faisant remonter par refoulement
de bas en haut vers le bassinet incisé, le second en la
saisissant avec des pinces introduites par là plaie du réservoir rénal. »

L'*uretérotomie* ne paraît avoir été pratiquée que deux
fois. Dans un cas, Cullingworth ouvrit la cavité périto-
néale, puis un foyer purulent dépendant de l'uretère et
contenant un calcul. Après l'extraction de celui-ci, il vida
et referma la poche. Le malade succomba le huitième
jour : il y avait un second calcul dans le même point de
l'autre uretère.

Ceci ayant diagnostiqué un calcul de l'extrémité inférieure de l'uretère gauche, incisa ce conduit par le rectum
et enleva le calcul : le malade guérit. Il existait sans
doute un foyer purulent autour de ce corps étranger, dit
M. Le Dentu, qui ajoute : « L'uretérotomie type, l'uretéro-
lithotomie proprement dite, serait celle qui se pratiquerait
sur l'uretère peu ou point altéré, non enveloppé par un
foyer purulent ; ce serait tout autre chose qu'une simple
ouverture d'abcès. Cette opération type n'a pas encore été
faite. »

FISTULES RÉNALES

Je n'ai point l'intention, Messieurs, de vous décrire
d'une façon complète les fistules rénales. Je veux tout sim-

plement vous dire quelques mots des fistules *réno-cuta-nées* siégeant à la région lombaire et consécutives à la néphrotomie ou à une néphrectomie incomplète.

Un ancien élève de M. Guyon parlant des fistules rénales consécutives à la néphrotomie, a écrit récemment ce qui suit : « Mais il y a lieu de se demander si l'on doit redou-« ter comme un danger l'existence de ce trajet anormal. « Le professeur Guyon a en effet proposé dans certains « cas de pyélo-néphrite de créer et de maintenir largement « béante la plaie opératoire, en assurant un drainage par-« fait. Il assimile ces cavités rénales suppurantes à une « vessie chroniquement enflammée dont on obtient la gué-« rison au moyen d'une fistule hypogastrique. En établis-« sant ainsi une dérivation au cours de l'urine au niveau « même du bassinet, en créant un *méat lombaire* (Guyon), « on est en droit d'espérer la cessation des phénomènes « inflammatoires. Cette voie permet d'ailleurs de faire des « injections modificatrices ou antiseptiques ; on peut éga-« lement, en comparant l'urine recueillie dans la vessie « avec celle de la fistule, connaître le degré d'intégrité du « rein respecté.

« Si au bout d'un certain temps on acquiert la convic-« tion que le parenchyme rénal est trop profondément « désorganisé, si en même temps le rein du côté opposé « est reconnu sain, on est autorisé à tenter une néphrec-« tomie.

« Si les deux reins restent altérés et sans tendance à la « guérison, on laissera persister les fistules et on conser-« vera le méat lombaire. »

A la lecture de ces lignes, écrites en 1890, il est vérita-blement permis de se demander si l'on rêve. De pareilles naïvetés déconcertent la critique scientifique. Le mieux peut-être serait de les signaler et de passer outre, d'autant plus que M. Le Dentu, comme vous l'avez vu, a discuté sérieusement cette question de la *fistulisation systéma-*

tique dans les cas ordinaires de pyonéphrose, c'est-à-dire en dehors de l'anurie par oblitération de l'uretère. En voyant M. le prof. Guyon continuer à traiter la cystite par la taille, on ne peut s'empêcher cependant, Messieurs, de regretter que la pratique d'un chirurgien français, qui occupe une si haute situation officielle, soit en tel désaccord avec les progrès de la science et surtout de la science française. On a parfois, à l'étranger, accusé injustement la chirurgie française de suivre d'un « pas boiteux » les progrès de la science. Eh bien, pour ce qui est des affections des voies urinaires, nous sommes heureux de constater que les chirurgiens étrangers ont aujourd'hui bien plus à apprendre chez nous que nous n'avons à apprendre chez eux ; mais il faut bien que l'on sache que ce n'est pas à l'hôpital Necker que l'on peut s'en apercevoir.

Je reviens à mon sujet. Il est parfois difficile de reconnaître si le liquide qui s'écoule par une fistule réno-cutanée contient de l'urine. On a conseillé divers moyens pour faire ce diagnostic. Les uns ont administré au malade de l'iodure de potassium, puis ils ont appliqué sur les orifices suppurants des linges amidonnés : il y a dans ces cas formation d'iodure d'amidon. D'autres ont eu recours au salicylate de soude qu'ils ont ensuite recherché dans le liquide avec le perchlorure de fer. Chez le malade dont je vous ai cité l'observation, ces moyens n'avaient donné aucun résultat. La recherche de l'urée, au contraire, avait permis d'affirmer que le liquide recueilli par la fistule contenait de l'urine. Mais tous ces moyens peuvent échouer, suivant M. Le Dentu. On ne retrouve pas toujours dans ce liquide, dit-il, les éléments caractéristiques de l'urine. Je dois cependant vous faire remarquer qu'après la néphrectomie, chez le malade dont je viens de vous rappeler l'observation, bien qu'il ne restât qu'une très petite quantité du parenchyme rénal, on put trouver de l'urée dans le liquide recueilli par la deuxième fistule, la fistule lombaire, pendant des mois. Cette observation vous montre aussi combien sont tenaces les fistules réno-cutanées lorsqu'elles donnent passage à de l'urine.

Dans les fistules consécutives à la néphrotomie, il faut s'assurer de la perméabilité de l'uretère avant d'en tenter la guérison. Je vous ai dit que les auteurs conseillent du reste de rechercher, à l'aide du cathétérisme, si l'uretère est perméable dans le cours même de la taille rénale; mais cette recherche n'est pas toujours possible. Lorsque la fistule est constituée, on a conseillé, pour s'assurer de la perméabilité de l'uretère, de faire des injections colorées dans la cavité rénale. Mais dans plusieurs cas ces injections sont ressorties par la plaie cutanée sans passer dans la vessie, alors que le conduit excréteur du rein était perméable. Il en fut ainsi chez le malade dont je vous ai rapporté l'observation. Il est vrai que cette tentative fut faite dans un cas exceptionnel, nullement analogue à ceux dont nous nous occupons.

Le cathétérisme de l'uretère à l'aide du mégaloscope vésical me paraît encore le meilleur moyen pour faire ce diagnostic. Peut-être arrivera-t-on même, comme je vous l'ai déjà dit, au moins chez la femme, à traiter l'uretère enflammé, rétréci, par le cathétérisme, les injections antiseptiques, avant de tenter la guérison de la fistule réno-cutanée, guérison qui serait certainement favorisée par un pareil traitement préalable.

Il faut également, avant toute intervention, s'assurer qu'il s'agit d'une fistule simple, non entretenue par la présence d'un calcul. Dans ce dernier cas, comme on l'a fait remarquer, il n'y a qu'une chose à faire, c'est de débrider, d'inciser profondément et d'extraire les calculs ou les corps étrangers proprement dits qui entretiennent la suppuration.

De nombreux moyens ont été proposés pour obtenir la cure des fistules lombaires réno-cutanées simples. « Les *injections* stimulantes et irritantes, dit M. Le Dentu, méritent à peine une mention. Elles échouent à peu près constamment et n'ont guère d'autre avantage que de nettoyer le foyer dans ses parties les plus profondes, quoiqu'on ne soit jamais certain d'atteindre tous les culs-de-sac. J'en dirai autant des injections iodoformiques. Avec l'éther comme véhicule, elles sont mal tolérées : avec la glycérine elles le sont très bien, mais représentent encore un moyen infidèle. »

Dans le cas de néphrectomie incomplète que je vous ai cité, la guérison fut cependant obtenue au moyen d'injections d'une solution concentrée de chlorure de zinc. On avait eu également recours au galvano-cautère. Mais n'oubliez pas que dans ce cas il ne restait que très peu de tissu rénal au fond de la fistule.

« Les *méthodes opératoires*, dit M. Le Dentu, susceptibles de procurer la guérison sont : le débridement et la néphrectomie. Ce sont du moins celles qui ont fait leurs preuves jusqu'ici. Il en est une autre qui n'a pas encore eu sa sanction dans la pratique et que M. Guyon conseille ; elle consisterait dans l'excision du trajet fistuleux intra-rénal et dans la suture des parois avivées en plein parenchyme. A cette méthode il y a une contre-indication formelle, c'est l'oblitération complète ou très accentuée de l'uretère. Si ce conduit était bien libre, ce qui malheureusement doit être rare, si la fistule était simple et facile à aborder, le conseil de M. Guyon serait certainement bon à suivre. »

Je vous ai déjà dit que la néphrectomie pratiquée dans le but d'obtenir la guérison d'une fistule réno-cutanée est extrêmement grave. Je dois ajouter que cette opération a été faite chez très peu de malades. Il n'en existerait que cinq ou six observations.

J'en ai fini, Messieurs, avec l'urétéro-pyélo-néphrite. L'importance que présente cette affection, non seulement comme complication de la lithiase urinaire, mais encore comme lésion consécutive aux maladies de l'appareil urinaire inférieur, justifie, il me semble, les détails dans lesquels j'ai cru devoir entrer. De toutes les maladies de la partie supérieure de l'appareil urinaire, c'est incontestablement celle qui intéresse le plus les spécialistes et les médecins. Vous voyez qu'au point de vue de la pathogénie, de l'étiologie, de l'anatomie pathologique, de la symptomatologie et du traitement, il n'en est pas de plus nettes, de mieux caractérisées, et qu'il aurait été illogique d'en scinder l'étude, comme on l'a fait jusqu'à ce jour.

DU PHLEGMON PÉRINÉPHRÉTIQUE

Messieurs,

On a donné le nom de *phlegmon périnéphrétique*, d'abcès *périnéphriques* (Trousseau), à l'inflammation de l'enveloppe cellulo-graisseuse du rein. Cette affection a été complétement décrite pour la première fois par Rayer sous le nom de *périnéphrite*, expression qui est encore employée par un certain nombre d'auteurs.

Le phlegmon périnéphrétique est une affection bien moins fréquente que l'urétéro-pyélo-néphrite ; il est même relativement rare. La forme secondaire des abcès périnéphriques s'observe surtout chez les malades atteints de la lithiase urinaire. C'est en effet, ne l'oubliez pas, l'une des complications inflammatoires de cette affection. Vous avez vu que c'est le mode le plus fréquent de terminaison spontanée de la pyonéphrose calculeuse. La collection purulente contenue dans le bassinet distendu fait irruption dans le tissu cellulaire périrénal, qui s'enflamme aussitôt. L'issue du pus et de l'urine dans ce tissu cellulaire peut même provoquer une inflammation gangréneuse à marche foudroyante.

Il est plus rare que ce soit un abcès du parenchyme rénal qui donne lieu à cette complication.

Dans l'urétéro-pyélo-néphrite calculeuse sans pyonéphrose, la pénétration du pus et de l'urine dans l'atmosphère cellulo-graisseuse du rein a lieu encore quelquefois. Elle est due à une ulcération produite par un ou plusieurs calculs, ulcération qui peut siéger au niveau du parenchyme rénal, du bassinet ou de la partie supérieure de l'uretère. Parfois le calcul même pénètre dans le tissu cellulaire périrénal.

Enfin, dans l'urétéro-pyélo-néphrite calculeuse, le phlegmon périnéphrétique peut être dû simplement à la propagation de l'inflammation du bassinet et du rein à l'atmosphère cellulo-graisseuse qui entoure ces organes. Dans ce dernier cas, les microbes pyogènes, ainsi que je vous l'ai déjà dit, paraissent gagner le tissu cellulaire périrénal en suivant la voie des lymphatiques.

Il en est de même dans l'urétéro-pyélo-néphrite non calculeuse. Vous avez vu aussi que dans la pyonéphrose simple, la terminaison spontanée a lieu souvent par rupture de la poche purulente et issue du pus dans le tissu cellulaire périrénal.

Les cas assez nombreux de phlegmons périnéphrétiques survenus à la suite de lésions diverses des voies urinaires : cystite, rétrécissement, uréthrotomie, etc..., étaient attribués autrefois à une action réflexe, à une congestion sous l'influence de la douleur. Vous savez que Trousseau a surtout insisté dans ses cliniques sur le rôle que jouerait la douleur dans l'étiologie de cette forme d'abcès périnéphriques. Eh bien, comme l'a fait remarquer M. Le Dentu, il est probable que la véritable cause, dans ces cas, est une urétéro-pyélo-néphrite ascendante. Je crois que parfois il s'agit aussi d'une infection du tissu cellulo-graisseux périrénal par la voie circulatoire. Un traumatisme quelconque produit au niveau de l'urèthre ou de la vessie permet la pénétration dans le sang des microbes pyogènes contenus dans l'urine. Ce traumatisme est du reste évident lorsqu'on pratique l'uréthrotomie.

Quant à l'observation de Chopart, que Trousseau con-

sidère comme caractéristique au point de vue du rôle que
jouerait la douleur, elle peut s'expliquer autrement. Il est
probable, comme on l'a fait remarquer, qu'il s'agissait
d'accidents de septicémie. Il faut convenir cependant qu'il
y a encore aujourd'hui bien des points obscurs dans la
pathogénie de certains phlegmons périnéphrétiques. J'y
reviendrai tout à l'heure.

« C'est par perforation et en tant que *corps étrangers*,
« dit M. Le Dentu, qu'on a vu des kystes hydatiques, des
« strongles géants être le point de départ d'un abcès péri-
« néphrétique. »

M. le prof. Cornil a rapporté un cas de périnéphrite due
à l'évolution d'un *cancer du rein*.

La *tuberculose rénale* peut également être le point de
départ d'un phlegmon périnéphrétique : Rayer, Naudet en
avaient déjà rapporté des exemples. Mais, suivant les auteurs, c'est une cause rare.

Comme cause exceptionnelle, il faut citer la *gangrène*
totale du rein due à l'oblitération de l'artère rénale. Il
s'agissait d'une véritable gangrène sénile dans le cas de
Friedlander. Elle s'était produite après d'autres oblité-
rations artérielles périphériques et elle avait déterminé
la formation d'un abcès périnéphrétique.

Après les affections de l'appareil urinaire, ce sont les
lésions de la vésicule biliaire et du gros intestin (côlon
ascendant et côlon descendant) qui déterminent le plus
souvent les phlegmons périnéphrétiques. Trousseau et
M. Lancereaux ont insisté sur la pathogénie de ceux qui
sont d'origine hépatique. Il existe des calculs dans la vésicule biliaire enflammée. Des adhérences s'établissent
entre la vésicule et les organes voisins. Ensuite, il se
produit une ulcération à ce niveau et les calculs tombent
au milieu du tissu fibreux de nouvelle formation. Bientôt
apparaît l'inflammation du tissu cellulaire périrénal et les

calculs biliaires peuvent être rencontrés lorsqu'on incise l'abcès périnéphrétique.

Il existe plusieurs exemples de périnéphrites consécutives à des perforations du côlon descendant et même de l'appendice cœcal (Lecygne); mais dans tous ces cas il s'agissait de phlegmons très étendus occupant en même temps la fosse iliaque et la région lombaire. Les connexions étroites du tissu cellulaire périrénal et de celui qui tapisse la fosse iliaque expliquent la facile propagation de ces abcès de la fosse iliaque au tissu périnéphrétique. Il en est de même de l'inflammation des muscles psoas et iliaque.

Tous les auteurs insistent sur la fréquence des abcès périnéphrétiques chez les femmes récemment accouchées. Eh bien, le plus souvent il s'agit là d'une inflammation primitive de l'appareil utéro-ovarien qui a gagné la fosse iliaque, et c'est l'abcès de cette dernière région qui est encore le point de départ du phlegmon périnéphrétique. Nous verrons tout à l'heure que l'infection puerpérale peut encore donner lieu d'une autre façon à un abcès périnéphrique ; mais je dois vous faire remarquer que grâce à l'antisepsie ces accidents puerpéraux deviennent de plus en plus rares.

On a noté la pleurésie comme une cause extrêmement rare de phlegmon périnéphrétique.

Tous les auteurs citent le mal de Pott comme une cause assez fréquente de périnéphrite. Tantôt le pus de l'abcès ossifluent formerait une collection périnéphrétique, tantôt il provoquerait par son voisinage l'inflammation et la suppuration de l'atmosphère celluleuse du rein.

Existe-t-il parfois, en dehors de cette affection de la colonne vertébrale et dans le voisinage du rein, des abcès chroniques pouvant donner lieu à un phlegmon périnéphrétique, puis à une fistule qui persiste après la guérison de celui-ci ? Certains faits observés par mon éminent maître M. Péan pourraient le faire croire. Dans deux cas, les malades ont vécu plusieurs années, puis sont morts d'une autre affection sans qu'une lésion de la colonne verté-brale ait paru être la cause de l'inflammation de l'atmosphère cellulo-graisseuse du rein. Dans un troisième cas, que j'ai observé à l'hôpital Saint-Louis, en 1888, dans le service de mon excellent maître, et qui sera publié dans ses cli-niques, la colonne vertébrale paraissait également saine, le phlegmon périnéphrétique était guéri et une fistule persistait. Je reviendrai sur ces faits.

Dans tous les cas que nous venons d'examiner, le phleg-mon périnéphrétique est *secondaire* et consécutif à une lésion du rein ou à l'inflammation d'un organe voisin. Dans d'autres cas, il est encore secondaire, mais la cause est un état général infectieux : pyohémie, infection puer-pérale, « maladie des docks ». Cette dernière affection est caractérisée, suivant Buttler, par la formation du pus en diverses parties du tissu cellulaire ; elle semble analogue à l'affection désignée sous le nom d'« abcès soudains et multiples », laquelle n'est vraisemblablement, comme on l'a fait remarquer, qu'une forme de septico-pyohémie dans laquelle la porte d'entrée n'a pas été reconnue.

La fièvre typhoïde, les fièvres éruptives graves sont des causes de même genre. Dans un cas, on a cité comme cause une pneumonie gangréneuse. Toute affection géné-rale pyogène peut être une cause de phlegmon périnéphré-tique.

Passons maintenant aux *causes* du phlegmon *périné-phrétique* dit *primitif*. C'est là le point le plus obscur dans *l'étiologie* de cette affection.

Avec les auteurs, nous pouvons considérer ici des *causes prédisposantes* et des *causes occasionnelles*. Occupons-nous des premières.

La périnéphrite primitive est très rare dans l'enfance et même au-dessous de 20 ans. Elle s'observe le plus souvent au-dessus de 30 ans ; c'est de 30 à 40 ans qu'elle présente son maximum de fréquence.

On a incriminé les *professions* qui exposent au froid, aux efforts violents. On a fait remarquer que les mauvaises conditions hygiéniques, la fatigue, la mauvaise alimentation, le surmenage, en un mot toutes les circonstances qui peuvent amener un état de misère physiologique, créent une véritable prédisposition.

L'influence du *tempérament* et de la *constitution* est très vague.

Les auteurs indiquent le *traumatisme* et l'*action du froid* comme les *causes occasionnelles* ordinaires du phlegmon périnéphrétique primitif.

On conçoit aisément qu'une plaie accidentelle et septique atteignant l'atmosphère celluleuse du rein soit une cause de périnéphrite. Si le rein est lui-même atteint, la cause est encore plus évidente. Il se produit ordinairement un épanchement sanguin abondant autour de cet organe et parfois même un épanchement d'urine plus ou moins septique. Ce dernier liquide s'infiltre rapidement dans le tissu cellulaire lâche de la région, qui s'enflamme. Il survient même parfois une mortification de tout ce tissu cellulaire et de la paroi abdominale postérieure. Mais le plus souvent il s'agit de simples contusions de la région lombaire. « C'est à elles, dit M. Le Dentu, qu'on rapporte, au moins « dans un quart des cas, la périnéphrite primitive.

« Ces contusions provoquent l'inflammation à plus ou « moins longue échéance. Parfois, et cela surtout après « les traumatismes très violents, les signes de la périné- « phrite se manifestent pour ainsi dire dès le début, suc- « cédant sans interruption aux accidents de la contusion. « Mais le plus souvent ils n'apparaissent qu'à une époque « plus reculée, au bout de quelques semaines, souvent de « quelques mois, et, dans nombre d'observations, on a vu « un intervalle d'un an, de quinze mois et plus, séparer

« l'accident initial de l'apparition des premiers signes de
« la périnéphrite. La contusion provoque un épanchement
« de sang d'abondance variable, suivant la violence
« du traumatisme, suivant surtout que le rein a été
« respecté ou au contraire contusionné et déchiré. Rayer
« regardait comme très fréquente la suppuration de ces
« épanchements sanguins formés autour du rein déchiré ;
« les observations ultérieures ont montré, comme le fait
« remarquer Duplay, que cette complication est plutôt
« rare. Elle le devient de plus en plus.

« Quoi qu'il en soit, c'est à la présence de ces épanche-
« ments sanguins qu'il faut attribuer le développement de
« la périnéphrite ; souvent peu abondants, ils passent ina-
« perçus après le traumatisme, demeurent indolents et
« latents et se résorbent après une certaine durée mal dé-
« terminée, mais qui semble en tout cas fort variable.
« Dans quelques observations on voit que c'est un trau-
« matisme ultérieur, contusion légère, effort, qui a déter-
« miné la suppuration de cet épanchement sanguin, dû à
« un traumatisme plus violent et plus ancien. »

Je ne puis admettre, Messieurs, cette opinion de M. Le
Dentu. Il faut autre chose qu'un traumatisme suivi d'un
épanchement sanguin pour produire la suppuration. On
sait que ce sont là des causes prédisposantes importantes,
qui favorisent le développement des micro-organismes
pyogènes, mais ceux-ci doivent pénétrer dans ce milieu
pour que la suppuration se manifeste. La meilleure preuve
en est fournie par M. Le Dentu lui-même, puisqu'il fait
remarquer qu'il peut se passer des semaines, des mois
avant que cette suppuration apparaisse. Pourquoi en est-il
ainsi, si ce n'est qu'il manque l'un des éléments essentiels
à la suppuration ? Qu'un nouveau traumatisme permette à
des microbes pyogènes contenus dans la partie supérieure
de l'appareil urinaire de pénétrer dans l'atmosphère cellulo-graisseuse du rein, ou qu'ils y soient apportés par la

voie circulatoire, et bientôt apparaîtra un phlegmon périnéphrétique.

« La contusion, ajoute M. Le Dentu, agit encore comme
« cause occasionnelle lorsque le rein est déjà malade. Plu-
« sieurs cas montrent d'une façon très nette le traumatisme
« provoquant l'inflammation et la suppuration autour d'un
« rein contenant un gros calcul ou atteint de pyélo-né-
« phrite.

« Le professeur Richet a publié une remarquable obser-
« vation de phlegmon périnéphrétique survenu chez une
« femme qui depuis très longtemps souffrait de douleurs
« lombaires. Une chute sur la région lombaire raviva ces
« douleurs, et plus tard M. Richet, incisant la collection
« qui s'était formée autour du rein, put constater la pré-
« sence de calculs dans cet organe, et les extraire séance
« tenante. »

Ce que je viens de vous dire vous permet de comprendre
pourquoi le phlegmon périnéphrétique survient dans ces
cas. C'est précisément lorsque le bassinet et le rein sup-
purent que la périnéphrite est à craindre après une contusion de la région lombaire. Des microbes pyogènes exis-
tant dans le voisinage du tissu cellulaire périrénal, celui-
ci a bien des chances d'être infecté après la contusion.
Dans le cas de M. le prof. Richet, les calculs avaient pu
également perforer le parenchyme rénal au moment du
traumatisme.

« A côté de la contusion, ajoute M. Le Dentu, il
« convient encore de placer les exercices violents, les
« efforts, les mouvements brusques et souvent répétés.
« Parfois c'est un effort unique, énergique, qui a été le
« point de départ des accidents. M. Guyot a rapporté il y
« a quelques années, à la Société médicale des hôpitaux,
« la très intéressante observation d'un valet de chambre
« qui, en glissant sur un parquet, fit un brusque mouve-
« ment pour se redresser et ressentit une vive douleur

« dans la région lombaire. Il résulta de ce traumatisme
« un phlegmon périnéphrétique à marche chronique qui
« se termina par induration et par résolution. Plus sou-
« vent l'affection est causée par des efforts répétés, comme
« on le voit chez les carriers, les maçons, les boulangers,
« etc. Enfin, dans d'autres cas, ce n'est point l'effort qu'on
« peut incriminer, mais des secousses brusques et réité-
« rées, telles que peuvent en occasionner de longues
« courses à cheval ou dans des voitures mal suspendues.

« Dans tous ces cas on peut rapporter à deux causes
« l'origine du phlegmon. Il est probable en effet que, sous
« l'influence d'un violent effort, un petit épanchement
« sanguin peut se former soit dans un muscle partielle-
« ment rompu, soit dans le tissu cellulaire périrénal lui-
« même ; mais les mouvements brusques de la paroi abdo-
« minale postérieure, les secousses provoquées du rein
« peuvent aussi provoquer une congestion et une irritation
« de ce tissu cellulaire suffisantes pour déterminer l'in-
« flammation. »

Il n'est pas possible d'admettre aujourd'hui, je vous le
répète, que la suppuration soit due uniquement à ces
causes dont parle M. Le Dentu. Il en est de même du
froid. « L'action du froid, dit-il, est incriminée par tous
« les auteurs. Elle a été nettement établie par Trousseau
« et par Guéneau de Mussy. Aux observations partout
« citées de Guéneau de Mussy et de Blaud nous devons
« ajouter les communications récentes à la Société médi-
« cale des hôpitaux, dans lesquelles ont été recherchées
« avec grand soin les conditions étiologiques ; dans des
« cas observés par M. Hayem, par M. Périer, par M. Rendu,
« l'influence de cette cause ne paraît pas douteuse. »

Ce sont là des *causes prédisposantes* que l'on ne conteste
point, mais qui ne peuvent suffire à expliquer l'apparition
d'un abcès périnéphrique. La véritable cause occasionnelle a échappé à ces distingués observateurs, voilà tout

ce qu'il est permis d'en conclure. Il est du reste des cas
dans lesquels l'étiologie est encore plus obscure : il paraît
impossible d'incriminer aucune des causes que je viens
de vous citer. Ce sont des faits que l'on doit noter avec
soin, mais qui ne permettent point de conclure, il me
semble, que le phlegmon périnéphrétique peut survenir
sans cause, d'une façon absolument spontanée.

Anatomie pathologique. — Certains auteurs (Corbon,
Duplay) désignent les abcès périnéphrétiques sous le nom
d'abcès de la fosse lombaire, pour déterminer d'une façon
exacte le siège habituel et initial du phlegmon périnéphrétique primitif. La fosse lombaire est constituée par
la partie concave de la région lombaire. Elle est « limitée
en haut par les fausses côtes, le ligament cintré du diaphragme et les intersections de ce muscle avec le transverse, en bas par la crête iliaque, en dedans par le muscle
psoas, en dehors par une ligne fictive parallèle au rachis
et passant à peu près par le milieu de la crête iliaque. »

Les lésions produites par l'inflammation du tissu cellulaire périrénal : imbibition de ce tissu par une sérosité
fibrineuse, prolifération cellulaire, infiltration de globules
blancs, puis suppuration, ne présentent ici rien de particulier. Ce sont les phénomènes ordinaires de l'évolution
des phlegmons et des abcès. Il faut noter cependant l'intensité de ces phénomènes dans le phlegmon périnéphrétique et la facilité avec laquelle ils se développent, grâce
à l'abondance et à la laxité de l'atmosphère cellulo-adi-
peuse.

Le processus inflammatoire aboutit tantôt à l'induration
et à la résolution, tantôt à la suppuration. Celle-ci a lieu
parfois en foyers isolés ; dans d'autres cas, il n'y a qu'un
seul abcès, qui se trouve isolé des autres points enflammés par une paroi résistante. En général, les abcès isolés
au début se réunissent successivement en une seule collection.

Dans quelques cas rares, le pus est à l'état d'infiltration : il existe un véritable phlegmon diffus de la région lombo-iliaque.

Le foyer purulent se développe le plus souvent en arrière du rein, dans la portion de l'atmosphère cellulo-graisseuse qui matelasse la fosse lombaire. Parfois il y reste limité, mais ordinairement il gagne peu à peu toute l'enveloppe celluleuse du rein et forme autour de l'organe une poche qui est limitée en arrière par la paroi lombaire, en avant par le péritoine doublé d'une couche celluleuse épaissie qui le protège, en haut par le diaphragme. En bas, il n'est pas rare que la collection empiète plus ou moins sur la fosse iliaque.

Le phlegmon périnéphrétique *partiel* est très rare. Il n'existe en effet que quelques observations de phlegmon localisé à une portion restreinte de l'enveloppe celluleuse du rein, observations recueillies par Cruveilhier, Shepherd, Dauchez, etc. Les foyers dont parle Roberts finissent ordinairement par se réunir et le *phlegmon total* se trouve constitué. Bientôt existe une vaste collection purulente et le rein tout entier baigne dans le pus. Lorsque le chirurgien tarde à intervenir, la collection purulente une fois constituée peut envahir rapidement le tissu cellulaire voisin et atteindre des proportions considérables. J'y reviendrai en étudiant la symptomatologie de cette affection.

Dans ces derniers cas, le foie, la rate, les muscles peuvent être altérés. M. Lancereaux a trouvé même dans une autopsie une altération du pancréas, qui était compris en grande partie dans la collection purulente.

Les parois du foyer sont ordinairement irrégulières, anfractueuses, d'une teinte grisâtre ou noirâtre quand l'abcès a été ouvert depuis quelque temps. On y trouve les lésions banales de tous les abcès profonds : diverticules, décollements, dénudation des gros troncs nerveux, etc...

Le pus est souvent jaunâtre, épais, bien lié, pus franchement phlegmoneux, dans les périnéphrites dites primitives. Lorsqu'il y a eu contusion de la région lombaire, le pus, suivant certains auteurs, serait fréquemment d'une teinte lie de vin, rougeâtre ou brunâtre.

Mais souvent, vous le savez, il s'agit de la forme secondaire, de la forme calculeuse surtout. On trouve donc fréquemment au milieu du pus des calculs urinaires, des vésicules hydatiques, des calculs biliaires, des corps étrangers sortis de l'intestin, des helmintes, des ascarides ou des strongles (Duplay).

« Dans les cas de perforation du rein, dit M. Le Dentu, d'ulcération du bassinet par un calcul, celui-ci peut rester dans la poche rénale ou bien tomber au milieu du tissu cellulo-graisseux circumrénal; de plus, l'épanchement d'urine consécutif à la perforation peut être brusque et abondant, ou au contraire il se fait lentement, goutte à goutte, dans un tissu cellulaire épaissi qui limite ou empêche l'infiltration.

« Les lésions seront donc variables dans ces deux cas, et en effet les autopsies, qui ont parfois révélé les désordres étendus et profonds succédant à l'infiltration d'urine, ne montrent le plus souvent qu'une poche à parois irrégulières et épaissies, dans laquelle on trouve quelquefois des calculs, dont le pus séreux, mal lié, d'odeur urineuse, révèle à l'examen chimique les principes constituants de l'urine (urée, acide urique, etc.). D'après Féron, jamais le pus de la périnéphrite, pas plus que celui de la pyélo-néphrite, n'offrirait l'odeur urineuse. Cette assertion, exacte pour un certain nombre de cas, me semble entachée d'exagération.

« Quant à la présence des matières fécales dans le pus des périnéphrites avec perforation du côlon, elle a été tour à tour admise ou rejetée par les auteurs. Il est certain que souvent le pus présente une odeur fécaloïde,

même en l'absence de toute communication avec la cavité
de l'intestin. Les rapports qui existent entre la poche et
le côlon expliquent suffisamment cette particularité, commune à toutes les collections développées au voisinage du
tube digestif. »

Féron et M. Lancereaux ont fait remarquer que l'on n'a
jamais trouvé de matières stercorales, même quand l'intestin était perforé, ce qui tiendrait, suivant Rosenstein
« à la disposition en entonnoir de l'ouverture, permettant
« bien l'issue du pus dans l'intestin, mais non le passage
« en sens inverse des matières fécales. »

Lorsque la perforation du côlon a été primitive et non
secondaire, les auteurs admettent au contraire que c'est
l'épanchement des matières fécales et des gaz qui provoque une périnéphrite à marche rapide.

Le rein est souvent altéré dans le phlegmon périnéphrétique, mais presque toujours il s'agit de lésions qui
ont précédé et occasionné le phlegmon. Suivant M. Lancereaux, la capsule de Malpighi présenterait cependant
chez un grand nombre de ces malades des points sclérosés
ou des indurations fibro-cartilagineuses dans son épaisseur, lésions qui seraient le reliquat d'une inflammation
chronique presque toujours secondaire.

Il existe parfois de petits abcès au-dessous de cette
capsule fibreuse, abcès qui peuvent se réunir et former
une collection purulente étendue entre le rein et sa
capsule. C'est une véritable périnéphrite sous-capsulaire.
Ces petits abcès naîtraient de la membrane fibreuse elle-
même, d'après Rosenstein, du tissu cellulaire qui la double,
suivant M. Lancereaux.

Symptômes. — Lorsque le phlegmon périnéphrétique
est consécutif à l'ouverture d'une pyonéphrose calculeuse
dans l'atmosphère cellulo-graisseuse du rein, il affecte
d'emblée les allures des inflammations septiques aiguës.

L'épanchement d'urine septique dans le tissu cellulaire exagère encore l'acuité des symptômes et donne lieu à l'inflammation gangréneuse dont je vous ai parlé en étudiant l'infiltration d'urine. Il en est de même dans la pyonéphrose simple. Dans les plaies profondes de la région lombaire qui atteignent le bassinet, si l'urine est septique, on observe encore les mêmes symptômes.

Lorsqu'il s'agit d'une ulcération produite par un calcul, le tissu cellulaire voisin de cette ulcération est ordinairement épaissi, induré ; aussi l'urine ne passe-t-elle qu'en petite quantité. L'inflammation réactionnelle présente dans ces cas une allure moins violente. Au lieu du début brusque dont je vous parlais tout à l'heure, on a le début insidieux des abcès urineux. Il peut encore en être ainsi lorsque le phlegmon est consécutif à l'urétéro-pyélonéphrite non accompagnée d'une solution de continuité des voies urinaires supérieures.

Les autres formes de périnéphrite secondaire ont un mode de début variable et difficile à préciser. Les symptômes de l'affection périrénale se confondent en effet avec les signes propres à la maladie primitive.

Trousseau a insisté sur le début souvent insidieux des abcès périnéphriques primitifs. Parfois cependant l'affection éclate encore brusquement avec tout l'appareil symptomatique d'une phlegmasie suraiguë. Enfin, il existe de nombreuses formes intermédiaires dans le mode de début du phlegmon périnéphrétique primitif.

Tous les auteurs insistent sur l'importance que présente la *douleur* dans la symptomatologie du phlegmon périnéphrétique. Parfois, « c'est tout à coup, dit Trousseau, que le malade accuse une douleur profonde, diffuse, aiguë ou sourde, dans la région lombaire. Cette douleur spontanée, avec élancements quelquefois, est toujours augmentée par la pression, et surtout lorsqu'on cherche à comprendre la région douloureuse entre les deux mains. La douleur peut quelquefois disparaître pour un temps variable, quelques semaines, quelques mois et attendre une nouvelle cause déterminante pour se montrer de nouveau. Ordinairement cependant il n'en est point ainsi, la souffrance est persistante et augmente jusqu'au jour où le pus est évacué. Cette douleur est toujours un symptôme d'une grande importance, parce que pendant plusieurs jours, plusieurs semaines, elle est le seul phénomène local. »

Lorsque la douleur est très vive, que le moindre mouvement la rend insupportable, les malades prennent une attitude spéciale. Cherchant instinctivement à relâcher les muscles de la paroi abdominale et le psoas iliaque, ils restent immobiles sur le dos, les cuisses légèrement fléchies, ou bien ils se tournent légèrement sur le côté du phlegmon en fléchissant sur le bassin la cuisse correspondante, comme le font les sujets atteints de psoïtis.

Assez fréquemment il existe des irradiations douloureuses sur le trajet du douzième nerf dorsal et sur celui des deux branches abdomino-génitales du plexus lombaire.

« Des troubles généraux, dit Trousseau, démontrent que la souffrance a une raison organique ; les malades ont de la fièvre continue avec paroxysme et frisson dans la soirée. Chaque jour le malade est pris d'un frisson suivi de chaleur et de sueur. Bientôt les malades perdent l'appétit, maigrissent rapidement, ils ont parfois des vomissements au début du paroxysme fébrile et presque toujours il existe une constipation opiniâtre. »

Cet accès vespéral a pu faire croire parfois à un accès de fièvre palustre.

D'après certains auteurs, la fièvre semble souvent céder pendant quelques jours, puis elle reparaît brusquement avec une intensité nouvelle. « Ce retour paroxystique, dit M. Lancereaux, doit être presque toujours considéré comme l'indice de la formation du pus. Cette sorte de fièvre secondaire, dans laquelle la température s'élève jusqu'à 40 degrés centigrades, affecte de préférence le type intermittent et est essentiellement caractérisé par une série de frissons plus ou moins intenses, suivis d'une abondante diaphorèse. »

Au bout d'un temps variable apparaît à la région lombaire un empâtement profond et assez mal limité, qui peut parfois s'étendre facilement à la fosse iliaque. « Pendant un temps variable de huit à quinze jours, les malades, dit Trousseau, n'offrent donc, comme symptômes, que la douleur locale, la faiblesse générale et la fièvre avec paroxysme quotidien. Puis se manifestent d'autres signes locaux de la phlegmasie profonde ; la région, de plus en plus douloureuse à la pression, devient le siège d'un empâtement plus ou moins étendu : en même temps, l'échancrure costo-iliaque s'efface, et, le malade étant dans le décubitus dorsal, si le médecin plonge sa main sous la région lombaire, il perçoit par le toucher, comme bientôt par la vue, une saillie plus ou moins marquée ; et si en même temps il place l'autre main sur la région antérieure et correspondante, il constate entre ses deux mains une tumeur profonde se continuant avec le tissu cellulaire sous-cutané. Cette tumeur est immobile lorsque l'on commande au malade de grands mouvements de respiration, et l'on acquiert alors la certitude qu'elle est indépendante du foie, qui s'abaisse et s'élève à chaque mouvement d'inspiration et d'expiration. L'empâtement de la région lombaire est accompagné souvent d'œdème, et cet œdème peut s'étendre à la région dorsale et à la région fessière ; en même temps il y a quelquefois un peu de rougeur à la peau. Cette rougeur est érysipélateuse dans le cas où la phlegmasie s'étend au tissu cellulaire de la région. A partir du moment où ces signes locaux de l'inflammation existent, on peut remarquer une fluctuation assez nette ; cependant cette fluctuation est presque toujours profonde, et il faut une grande habitude pour bien la reconnaître ;

quelquefois même elle ne peut être que soupçonnée par le fait complexe de l'œdème, de l'empâtement de la région et des symptômes généraux. En effet, à partir du moment où le pus se forme, il y a recrudescence de la fièvre; le pouls prend une certaine ampleur, il devient plus dur, plus résistant, et le malade accuse des frissons multiples. »

Pour explorer la région lombaire chez les malades atteints de phlegmon périnéphrétique, certains auteurs conseillent de les faire coucher sur le côté sain, et de relâcher les muscles de l'abdomen par une légère flexion de la cuisse sur le bassin.

Rosenstein conseille d'administrer le chloroforme pour rechercher la fluctuation lorsque celle-ci est difficile à percevoir et que la douleur provoquée par cette recherche est trop vive. Dans certains cas, où l'état général est grave et où les phénomènes de septicémie s'accentuent, il serait bon en effet d'être fixé le plus tôt possible afin de pouvoir intervenir. Il n'est pas douteux que la guérison sera d'autant plus rapide et plus assurée que l'intervention aura été plus précoce. M. Lancereaux pense cependant qu'en général il est plus sage d'attendre quelques jours que la fluctuation devienne évidente.

Le plus souvent (neuf fois sur dix), le pus se fraye un passage à travers l'aponévrose du transverse. Vous connaissez la disposition des vaisseaux qui criblent de trous cette aponévrose, surtout au niveau du triangle de J.-L. Petit. Eh bien, le pus collecté dans la fosse lombaire trouve là un trajet tout préparé; il s'infiltre dans les orifices aponévrotiques et vient faire saillie ordinairement dans le triangle lui-même, qui est le point le plus faible de la paroi. Quelquefois le pus vient faire saillie sous les couches musculaires superficielles.

Au lieu de passer par le triangle de J.-L. Petit, le pus détruit parfois et traverse le muscle carré des lombes.

Lorsque l'orifice formé aux dépens de l'aponévrose du

transverse est étroit, on a la variété d'abcès dits abcès en bissac ou en bouton de chemise, c'est-à-dire qu'il existe alors deux foyers : l'un profond, périrénal; l'autre sous-cutané. Des exemples remarquables de cette forme d'abcès périnéphriques ont été rapportés par Naudet, Hergott, Cusco. Dans ces cas, la pression sur la poche superficielle provoque une sensation et un bruit de froissement tout particuliers dus au passage du liquide, bruissement auquel Dupuytren avait donné le nom de « bruit de chaî-« nons. »

L'ouverture spontanée ou artificielle de la plaie donne issue à une quantité ordinairement considérable de pus, dont les caractères varient, ainsi que je vous l'ai dit en étudiant l'anatomie pathologique, suivant la cause qui a produit le phlegmon périnéphrétique. Epais, jaunâtre, bien lié, franchement phlegmoneux dans la forme primitive, le pus est au contraire séreux, mal lié, souvent fétide, urineux dans la forme secondaire.

Lorsque la partie supérieure de l'appareil urinaire est saine au moment où apparaît le phlegmon périnéphrétique, la *sécrétion urinaire* n'est pas influencée par cette affection : il n'y a pas de modification des urines. La miction n'est pas troublée non plus. Cependant on aurait noté de la dysurie, mais dans des cas très rares.

Marche — Durée — Terminaison. — La marche du phlegmon périnéphrétique varie suivant la cause qui l'a produit et suivant que l'intervention a été plus ou moins tardive.

Dans les cas d'urétéro-pyélo-néphrite calculeuse avec issue de pus et d'urine septique dans l'atmosphère cellulo-graisseuse du rein, la marche du phlegmon périnéphrétique est rapide. Je vous répète que l'on observe alors l'évolution ordinaire de l'infiltration d'urine. Il en est de même dans la pyonéphrose simple et dans les traumatismes lorsqu'il existe une solution de continuité du bassinet.

Dans les autres formes de phlegmon périnéphrétique que je vous ai indiquées, la marche est variable, mais ordinairement elle est lente. Il y a, comme le dit M. Lancereaux, « une première phase, dans laquelle la douleur constitue à elle seule presque toute la symptomatologie de l'affection; une seconde phase, caractérisée par l'exacerbation violente des symptômes locaux et généraux propres à l'abcès périnéphrétique. »

Parfois la marche est même très lente, si bien que l'affection peut passer inaperçue. « Ajoutons, dit Trousseau, que le début de la maladie est souvent insidieux, que sa marche est quelquefois très lente, qu'il peut y avoir absence complète de symptômes locaux pendant un temps variable et que parfois les symptômes généraux prédominent tellement que l'on accorde peu d'importance à la douleur de côté accusée par les malades. »

Quelle que soit la marche du phlegmon périnéphrétique, lorsque la collection purulente vient faire saillie sous la peau de la région lombaire, au niveau du triangle de J.-L. Petit, si on incise, il se produit une détente des phénomènes généraux, une chute, puis la disparition brusque ou progressive de la fièvre, et la guérison, dans les cas d'abcès périnéphriques primitifs, peut être complète au bout d'un mois et quelquefois de trois semaines. Il n'est point rare cependant, même en l'absence de toute complication, de voir la suppuration se prolonger pendant six semaines, deux mois et plus.

Dans la forme secondaire, il est fréquent de voir l'affection évoluer d'une façon toute différente. La fièvre ne tombe pas après l'évacuation du pus; elle persiste irrégulière, avec des frissons, des poussées plus au moins vives. La suppuration continue le plus souvent pendant un temps très long, les fonctions digestives s'altèrent, la diarrhée, l'amaigrissement, la sécheresse et la chaleur de la peau, la petitesse du pouls, qui est filiforme et dépressible, des troubles nerveux graves caractérisent la fièvre hectique, véritable septicémie chronique qui entraîne fréquemment la mort (Le Dentu).

Nous verrons bientôt si un traitement rationnel antiseptique ne peut pas modifier heureusement cette évolution du phlegmon périnéphrétique secondaire, au moins dans certains cas.

Quelle que soit la forme du phlegmon périnéphrétique, si l'oblitération de l'orifice cutané se produit avant que la cavité de l'abcès soit complétement revenue sur elle-même, on peut voir survenir dans certains cas un retour des accidents inflammatoires, une véritable périnéphrite à répétition. La présence d'un calcul resté dans le rein ou dans la poche périnéphrique peut, suivant la remarque des auteurs, amener les mêmes phénomènes.

Si l'on tarde trop à intervenir, de graves désordres peuvent être produits par le pus, qui fuse dans différentes directions. « Le plus souvent, avons-nous vu, le foyer purulent, dit Trousseau, se porte vers la région lombaire, le travail inflammatoire gagne de proche en proche les différents tissus et arrive jusque dans le tissu cellulaire sous-cutané. Mais il peut se faire, si l'on tarde à ouvrir ces abcès, qu'ils dissèquent le tissu cellulaire sous-cutané et s'étendent dans la région fessière. »

Le pus prend encore quelquefois d'autres directions : « S'il est vrai, dit Trousseau, que le travail inflammatoire périnéphrique a quelquefois pour résultat l'enkystement partiel du foyer purulent, c'est-à-dire que le phlegmon reste limité à la couche adipeuse périnéphrique, et n'a d'autre tendance que de se porter au dehors vers la région lombaire, d'autres fois le travail inflammatoire gagne le tissu cellulaire des régions voisines et peut envahir le tissu cellulaire sous-diaphragmatique, quelquefois même il franchit cette barrière pour se porter vers la plèvre ou vers le poumon, et y détermine les signes de la pleurésie et de la pneumonie. Tels sont les modes de terminaison ou les complications qui peuvent résulter d'une trop longue abstention chirurgicale. C'est ce qu'ont pu observer MM. Demarquay, Cusco, Cazalis et Bernutz. Quelquefois même le pus pénètre jusque dans les bronches : ainsi Rayer a publié une observation de vomique qui n'avait d'autre origine qu'un vaste abcès périnéphrique.

« Plus souvent le travail inflammatoire envahit la fosse iliaque, alors les malades accusent de la douleur en cette région ; et si l'on ne donne point issue au pus, on voit bientôt la tumeur faire saillie au-dessus du ligament pour se montrer à la base du triangle de Scarpa. Dans ce dernier cas, le pus a suivi la gaîne des vaisseaux iliaques et fémoraux ; d'autres fois le muscle psoas-iliaque sert de guide au pus, qui se porte vers le petit trochanter et peut, comme nous l'avons vu, envahir l'articulation coxo-fémorale.

« Je vous ai déjà dit que le tissu cellulaire du petit bassin pouvait être envahi par le travail phlegmasique qui avait eu son point de départ dans la région du rein, chez une de nos malades..... vous avec constaté que le pus de la région rénale, après avoir fusé dans la cavité pelvienne, s'était vidé dans la vessie et dans le vagin..... Dans les cas où le pus a fusé au loin, il détermine des dégâts si considérables, et donne lieu à des suppurations de si longue durée, que presque toujours la mort est la terminaison de ces abcès pérégrinateurs. Il est donc indiqué d'ouvrir les abcès périnéphriques aussitôt que les signes locaux et les symptômes généraux ne vous permettent plus de douter de leur existence. Nous avons vu que l'issue du pus par le vagin ou par la vessie pouvait être un mode heureux de terminaison, mais il n'en est pas toujours ainsi, et lors même que l'ouverture spontanée se fait par le côlon, la terminaison peut être funeste, ainsi que le démontre l'autopsie d'une malade de M. Cruveilhier.....

« Je ne connais qu'un fait probable d'ouverture spontanée d'abcès périnéphrique dans le péritoine; peut-être en est-il de rares exemples dans les annales de la science et de cette rareté il vous sera facile de vous rendre compte si vous voulez vous rappeler les rapports de l'enveloppe adipeuse du rein avec les organes voisins et avec le péritoine. Le foyer périnéphrique a le plus souvent son siège en arrière du rein; il est dans ce cas séparé du péritoine par le rein lui-même; d'une autre part, le côlon est en rapport avec la face antérieure du rein, et augmente aussi la distance qui existe entre le tissu cellulaire enflammé et le péritoine. Enfin si l'inflammation a de la tendance à se rapprocher du péritoine, elle détermine une péritonite, et celle-ci a pour conséquence le dépôt de pseudo-membranes qui augmentent l'épaisseur de la membrane séreuse. Les autopsies démontrent que le pus, dans ces circonstances, fuse au-dessous de la séreuse et ne la perfore point. »

Dans ce dernier cas, on voit apparaître des vomissements très opiniâtres et tous les symptômes ordinaires de la péritonite. Cependant M. Lancereaux insiste principalement sur les vomissements. Leur apparition tardive et leur persistance, dit-il, doivent faire soupçonner la participation du péritoine au processus inflammatoire.

Lorsque l'abcès s'ouvre dans le tube digestif, il survient brusquement une évacuation abondante : c'est une vraie débâcle. En même temps, la tumeur, qui n'était pas encore ouverte à l'extérieur, s'affaisse un peu. Cette forme de diarrhée diffère donc complétement de celle qui se rattache à la fièvre hectique et qui est consécutive à la suppuration prolongée. De plus, on a la présence du pus dans les selles.

Lorsque le pus fuse dans le bassin, on peut avoir tous les modes de terminaison de cette variété d'abcès, c'est-à-dire que le pus peut s'évacuer par le rectum, le vagin, la vessie, l'urèthre, à travers la prostate même (Parmentier).

Lorsque l'abcès périnéphrique s'ouvre dans l'intestin, il peut se vider complétement en un temps variable; ses parois s'accolent solidement et la guérison est complète. Mais parfois l'évacuation se fait mal, d'une façon incomplète, la diarrhée muco-purulente se prolonge pendant plusieurs mois et les malades succombent dans le marasme. Il faut noter que les gaz de l'intestin pénètrent parfois dans le foyer : la palpation peut y produire alors un gargouillement très perceptible. Dans un cas rapporté par Trousseau il survint même un emphysème étendu à toute la région dorsale.

L'évacuation du pus par les bronches a lieu par une vomique ordinairement très abondante précédée d'un accès de toux subit et violent. Les auteurs font remarquer que la terminaison en est presque toujours favorable et la guérison assez rapide.

L'ouverture dans la plèvre est au contraire presque toujours mortelle. Il survient en effet une pleurésie purulente aiguë. Naudet a cependant cité un cas de guérison complète en six semaines : le poumon fut perforé et il y eut un pyo-pneumo-thorax.

La terminaison du phlegmon périnéphrétique par *gangrène* est très rare.

La terminaison par *résolution*, qui a été niée par certains auteurs, a été prouvée par Trousseau. L'un des cas cités par le grand clinicien français est très démonstratif.

La *durée* du phlegmon périnéphrétique est ordinairement assez longue. Les plus récentes observations prouvent cependant qu'une intervention précoce et l'emploi de l'antisepsie permettent aujourd'hui d'obtenir des guérisons rapides.

M. Lancereaux a groupé en trois classes les conditions dont dépend la durée de la périnéphrite :

1° Les *causes*. La forme primitive peut guérir, dit-il, en un mois, six semaines, le plus souvent en deux ou trois mois ; les périnéphrites d'origine calculeuse peuvent aboutir à la formation de fistules persistantes et durer ainsi des années.

2° Les *dimensions du foyer*; les décollements plus ou moins étendus, la voie que suit la suppuration, etc...

3° L'*état général* du malade. La débilité, la mauvaise alimentation, les affections organiques quelconques constituent des conditions désavantageuses pour obtenir une guérison rapide.

Pronostic. — Le phlegmon périnéphrétique est une affection grave. Comme le font remarquer les auteurs, le pronostic doit toujours en être réservé, car le malade reste, pendant toute la durée de l'affection, exposé aux dangers qu'entraîne souvent la suppuration des phlegmons profonds et étendus.

Mais c'est l'urétéro-pyélo-néphrite calculeuse qui est l'origine des formes les plus graves d'abcès périnéphriques, « et cela pour plusieurs raisons, dit M. Le Dentu : 1° à cause de l'ulcération de la poche rénale contenant le calcul, qui peut provoquer dès le début des accidents gangréneux d'infiltration d'urine ; 2° à cause de la persistance des lésions rénales, du séjour prolongé des calculs dans le rein ou dans le foyer lui-même, d'où résultent des fistules, des suppurations parfois interminables. »

Le pronostic est également très grave dans les cas de phlegmon périnéphrétique survenant à la fin d'une affection générale.

Dans les autres formes, le pronostic est subordonné à la marche et aux complications que présente cette affection. A ce point de vue, il faut se rappeler que l'absence de toute intervention aggrave le pronostic. Dans une statistique de Poland, citée par Roberts, et comprenant 28 cas *sans calculs ni pyélite*, on trouve :

8 cas sans opération avec 6 morts ;

5 cas traités par ponction avec 1 mort ;

15 cas traités par une large incision avec 1 mort.

Diagnostic. — Je ne puis mieux faire, Messieurs, à propos du diagnostic du phlegmon périnéphrétique, que de vous citer ce passage des remarquables cliniques de Trousseau : « Trois éléments morbides doivent servir de base à l'établissement du diagnostic : ces éléments sont la douleur, la tuméfaction de la région lombaire et la fièvre. — Au début des phlegmons périnéphriques, il existe seulement de la douleur lombaire et de la fièvre. Ce n'est guère que quand la douleur existe du côté droit, en même temps qu'un état fébrile continu avec paroxysme quotidien et prostration des forces, qu'on pourrait, un moment, songer à une fièvre typhoïde ; mais la marche de la maladie et l'absence des autres symptômes propres à la dothiénentérie ne permettent pas que l'erreur soit de longue durée.

« La néphralgie simple ne produit ordinairement pas de fièvre ; non plus que la douleur du lumbago, qui le plus souvent existe dans les deux masses sacro-lombaires. Au contraire, la durée de la douleur, ses caractères et la possibilité de la déterminer par la pression dans les cas d'inflammation périnéphrique ; de plus la persistance de la fièvre avec paroxysme, permettent, dans quelques cas, de poser le diagnostic probable d'un phlegmon dès sa première période.

« Quant à la néphrite et à la pyélo-néphrite calculeuses, elles peuvent être accompagnées de fièvre, d'un état saburral avec vomissements et douleurs dans la région lombaire, exaspérées par la pression ; mais l'examen des urines, qui sont souvent albumineuses, lors des crises, et le soulagement immédiat déterminé par l'arrivée du calcul dans la vessie, démontrent que la lésion était limitée au rein et aux organes excréteurs. Toutefois, le diagnostic deviendrait plus difficile dans le cas de pyélo-néphrite avec tumeur de la région lombaire, si l'examen plusieurs fois répété des urines ne démontrait dans ce liquide l'existence continue ou intermittente d'une quantité variable de pus. Il est des cas, cependant, où le diagnostic de la pyélo-néphrite avec tumeur est plus difficile encore : je fais allusion en ce moment aux observations où il a été constaté par l'autopsie qu'un calcul engagé dans l'uretère faisait obstacle au passage du pus. L'examen des urines dans ces cas était négatif ; mais il convient de remarquer qu'alors la distension du bassinet et des calices peut devenir une cause d'abcès périnéphrique, parce que l'inflammation se propage au tissu cellulo-graisseux ambiant, ou bien parce qu'il se forme une fistule borgne qui amène l'épanchement du pus et de l'urine dans l'enveloppe adipeuse du rein, et bientôt on observe tous les signes de l'abcès périnéphrique proprement dit. . . . .

« Je ne crois pas devoir insister longuement sur le diagnostic différentiel de l'abcès périnéphrique avec l'hydronéphrose et le cancer du rein. Dans ces deux dernières maladies, il est vrai qu'il y a tumeur de la région lombaire et de la région abdominale ; mais ces deux affections ont une marche essentiellement chronique, elles ne sont point accompagnées de fièvre, et, si dans l'hydronéphrose il y a fluctuation, on peut quelquefois reconnaître l'état bosselé du rein. De plus, si dans le cancer du rein il y a douleur, la dureté de la tumeur et de fréquentes hématuries nous permettront d'éviter toute erreur.

« Je vous ai déjà dit comment on pouvait par la palpation distinguer les tumeurs du foie de celle du rein droit, en faisant de grands efforts d'inspiration : en effet le foie se meut alors, entraînant avec lui les tumeurs qui siègent dans son parenchyme, tandis que lors des mêmes mouvements les tumeurs rénales restent immobiles. Quant aux tumeurs de la rate, leur saillie est tellement marquée qu'il n'est guère possible, même lorsqu'elles sont très volumineuses, de les confondre avec des douleurs lombaires. La périthyphlite, les tumeurs stercorales du gros intestin et les abcès stercoraux me paraissent devoir être une cause d'erreur de peu de durée ; en effet, l'inflammation du cœcum ou de l'appendice iléo-cœcal qui se termine par un abcès de la fosse iliaque ou du petit bassin a un siège tellement limité qu'il n'y a point d'erreur possible, si ce n'est dans les cas où la périnéphrite aurait été latente et où l'inflammation, se propageant de la fosse iliaque à la région lombaire, aurait tardivement déterminé les signes d'une périnéphrite ; ajoutez que, dans ces cas, l'abcès ne donnera pas seulement issue à du pus d'odeur stercorale, mais encore à une certaine quantité de gaz intestinaux. Quant aux tumeurs stercorales du gros intestin, elles siègent dans le côlon ascendant ou descendant, où elles se sont formées par suite d'une longue atonie de l'organe, et il est rare que la palpation n'y reconnaisse pas une mollesse qui ne peut laisser de doute sur la nature de la tumeur ; d'ailleurs des purgatifs font disparaître la tumeur, et avec elle toute hésitation....................................

« .... Je terminerai en vous recommandant, toutes les fois que vous constaterez une tumeur de la région lombaire, de ne pas oublier que dans le point même où l'abcès lombaire profond vient faire saillie sous la peau, il peut se produire cette hernie de l'intestin à laquelle Jean-Louis Petit a attaché son nom. Dernièrement encore, une erreur allait être commise et le chirurgien aurait incisé l'intestin, si, avant de procéder à l'ouverture de l'abcès que l'on croyait exister, l'opérateur n'eut pas essayé de réduire la tumeur. »

Les phlegmons et abcès qui siègent dans l'épaisseur

de la paroi abdominale postérieure se distinguent par leur situation superficielle, l'absence de tuméfaction perceptible en avant, la bénignité relative des symptômes généraux, enfin la non-réductibilité de la tumeur lombaire et l'absence de toute impulsion dans les efforts de toux (Le Dentu).

Certains auteurs rappellent à propos du diagnostic d'avec la pyonéphrose que toute production périnéphrétique tend à devenir lombaire, tandis que les tumeurs rénales et surtout celles qui sont formées par le bassinet distendu tendent au contraire à devenir abdominales.

Le diagnostic d'avec les fièvres palustres est en général facile. Il suffit d'examiner attentivement le malade.

Le diagnostic de la *cause* sera établi d'après les commémoratifs et d'après la marche de l'affection. Il faudra se rappeler que dans des cas exceptionnels le phlegmon périnéphrétique est dû à l'ouverture dans le tissu périrénal d'une suppuration du poumon et de la plèvre.

Les abcès froids d'origine vertébrale ou costale qui envahissent le tissu cellulaire de la fosse lombaire seront reconnus en général facilement par l'exploration minutieuse du rachis et des côtes, exploration qui révèle le plus souvent l'existence des points douloureux caractéristiques. Cependant ces abcès sont parfois très difficiles à distinguer des autres variétés d'abcès périnéphriques.

Le diagnostic des complications, c'est-à-dire des fusées purulentes, sera basé sur les symptômes et les particularités que je vous ai indiqués.

Est-il possible de diagnostiquer le siège exact des lésions au début, lorsque le phlegmon périnéphrétique est encore partiel? La plupart des auteurs pensent que non. Roberts au contraire croit que ce diagnostic est même facile. Voici, suivant cet auteur, sur quels symptômes on pourrait l'établir :

« *Région antérieure* : Douleur, sensibilité, gonflement, œdème et tumeur du côté de l'abdomen.

« *Région postérieure* : Mêmes symptômes plus prononcés à la région lombaire.

« *Partie supérieure* : Frottements pleuraux , épanchement pleural, dyspnée, expectoration purulente. Le plexus solaire et le plexus surrénal peuvent être intéressés. Du côté droit : œdème des deux jambes, jaunisse, selles graisseuses, vomissements persistants, émaciation rapide, ascite.

« *Partie moyenne* : Albuminurie, douleur ou anesthésie supra-pubienne, scrotale ou vulvaire; anurie; pus dans les urines, œdème du scrotum ou varicocèle (principalement du côté gauche).

« *Partie inférieure* : Flexion de la cuisse. Douleur ou anesthésie dans la partie antérieure, interne de la cuisse, dans le scrotum ou la vulve. Pas d'albuminurie; œdème unilatéral des jambes. Abcès ou fistules purulentes près du ligament de Poupart; constipation (côté gauche). Compression et inflammation du réservoir de Pecquet (côté droit). »

Il y a là évidemment, comme on l'a fait remarquer, de l'exagération due à une analyse trop minutieuse des rapports anatomiques.

Traitement. — « Nous avons vu, dit Trousseau, que le phlegmon peut se terminer par résolution; aussi, au début de l'affection, devrez-vous tenter d'obtenir ce résultat; efforcez-vous d'abord de calmer la douleur au moyen de frictions avec les préparations de belladone et d'opium ou par les injections sous-cutanées avec les solutions d'atropine ou de morphine. Vous pourrez aussi avec succès faire appliquer sur la région douloureuse des ventouses scarifiées et de larges vésicatoires volants; en même temps, vous entretiendrez la liberté du ventre avec des

purgatifs salins répétés chaque jour et des lavements ; le
purgatifs, dans ce cas, répondent à une double indication
ils font disparaître la constipation et préviennent la dou
leur qui serait la conséquence des efforts de défécation
de plus, ils agissent à titre d'antiphlogistiques et aiden
ainsi à la résolution du phlegmon.

« Mais si l'usage de cette médication complexe n'a poin
enrayé la marche de l'inflammation et que le redouble
ment de la fièvre avec frissons multiples témoigne de l
suppuration du phlegmon, tous vos soins devront tendr
à reconnaître le plus tôt possible les signes physiques du
travail de suppuration ; bientôt vous constaterez un empâ
tement de toute la région malade, la pression de la mai
et les moindres mouvements rendront cette douleur aiguë ;
bientôt aussi la tumeur sera plus saillante vers la région
lombaire, et si en ce point il n'y a pas de rougeur, vous
pourrez néanmoins constater un œdème localisé qui ne
devra point laisser de doute dans votre esprit sur l'existence du pus. Puis vous pourrez percevoir une fluctuation
profonde, rendue plus manifeste si vous embrassez la
tumeur entre les deux mains en imprimant en même
temps à la masse une petite secousse brusque. Il ne faut
pas hésiter alors à donner issue au liquide purulent. »

Il est bien entendu que les vésicatoires, dont parle
Trousseau, ne devront pas être employés s'il existe de
l'urétéro-pyélo-néphrite ou même simplement de la cystite.

Presque tous les chirurgiens recommandent aujourd'hui
l'intervention hâtive, surtout quand il existe des phénomènes généraux graves. On fait remarquer que les chances
d'établissement d'une fistule sont d'autant plus grandes
que la collection est plus considérable.

Une ponction exploratrice, dit M. Le Dentu, sera utile
parfois pour contrôler le diagnostic et pour entraîner la
conviction du malade ou de sa famille.

« Quatre méthodes principales, ajoute-t-il, ont été préconisées pour évacuer le pus des abcès périnéphrétiques :

« 1° Les caustiques (Chopart, Denonvilliers, Guéneau de Mussy).

« 2° La ponction (Guéneau de Mussy, Lancereaux).

« 3° Le drainage (Chassaignac).

« 4° L'incision combinée avec le drainage.

« La sécurité donnée par l'emploi de l'antisepsie, la hardiesse plus grande qui résulte de la pratique aujourd'hui répandue des opérations sur les reins, ont fait peu à peu abandonner les trois premières méthodes. Actuellement il n'y a pas d'hésitation possible.

« L'incision doit seule être recommandée, l'incision large, permettant d'évacuer complétement le foyer, de le débarrasser de tous les corps étrangers qu'il peut contenir, de le laver dans tous ses prolongements et ses culs-de-sac avec une solution antiseptique, après les débridements nécessaires. »

L'incision doit être faite avec le bistouri. L'hémorrhagie n'est pas à craindre ici. Il suffit d'inciser couche par couche et de placer une pince hémostatique de M. Péan sur chaque vaisseau sectionné qui donne un peu de sang.

Presque tous les chirurgiens font une incision verticale qui suit le bord externe du muscle sacro-lombaire. C'est là le point d'élection, lorsque la fluctuation ne se dessine pas nettement ailleurs. L'incision transversale facilite la formation ultérieure d'une hernie lombaire ; de plus, elle ne permet pas d'explorer aussi facilement le rein. Or, après avoir donné issue au pus, on doit rechercher si le foyer et le rein ne renferment pas des calculs. Si le phlegmon périnéphrétique est consécutif à une perforation du rein ou du bassinet par un calcul, que cette solution de continuité soit facile à découvrir et assez large, il faut chercher à extraire les calculs que ces organes contiennent. Mais il est parfois difficile d'explorer le rein, parce qu'il est refoulé en avant ; d'autres fois, la solution de continuité est peu étendue. Dans ces cas, il faut renoncer à extraire les calculs. La néphrolithotomie faite ainsi en pleine suppuration présenterait une trop grande gravité. Il est préférable de s'occuper seulement de l'abcès périnéphrique et de faire plus tard la néphrolithotomie.

Le foyer est nettoyé au moyen d'injections antiseptiques. Les uns emploient la solution phéniquée à 1/20 ; d'autres préfèrent le chlorure de zinc au 1/20me ou le sublimé au millième. Il est bon de faire ensuite un lavage avec une solution faible aseptique si le foyer est très étendu.

On suture la partie supérieure de la plaie et l'on place deux gros drains à la partie inférieure.

Pansement antiseptique ordinaire ; mais il faut avoir soin de placer au niveau du foyer une épaisse couche d'ouate hydrophile et d'employer la *compression*, comme le conseille M. Lecorché.

Les pansements consécutifs seront aussi rares que possibles. Les drains seront raccourcis peu à peu à mesure que se fera l'accolement des parois.

En intervenant ainsi de bonne heure, on peut, avec l'aide de l'antisepsie, obtenir la guérison non seulement dans la forme primitive, mais encore dans la forme secondaire du phlegmon périnéphrétique, au moins chez un grand nombre de malades. La guérison est aussi plus rapide et plus complète.

Lorsqu'il persiste une fistule, le traitement varie suivant la cause qui a empêché la guérison complète. S'il s'agit d'un calcul, je vous ai déjà dit qu'il faut pratiquer la néphrolithotomie.

Si le phlegmon périnéphrétique a été produit par une pyonéphrose simple, le traitement de la fistule sera le même qu'après la néphrotomie ; je vous l'ai indiqué dans la précédente leçon.

Lorsque les malades ne viendront vous consulter qu'à cette période, que l'abcès se soit ouvert spontanément ou qu'une incision ait été faite par un autre chirurgien, il faudra rechercher avec soin quelle a pu être la cause du phlegmon périnéphrétique. Si l'on a lieu de croire que c'est une urétéro-pyélo-néphrite calculeuse, il faudra pratiquer une incision comme s'il s'agissait de faire une néphrolitotomie et explorer la région. Si l'atmosphère cellulo-graisseuse du rein est saine, on ne poursuivra pas les recherches de ce côté, on cherchera au contraire à reconnaître la direction du trajet fistuleux, que l'on suivra autant que possible jusqu'au siège de la lésion qui entretient la suppuration. Mais il pourra vous arriver d'échouer dans cette tentative, si la fistule vous conduit profondément, du côté du médiastin postérieur par exemple, comme cela eut lieu chez une malade de l'hôpital Saint-Louis que mon éminent maître M. Péan opéra en 1888. Cette malade, âgée de 34 ans, aurait eu neuf ans auparavant un phelgmon périnéphrétique. A cette époque les urines contenaient énormément de pus. Un chirurgien de Lyon fit une incision, qui donna issue à une grande quantité de pus. Il aurait trouvé également dans le foyer un calcul, qu'il enleva. L'abcès périnéphrique guérit, mais la malade conserva une fistule dont l'orifice cutané siégeait à trois centimètres au-dessus de l'épine iliaque antérieure et supérieure du côté droit.

En 1888, une sonde cannelée engagée dans cette fistule pénétrait à une grande profondeur dans la direction de la face postérieure du rein.

Rien d'apparent à la vue ni au toucher du côté de la colonne vertébrale. Rien d'anormal dans les principaux viscères.

Les urines étaient normales.

L'opération, pratiquée suivant les règles que je viens de vous rappeler, montra que l'atmosphère cellulo-graisseuse du rein était saine, mais que le trajet fistuleux se dirigeait en avant et en haut, entre le foie et le diaphragme. Comme il n'admettait pas le petit doigt, on l'incisa et l'on arriva à une hauteur de 7 centimètres sur la face inférieure du diaphragme, dans un point qui paraissait être le fond d'un cul-de-sac, mais qui correspondait peut-être, comme le fit remarquer M. Péan, à un nouveau changement de direction du trajet. A une pareille hauteur, et dans une telle région, on pensa qu'il était prudent de ne pas pousser plus loin la section de ce trajet. Celui-ci fut désinfecté et débarrassé, à l'aide du raclage pratiqué avec une curette à bords tranchants, des bourgeons charnus qui s'y trouvaient. On put ensuite drainer directement ce trajet devenu dès lors rectiligne.

L'examen histologique des fongosités fait dans le laboratoire de M. le prof. Cornil montra qu'elles étaient très vasculaires. Elles étaient formées d'un tissu embryonnaire très abondant. On rencontrait aussi dans leur épaisseur des cellules géantes en petit nombre.

Les suites de l'opération furent simples, mais la malade, malgré le traitement consécutif, a conservé une fistule. Je l'ai revue il y a quelques mois : sa santé générale était excellente.

Voilà, Messieurs, un fait très intéressant à plusieurs points de vue. Il vous montre d'abord qu'il faut toujours agir avec beaucoup de méthode lorsqu'on se décide à intervenir dans les cas de fistules consécutives aux suppurations de la région périrénale, afin de ne pas faire des dégâts inutiles du côté du rein ou de son atmosphère cellulo-graisseuse. Les faits analogues à celui que je viens de vous citer sont impossibles à diagnostiquer avant l'opération. Les antécédents ne pouvaient, dans ce cas, que faire commettre une erreur de diagnostic. Vous risqueriez donc de passer à côté de la lésion et de faire inutilement au niveau du rein un traumatisme plus ou moins considérable si vous n'agissiez pas avec prudence et en suivant les règles formulées par M. Péan.

Maintenant, quelle est la lésion primitive dans les cas de ce genre? Je vous ai dit que M. Péan avait déjà observé deux autres faits à peu près analogues à celui que je viens de vous résumer. S'agit-il d'une lésion rénale suivie d'un phlegmon périnéphrétique avec prolongement du côté du diaphragme? L'état dans lequel se trouvait l'atmosphère cellulo-graisseuse du rein ne permet guère d'admettre cette hypothèse. Cependant la collection purulente avait présenté à une certaine époque des rapports avec les voies urinaires, puisque les urines contenaient beaucoup de pus. La sécrétion urinaire était au contraire redevenue normale après l'opération pratiquée à Lyon. Mais cette solution de continuité siégeait très probablement au-dessous du rein. Quant au calcul, avait-il existé réellement?

La lésion primitive chez cette malade de l'hôpital Saint-Louis paraissait avoir eu son siège au-dessus du diaphragme, du côté du médiastin postérieur. Quelle pouvait être cette lésion? Une affection de la colonne vertébrale? C'est possible; mais rien ne permettait de l'affirmer neuf ans après le début des accidents. D'autre part, n'est-il pas surprenant, dans le cas d'un abcès ossifluent aussi considérable, que la santé générale se soit ainsi améliorée après l'opération pratiquée en 1888 et qu'elle reste bonne onze ans après le début des accidents?

La disposition anatomique des organes dans la région où persiste cette fistule est-elle la seule cause qui retarde la guérison (Péan)?

Vous voyez quels cas complexes présente parfois la clinique. Bien qu'il s'agisse d'exceptions, il était bon de vous en dire un mot, afin de vous montrer combien il est important d'agir avec méthode lorsqu'on tente la guérison

de certaines fistules consécutives à un phlegmon périnéphrétique.

J'en ai fini, Messieurs, avec les complications inflammatoires de la lithiase urinaire. Dans la prochaine leçon,
je m'occuperai de l'hydronéphrose.

DE L'HYDRONÉPHROSE

Messieurs,

L'*hydronéphrose* est la dernière complication de la lithiase urinaire qu'il nous reste à étudier. C'est une affection qui consiste dans la distension du bassinet et des calices par un liquide aqueux, lequel n'est autre que l'urine possédant ses caractères normaux ou transformée. Le mot « hydronéphrose » a été créé par Rayer pour désigner cet état morbide, déjà connu depuis longtemps, mais dont il a donné une excellente description.

L'hydronéphrose est due à une obstruction aseptique de l'uretère, tandis que la pyonéphrose est consécutive, comme vous l'avez vu, à une obstruction septique de cet organe.

L'enclavement définitif ou temporaire d'un gravier dans l'uretère est souvent la cause de l'hydronéphrose acquise. Sur 22 faits réunis par Roberts, la moitié était due à cette cause d'obstruction de ce conduit. Sur 18 cas, Simon en a trouvé 7 où l'hydronéphrose était également due à des concrétions rénales.

Les calculs n'agissent pas seulement d'une façon mécanique. Leur contact prolongé avec la muqueuse de l'uretère donne lieu, comme le font remarquer les auteurs, à une ulcération et consécutivement à un rétrécissement cicatriciel. Parfois il se développe aussi des végétations papillomateuses au voisinage du calcul.

Mais l'obstruction de l'uretère ne donne pas toujours lieu à l'hydronéphrose. M. Le Dentu fait à ce sujet les remarques suivantes : « Les expériences de ligature aseptique de l'uretère ont mis en lumière ce fait, important dans l'espèce, que *l'obstruction brusque* et totale de ce conduit ne détermine jamais la distension hydrorénale. Frappé de ces résultats, Conheim a institué à son tour des expériences dans le but de démontrer que c'est son *obstruction partielle* et lente de l'uretère qui cause la dilatation du bassinet. Il suffit, chez des lapins et surtout chez des chiens, de placer autour de l'uretère un fil phéniqué, pas trop fin, qui l'étreint mollement et dont la présence développe une inflammation circonscrite non suppurative. A coup sûr, ces expériences, qui répondent à une vérité clinique maintenant incontestée, ne manquent pas d'intérêt, mais pour ne pas s'égarer dans leur interprétation, il ne faut pas perdre de vue que deux facteurs sont toujours en jeu, d'une part le plus ou moins d'oblitération des voies d'écoulement de l'urine, d'autre part, le plus ou moins de résistance des parties situées en arrière de l'obstacle (uretère, bassinet, rein).

« Qu'on se rappelle les désordres que détermine dans le rein la présence d'un calcul, même lorsque ce dernier n'est pas positivement engagé dans l'uretère. Il occupe, je suppose, le point le plus déclive du bassinet. En même temps qu'il en irrite la muqueuse, il gêne le passage de l'urine, sans s'y opposer notablement. De là des lésions mixtes, d'*irritation* et de *dilatation*, qui caractérisent la forme non suppurée, sclérosique, de la pyélo-néphrite calculeuse.

« Puisque les calices ou le bassinet ont subi alors un certain degré de dilatation, d'où vient que celle-ci ne va pas jusqu'à la formation d'une hydronéphrose? Cela tient à deux circonstances, d'abord à ce que l'obstruction de l'uretère n'est pas suffisante pour beaucoup entraver le passage de l'urine, ensuite à ce que le bassinet et les calices épaissis résistent à la distension. Leur dilatation est peut-être encore plus pathologique que mécanique. Qu'on suppose le même effort de dilatation exercé sur des parois tout à fait saines, minces comme dans l'état normal, la distension ne se produira-t-elle pas plus aisément?

« Quoi qu'il en soit, ce qu'il faut mettre en relief, c'est que l'hydronéphrose commence *par une distension graduelle du bassinet*, en corrélation avec l'obstruction incomplète de l'uretère et la gêne de l'écoulement urinaire. Elle n'est *réellement constituée* qu'à partir du jour où l'urine est retenue d'une façon permanente ou presque permanente dans les réservoirs du rein. Par conséquent, les dilatations générales ou partielles de la pyélite calculeuse simple ne doivent pas être considérées comme des hydronéphroses totales ou partielles, parce qu'elles contiennent peu de liquide ou n'en contiennent pas du tout. Quand on les incise sur le vivant, on n'y trouve souvent rien ou presque rien. En tout cas, elles ne sont pas distendues.

« Telle la vessie qui doit lutter, pour se vider, contre un obstacle prostatique. Tout d'abord elle triomphe à peu près complétement de la résistance que lui oppose la barrière du col et ne retient qu'une quantité insignifiante d'urine; mais bientôt sa contractilité s'épuise et la rétention s'accentue. Une quantité de plus en plus grande d'urine reste en permanence dans son réservoir, jusqu'au jour où cette accumulation devient excessive. Une phase de *dilatation flasque* précède la phase de *dilatation avec distension*.

« De même le bassinet, par suite de l'obstruction incomplète de l'uretère, commence par se dilater, *sans subir de distension*. A partir du moment où la distension, même temporaire, commence, l'hydronéphrose est constituée.

Celle-ci est donc formée de deux éléments : une poche et un liquide retenu. Tant que la poche seule existe, il n'y a que *dilatation simple*. La *distension* temporaire ou permanente de la poche par le liquide est donc le caractère essentiel de l'hydronéphrose. »

Mais l'hydronéphrose n'est pas produite seulement par l'affection calculeuse. Toute cause capable de s'opposer au libre écoulement de l'urine vers la vessie et au dehors par l'urèthre, peut occasionner la distension du bassinet. On comprend cependant que les obstacles situés en aval de la vessie, au niveau de la prostate ou de l'urèthre, déterminent beaucoup plus rarement la production d'une hydronéphrose que ceux dont l'uretère est le siège. Sur 142 cas d'hydronéphroses *acquises* rapportés par Morris, 3 seulement sont attribués à l'hypertrophie de la prostate et 3 au rétrécissement de l'urèthre. « Encore n'est-il pas « certain, dit M. Le Dentu, que ce fussent des cas types. » La pièce remarquable que je vous présente et qui a été recueillie par Mallez, est un exemple des plus nets d'hydronéphrose double consécutive à un rétrécissement de l'urèthre.

L'obstruction de l'uretère suivie d'hydronéphrose peut être due à un caillot, à une hydatide, à un rétrécissement pathologique, lequel peut occuper un point quelconque du conduit ou l'un de ses orifices. Mais la compression de l'uretère est une cause beaucoup plus fréquente. Dans la statistique de Morris, on trouve cette cause notée 118 fois. Dans presque tous ces cas, il s'agissait d'une compression due à un cancer de l'utérus.

Des exsudats péritonitiques ou extra-péritonéaux, un kyste ou une tumeur de l'ovaire peuvent encore être la cause de cette compression. On a cité aussi les déviations de l'utérus.

On a vu parfois l'hydronéphrose succéder à un traumatisme du rein ou de l'uretère. Dans ce dernier cas, il

se produit un rétrécissement cicatriciel du conduit excréteur du rein, rétrécissement qui a été constaté par Pye
Smith, Cooper Rose et d'autres auteurs. On aurait même
constaté parfois une oblitération complète de l'uretère
dans cette variété de rétrécissement.

Telles sont les *causes* de l'hydronéphrose *acquise*. Occupons-nous maintenant d'une autre variété très importante,
que Roberts a notée 20 fois sur 42 cas, je veux parler de
l'hydronéphrose *congénitale*.

« Si l'on a pu quelquefois, dit M. Le Dentu, faire intervenir, comme cause de l'hydronéphrose congénitale, des
vices de conformation du prépuce et de l'urèthre, le plus
ordinairement c'est du côté de l'uretère qu'on a rencontré
l'obstacle au passage de l'urine. On en jugera par le résumé suivant :

« Sur les 42 cas qui forment l'ensemble de la statistique
de Roberts et où figurent des hydronéphroses acquises
aussi bien que congénitales, ces dernières sont représen-
tées par 20 cas. Dans 13 de ces cas, la lésion était double ;
deux fois elle fut trouvée chez des mort-nés ; cinq fois elle
entraîna la mort dans les cinq mois qui suivirent la naissance ; les autres sujets, au nombre de six, vécurent de
cinq ans et demi à trente-huit ans. Il ressort de ce tableau
que les hydronéphroses, dites congénitales, doivent être
partagées en deux groupes : celles qui existent au moment
de la naissance, que l'enfant vive ou non, et celles qui ne
se développent qu'après. Si ces dernières sont maintenues
dans la classe des hydronéphroses congénitales, c'est
qu'on suppose que du moins la cause qui les engendre est
congénitale. Peu importe que cette cause n'ait exercé ses
effets naturels que tardivement, elle se rattache elle-
même à une aberration de développement et imprime
ainsi à la lésion son véritable caractère.

« A vrai dire, on a le droit de s'étonner qu'un temps
aussi long s'écoule quelquefois entre la naissance et la

mort. De là les doutes qui sont nés dans certains esprits à l'endroit d'une variété d'hydronéphrose dont la cause serait un abouchement anormal de l'extrémité supérieure avec le bassinet et l'existence d'une valvule au niveau de cet abouchement. Congénitale aux yeux de certains auteurs, cette disposition serait secondaire par rapport à l'hydronéphrose elle-même, suivant certains autres, et par conséquent acquise. »

Dans un cas de A. James, l'hydronéphrose, qui était double, aurait été réellement causée par un phimosis.

Billard trouva à l'autopsie d'un enfant mort-né une hydronéphrose double causée par une malformation de l'urèthre : « L'orifice interne de l'urèthre, dit-il, n'existait pas ». Dans un autre cas de M. Porak, il existait « une valvule située dans la région membraneuse de l'urèthre et dont le sinus était ouvert du côté de la vessie. Elle s'opposait par sa distension à tout écoulement à travers le conduit uréthral ».

Sur les 20 cas cités par Roberts, 4 sont des exemples d'imperforation de l'uretère, et 3 d'obliquité exagérée de l'abouchement de ce conduit avec le bassinet. Dans 2 cas, il y avait compression de l'uretère par une branche anormale de l'artère rénale.

« L'observation IV du chapitre de Rayer est à elle seule, dit M. Le Dentu, aussi instructive que beaucoup d'autres. Elle est intitulée : *Hydronéphrose double, suite d'un vice de conformation des uretères.* Il faut noter que le sujet était âgé de dix-sept ans, lorsqu'il fut admis à la Charité en 1836. Son enfance avait été presque constamment maladive. A diverses reprises, mais depuis seulement sept ans, il avait souffert de crises douloureuses dans la région lombaire gauche. Le flanc gauche était devenu saillant et un peu sensible à la pression. Il succomba à l'urémie, dix-sept jours après son entrée à l'hôpital.

« A l'autopsie on constata que les deux reins « étaient

transformés en deux poches d'un inégal volume ». Celle du côté gauche était la plus volumineuse. Elle « avait environ sept pouces de hauteur, cinq pouces et demi dans la plus grande longueur, et deux pouces et demi environ d'épaisseur ».

« Quant à la cause de la rétention du liquide dans la poche rénale, dit Rayer, la voici : lorsqu'on injecte de bas en haut un liquide par l'uretère..., ce liquide arrive dans la poche... après avoir serpenté dans l'espace d'un pouce sous la tumeur; ensuite il pénètre dans la poche par une ouverture d'une ligne environ d'étendue, bridée *par une bande linéaire, tout à fait semblable à une valvule veineuse,* et sort par un jet petit et contourné. Lorsqu'au contraire on verse l'eau dans l'intérieur de la poche, elle y reste et ne s'échappe point par l'uretère. Et cependant l'obstacle ne devait pas être complet pendant la vie, puisque jamais avant l'entrée du malade à l'hôpital, il n'y avait eu de rétention d'urine..... Il y avait donc là un rétrécissement de l'orifice interne de l'uretère, rétrécissement résultant *non d'un travail inflammatoire, mais d'un vice de conformation.....*

« Du côté droit, l'uretère présente vers son orifice supérieur un petit coude avec étranglement, qui gêne le cours de l'urine dans son intérieur, mais qui ne l'arrête pas tout à fait. Injectée de bas en haut, l'eau pénètre dans le bassinet par une très petite ouverture de la dimension d'un point lacrymal. »

D'autres auteurs ont noté la torsion de l'uretère sur son axe dans la partie la plus élevée de ce conduit. Certains ont insisté sur l'obliquité anormale de la jonction de l'uretère avec le bassinet. Il en est qui considèrent le repli valvulaire de l'orifice urétéral dont je vous ai parlé tout à l'heure comme congénital et jouant un rôle prédominant dans la pathogénie de l'hydronéphrose congénitale.

Simon pense que ces lésions (changements de direction

de l'uretère, accolement de cet organe à la tumeur sur une certaine étendue, production d'un repli muqueux à l'angle de jonction) sont secondaires. Elles seraient dues, suivant cet auteur, à ce que la moitié inférieure du rein s'est abaissée après un commencement de dilatation, en basculant et en tournant quelque peu autour de l'extrémité supérieure de l'uretère restée à sa place normale.

La pathogénie de l'hydronéphrose congénitale est donc encore obscure dans un grand nombre de cas.

Parfois cette forme de l'hydronéphrose est due à des dispositions autres que celles dont je viens de vous parler. « On connaît, dit M. Le Dentu, plusieurs exemples de coïncidence de la distension du bassinet avec la persistance du canal de Müller. Dans un cas récent observé par Reliquet, en dedans et en haut du rein droit dilaté, existait un second sac, ayant les dimensions d'une noix, duquel se détachait un cordon renflé par place, qui aboutissait à une poche située dans la région du trigone vésical, au-dessous de la muqueuse. C'était cette poche qui, en comprimant l'uretère droit, avait déterminé la distension du bassinet droit. Les orifices des uretères étaient normaux. Le rein gauche, *complétement caché sous les dernières côtes*, contenait des calculs.....

« Enfin il y a une dernière catégorie de faits auxquels ne peut être appliquée la théorie de la rétention d'urine, suivie de distension du bassinet qui vient d'être exposée à l'occasion de toutes les causes de rétrécissement..... de l'uretère; ce sont ceux où ce conduit manque originellement dans une certaine étendue ou est oblitéré. Comment, dans cette variété d'hydronéphrose congénitale, expliquer l'accumulation de l'urine, puisque les conditions sont en apparence les mêmes que celles que réalise la ligature expérimentale de l'uretère?

« Voici comment on peut s'en rendre compte :

« Cette fois, ce n'est plus la rétention de l'urine qui a

lieu graduellement, c'est la sécrétion même de ce liquide qui s'établit peu à peu, à mesure que le rein se constitue. Si la sécrétion apparaissait brusquement, comme l'écoulement de l'urine est entravé par la ligature de l'uretère, il est certain que le résultat serait le même. Le rein subirait immédiatement des lésions qui en arrêteraient le fonctionnement.

« L'hydronéphrose par absence ou imperforation de l'uretère est donc possible, parce que la sécrétion urinaire s'établit très lentement. D'autre part, la délicatesse des tissus rend plus aisée la distension des calices et du bassinet, qui sont délimités par des membranes d'une extrême minceur. La première goutte d'urine formée commence sourdement le travail de distension. Les suivantes ne font que l'accentuer. Le parenchyme rénal, refoulé excentriquement, s'atrophie et disparaît; mais il faut bien que la membrane limitante conserve ou acquière la faculté de sécréter un liquide séreux qui n'est plus de l'urine et dont les caractères rappellent ceux des liquides kystiques, sans quoi on comprendrait difficilement le développement parfois extraordinaire dont la tumeur est susceptible.

« La même réflexion est applicable... à l'hydronéphrose non *congénitale*. »

Anatomie pathologique. — L'hydronéphrose peut être *générale* ou *partielle*. Cette dernière forme est rare. On en connaît cependant quelques cas. Dans celui de Fenger, cité par M. Labadie-Lagrave, la partie supérieure du rein était transformée en une vaste cavité qui renfermait de l'urine. La poche présentait un seul calice distendu, dont l'orifice était obstrué par une valvule.

Parfois l'oblitération du goulot d'un calice est due soit à un calcul, soit à un travail inflammatoire.

Dans d'autres cas, il ne s'agit plus d'une hydronéphrose partielle vraie, mais d'un vice de conformation qui consiste dans le dédoublement de l'uretère. L'un de ces conduits ayant subi une compression anormale, se dilate, ainsi que la portion du bassinet et du rein dont il représente le canal excréteur. Cette variété d'hydronéphrose partielle existe parfois des deux côtés.

L'hydronéphrose générale est tantôt *unilatérale*, tantôt *bilatérale*, mais on ne peut dire au juste dans quelle proportion. Les résultats présentés par les auteurs ne sont pas concordants. Roberts a trouvé 7 hydronéphroses doubles sur 32 hydronéphroses non congénitales et 13 hydronéphroses doubles sur 20 congénitales. Morris au contraire, aurait trouvé sur 142 hydronéphroses acquises, 106 doubles et 36 unilatérales.

Lorsque l'affection est unilatérale, elle est plus fréquente à droite qu'à gauche. On ne sait pas à quoi est due cette particularité.

Dans l'hydronéphrose *générale*, la tumeur est ordinairement beaucoup plus considérable que dans l'hydronéphrose partielle. Bonet l'aurait vue atteindre chez un nouveau-né le volume d'une tête d'adulte. Joseph Frank aurait trouvé sur un cadavre toute la cavité abdominale distendue par une tumeur du bassinet gauche dilaté. Il en aurait fait sortir une quantité considérable de liquide. Mais ce sont là des exceptions; l'hydronéphrose générale présente habituellement des dimensions beaucoup moindres. Dans cette variété la tumeur est formée par la dilatation des calices, du bassinet et souvent de l'uretère, d'où l'aspect piriforme qu'elle présente assez fréquemment. Son sommet correspond à l'uretère et sa base à la surface rénale. « Du reste, dit M. Lecorché, son aspect n'est pas le même à toutes les périodes de son développement.

« Au début, le rein paraît plus volumineux et présente, dans sa scissure, une tumeur due à la dilatation du bassinet. Bientôt la surface du rein de lisse devient irrégulière. On aperçoit alors çà et là des saillies mamelonnées blanchâtres, correspondant aux culs-de-sac des calices dilatés et faisant tache sur la coloration rougeâtre uniforme, due à la substance corticale du rein. Ces saillies se développant, on voit s'étendre peu à peu la teinte blanchâtre qui leur est propre et que circonscrivent encore de faibles îlots rougeâtres de substance corticale encore intacte. Ces îlots qui parfois n'ont pas plus d'une ligne d'épaisseur vont toujours se rétrécissant. La distension continuant, ces saillies ou bosselures s'évanouissent peu à peu, se confondant ensemble.

« Lorsqu'elles ont à peu près disparu, la tumeur tout entière, aussi bien la partie centrale formée aux dépens des calices et du bassinet que la partie périphérique constituée par le rein, présente une teinte blanchâtre uniforme.

« Dans les sillons à peine marqués, qui parfois attestent encore l'existence des bosselures disparues, on trouve quelque peu de tissu rénal jaunâtre.

« Arrivée à ce degré, l'hydronéphrose est caractérisée par une tumeur simple ou double, située sur les parties latérales du rachis, et dont les limites supérieures et inférieures varient suivant les dimensions qu'elle présente. Dans les cas ordinaires on la voit s'étendre de la dixième côte à l'épine iliaque ; mais lorsqu'elle est considérable comme dans les cas de Frank, comme dans celui de Rayer..... la rate et le foie sont également repoussés, et l'on comprend la gêne qui peut en résulter pour la respiration.

« Cette tumeur blanchâtre apparaît sous la forme d'une vessie aplatie, parfois bosselée, distendue par du liquide. Elle se laisse facilement déprimer, et l'on y sent de la fluctuation. Parfois on perçoit, en quelques endroits, la sensation de brides traversant la tumeur.

« La capsule surrénale qui surmonte cette tumeur n'offre d'ordinaire rien de remarquable.

« Les parois de la poche arrivée à cette période de développement sont blanchâtres, très minces et çà et là semi-transparentes..... De la partie inférieure de cette tumeur part l'uretère rétréci, parfois dilaté ....

« L'uretère, lorsqu'il y participe, présente parfois une dilatation qui par son volume peut rappeler celui de l'intestin grêle. »

Lorsque l'hydronéphrose est due à un rétrécissement de l'orifice supérieur de l'uretère, celui-ci est rétracté et la tumeur liquide au lieu d'être piriforme présente au contraire l'aspect d'un sphéroïde assez régulier.

Au début, la distension ne porte ordinairement que sur le bassinet; les calices ont à peu près leur état normal. Mais bientôt ils se distendent à leur tour et ils refoulent la substance rénale, qui coiffe alors la tumeur comme un casque, suivant l'expression employée par les auteurs.

« Simon, dit M. Le Dentu, s'est complu à décrire minutieusement tous les déplacements que le développement de la tumeur imprime aux viscères abdominaux. Les plus curieux sont ceux de l'estomac et du gros intestin. Quelquefois la grosse tubérosité de l'estomac est peu à peu refoulée par en bas, lorsque l'hydronéphrose occupe le côté gauche, et alors, le duodénum restant fixe, ce viscère finit par se placer verticalement au côté interne de la poche. Au-dessous de lui, et en même temps plus en dedans, se trouve le côlon transverse, qui forme un angle aigu avec le côlon ascendant. La même particularité est signalée par Nicaise dans son intéressante observation.

« Des dispositions analogues, mais inverses, existent chez les sujets dont la tumeur est à droite. C'est le duodénum qui s'abaisse et le côlon descendant qui forme un angle aigu avec le côlon transverse. Ce qui en tout cas est très important à connaître, c'est que le gros intestin est le plus souvent rejeté en dedans, à mesure que la collection liquide s'accroît, et qu'il arrive un moment où, l'intestin grêle étant également repoussé en dedans, la paroi de l'hydronéphrose vient se mettre en contact direct avec la paroi abdominale. De là la possibilité des adhérences des deux feuillets du péritoine, de là surtout un refoulement tel de la séreuse que la tumeur peut devenir facilement abordable, surtout sur le côté, sans que la cavité abdominale soit ouverte.

« Intra ou extra-péritonéales, les adhérences se produisent fatalement soit avec les viscères, soit avec le tissu conjonctif circumrénal, et elles acquièrent souvent une grande solidité. »

Lorsqu'on a ouvert la poche qui constitue l'hydronéphrose, on se rend bien compte de l'aspect qu'elle offre à l'extérieur. On y voit autant de diverticules que de bosselures superficielles ; des cloisons incomplètes et des éperons saillants, constitués par du tissu fibreux et renfermant des débris du parenchyme rénal en délimitent les goulots. Ceux-ci sont plus étroits que le fond des culs-de-sac. Ils sont tous en communication très large avec une cavité centrale formée par le bassinet dilaté.

Il faut noter que le rein n'est pas toujours trouvé atrophié. Quelquefois le parenchyme rénal est presque intact et il a conservé son activité secrétoire. Il peut en être ainsi même dans des cas où le volume de l'hydronéphrose est considérable. C'est là un fait important à plusieurs points de vue.

Mais le plus souvent le rein est profondément altéré. Il peut même avoir disparu complétement (Flamain). « Les substances corticale et médullaire, comprimées de dedans en dehors, dit M. Lecorché, se sont atrophiées de leur scissure vers le bord convexe (hydronéphrose partielle du bassinet), et à tel point que Rayer a vu des reins d'enfant qui n'avaient plus que le volume d'une fève ou d'un haricot, et des reins d'adultes qui, dépouillés de leurs membranes, ne pesaient que 60 grammes. Dans d'autres cas où l'atrophie se fait dans tous les sens (hydronéphrose

partielle des calices ou hydronéphrose générale), il ne
reste des substances médullaire et corticale que de légers
îlots disséminés sur la tumeur. Parfois on ne trouve plus
dans les parois de cette tumeur que des traces de substance
médullaire et des glomérules qui permettent d'affirmer
l'existence antérieure d'une glande rénale qui a disparu.
Les membranes fibreuses sont le plus souvent méconnaissables et confondues avec les parois de la tumeur.
Mais ce qui prouve bien que la tumeur caractéristique de
l'hydronéphrose est postérieure à l'existence du rein, chez
le fœtus, et formée aux dépens de cet organe, c'est qu'alors
même les vaisseaux sont bien développés et hors de proportion avec les restes de substance rénale. »

« L'examen histologique, dit M. Le Dentu, révèle dans
les débris du rein des lésions de néphrite interstitielle
(cirrhose périglomérulaire et péritubulaire). Il en était
ainsi dans un cas bien étudié par Polguère. De sorte que,
tout en pensant qu'un degré avancé de sclérose peut
s'opposer jusqu'à un certain point à la distension du rein,
on est obligé de reconnaître que la néphrite interstitielle
accompagne peut-être d'une façon constante le développement de l'hydronéphrose. »

Quels sont les caractères de la membrane qui tapisse
la face interne de la poche ? « La membrane qui revêt la
face interne de ces excavations, dit M. Lecorché, et qui
n'est autre que la muqueuse des calices et du bassinet, ne
présente pas toujours les mêmes caractères. Son aspect
varie avec l'âge de la maladie, avec la distension de ces
cavités. Elle perd peu à peu sa coloration normale, pour
prendre une teinte blanchâtre, un caractère nacré qui la
rapproche bien plus des séreuses que des muqueuses. Sa
vascularisation disparaît. Bientôt elle ne s'accuse plus que
par de légers plis qu'elle forme au niveau des saillies,
reste des cloisons qui séparaient les calices les uns des
autres.

« C'est en vain qu'on chercherait à retrouver dans les parois de cette tumeur les éléments qui entrent dans la constitution normale des calices et des bassinets. Comme la couche muqueuse, la couche musculeuse a perdu ses caractères physiologiques, sous l'influence de la distension à laquelle elle a été soumise. Les fibres musculaires dont elle est composée ont subi la dégénérescence graisseuse et peu à peu disparu. Les parois ne sont plus formées que de tissu connectif. »

La *composition du liquide* contenu dans le bassinet et dans les calices dilatés est très variable. Mais il est à noter que dans tous les cas qu'il a pu étudier, Rayer a reconnu que ce liquide renfermait de l'urée. Il s'est basé sur cette particularité pour affirmer la nature et la provenance de ces tumeurs. Aujourd'hui, certains auteurs pensent que parfois l'urée peut manquer complétement dans ce liquide, qui ne serait composé que d'eau contenant beaucoup de chlorure de sodium et quelques cellules épithéliales. Il s'agirait alors d'hydronéphroses congénitales ou de la forme acquise accompagnée d'une atrophie considérable du rein.

Lorsque le parenchyme rénal est encore en état de sécréter et que l'oblitération de l'uretère n'est pas complète, tous les auteurs reconnaissent au contraire que le liquide de l'hydronéphrose est de l'urine tantôt presque pure, tantôt plus ou moins modifiée, mais plutôt dans les proportions de ses éléments constitutifs que dans leur nature.

« A partir du moment où le parenchyme rénal, dit M. Le Dentu, cesse de sécréter, même en très petite quantité, et lorsque l'uretère est entièrement obstrué, le liquide déjà accumulé dans la poche subit de profondes modifications. On y trouve encore, au bout d'un certain temps, des traces d'urée et d'acide urique, du chlorure de sodium et une faible quantité des sels normaux de l'urine, mais parfois il perd à peu près tous ses caractères primitifs et acquiert graduellement ceux du contenu des kystes simples. Des traces de sels alcalins ou terreux, de l'albumine en plus ou moins grande abondance, des cellules épithéliales, des globules sanguins, remplacent les éléments caractéristiques. C'est que la poche a résorbé ces éléments et laissé exsuder ceux du sérum sanguin, comme si elle avait toujours été un simple kyste. »

Pour M. Lecorché, il se produirait bien d'autres modifications lorsqu'il n'existe plus de communication entre l'hydronéphrose et la vessie, que l'uretère est tout à fait oblitéré. « Dans ces cas, dit-il, le liquide passe par trois phases qu'explique et l'état du rein et l'état de la muqueuse des cavités dilatées. Dans le début on trouve un liquide qui rappelle assez complétement par ses propriétés le liquide urinaire. Il contient seulement de l'albumine en quantité. Plus tard, ce liquide devient comme gélatineux, souvent noirâtre. Plus tard enfin, on ne trouve plus dans la poche hydronéphrétique que de la sérosité, c'est-à-dire un liquide sans consistance se rapprochant de l'eau ou plutôt du sérum du sang.

« En y réfléchissant un peu, on se rendra facilement compte des changements que présente, dans ses caractères physiques et chimiques, ce liquide étudié à trois époques différentes du développement de l'hydronéphrose. Disons d'abord que ce liquide est le même, et ce qui prouve qu'il n'est que modifié, suivant les circonstances, c'est que toujours il contient de l'urée, ainsi que l'a démontré Rayer, et ainsi que l'ont prouvé les recherches ultérieures. Au début il ne diffère que bien peu de l'urine ; il est seulement albumineux. Cette albumine tient selon nous, à ce que sous l'influence de la pression exercée par le liquide retenu il se développe une néphrite parenchymateuse, qui détermine le passage de l'albumine dans l'urine et dans les cavités où il s'accumule. Bientôt, par le fait de cette pression, se modifie la sécrétion ou l'élimination rénale.

« Pour qu'une élimination se fasse régulièrement, il est nécessaire que les phénomènes dialytiques ne soient nullement troublés; il faut que la tension artérielle conserve sa moyenne à peu près physiologique (Ludwig). Il n'en saurait être ainsi dans les conditions pathologiques que crée au rein le développement de l'hydronéphrose. L'urine cesse donc d'être formée. Il n'en arrive plus dans la tumeur rénale. Cette tumeur, comme celle de tout autre organe, continue à être le siège de phénomènes vitaux caractérisés par des courants endosmotiques et exosmotiques qui s'établissent entre le liquide qu'elle contient et le sang qui circule dans les capillaires que renferment ses parois. Consécutivement à l'action de ces courants les éléments de l'urine disparaissent peu à peu, sauf l'urée, qui est peu dialysable, et comme il n'arrive plus d'urine nouvelle, le liquide change de caractère, il devient muqueux, car la muqueuse continue à fonctionner. Sous l'influence de la distension, cette muqueuse semble même devenir le siège d'une hypersécrétion. Mais cette distension persistant, s'exagérant même, il arrive, à un moment donné, que la pression à laquelle cette membrane est soumise s'oppose aux phénomènes vitaux dont elle est le siège. C'est alors que cesse toute sécrétion muqueuse. C'est alors qu'elle s'atrophie. C'est au moment où se produit cette atrophie que se rompent les vaisseaux qui s'y rendent. Ainsi s'explique la teinte jaunâtre, parfois noirâtre, que présente le liquide souvent gélatineux de l'hydronéphrose.

« La muqueuse atrophiée, le liquide perd peu à peu le caractère mucilagineux qu'il présentait, et qui, à juste titre, permettait de le rapprocher du mucus. Bientôt il devient tout à fait séreux, c'est-à-dire qu'il n'est plus que l'expression de l'état anatomique nouveau de la membrane qui l'enveloppe, qui, de muqueuse, est passée à l'état de séreuse.

« Outre ce liquide, on trouve souvent dans ces cavités de la cholestérine et des corps étrangers de nature diverse. Ce sont eux qui, en s'opposant au libre cours de l'urine, ont déterminé la distension des conduits qu'elle traverse et favorisé la formation de l'hydronéphrose complète ou incomplète. »

Lorsque l'hydronéphrose est due à l'oblitération de l'uretère par un calcul, celui-ci peut être trouvé dans un point quelconque de la longueur de ce conduit ; mais il existe, suivant les auteurs, trois sièges de prédilection : le premier à la partie supérieure, au point où finit le bassinet, le second vers le tiers moyen, le troisième enfin dans la région inférieure, dans cette portion terminale qui chemine au milieu des fibres de la couche musculaire de la vessie.

Symptômes. — Le *début* de l'hydronéphrose est ordinairement insidieux. Souvent elle atteint un certain volume sans avoir jamais provoqué la moindre gêne, la plus légère douleur. Bien que l'obstruction incomplète de l'uretère par un calcul en soit assez souvent la cause, les auteurs ont fait remarquer que les coliques néphrétiques sont rarement notées dans les antécédents des malades. Ceux-ci n'accusent fréquemment que des troubles vagues, de la pesanteur dans la région lombaire, parfois des sensations douloureuses. Il n'y a pas de troubles du côté de la miction, ni d'altérations de l'urine. En général, c'est donc seulement lorsque la tumeur a acquis des dimensions importantes que le malade s'aperçoit de sa présence et se soumet à l'examen d'un médecin.

Quelquefois au contraire la tumeur paraît survenir presque subitement, à la suite d'une douleur plus ou moins violente dans la région lombaire. Les urines sont alors diminuées et souvent teintées de sang.

Le *siège* de l'hydronéphrose est celui de toutes les tumeurs rénales. Elle occupe d'abord l'hypochondre, puis le flanc et enfin la fosse iliaque. « Lorsqu'elle descend rapidement vers les parties basses de l'abdomen, fait remarquer M. Le Dentu, elle est ovoïde, à grand diamètre à peu près vertical. Le côlon ascendant ou descendant, soulevé par elle, en croise verticalement la face antérieure, puis se place plus en dedans à mesure que la tumeur s'accroît.

« L'étendue et la netteté de la matité varient donc suivant la position du gros intestin. Ordinairement il y a une zone sonore en avant, mais il importe de savoir que l'absence de la sonorité n'implique pas forcément que la tumeur observée n'est pas rénale. Il va sans dire que les limites de la matité hépatique ou splénique dépendent de l'étendue du refoulement subi par le foie ou la rate.

« L'hydronéphrose est, de toutes les tumeurs liquides du rein, la plus constamment et la plus franchement *fluctuante*. Elle l'est parfois au point d'être tout à fait molle. . ... La fluctuation est assez uniformément répartie dans tous les points de la tumeur, car la paroi est formée uniquement, dans certains cas, par les tuniques du bassinet et de l'uretère, qui se laissent distendre d'une façon très régulière.

« Si, au contraire, la distension atteint de bonne heure les calices, les débris du parenchyme rénal et les cloisons interlobulaires donnent à la paroi une consistance inégale. Il doit en résulter ordinairement une perception moins nette de la fluctuation, mais il ne faut pas oublier que le rein ou ses débris restent le plus souvent enfouis dans l'hypochondre, où ils sont inaccessibles aux doigts, à moins que, dès l'abord, la tumeur ne se soit abaissée vers l'abdomen et ne soit devenue mobile.

« Il n'y a pas de limites au développement d'une hydronéphrose. C'est bien une preuve qu'à un moment donné
la paroi, qui n'a plus rien de commun avec le parenchyme
rénal, devient le siège de phénomènes endosmotiques et
exosmotiques, comme celle d'un kyste simple. L'hydronéphrose double congénitale a pu devenir une cause de dystocie, par l'envahissement total de la cavité abdominale.
Chez l'adulte, Nicaise a vu une hydronéphrose unilatérale
remonter en haut et en avant jusqu'au tubercule saillant
de la neuvième côte, déborder en bas les deux épines
iliaques antéro-supérieures et atteindre le corps du pubis.
La fosse iliaque était naturellement envahie et la tumeur
faisait saillie entre la douzième côte et la crête iliaque. »

Je vous ai déjà cité les cas de Rayer et de J. Frank.
Lorsque la tumeur présente un aussi grand développement, les malades éprouvent une douleur plus ou moins
vive; mais dans les cas ordinaires d'hydronéphrose, la
douleur spontanée n'est jamais très prononcée. Souvent il
n'existe même pas de douleur à la pression. Parfois cependant, la douleur se manifeste ou s'exaspère lorsqu'on
exerce une pression du côté malade, au niveau de la région lombaire ; mais il est exceptionnel que cette pression
provoque des douleurs d'irradiation vers les cuisses ou
vers les bourses, douleurs qui du reste n'apparaissent
jamais spontanément (Lecorché).

Il est bien entendu que ces signes peuvent exister des
deux côtés, lorsque l'hydronéphrose est double. Mais,
comme le font remarquer les auteurs, cette variété ne se
rencontre à l'état complet que chez le fœtus. En effet, l'hydronéphrose double très accusée est, dans la vie extra-
utérine, incompatible avec l'existence.

On peut encore constater dans l'hydronéphrose tous les
symptômes de compression que l'on rencontre dans les
autres tumeurs rénales : gêne de la respiration, constipation, troubles digestifs divers, œdèmes, etc... Il faut se

méfier des vomissements, qui sont toujours suspects,
parce que, s'ils peuvent être causés simplement par
la compression de l'estomac, ils sont, particulièrement
dans le cas d'hydronéphrose double, l'expression symptomatique la plus caractéristique de l'urémie commençante.
La diarrhée les accompagne alors fréquemment (Le
Dentu).

Suivant M. Lecorché, ces divers troubles seraient rares.
L'hydronéphrose, dit-il, est assez bien tolérée par le malade. En général, la circulation ne présente rien d'anormal; les fonctions digestives et respiratoires s'accom-
plissent régulièrement. C'est à peine si l'on rencontre
parfois un peu de constipation et de la dyspnée lorsque la
tumeur est considérable.

Marche — Durée — Terminaison. — La *marche* de
l'hydronéphrose est ordinairement lente et progressive.
La tumeur qu'elle forme augmente peu à peu de volume
et elle arrive ainsi graduellement à présenter quelquefois
les dimensions considérables dont je viens de vous parler.

Il arrive aussi assez fréquement que la tumeur s'accroît
par poussées brusques accompagnées de douleurs vives.
« Cette particularité, dit M. Le Dentu, notée souvent, peut
assez facilement s'expliquer.

« On a vu que la condition pathogénique essentielle de
l'hydronéphrose était une obstruction imparfaite de l'uretère, suffisante pour gêner le passage de l'urine, pour
amener ensuite une distension du bassinet comparable à
celle d'une vessie qui est le siège d'une rétention incomplète d'urine. Tant qu'il passe encore un peu de ce liquide
par l'uretère, la maladie est insidieuse, l'accroissement
de la tumeur lent. Les choses vont ainsi, sans beaucoup
attirer l'attention, jusqu'au jour où l'oblitération de l'uretère se complète. Alors toute l'urine sécrétée est retenue,
et quoique la sécrétion soit certainement ralentie dans le

rein comprimé excentriquement, l'augmentation de la tension dans la poche, déjà fort amincie, détermine un *accroissement brusque* de la tumeur, qui a pu faire croire à certains observateurs qu'ils assistaient au début de son développement. L'exagération à bref délai de son volume n'a pas lieu sans l'apparition de douleurs d'une intensité assez grande parfois pour qu'elles affectent le type paroxystique ; mais ordinairement la violence en est bien moindre. Elles sont sourdes et très tolérables. »

On a observé quelquefois une forme d'hydronéphrose à laquelle on a donné le nom d'*intermittente*. Dans ces cas, il survient de temps en temps une « *débâcle d'urine* » et la tumeur s'affaisse. Tantôt elle disparaît entièrement, tantôt d'une façon incomplète, puis elle reparaît peu à peu et bientôt elle acquiert les proportions qu'elle atteignait d'abord. Parfois on a vu cependant le liquide ne pas se reproduire et la guérison être définitive. Comme on l'a fait remarquer, ces alternatives de plénitude et de vacuité doivent correspondre le plus souvent, quoi qu'on en ait dit, à l'enclavement et à la migration d'un calcul.

Il peut arriver qu'une hydronéphrose, après avoir été d'abord intermittente, devienne permanente.

Au moment de ces accès de polyurie intermittente, l'urine, suivant M. Lecorché, présente des modifications importantes. Elle rappelle, par sa couleur, le liquide que l'on retire de certaines ascites. C'est un liquide légèrement filant qui n'a nullement l'odeur urineuse et qui est souvent albumineux.

Parfois la marche de l'hydronéphrose est rapide. La tumeur ne met que quelques mois à atteindre des dimensions considérables. « On a pu même, dit M. Le Dentu, appeler *aiguës* des hydronéphroses devenues douloureuses depuis peu de jours. Tel est le cas de John Taylor, remarquable par la distension rapide de la tumeur, qui sans doute existait de longue date, mais était restée latente. »

La *durée* de l'hydronéphrose est variable et très difficile à évaluer, parce que le début réel échappe toujours à l'observation directe. « Les observations anciennes, dit M. Le Dentu, les plus instructives à cet égard, puisque le mal était abandonné à sa marche naturelle, permettent de dire que dans le cas d'hydronéphrose double, la durée peut être de plusieurs années, puisqu'on a vu des cas d'origine certainement congénitale n'amener de graves complications et la mort que tardivement; mais il est non moins certain que quelquefois la tumeur ne met que quelques mois à atteindre des dimensions considérables. ».

L'hydronéphrose due à l'obstruction de l'uretère par un calcul peut guérir. Je vous ai dit que parfois la tumeur s'affaisse à la suite d'un accès de polyurie et qu'elle ne se reproduit plus. Le calcul a sans doute fini par cheminer jusque dans la vessie et dès lors tous les symptômes de l'hydronéphrose ont disparu.

Lorsqu'il s'agit de l'hydronéphrose partielle, il peut arriver que la tumeur se vide dans le bassinet et ne se reproduise plus, d'où une guérison encore complète dans ce cas.

Parfois l'hydronéphrose reste longtemps à l'état presque latent; le volume de la tumeur demeure stationnaire et l'affection n'entraîne l'apparition d'aucun trouble sympathique. Elle ne s'accuse que par un développement exagéré du côté malade. La vie peut ainsi persister longtemps et l'existence n'être même jamais compromise par l'hydronéphrose. Lorsque celle-ci est unilatérale, le rein sain s'hypertrophie en effet à mesure que son congénère s'atrophie et il suffit pour assurer la fonction. Si la tumeur cesse de s'accroître et qu'il ne survienne pas de complication, on conçoit donc que la vie ne soit nullement menacée par cette affection.

Mais ce n'est point la *terminaison* habituelle de l'hydronéphrose. La mort en est souvent la conséquence. Dans l'hydronéphrose double, c'est à la suite des accidents de l'*urémie chronique* que succombent ces malades. « On les voit aussi, dit M. Le Dentu, tomber brusquement dans le coma, presque en pleine santé, du moins sans que cette terminaison inopinée ait été précédée par les signes ordinaires de l'intoxication urémique. »

La mort peut également survenir par urémie dans l'hydronéphrose unilatérale. Dans ces cas on trouve à l'autopsie que l'hydronéphrose simple s'est compliquée d'un obstacle au cours de l'urine dans l'uretère du côté sain. C'est le plus souvent à la présence d'un calcul qu'est due cette anurie, dit M. Lecorché, qui ajoute : « Lorsque l'hydronéphrose prend un volume exagéré, elle peut causer des accidents parfois mortels par la seule gêne mécanique qu'elle détermine. On peut craindre de voir se manifester des troubles circulatoires (Legrand), de la dyspnée, de l'orthopnée. Ces troubles peuvent s'accompagner d'œdème des extrémités inférieures. Ce sont parfois des complications étrangères à la maladie qui viennent mettre un terme à l'existence : le ramollissement cérébral (Prompt), la pneumonie (Dodeuil), la phthisie (Cabot). »

Certains auteurs ont pensé que l'hydronéphrose ne pouvait se terminer par rupture de la poche que lorsqu'il survenait une inflammation de la tumeur. C'est une erreur. Ce mode de terminaison est en effet extrêmement rare, mais il existe. L'observation assez récente de John Taylor le prouve. Cette *ouverture spontanée* eut lieu dans le péritoine.

Quant à la suppuration de l'hydronéphrose, elle est rare, mais elle ne saurait être niée. Elle s'explique du reste facilement. Vous venez de voir que pendant une longue période de leur développement le plus grand nombre des hydronéphroses restent en communication avec la vessie par l'uretère imparfaitement obstrué. S'il survient une cystite chez ces malades, l'inflammation pourra donc gagner le bassinet. Les microbes pyogènes une fois arrivés dans ce réservoir y trouveront des conditions tout à fait favorables à leur développement. Mais comme le cathétérisme, cause si fréquente de l'infection de la vessie, n'est pas ordinairement employé chez ces malades, le réservoir urinaire reste sain et par suite l'urétérite ascendante ne se produit pas : l'hydronéphrose parcourt toute son évolution sans qu'il survienne de complications inflammatoires. Celles-ci pourraient, il est vrai, survenir à la suite d'une néphrite infectieuse descendante ou consécutivement à un abcès de voisinage. Cependant je ne crois pas qu'il existe d'observations de ce genre.

Quoi qu'il en soit, lorsque la suppuration survient, on a tous les symptômes de l'urétéro-pyélo-néphrite avec distension du bassinet, c'est-à-dire avec pyonéphrose. On peut voir dès lors l'affection présenter les différents modes de terminaison que je vous ai indiqués en étudiant la pyonéphrose.

Vous le voyez, Messieurs, cette question envisagée de la sorte est bien simple. C'est ainsi que la comprennent les auteurs français. A l'Etranger, au contraire, il existe à ce sujet une confusion vraiment extraordinaire née de ce qu'on a voulu ramener à un type unique les différentes espèces de distension du bassinet, que le liquide accumulé soit de l'urine, de la sérosité ou du pus. Simon, plus logique, a cependant considéré au contraire l'hydronéphrose comme l'avait décrite Rayer, c'est-à-dire comme une affection qui, en dehors des complications, « suit son « cours entier sans irritation inflammatoire », la tumeur formée par le bassinet ne contenant pas de pus.

Pronostic. — L'hydronéphrose du fœtus est grave parce qu'elle constitue un danger pour la mère. C'est en effet une cause de dystocie signalée par tous les accoucheurs.

Ce qui précède vous montre que le *pronostic* de cette

affection est également grave chez l'adulte. « Une maladie dont le développement ne s'arrête guère est, dit M. Le Dentu, malgré la lenteur ordinaire de ce développement, d'une gravité réelle. Elle est grave par la destruction graduelle du parenchyme de l'un des reins ou des deux; elle l'est par les troubles de compression auxquels donne lieu la tumeur arrivée à de grandes dimensions; elle l'est encore par la suppuration possible de la poche et par les accidents septicémiques qui en sont généralement la conséquence. Cette sévérité du pronostic est aujourd'hui notablement atténuée par les ressources dont possède la chirurgie pour le traitement de l'hydronéphrose simple ou compliquée. »

La forme calculeuse, vous ai-je dit, guérit quelquefois spontanément.

Lorsque l'hydronéphrose est produite par la compression d'une tumeur opérable, l'intervention opératoire peut amener la guérison de l'affection rénale.

Dans le cancer de l'utérus, au contraire, le pronostic est grave par le seul fait de la nature de la tumeur utérine.

Le pronostic varie donc suivant que l'hydronéphrose est congénitale ou acquise. Dans cette dernière variété il est encore subordonné à la cause. Enfin on conçoit que le pronostic soit plus grave quand l'hydronéphrose est bilatérale que lorsqu'elle est limitée à un seul rein. Dans ce dernier cas, l'autre rein, en s'hypertrophiant, suffit, comme je vous l'ai dit, aux besoins de l'élimination et la vie peut se prolonger longtemps. Mais si cet organe était également atteint d'une lésion grave quelconque, le danger serait le même que dans l'hydronéphrose double, sinon plus grand. N'oubliez pas en effet que, dans ce dernier cas, il peut se passer des années avant que les deux reins atteints d'hydronéphrose soient atrophiés au point de rendre la vie impossible.

Diagnostic. — Le diagnostic de l'hydronéphrose est en

général impossible au début. Lorsque la tumeur a acquis des dimensions moyennes, il ne deviendrait possible, suivant certains auteurs, que dans quelques cas. « On ne peut avec certitude, dit M. Lecorché, porter le diagnostic de l'hydronéphrose que lorsque la tumeur que présente le malade a déjà donné lieu à un abondant écoulement d'urine, presque aussitôt suivi d'un affaissement ou d'une disparition de la tumeur.

« En dehors de ces conditions, tout n'est qu'incertitude. Le diagnostic repose tout entier alors sur la fluctuation qu'offre la tumeur et sur l'absence des signes caractéristiques de la suppuration. »

Si l'on en croit Rosenstein, il faudrait ajouter que même dans les cas dont il s'agit, il est nécessaire de s'assurer, chez la femme, que le liquide expulsé par la miction est bien de l'urine, car cet auteur aurait observé un cas de ce genre, dans lequel on avait tout lieu de penser que c'était au contraire un kyste de l'ovaire qui s'était rompu dans les voies urinaires.

Il est incontestable que le diagnostic de l'hydronéphrose présente fréquemment de grandes difficultés, même à la période où il existe une tumeur assez volumineuse. Il est cependant possible de reconnaître cette affection un peu plus souvent que ne semblent le croire certains auteurs.

On doit tout d'abord se demander s'il s'agit d'une tumeur rénale, on examine ensuite si cette tumeur est bien une hydronéphrose.

Lorsque la tumeur présente un volume moyen, il est ordinairement facile d'en préciser le siège. Il suffit d'avoir recours aux divers modes d'exploration de la région rénale que je vous ai indiqués en vous décrivant la pyonéphrose et sur lesquels il me paraît inutile de revenir.

Comment reconnaîtrez-vous qu'il s'agit d'une hydronéphrose et non d'une autre affection rénale? « Ici, comme toujours en matière de diagnostic, dit M. Le Dentu, il faut s'attacher d'abord à la recherche des signes positifs. Le plus important est la *fluctuation*. Obscure dans le cas de tension exagérée du liquide (circonstance exceptionnelle dans l'hydronéphrose, puisque l'uretère reste longtemps accessible à l'urine), elle est ordinairement très franche, quand la tumeur est volumineuse. Or, on a vu que dans la pyonéphrose, la fluctuation se perçoit mal à cause de la grande épaisseur des tissus qui constituent la paroi. De plus les nombreux accidents locaux ou généraux qui précèdent ou qui accompagnent le développement d'une collection purulente du bassinet et qui manquent le plus souvent ou n'acquièrent jamais la même intensité dans l'hydronéphrose, différencient cette dernière des grands foyers de suppuration d'origine pyélitique.

« Ce qui est encore plus difficile, c'est de savoir au juste à quelle variété de tumeur liquide du rein on a affaire...

« D'une part, l'hydronéphrose arrivée à un développement considérable est certainement la plus nettement fluctuante de toutes les tumeurs du rein. Les grands kystes isolés pourraient seuls l'être autant, mais ils sont beaucoup plus rares et n'atteignent pas ordinairement des dimensions comparables à celles de l'hydronéphrose. Quand la surface de celle-ci offre des bosselures multiples elles sont à peu de chose près égales entre elles, de sorte que la sensation de fluctuation reste assez régulièrement répartie sur toute l'étendue de la masse. Ces bosselures ne sont pas généralement aussi accentuées que dans le cas de cancer ou de kystes conglomérés.

« D'autre part, si le rein ne s'est pas déplacé avec la tumeur, s'il est certain que celle-ci occupe toute la région lombaire et le flanc, dans aucun point on ne sent une partie solide contribuant, avec les parties nettement liquides, à la constitution de la masse. Ceci doit se comprendre sans peine, puisque le rein est complétement détruit ou que ses débris restent ordinairement cachés dans l'hypochondre, sous les côtes. Or, si la tumeur est un kyste simple ou un kyste hydatique, elle peut n'avoir envahi que la moitié ou les deux tiers du rein, et si c'est dans la partie supérieure de l'organe qu'elle a pris naissance, elle a pu refouler peu à peu la portion saine en bas. Celle-ci doit donc se sentir à travers la paroi abdominale. On verra cette particularité signalée dans une observation de kyste hydatique.......... Ce n'est donc pas simplement une vue de l'esprit.

« Reste enfin la *ponction exploratrice*, l'*ultima ratio* du diagnostic, ressource précieuse dans l'espèce, puisque souvent le liquide possède des caractères presque pathognomoniques. »

Je vous ai dit que Rayer avait toujours trouvé de l'urée dans ce liquide. Celui-ci, recueilli par la ponction et analysé, permettrait donc toujours, suivant cet auteur, de reconnaître l'hydronéphrose. Chez l'homme, il est certain que la ponction exploratrice laisse bien rarement persister des doutes sur la nature de la tumeur. Chez la femme au contraire, plusieurs erreurs de diagnostic ont été commises malgré l'emploi de ce procédé et même après l'incision exploratrice. Parfois en effet il serait impossible de distinguer le liquide de l'hydronéphrose de celui d'un kyste ovarique. Or, si l'hydronéphrose est très volumineuse, il peut se faire qu'on la prenne pour un kyste de l'ovaire.

Le cathétérisme de l'uretère à l'aide du mégaloscope pourrait rendre dans ces cas de réels services.

Le diagnostic de l'hydronéphrose établi, il reste à rechercher quelle peut en être la cause, ce qui est habituellement très difficile. Il faudra voir si le malade n'a pas eu préalablement des symptômes de gravelle, des hématuries, ce qui ferait penser que l'affection est due à l'obstruction de l'uretère par un calcul. Le cathétérisme de ce conduit pourrait encore aider à préciser ce diagnostic,

Les complications inflammatoires dont la tumeur peut être le siège se reconnaîtront facilement aux signes ordinaires de la pyonéphrose.

Traitement. — « Le seul moyen propre à arrêter le développement d'une hydronéphrose consisterait, dit M. Le Dentu , à lever l'obstacle au cours de l'urine, mais comment y parvenir? Il faudrait d'abord que cet obstacle fût un calcul arrêté dans l'uretère et que l'extraction de ce calcul fût possible..... Pour le moment il est permis de dire que nous sommes encore loin d'avoir écarté ce désidératum. » On aurait cependant réussi quelquefois, suivant les auteurs, à désenclaver le calcul par la malaxation, faite bien entendu avec une extrême douceur. « On soumettra la tumeur, dit M. Lecorché, à des manipulations faites de bas en haut et de haut en bas, dans le but de triompher de l'obstacle, cause de la rétention du liquide. On renouvellera fréquemment ces manipulations qui sont assez facilement supportées, la tumeur étant le plus souvent indolore. Roberts cite un cas de guérison qu'il obtint ainsi, à la troisième manipulation, chez un enfant de seize ans.

« Parfois ces manipulations, qui lorsqu'elles réussissent sont suivies d'un abondant écoulement d'urine, peuvent amener la guérison définitive de l'hydronéphrose. »

Il faut bien convenir que cette pratique n'est pas sans danger. Si l'on y a recours, on ne saurait donc agir avec trop de prudence.

Je vous ai dit que l'uretérotomie vraie avait été proposée mais qu'elle n'a pas encore été pratiquée. Nous verrons tout à l'heure si le cathétérisme rétrograde de l'uretère oblitéré pratiqué après la néphrotomie peut donner des succès.

Lorsque l'hydronéphrose est due à la compression de l'uretère par une tumeur opérable, il est évident que c'est contre cette tumeur qu'il faut agir tout d'abord. On a bien des chances alors d'obtenir une guérison complète de l'hydronéphrose. Dans le cancer de l'utérus au contraire, on ne peut que songer à un traitement palliatif de la tumeur rénale. La ponction aspiratrice simple faite avec des précautions antiseptiques rigoureuses rendra dans ces cas de grands services.

« Il n'y a rien à faire directement, dit M. Le Dentu, contre une coudure, un plissement, un rétrécissement acquis ou congénital, et à plus forte raison contre une malformation de ce conduit. On ne peut raisonnablement songer qu'au traitement de la tumeur elle-même. D'ailleurs, à supposer qu'on pût réussir à rétablir le cours de l'urine, cette méthode ne présenterait d'intérêt que si la distension du bassinet était à ses débuts et si le rein avait gardé intactes ses facultés sécrétoires. »

Trois opérations ont été proposées pour agir contre la tumeur :

1° La ponction ;

2° La néphrotomie ;

3° La néphrectomie.

La ponction aspiratrice simple aurait donné, suivant certains auteurs, un assez grand nombre de guérisons.

« Cette ponction, dit M. Lecorché, doit être faite entre les deux dernières fausses côtes, à la partie antérieure du onzième espace intercostal. En la pratiquant ainsi, à l'exemple de Thompson et de Hillier, on évite de léser le péritoine ou de blesser l'intestin, ce qui ne manquerait pas d'arriver, si on la faisait en avant.

« La ponction peut amener la guérison en rétablissant le cours de l'urine. On a vu des malades chez lesquels la ponction fut suivie d'un écoulement par les voies naturelles de l'urine jusque-là obstruées. Mais elle ne constitue le plus souvent qu'un traitement palliatif. Au bout d'un certain temps, la tumeur se reproduit. Il est alors indiqué d'avoir recours à une deuxième et même à une troisième ponction. C'est le seul moyen de prolonger l'existence des malades, qui peuvent ainsi vivre plusieurs années.

« L'hydronéphrose double ne réclame pas d'autre traitement. C'est également à la ponction qu'il faut avoir recours. On la pratiquera sur la tumeur la plus volumineuse. »

Suivant Brodeur, Wolfer a obtenu une guérison, chez un garçon de 13 ans, par trois ponctions dont les deux premières ont été suivies d'injections iodées très faibles. M. Dieulafoy a guéri une hydronéphrose suppurée en pratiquant, dans l'espace de trois ans, quarante-sept ponctions.

M. Le Dentu, au contraire, prétend que la ponction a toujours été inefficace. « Je ne parle pas de la *ponction*, « dit-il; elle ne peut être qu'exploratrice ou palliative. « Elle n'est d'ailleurs pas absolument inoffensive; témoin « le fait de péritonite mortelle observé par Rosenberger... « Elle s'est d'ailleurs toujours montrée inefficace. Sur les « onze cas rassemblés par Simon, pas une fois l'oblitéra- « tion n'a été obtenue et la mort n'en est pas moins sur- « venue au bout de quelques mois, lorsqu'elle n'a pas été « causée par l'intervention. Une seule fois elle a procuré « une amélioration temporaire (Hillier) : deux fois le sac a « suppuré, et il a fallu en faire l'incision. »

Je dois vous faire remarquer que si la ponction est pratiquée en prenant des précautions antiseptiques rigoureuses, la suppuration n'est point à craindre. Quoi qu'en dise M. Le Dentu, c'est encore l'opération la plus bénigne que l'on puisse employer dans l'hydronéphrose. Je crois donc qu'il est logique de commencer le traitement de la tumeur rénale par la ponction aspiratrice simple, laquelle a du reste l'avantage de confirmer souvent le diagnostic. Si, après quelques ponctions, le liquide continue à se reproduire, on devra alors recourir à un autre mode d'intervention.

L'opération de choix est dans ces cas, la *néphrotomie suivie du drainage*. A propos de l'hydronéphrose double, voici ce que dit M. Le Dentu : « L'extirpation de l'une des deux tumeurs, qui ne présenterait du reste aucun avantage, est alors *rigoureusement contre-indiquée*. Le seul mode de traitement recommandable consisterait dans l'*établissement d'une fistule urinaire* par l'incision de la poche, d'un côté ou des deux côtés. Quelques risques que comporte encore cette intervention très simple en apparence, sur un sujet dont les deux reins commencent à se désorganiser, elle vaut encore mieux que l'abstention qui aboutit infailliblement à l'urémie.

« Ainsi ont agi Winckel et Landau. Le premier incisa en plein tissu rénal, non intentionnellement, mais par suite d'un déplacement anormal du rein qui avait été refoulé en avant par le bassinet distendu. »

Au sujet de l'hydronéphrose unilatérale, voici comment s'exprime M. Le Dentu : « Pour l'hydronéphrose unilaté-
« rale au début, extirpation d'emblée du rein avec la poche,
« après une période d'observation dont la durée variera
« selon les circonstances.

« Pour l'hydronéphrose unilatérale volumineuse, incision
« extra-péritonéale ou intra-péritonéale suivie de suture à
« la paroi et de drainage.

« Si une fistule permanente s'établit, extirpation ulté-
« rieure des débris du parenchyme rénal ; débridement de
« l'orifice fistuleux et drainage de la poche convertie en
« trajet, qu'on laisserait en place sans chercher à la dis-
« séquer. »

Je ne puis admettre, Messieurs, la première proposition de M. Le Dentu. A supposer que l'on ait fait le diagnostic de l'hydronéphrose « *dans la phase initiale*, alors que le

« volume de la tumeur n'a pas dépassé celui du poing », je ne crois pas que l'on doive en profiter pour pratiquer ainsi d'emblée la néphrectomie, aussitôt que l'on s'est assuré que l'hydronéphrose n'est pas intermittente et n'a pas de disposition à se vider spontanément dans la vessie. Dans ces cas, il me semble logique de tenter, *chez la femme*, le cathétérisme de l'uretère afin de préciser le diagnostic d'abord et de dilater le rétrécissement s'il s'agit d'une coarctation de ce conduit. Si l'on trouve un calcul dans l'uretère et que celui-ci ne puisse pas être refoulé dans le bassinet, on devra alors pratiquer la néphrotomie et faire le cathétérisme rétrograde de façon à repousser le calcul dans la vessie.

Dans les cas où l'hydronéphrose est volumineuse, il me semble préférable de ponctionner d'abord la tumeur, qui augmente la déviation de la partie supérieure de l'uretère, et de pratiquer les jours suivants le cathétérisme de ce conduit. Ensuite, on agira comme dans le cas précédent.

Chez l'homme, on pratiquera la néphrotomie dès que la la ponction sera reconnue insuffisante. On cherchera également à faire le cathétérisme rétrograde, soit pour refouler un calcul dans la vessie, soit pour dilater un rétrécissement de l'uretère.

Ce n'est qu'après ces diverses tentatives, et s'il persiste une fistule urinaire, que l'on sera autorisé, il me semble, à pratiquer la néphrectomie.

Certains auteurs pensent que la néphrotomie doit toujours être pratiquée à la région lombaire, c'est-à-dire qu'elle doit être extra-péritonéale. M. Le Dentu croit que l'incision doit être faite dans la région la plus nettement fluctuante. « L'avantage que l'on trouve, dit-il, à agir de la sorte, est qu'on évite à coup sûr les parties de la tumeur constituées par les débris du rein et les cloisons intermédiaires aux diverticules. L'ouverture placée dans le point le plus dépressible, où la paroi est le moins épaisse, permet de faire communiquer largement tous les culs-de-sac avec l'extérieur, au moyen des tubes qui plongent dans le réservoir central où convergent tous les orifices. . . . . . . La conséquence logique de cette recommandation est qu'il ne faut pas chercher à agir quand même par la région lombaire. On doit déterminer avant tout le point correspondant au réservoir commun constitué par le bassinet et la partie supérieure de l'uretère, et ne pas craindre d'ouvrir le péritoine, s'il doit en résulter de grandes facilités pour le placement des drains.

« Les précautions habituelles seront ici plus nécessaires que jamais, pour empêcher le liquide. . . . . . de tomber dans la cavité séreuse. Une fois la tumeur mise à nu, on la ponctionne, on la vide, en évitant le côlon, ce qui est facile, et après avoir refoulé l'épiploon en dedans et en haut. Alors seulement on l'ouvre et on la fixe à la plaie extérieure. Si l'on pouvait placer un drain dans chaque alvéole, cela serait parfait, mais il se peut que l'on éprouve de grandes difficultés à établir un bon drainage. Bien souvent le doigt ne peut même pas sentir les éperons et les cloisons. Il se perd dans une grande cavité qui ne diffère en rien d'un kyste quelconque. On ne peut donc que pousser deux ou trois tubes profondément, autant que possible dans des directions différentes, et aussi loin que possible, sans les couder. . . . .

« Les *complications* de l'hydronéphrose font surgir quelquefois des indications spéciales. Je ne parle pas de la suppuration, qui ne change rien aux règles établies et discutées à l'instant, mais je fais allusion au cas de *rupture*. L'observation de John W. Taylor, déjà citée, est un bel exemple de laparotomie d'urgence couronnée de succès. »

Telles sont, Messieurs, les différentes complications que l'on peut rencontrer dans la lithiase urinaire. Je commencerai dans la prochaine leçon l'étude des questions de sémiologie.

CINQUANTIÈME LEÇON

DE LA TUBERCULOSE RÉNALE

Messieurs,

Avant de commencer l'étude des questions de sémiologie, je tiens à vous dire un mot de la tuberculose rénale, dont je ne vous ai pas parlé à dessein quand je vous ai décrit l'urétéro-pyélo-néphrite.

On ne sait rien de bien précis sur les *causes* prédisposantes de la tuberculose rénale. On l'observe surtout chez l'enfant et chez l'adulte, mais elle n'épargne point le vieillard. Elle semble avoir une prédilection marquée pour le sexe masculin. L'influence de la dénutrition, de la misère physiologique, de l'hérédité, est la même que dans les autres variétés de la tuberculose.

Je n'insisterai point sur la *pathogénie* de la tuberculose rénale. Je ne pourrais que vous répéter ce que je vous ai dit en étudiant la cystite tuberculeuse. Je vous rappellerai cependant que dans certaines autopsies on a trouvé les lésions tuberculeuses exclusivement limitées à la glande rénale. La tuberculose primitive du rein est donc incontestable. Lorsqu'il existe des lésions tuberculeuses dans le rein et dans les autres parties de l'appareil urinaire, je vous rappelle que la plupart des auteurs admettent aujourd'hui que l'infection a débuté par le rein et qu'elle a suivi ensuite le courant de l'urine (Cayla).

Anatomie pathologique. — Comme dans beaucoup d'autres organes, le tubercule se présente ici sous deux aspects différents : parfois il revêt la forme de granulations ; dans d'autres cas au contraire, il se constitue en masses plus volumineuses, de couleur jaunâtre, sortes de petites tumeurs caséeuses, dont la consistance et l'aspect varient suivant leur ancienneté.

La tuberculose prend habituellement naissance dans la *zone corticale*. C'est là que siègent au début les granulations miliaires, qui irradient ensuite vers la substance tubuleuse. On les trouve surtout dans la région du glomérule. « Dans les altérations commençantes, dit le Dr Durand-Fardel, les bacilles affectent de préférence la surface des anses glomérulaires ; dans les lésions plus avancées, on les rencontre diffusés dans les infiltrations tuberculeuses périglomérulaires en même temps que dans le glomérule. »

Dans la forme *aiguë*, la granulation n'évolue pas ; la marche rapide de la maladie ne lui en laisse pas le temps. Cette forme s'observe particulièrement chez les enfants. Elle ne présente aucun intérêt au point de vue chirurgical.

La tuberculose rénale *chronique* serait unilatérale dans les deux tiers des cas, suivant M. Guyon (8 fois sur 12) ; dans la moitié seulement, d'après Morris (8 fois sur 15). Elle a, sans qu'on sache pourquoi, une prédilection marquée pour le côté droit.

Les calices, le bassinet, l'uretère, la vessie, présentent ordinairement des lésions identiques. Il est même fréquent de constater que la tuberculose a envahi également la prostate, l'épididyme. En dehors de l'appareil génito-urinaire, c'est dans le poumon que l'on trouve le plus souvent la coexistence des lésions tuberculeuses.

Chez la femme, la tuberculose rénale, d'après certains auteurs, serait souvent isolée.

Le rein est habituellement augmenté de volume ; il présente des bosselures extérieures. A la coupe, on constate que les granulations, isolées d'abord, se sont réunies en masses dont le volume varie en général de celui d'un pois à celui d'une noix. Parfois ces masses tuberculeuses se sont ramollies et éliminées : on trouve alors des cavernes plus ou moins vastes à parois inégales, anfractueuses, hérissées à l'intérieur de granulations nombreuses et, à l'extérieur, bordées d'une série de tubercules irrégulièrement disséminés qui leur forment une couronne périphérique (Le Dentu). Souvent ces cavités communiquent ensemble et dans certains cas le rein tout entier est transformé en une poche remplie d'urine, de pus et de matière tuberculeuse. Quelquefois, ce n'est plus qu'une coque suppurée formée surtout de tissu conjonctif. On n'y trouve plus aucune trace de tuberculose.

Parfois cette poche s'est rompue dans le tissu cellulo-graisseux périrénal et a donné lieu à un phlegmon périnéphrétique, mais le fait est rare.

Les ganglions lombaires sont volumineux et dégénérés.

Le rein est souvent adhérent aux organes voisins : intestin, veine cave, aorte.

Quelquefois les granulations tuberculeuses, au lieu de se ramollir, se crétifient et se transforment en un véritable calcul rénal enchatonné. Les cavernes elles-mêmes peuvent se combler petit à petit et ne laisser comme trace de leur existence ancienne qu'une cicatrice conjonctive plus ou moins apparente. La mort n'est donc pas toujours la conséquence de la tuberculose rénale.

Les calices et les bassinets sont assez rarement dilatés, car l'uretère reste en général perméable. Les lésions qu'il présente consistent surtout dans de la périurétérite avec épaississement des parois. On y trouve aussi des nodules et des ulcérations. On peut cependant rencontrer des pyonéphroses tuberculeuses extrêmement volumineuses. La néphrectomie transpéritonéale dont je vous ai parlé dans l'une des précédentes leçons fut pratiquée par mon éminent maître M. Péan pour une volumineuse pyonéphrose tuberculeuse.

Symptômes. — Je ne m'occuperai que de la tuberculose rénale chronique, qui seule, je vous le répète, intéresse le chirurgien.

Au début, cette affection est impossible à reconnaître. « La maladie ne se révèle généralement, dit Rosenstein, que lorsque la muqueuse des bassinets, des calices et des uretères est atteinte d'inflammation chronique ou lorsqu'une caverne tuberculeuse vient à s'ouvrir dans le bassinet. » Suivant M. Lecorché, « il n'existe aucun signe certain à l'aide duquel on puisse diagnostiquer le dépôt primitif ou secondaire de la matière tuberculeuse à la période de crudité dans la substance rénale ». M. Le Dentu s'exprime de la façon suivante : « Il n'est pas toujours facile de diagnostiquer la tuberculose rénale. C'est qu'en effet les symptômes physiques importants de cette maladie ne surviennent qu'à une époque assez avancée de son évolution, quand les granulations ont subi la fonte caséeuse, qu'elles ont envahi tout ou partie de l'appareil génital, que le *rein médical tuberculeux*, en un mot, est devenu *rein chirurgical tuberculeux* (Brissaud). »

Les symptômes fonctionnels de la tuberculose rénale sont au nombre de quatre principaux : la douleur, la polyurie, l'hématurie et la pyurie.

Suivant certains auteurs, la *douleur* serait un symptôme important, mais elle manque habituellement. Elle siège dans la région lombaire. En général, elle présente des exacerbations qui simulent les coliques néphrétiques.

La *polyurie* offre les caractères variables que je vous ai indiqués en étudiant la cystite tuberculeuse. Vous vous rappelez que je vous ai dit alors que ce symptôme paraissait bien plus appartenir à la tuberculose rénale concomitante qu'à la tuberculose vésicale et je vous en ai indiqué les raisons. Je n'y reviens pas. Je vous rappelle simplement que cette polyurie est d'abord limpide, puis trouble.

L'*hématurie*, qui peut être le premier symptôme de la tuberculose rénale, présente deux formes sur lesquelles M. Guyon a insisté : tantôt ce sont de simples grumeaux purulents striés de sang, tantôt il y a mélange complet du sang et de l'urine. Suivant certains auteurs, l'hématurie s'observerait encore parfois à la fin de la miction seulement. Il est probable que dans ces cas il existe en même temps de la cystite tuberculeuse.

La *pyurie* est d'abord peu prononcée. Elle peut même passer inaperçue si l'on n'examine pas attentivement l'urine. Les remarques que j'ai faites à ce sujet en étudiant la cystite tuberculeuse s'appliquent parfaitement, comme j'ai eu soin de vous le dire, à la tuberculose rénale. Plus tard, elle présente les mêmes caractères que dans l'uré-téro-pyélo-néphrite simple.

On admet généralement que l'urine ne contient pas d'albumine en dehors de la pyurie et de l'hématurie. Quand un phthisique est albuminurique, il faut chercher autre chose chez lui que la tuberculose rénale, dit M. Brissaud : la néphrite parenchymateuse ou le diabète albuminurique.

L'*examen bactériologique* de l'urine permet, à une période plus ou moins avancée de l'affection, d'y trouver le bacille de Koch.

L'*exploration du rein* donne d'abord peu de renseignements. Lorsqu'il existe une douleur spontanée au niveau de la région lombaire, dans les cas de poussée aiguë par exemple, la pression bimanuelle ne l'exagère même pas habituellement.

Plus tard, si le rein ou le bassinet distendu forme une tumeur assez notable, on a tous les signes ordinaires d'une tumeur rénale, ou d'une pyonéphrose simple. Je vous rappelle que la tumeur formée par le bassinet distendu est parfois considérable. Elle peut envahir une bonne moitié de l'abdomen.

Marche — Durée — Terminaison. — La marche de la tuberculose rénale est ordinairement lente, mais elle n'est pas toujours uniforme et continue. Il y a souvent des rémissions, des périodes d'accalmie. On voit même quelquefois des symptômes graves d'empoisonnement urémique céder tout à coup en même temps que la tumeur rénale, qui existait dans ce cas, disparaît ou diminue.

A une période avancée de l'affection, on constate souvent les *symptômes généraux* ordinaires de la tuberculose. La *fièvre* est alors un symptôme important, mais elle n'a pas de caractère pathognomonique.

La *durée* de la tuberculose du rein est variable : c'est après six mois, un an, deux ans, trois ans au plus que les malades qui en sont atteints succombent, disent les auteurs. L'histoire de la cystite tuberculeuse montre que parfois la durée de la tuberculose rénale est bien plus considérable.

La mort est la *terminaison* habituelle de cette affection. « Lorsque les tubercules primitifs, dit M. Lecorché, sont limités au tissu rénal, la mort peut survenir par le fait seul de la disparition du rein. Il se manifesterait alors, suivant Risdon, Bennet et Roberts, des accidents de nature urémique. »

Souvent la tuberculose se généralise et les malades meurent de cachexie, de phthisie pulmonaire. D'autres fois, ils meurent épuisés par une suppuration longue et prolongée, de septicémie. Je vous répète qu'il est rare de voir la pyonéphrose se terminer par rupture de la poche purulente dans le tissu cellulaire périrénal. Les auteurs citent encore la rupture dans l'intestin, dans le péritoine.

La tuberculose rénale peut guérir, quand le foyer tuberculeux est peu étendu; mais, comme le font remarquer

les auteurs, elle guérit d'ordinaire à l'insu du médecin ou
du chirurgien. La maladie est trop peu avancée dans ces
cas; ses symptômes ne sont pas assez graves pour avoir
attiré l'attention. La guérison n'est donc souvent révélée
que par une trouvaille d'amphithéâtre. C'est là un fait
important à noter dans l'histoire de la tuberculose urinaire.

Pronostic. — Le pronostic de la tuberculose rénale est
très grave, comme vous venez de le voir. « Lorsque les
tubercules primitifs portent sur les deux reins, dit M. Lecorché, lorsqu'ils intéressent les conduits excréteurs et
surtout la vessie et l'uretère, lorsqu'ils sont compliqués
de tubercules du poumon et de l'intestin, il n'est pas
d'espoir de guérison.

« Le pronostic du tubercule secondaire n'a par lui-même
qu'une valeur insignifiante. Toute sa gravité vient de la
maladie générale dont il n'est que l'expression. »

Bien que la marche de la tuberculose rénale soit ordinairement lente et que cette lenteur éloigne parfois pendant longtemps le danger qui menace les malades, il ne
faut pas oublier que dans d'autres cas, que la tuberculose
du rein soit primitive ou qu'elle succède à l'évolution des
tubercules dans d'autres organes, elle entraîne par elle-
même des accidents qui compromettent souvent la vie à
bref délai. Rappelez-vous aussi, Messieurs, que c'est la
tuberculose rénale qui rend si grave le pronostic de la
cystite tuberculeuse, qu'elle précède et accompagne
presque toujours. Je vous ai montré combien est problé-
matique la cure radicale de cette variété de cystite.

Peut-être la guérison de la tuberculose rénale est-elle
cependant moins rare qu'on ne le croit. Certaines poussées
légères, suffisantes néanmoins pour inoculer les voies
urinaires, guérissent peut-être sans laisser de traces

bien apparentes si la mort survient longtemps après ces accidents.

Diagnostic. — Le diagnostic de la tuberculose rénale est impossible au début. Cependant on devra la soupçonner si l'on observe chez un sujet jeune des hématuries répétées ne paraissant se rattacher à aucune lésion très nette des reins et de la vessie, surtout s'il existe dans l'intervalle des hématuries de la polyurie limpide sans manifestations symptomatiques bruyantes de la part d'aucun point de l'appareil urinaire. Bientôt apparaît du reste la pyurie. « Au début, dit M. Guyon, de l'aveu de tous, il y a fréquence de la miction ; nous savons aussi que la pyurie est précoce, constante et spontanée, et l'on ne saurait, en séméiologie, accorder trop d'importance à ces trois choses : précocité, durée, spontanéité. Lorsqu'un symptôme a de telles caractéristiques, il devient pathognomonique et, dans l'espèce, il permet d'affirmer la tuberculose urinaire..... Mais la question du point de départ de la lésion reste entière. » Il y a en effet très souvent dès cette époque de la cystite tuberculeuse, dont la symptomatologie complique celle de l'affection rénale.

« L'examen bactériologique de l'urine, dit M. Le Dentu, ne fournit, de son côté, que des indications d'une valeur toute relative, car la présence des bacilles démontre simplement la tuberculose d'un point de l'appareil urinaire et leur absence n'implique nullement que l'affection à diagnostiquer ne soit pas de nature tuberculeuse. »

Lorsqu'il existe des bacilles dans l'urine, je trouve au contraire que le diagnostic est bien facile à faire. Il suffit de pratiquer, à l'aide du mégaloscope, le cathétérisme des uretères et de recueillir ainsi directement l'urine avant son arrivée dans la vessie. Si cette urine contient des bacilles, le diagnostic de la tuberculose rénale est fait. On peut également diagnostiquer de la sorte si la lésion est unilatérale ou bilatérale et savoir, dans le premier cas, quel est le rein qui est atteint.

Lors même que l'on ne trouve pas de bacilles, si l'urine contient du pus, on peut encore affirmer, grâce au cathétérisme des uretères, qu'il ne s'agit pas seulement d'une cystite mais aussi d'une inflammation de la partie supérieure de l'appareil urinaire. Or, si la pyurie présente les caractères que je vous rappelais tout à l'heure, il y a bien des chances pour qu'il s'agisse d'une tuberculose rénale.

Ce sont là, vous le voyez, des moyens précis de diagnostic. M. Le Dentu a donc tort de dire que « la recherche de « la tuméfaction et de la sensibilité rénale peut seule permettre de trancher la question ». Comme on l'a fait remarquer, ce n'est du reste qu'exceptionnellement que la tuméfaction du rein permet d'éclairer le diagnostic. En effet, elle ne se montre appréciable ordinairement qu'à une période avancée de l'affection. Je vous rappelle également que la dilatation du bassinet n'est point la règle dans l'évolution de la tuberculose rénale. Une dilatation un peu accusée de cet organe serait même l'exception, suivant certains auteurs.

Quant à la douleur, elle n'est point habituelle et souvent, je vous l'ai dit, elle n'est pas exagérée par la pression.

Les autres particularités que présente le diagnostic de la tuberculose rénale sont les mêmes que je vous ai indiquées en étudiant la cystite tuberculeuse ; je n'y reviens pas.

Traitement. — Je ne puis que vous répéter, Messieurs, au sujet du traitement de la tuberculose rénale, ce que je vous ai dit du traitement général de la cystite tuberculeuse. Il faut chercher surtout à tonifier les malades, à les placer dans de bonnes conditions hygiéniques. Il faut agir en un mot comme dans les autres formes de la tuberculose.

On doit proscrire toutes les substances excitantes ou irritantes capables de congestionner les reins, telles que les diurétiques et les balsamiques à forte dose.

Faut-il intervenir chirurgicalement dans la tuberculose rénale ? Il y a plusieurs cas à considérer. Lorsqu'il existe une volumineuse pyonéphrose et que la santé générale s'altère de plus en plus, il n'y a pas à hésiter, il faut pratiquer la néphrectomie comme le fit M. Péan dans le cas que je vous ai cité. La néphrectomie transpéritonéale est seule possible dans cette forme exceptionnelle. Je vous ai dit que mon éminent maître obtint la guérison de son malade.

Dans les cas plus fréquents où le rein et le bassinet forment une tumeur appréciable, mais non considérable, à une période déjà avancée de l'affection, on admet généralement aujourd'hui qu'il faut pratiquer la néphrotomie et la compléter par l'ablation de toutes les masses caséeuses qui emplissent les foyers. Cette opération présenterait une mortalité moitié moindre que celle de la néphrectomie pratiquée dans ces conditions, laquelle atteindrait 55 pour 100. Plus tard, on peut recourir à l'extirpation du rein, qui est alors bien moins grave. La mortalité serait en effet à peine la moitié de celle que l'on observe dans la néphrectomie primitive. Il est bien entendu que la néphrectomie primitive ou secondaire ne doit être pratiquée que lorsqu'on s'est assuré que l'autre rein peut suffire à la fonction.

Toutes ces opérations donnent rarement de bons résultats définitifs, car l'infection tuberculeuse est presque toujours plus ou moins généralisée.

A propos de la néphrotomie, M. Le Dentu fait la remarque suivante : « Comme les lésions débutent ordinairement par la couche corticale, on comprend combien peu la néphrotomie, même suivie d'un curage consciencieux, offre de chances de succès définitif. »

Lorsque la tuberculose rénale paraît primitive et limitée à un seul rein, doit-on intervenir chirurgicalement dès que le diagnostic de l'affection est certain? Quelques auteurs répondent par l'affirmative et ils conseillent de pratiquer la néphrectomie. Cette opération me paraît en effet être celle que l'on doit préférer dans ce cas, car si l'on intervient ainsi de bonne heure c'est avec l'espoir d'obtenir une guérison définitive. Or la néphrectomie seule peut, il me semble, assurer cette guérison. Je trouve du reste cette tentative bien plus logique que la taille hypogastrique proposée pour tenter la cure radicale de la cystite tuberculeuse. Dans le cas de tuberculose rénale que nous envisageons, la guérison peut en effet être obtenue comme dans toute tuberculose locale, tandis que la vessie, dans la cystite tuberculeuse, est exposée à de nouvelles inoculations pour les raisons que je vous ai indiquées.

Lorsque les lésions tuberculeuses sont assez considérables pour donner lieu à une augmentation de volume du rein appréciable par l'exploration de cet organe, il est bien rare que la guérison spontanée ait lieu, autre raison en faveur de l'intervention chirurgicale dans ce cas. D'autre part, il faut bien convenir que la néphrectomie constitue un gros traumatisme et qu'il est bien difficile d'affirmer qu'il n'y a pas de tubercules dans l'autre rein ou dans un autre point de l'économie.

Quoi qu'il en soit, les cas de ce genre sont malheureusement très rares. Vous n'aurez donc qu'exceptionnellement à discuter cette question de l'intervention hâtive chez les malades atteints de la tuberculose rénale.

INCONTINENCE D'URINE

On désigne sous le nom d'*incontinence d'urine* l'écoulement involontaire et très souvent inconscient des urines par les voies naturelles.

Cette infirmité est presque toujours due à une atonie du sphincter vésical et du sphincter uréthral. Lorsque je vous ai décrit la physiologie de la vessie, je vous ai montré en effet quel rôle important joue ce dernier sphincter dans la retenue de l'urine dans son réservoir naturel.

L'atonie du sphincter uréthral et du sphincter vésical existe parfois cependant sans que l'on puisse dire qu'il y a *incontinence d'urine vraie*. Je vous ai fait remarquer en étudiant la physiologie de l'urèthre que l'inflammation de toute la muqueuse uréthrale affaiblit la résistance du sphincter de l'urèthre. S'il existe en même temps une inflammation de la muqueuse vésicale et une exagération de la contractilité des fibres musculaires de la vessie, le malade ne peut pas en général retenir ses urines. Celles-ci s'échappent involontairement aussitôt que le besoin d'uriner se fait sentir. C'est le *besoin impérieux* que je vous ai décrit en étudiant la cystite. Il peut se produire même dans des cas où l'urèthre antérieur n'est point enflammé, c'est-à-dire dans la cystite simple. Mais n'oubliez pas que chez l'homme la cystite s'accompagne presque toujours — M. Guyon dit même toujours — d'uréthrite postérieure. Ce besoin impérieux s'observe aussi parfois chez des prostatiques à vessie irritable. Cette *fausse incontinence* diffère donc de l'*incontinence vraie* en ce que le besoin d'uriner la précède, besoin qui est perçu par le malade.

J'insiste sur ce point, Messieurs, parce que la définition

que M. Guyon donne de l'*incontinence vraie* ne me paraît pas tout à fait exacte. « Pour qu'il y ait incontinence pro-« prement dite, ou, si vous aimez mieux, *incontinence vraie*, « dit-il, il faut, en effet, que le malade n'ait d'autre sen-« sation que celle de l'arrivée de l'urine, qu'il se sente « mouillé, mais rien de plus. »

Eh bien, ceci n'est pas complétement exact. Voyez en effet ce qu'a dit Civiale : « Au point de vue le plus général, « on doit la distinguer en incontinence vraie, résultant « de l'inaction du sphincter vésical, qui laisse écouler « l'urine à mesure qu'elle arrive, sans interruption et sans « que la vessie soit distendue, et en incontinence que « l'on peut appeler fausse. . . . .

« Sans que le réservoir se remplisse, et sans que ses « parois s'écartent d'une manière sensible, l'urine s'écoule, « dans certains cas, à mesure qu'elle vient des reins, in-« dépendamment de toute action apparente du viscère. « C'est ce qui arrive, soit lorsque les uretères s'ouvrent à « l'extérieur, chez les sujets atteints du vice de confor-« mation improprement appelé extrophie de la vessie, « soit. . . . . . . Dans d'autres cas, au contraire, la vessie « conserve une certaine action. L'écoulement a lieu goutte « à goutte, mais le malade le sait; il en est averti autrement « que par la sensation d'être mouillé. »

L'écoulement involontaire de l'urine est cependant très souvent inconscient. Civiale a soin d'ajouter en effet : « D'un autre côté, rien n'est moins constant que la sen-« sation du passage de l'urine à travers l'urèthre ; souvent « il n'y en a point ; s'il s'en manifeste une, elle dépend du « degré ou du mode de la sensibilité urétrale, et des « qualités de l'urine. »

Symptômes. — L'incontinence d'urine présente diffé-rentes particularités sur lesquelles Civiale a insisté. Tantôt l'urine s'écoule constamment goutte à goutte, à mesure qu'elle vient des reins ; tantôt l'incontinence ne se manifeste qu'à des intervalles plus ou moins longs. « Dans des cas nombreux, a dit le grand spécialiste français, l'incontinence par regorgement présente cette particularité que l'écoulement involontaire est temporaire, qu'il n'a lieu qu'à certaines heures de la journée, ou seulement pendant la nuit, d'une manière tantôt régulière, et tantôt irrégulière. Je connais plusieurs hommes auxquels l'urine échappe chaque fois qu'ils plongent les mains dans l'eau, ou qu'ils font leur toilette. Les impressions morales vives, notamment la peur, produisent le même effet. Les mêmes particularités se présentent, quoique plus rarement, dans l'incontinence vraie . . . .

« Par intervalle, il y a suspension de l'écoulement, soit seulement diurne, soit diurne et nocturne tout à la fois, tantôt continue et tantôt temporaire, dans quelques cas régulière, et d'autres fois accidentelle, etc. On observe, à cet égard, toutes les variétés imaginables. Certains malades urinent dans leur lit toutes les nuits, et d'autres ne le font qu'à de longs intervalles. Quelquefois l'accident apparaît après l'usage de certaines boissons qui, dans l'état ordinaire, n'ont aucune influence sur la vessie. Rien n'est donc moins constant que la manifestation des phénomènes de cet ordre. Chez les enfants, les variations commencent ordinairement de deux à cinq ans, lorsque l'incontinence cesse d'être continue et qu'elle tend à disparaître ; tandis que, chez l'adulte et le vieillard, elles se font remarquer surtout quand l'infirmité tend à s'établir. Chez les uns comme chez les autres, l'écoulement a plus de régularité et d'uniformité, lorsque la maladie est parvenue à son plus haut degré d'intensité.

« Les cas les plus obscurs sont ceux dans lesquels, par une disposition originelle ou acquise, la vessie a peu de capacité. Alors, en effet, elle ne forme jamais tumeur à l'hypogastre. Cependant, comme une très petite quantité de liquide suffit pour distendre ses parois, et que le liquide coule par regorgement, on est souvent porté à admettre une paralysie du col vésical, qui n'existe pas. La sonde elle-même peut ne pas lever toute incertitude, parce qu'elle n'amène que quelques cuillerées ou tout au plus un verre ordinaire d'urine, et qu'on s'est habitué. . . . . à considérer l'atonie de la vessie comme coïncidant toujours avec un accroissement de l'ampleur du viscère, et l'accumulation d'une grande quantité de liquide dans son intérieur.

« Une autre cause d'incertitude naît des sensations du malade. . . . . . l'urine s'écoule continuellement, sans la participation de la volonté, sans qu'il y ait de besoin senti. Les mêmes caractères peuvent exister et existent même assez souvent. . . . . quand l'urine sort par regorgement, surtout si le cas est ancien : le malade n'a pas conscience que sa vessie fonctionne, alors même que l'écoulement recommence après avoir cessé quelques instants, ce qui n'est pas rare. . . . . »

« . . . . . . Cette infirmité, sans avoir des suites immédiatement funestes, est cependant fort grave : car, outre qu'elle entraîne une foule d'accidents indirects, elle fait de la vie un fardeau insupportable. Habituellement trempé d'urine, dont l'odeur infecte se répand au loin, et assailli sans cesse par des érysipèles, des excoriations, des éruptions cutanées, le malheureux qui en est atteint, à charge aux autres et à lui-même, souffre à la fois et dans son physique, tourmenté par le fait de sensations désagréables ou douloureuses, et dans son moral, par l'humiliation résultant d'un état qui brise pour lui la plupart des liens sociaux. »

Diagnostic. — Rien n'est plus facile en général que de reconnaître l'existence d'une incontinence d'urine. Comme l'a dit Civiale, ses caractères sont si tranchés quant au fait principal, la sortie involontaire du liquide, qu'il n'y a pas moyen de se méprendre à cet égard. Cependant il vous arrivera d'être consultés par des malades qui se croiront atteints d'incontinence d'urine et qui n'auront que de la cystite ou de l'hypertrophie de la prostate. Dans ces cas, il s'agit de cette *fausse incontinence* dont je vous ai parlé tout à l'heure. Vous éviterez facilement l'erreur que pourrait vous faire commettre le récit du patient en vous assurant que l'écoulement de l'urine est précédé d'un besoin d'uriner perçu par ce malade.

Il existe encore une cause d'erreur que je dois vous signaler. « Quelques personnes, fait remarquer Civiale, ne semblent pouvoir finir d'uriner. Après avoir coulé par jet, comme de coutume, l'urine continue de tomber goutte à goutte, et pendant un laps de temps assez long pour que le sujet n'achève pas, et soit obligé de se garnir, afin de ne pas tremper ses vêtements. Cette incontinence peut se rattacher à divers états morbides, tels que rétrécissements uréthraux, atonie de la vessie, lésions de la prostate, etc.; mais elle peut aussi dépendre d'une dilatation profonde de l'urèthre, représentant une sorte de caverne ou de poche, où s'amasse l'urine, et parfois des graviers. »

Cet état, que Civiale désigne sous le nom d'incontinence d'urine « incomplète ou partielle », sera facilement diagnostiqué. Le cathétérisme permettra en outre de reconnaître que la vessie se vide complétement dans ces cas. Cet état ne doit pas être confondu avec l'incontinence d'urine proprement dite.

Si l'incontinence d'urine se reconnaît aisément, « il n'est « pas toujours facile, dit Civiale, de distinguer ses causes « organiques, ou, comme on le dit, ses espèces. » Ce *diagnostic étiologique* nécessite une classification méthodique des *causes* de l'incontinence d'urine.

« Dans l'immense majorité des cas, dit Civiale, elle dépend du séjour forcé de l'urine dans la vessie, qui lui-même tient à quelque état morbide préexistant, soit du conduit excréteur, soit du réservoir de ce liquide, en sorte que, loin de constituer une maladie essentielle, elle n'est que la conséquence d'un état produit lui-même par une altération plus éloignée, un phénomène ajouté à ceux de la stagnation ou de la rétention d'urine. » En un mot, c'est l'*incontinence par regorgement*.

Dans une seconde variété, la vessie est au contraire complétement vide, l'urine s'échappe goutte à goutte et continuellement, au fur et à mesure qu'elle est versée par les uretères dans la cavité vésicale. C'est l'*incontinence proprement dite* de certains auteurs.

Dans une troisième variété, l'émission de l'urine, toujours involontaire, n'a lieu que d'une manière intermittente, sous forme de jet et pendant le sommeil. Le malade n'éprouve pas le besoin d'uriner d'une façon assez vive pour que son sommeil soit interrompu. C'est l'*incontinence nocturne d'urine*.

L'*incontinence par regorgement* s'observe principalement chez les malades atteints d'hypertrophie de la prostate. Je vous l'ai décrite longuement en étudiant cette affection; je n'y reviens pas. Je vous rappelle seulement qu'elle se montre d'abord la nuit, puis qu'elle devient à la fois nocturne et diurne à mesure que l'état du malade s'aggrave.

Les rétrécissements de l'urèthre sont aussi une cause, rare il est vrai, d'incontinence d'urine par regorgement; mais la marche de l'affection n'est pas la même que chez les prostatiques. En effet, chez les rétrécis, l'incontinence est d'abord diurne; elle cesse par le décubitus. Ce n'est que plus tard qu'elle est à la fois diurne et nocturne. Cette incontinence est due à la dilatation progressive de l'urèthre en arrière du rétrécissement, dilatation qui envahit la région sphinctérienne et la région prostatique et annule complétement l'action des sphincters uréthral et vésical. Il en résulte, comme on l'a fait remarquer, une sorte d'en-

tonnoir naturel dont le sommet est au niveau du rétrécissement, tandis que la base est constituée par la cavité
vésicale elle-même. Quand le malade est debout, l'axe de
cet entonnoir est presque vertical et l'urine peut filtrer
goutte à goutte à travers la coarctation. Dans la position
horizontale au contraire, l'incontinence cesse, l'urine s'accumulant dans le bas-fond vésical. Elle n'apparaît que le
jour où la déformation du col est telle que l'urèthre ne représente plus qu'une sorte de tuyau à niveau (Guyon).

C'est également à une déformation du col, dont les
lèvres ne peuvent plus s'accoler qu'imparfaitement, qu'est
due, suivant les auteurs, l'incontinence permanente chez
les prostatiques. Mais il faut remarquer que le sommet de
l'entonnoir correspond ici au sphincter uréthral. Pour que
l'incontinence se produise, il faut donc encore que ce
sphincter ait perdu sa tonicité, qu'il ait été forcé par la
pression du liquide contenu dans la vessie distendue. Le
sphincter lutte d'abord et pendant quelque temps il peut
encore empêcher l'incontinence de se produire le jour,
tandis que la nuit l'urine parvient à le forcer. En effet, le
jour la volonté intervient : quand la vessie est distendue
au point que l'urine vient se mettre en contact avec
l'urèthre prostatique, le réflexe normal se produit, le ma
lade éprouve le besoin d'uriner et la miction a lieu ; mais
il ne se produit pas d'incontinence. La nuit au contraire,
le réflexe est atténué et le sphincter est forcé. Plus tard,
l'atonie du sphincter est complète et l'incontinence a lieu
aussi bien le jour que la nuit. Voilà, il me semble, comment peut s'expliquer cette particularité de l'incontinence
chez les prostatiques. L'explication qu'en donne M. Guyon
n'en est pas une. Jugez-en : « Les symptômes fonctionnels
« dus à l'hypertrophie prostatique, dit-il, offrent, vous le
« savez, leur maximum d'intensité la nuit pendant le décu-
« bitus. Cette exagération morbide par décubitus nous rend
« compte de l'apparition d'abord nocturne de l'incontinence

« chez les prostatiques. Quant à l'incontinence permanente
« qui se montre plus tard, elle s'explique naturellement
« par la déformation progressive du col, dont les lèvres ne
« peuvent plus s'accoler qu'imparfaitement. »

Les particularités qui précèdent permettent de supposer
que la cause de l'incontinence est une hypertrophie de la
prostate ou un rétrécissement de l'urèthre, mais non de
l'affirmer. Le cathétérisme seul rend ce diagnostic possible. Civiale fait à ce sujet les remarques suivantes :
« Ainsi, toutes les fois qu'il y a un écoulement involontaire
de l'urine, la première chose à faire est de s'assurer si la
vessie forme tumeur à l'hypogastre. L'existence de cette
tumeur suffit ordinairement pour annoncer que l'organe
est distendu, et que l'urine coule par regorgement. L'introduction de la sonde ne tarde pas à confirmer ou à détruire cette première donnée. Ces cas étant les plus
simples de tous, je n'insisterai pas davantage.

« L'absence de la tumeur hypogastrique ne prouve
point, comme je l'ai dit, que la vessie ne soit pas distendue, et que l'incontinence ne dépende pas de cette surdistension. Il faut donc encore recourir à la sonde. S'il sort
une certaine quantité d'urine par l'instrument, et que
l'incontinence cesse pendant quelques heures après le
cathétérisme, pour recommencer ensuite, cet écoulement
involontaire de l'urine est, comme dans le cas précédent,
la conséquence d'une surdistension : seulement il s'agit
alors d'une vessie moins grande. Les cas de ce genre ne
sont point rares. Dans les premiers qui se sont offerts à
moi, l'absence de la tumeur hypogastrique m'empêcha
d'abord de reconnaître l'excès de distension de la vessie ;
mais l'expérience ne tarda pas à me convaincre que cette
absence ne prouvait rien, et que les assertions des auteurs
à son égard manquaient d'exactitude.

« S'il peut y avoir de l'incertitude sur la nature de l'incontinence et sur la manière dont se fait l'écoulement,

alors même qu'il est continu ou à peu près, à plus forte
raison pourrait-on éprouver de l'embarras quand cet écoule-
lement est temporaire et accidentel. J'ai vu d'habiles praticiens se méprendre complétement sur des cas de ce
genre. »

Le cathétérisme doit donc être toujours pratiqué. Vous
savez que s'il est fait suivant les règles que je vous ai indiquées en étudiant l'hypertrophie de la prostate et en
prenant les précautions antiseptiques dont je vous ai
parlé, il ne présente aucun danger.

S'il s'agit d'un rétrécissement de l'urèthre, l'exploration
de ce canal, faite comme je vous l'ai indiqué en étudiant
les strictures uréthrales, vous permettra facilement de
reconnaître la véritable cause de l'incontinence d'urine.

Je vous répète que l'incontinence d'urine par regorgement n'est point fatale chez les rétrécis ni chez les prostatiques. Elle ne survient que dans certaines conditions,
que je vous ai indiquées dans les précédentes leçons et
sur lesquelles je ne puis revenir. C'est là en effet une
question qui m'entraînerait trop loin.

L'incontinence par regorgement s'observe encore parfois
dans certaines affections du système nerveux : paraplé-
gies, hémiplégies, plus rarement l'ataxie, etc. On l'observe
également dans le cours de certaines fièvres graves, la
fièvre typhoïde par exemple. Dans tous ces cas, il y a
d'abord rétention d'urine : la vessie se distend peu à peu.
Lorsque la quantité de liquide accumulé devient trop considérable, si les parois du corps de la vessie, au lieu de se
rompre, résistent à la distension, la pression intra-vésicale
du liquide augmente et elle arrive à forcer le sphincter vésical et le sphincter uréthral. Le trop plein vésical s'écoule
alors goutte à goutte et non par jet, parce que la tunique
musculaire a perdu sa contractilité.

D'autres causes peuvent encore produire l'incontinence
par regorgement. Cette affection peut en effet être obser-

vée dans tous les cas où il existe de la rétention. Les auteurs, Civiale entre autres, citent donc : la contusion et la dilatation forcée de l'urèthre, les calculs vésicaux, les tumeurs de la vessie (Desormeaux). Parmi les causes dues à la contusion de l'urèthre, il faut citer l'accouchement. Parfois en effet la tête de l'enfant froisse l'urèthre avec une certaine intensité.

L'incontinence par regorgement s'observe aussi, mais bien rarement, dans la tuberculose vésicale et prostatique, un peu plus souvent dans les abcès de la prostate (Boyer).

Dans tous ces cas, le cathétérisme vous permettra encore de faire facilement le diagnostic de cette variété d'incontinence d'urine et l'examen attentif du malade vous fera reconnaître l'affection qui l'a occasionnée.

Le diagnostic de l'incontinence d'urine par regorgement est très important au point de vue du traitement. Il est urgent en effet d'intervenir dans ces cas. Quoique bien simple, ce diagnostic n'est cependant pas fait chez un grand nombre de malades. Beaucoup de médecins confondent encore cette variété avec celle dont nous allons maintenant nous occuper, c'est-à-dire avec l'incontinence accompagnée de la vacuité du réservoir urinaire.

L'incontinence *proprement dite* ne s'observe, comme l'a fait remarquer Civiale, que dans un petit nombre de cas. « Le col vésical, les muscles du périnée et la vessie elle-« même, dit le grand spécialiste français, sont frappés « d'une sorte de paralysie. Si l'on fait une injection dans « le viscère, au moyen d'une grosse sonde, le malade étant « couché, on peut introduire une grande quantité de « liquide, sans éprouver de résistance ; qu'on vienne à « comprimer l'urèthre, afin de retenir l'urine, le malade « ne souffre pas de la vessie, et peut rester assez long-« temps sans éprouver de véritable besoin. Il n'y a point « ici à invoquer la perte de l'équilibre entre la contractilité « du col et celle du corps de la vessie, puisque les parois

« de cette dernière participent au relâchement du sphinc-
« ter et de ses auxiliaires. Quoi qu'il en soit, la maladie
« est alors toujours grave, et pour peu qu'elle remonte à
« une époque éloignée, l'art est trop souvent impuissant,
« soit qu'elle dépende d'une lésion profonde ayant son
« siège dans l'appareil cérébro-spinal, soit qu'elle coïncide
« avec l'épuisement général de l'économie. »

Dans d'autres cas, l'incontinence proprement dite apparaît, comme l'a noté Civiale, « chez quelques sujets atteints
« de lésions organiques profondes du col vésical, qui, au
« lieu d'être mou, flasque et relâché, comme dans le cas
« de paralysie, est au contraire dur, roide et en quelque
« sorte squirrheux ; de telle sorte que l'orifice interne de
« l'urètre demeure toujours béant et que l'urine s'écoule
« sans que le malade ait la conscience du moindre travail
« de la vessie ».

Je vous ai dit, en étudiant l'hypertrophie de la prostate,
que Mercier et M. Thompson avaient observé cette variété
d'incontinence dans six ou sept cas où cette glande était
augmentée de volume. A l'autopsie on avait constaté que
le lobe moyen venait s'engager à la façon d'un coin entre
les lobes latéraux et qu'il maintenait ainsi ouvert le col de
la vessie. Je dois vous faire remarquer, Messieurs, que
cette lésion ne suffit pas, il me semble, pour expliquer
l'incontience d'urine. Il faut en plus que le sphincter uréthral ait perdu sa tonicité normale, sinon il s'opposerait à
l'issue goutte à goutte de l'urine à mesure que ce liquide
arrive dans la vessie.

Cette variété d'incontinence s'observerait aussi parfois
dans les tumeurs de la vessie et dans les cas rares où un
fragment calculeux est engagé dans le col, qu'il maintient
béant, ou dans les cas exceptionnels où un calcul énorme
remplit toute la vessie et pousse un prolongement en forme
de coin dans la partie profonde de l'urèthre. Il faut citer
encore certains calculs de la prostate.

Civiale classe dans cette variété d'incontinence les faits suivants : « Il est moins rare, dit-il, de rencontrer des « vessies hypertrophiées, racornies, ratatinées, qui ont « perdu la propriété de se dilater, et qui ne peuvent con- « tenir qu'une ou deux cuillerées au plus de liquide, le « surplus s'échappant goutte à goutte, et sans interrup- « tion, à mesure qu'il vient des reins. »

Il serait peut-être plus exact de placer ces faits dans la première catégorie, c'est-à-dire de les considérer comme des cas d'incontinence par regorgement. Quoi qu'il en soit, ce sont des faits importants, qu'il est bon de retenir.

L'incontinence d'urine proprement dite est parfois due à une destruction ulcérative du col vésical par la tuberculose ou à un traumatisme : taille périnéale, dilatation forcée de l'urèthre chez la femme, contusion et compression de l'urèthre et du col vésical dans le travail de l'accouchement. Vous remarquerez que certaines de ces causes peuvent également, suivant quelques auteurs, donner lieu à de l'incontinence d'urine par regorgement. Je vous les ai déjà citées en effet tout à l'heure en étudiant cette variété d'incontinence.

Le diagnostic de l'incontinence proprement dite nécessite encore l'emploi du cathétérisme. En sondant le malade, on constate que la vessie est complétement vide ou qu'elle contient à peine une ou deux cuillerées de liquide. « . . . Si ce viscère, dit Civiale, ne contient qu'une ou deux « cuillerées de liquide, et que cependant l'urine s'écoule « depuis longtemps d'une manière continue, sans le secours « de la volonté, il y a presque certitude que le malade est « atteint d'une incontinence produite par le défaut d'action « du col vésical. Les doutes qu'on pourrait conserver « s'évanouiront si, en faisant une ou plusieurs injections, « on constate que la vessie a encore une certaine capa- « cité. . . . . . . »

Le diagnostic des différentes causes qui peuvent donner

lieu à cette variété d'incontinence d'urine sera fait en général très facilement si l'on a soin d'examiner attentivement le malade.

L'incontinence d'urine peut encore s'observer dans l'encéphalopathie saturnine et dans les grandes névroses telles que l'hystérie et surtout l'épilepsie. « Tout adulte, « non porteur de lésion vésico-uréthrale, qui pisse au lit « la nuit sans le sentir, est un épileptique », a dit Trousseau. Il paraît en effet y avoir bien peu d'exceptions à cette règle ; mais l'incontinence d'urine peut se produire pendant une attaque d'épilepsie aussi bien le jour que la nuit.

Civiale a cité chez la femme quelques cas où l'incontinence d'urine était peut-être due à l'hystérie. Voici l'une de ces observations : « Un fait digne d'être noté, dit-il, c'est que l'incontinence d'urine se montre parfois à chaque période menstruelle. Elle précède alors et suit les règles pendant quelques jours. Dans un cas de cette nature, que j'ai rencontré tout récemment, l'infirmité durait depuis trois ans chez une demoiselle de vingt-cinq ans ; elle s'était déclarée à la suite d'une suppression, provoquée elle-même par de violents chagrins. La réapparition des règles fut précédée et suivie d'incontinence d'urine. On eut recours aux sangsues, aux applications émollientes, aux eaux de Bussang et de Balaruc : tout fut inutile. . . . . . L'écoulement de l'urine était devenu continuel, et la faiblesse portée au point que la malade pouvait à peine se mouvoir. Ce dernier état durait depuis près de six mois lorsque je fus appelé. Je trouvai l'uréthre très irritable, la vessie paresseuse, et la susceptibilité générale excessive ; il y avait des mouvements convulsifs partiels ; le sommeil et l'appétit étaient perdus. Je diminuai l'irritation de l'uréthre et du col vésical, je mis la malade à l'usage des injections simples et froides, des bains et des lavements froids. En deux mois, l'incontinence disparut. »

Le diagnostic de la cause, dans ces cas, présente parfois

d'assez grandes difficultés, quand l'incontinence se produit la nuit par exemple. Il faudra se rappeler que l'incontinence essentielle ou nocturne s'observe à peu près exclusivement chez les enfants et les adolescents. De plus, lorsqu'il s'agit de l'épilepsie, le malade se réveille avec un sentiment tout particulier de fatigue, d'abattement, et de pesanteur de tête. Il y a encore une sorte d'hébétude et souvent on constate que la langue porte l'empreinte de morsures récentes.

Passons maintenant à la troisième variété, à l'*incontinence nocturne d'urine*, que l'on désigne encore sous les noms d'*incontinence infantile*, d'*incontinence essentielle*.

Il ne s'agit plus ici uniquement d'un symptôme, mais d'une espèce clinique bien définie. L'enfant, dit Trousseau, qui avait pissé au lit, comme presque tous les enfants, jusqu'à l'âge de quinze à dix-huit mois, et, comme tous les enfants aussi, à partir de cette époque, avait cessé d'y pisser, recommence tout d'un coup à le faire. « C'est habituellement « vers sept à huit ans, ajoute-t-il, que cette incontinence « nocturne de l'urine se déclare. Les accidents surviennent « alors presque toutes les nuits, et quelquefois plusieurs « fois dans le courant de la même nuit . . . . « . . . . . C'est pendant le sommeil que les accidents sur- « viennent et au moment où le sommeil est le plus pro- « fond. Interrogez les malades, ou plutôt interrogez les « personnes qui peuvent vous donner des renseignements « sur eux, et vous apprendrez que ceux qui pissent au lit « ont en général le sommeil très dur. »

Ces malades, ajoute Trousseau, peuvent retenir très longtemps leurs urines lorsqu'ils sont éveillés.

Suivant d'autres auteurs, il existerait souvent pendant la veille une fausse incontinence. Dès que le besoin d'uriner est perçu, il devrait être satisfait sous peine de souiller les vêtements. L'enfant serait incapable de se retenir et plus d'une fois il lui arriverait de pisser dans ses vêtements au cours de ses jeux ou de son travail.

Cette incontinence se prolonge en général fort longtemps, mais presque toujours elle finit par guérir avec ou sans traitement. Suivant certains auteurs, la guérison spontanée n'arriverait ordinairement que vers l'âge de 20 ans.

« L'influence de l'établissement des règles, dit Trousseau, et, d'une manière plus générale, l'influence de la puberté sur la guérison de l'incontinence nocturne d'urine, est une opinion assez généralement répandue, non seulement parmi les gens du monde, mais encore parmi les médecins ; de même que l'on croit que, lorsqu'elle date de la naissance, cette infirmité cédera tout naturellement, soit à l'époque de la première dentition, soit tout au moins à l'époque de la seconde ; comme aussi lorsque l'âge de la puberté est passé sans avoir rien modifié, on espère que le mariage, qu'un premier enfant amèneront le changement désiré. Gardez-vous de ces illusions ! Les faire partager aux parents qui vous demanderaient votre avis sur ce point serait vous exposer à de fâcheux mécomptes. Sans doute l'incontinence d'urine qui guérit le plus souvent, pour ne pas dire toujours, d'elle-même, à un moment donné, peut guérir à l'époque de la dentition, à l'époque de la puberté, à l'époque du mariage ou d'un premier accouchement. Mais ce sont là de simples coïncidences, si j'en juge par les faits nombreux que je vois chaque jour, dans lesquels les accidents ont persisté sans que les diverses révolutions éprouvées par l'organisme aient jamais eu aucune influence sur eux.

« Une fois cependant, il m'a semblé voir dans la guérison d'une incontinence nocturne et une première grossesse une relation évidente. C'était chez une jeune fille de dix-huit ans qui, depuis sa naissance, urinait au lit. »

Les *causes* de l'incontinence nocturne d'urine sont ab-

solument inconnues. Les petites filles et les petits garçons
sont atteints en proportion sensiblement égale. L'hérédité
paraît jouer, dans certains cas, un rôle incontestable. Civiale, Trousseau et d'autres auteurs ont observé l'incontinence essentielle chez plusieurs enfants d'une même
famille et parfois chez tous. Mais on n'observe pas seulement l'hérédité directe ; comme l'a fait remarquer Trousseau, on constate aussi quelque chose d'analogue à ces
alternances pathologiques que l'on a signalées dans le
cours des névroses. Ce grand clinicien français a montré
que l'incontinence d'urine et l'épilepsie, par exemple, présentent un certain point de contact. « L'hystérie, ajoute-
t-il, pourrait être également mise en cause dans un grand
nombre de circonstances. Enfin je vous ai signalé dans
mes leçons sur les *pertes séminales*, la relation qui existe
entre ces pertes, l'incontinence nocturne de l'urine et les
névroses ; je vous ai fait voir dans un grand nombre de
cas l'incontinence du sperme succéder, chez l'adolescent,
à l'incontinence de l'urine de l'enfance, et l'impuissance
accompagnant à la virilité l'incontinence du sperme : puis
vous avez vu, couronnant le tout, l'épilepsie ou l'aliéna-
tion mentale terminer cette série morbide, et démontrer
que chacun des termes de celle-ci est de nature nerveuse.»

Mais souvent il s'agit aussi d'enfants robustes. « L'incontinence nocturne de l'urine, dit Trousseau, s'observe,
en effet, chez des sujets d'une constitution délicate, sans
aucune énergie physique ou morale, mais il est presque
aussi fréquent de l'observer chez des individus présentant
tous les attributs de la force et de la plus parfaite santé. »

Dans quelques cas c'est un phimosis, des adhérences
préputiales, une balanoposthite, une vulvite, qui sont le
point de départ des accidents.

Si l'étiologie de l'incontinence nocturne d'urine est
obscure, sa pathogénie nous est-elle au moins mieux
connue ? Il faut bien reconnaître qu'il existe également à

ce sujet une certaine obscurité. Peut-être cela tient-il à ce que cette pathogénie est beaucoup plus complexe que ne l'ont cru les auteurs qui se sont occupés de cette question.

Desault, Trousseau et M. Thompson ont pensé qu'il s'agit d'une irritabilité excessive de la vessie. « La contraction de la vessie, dit Desault, est si forte et si prompte que l'urine sort presque avant que les enfants aient été prévenus du besoin de la rendre et sans qu'ils puissent en arrêter le cours. Beaucoup d'ailleurs, par paresse ou par distraction, n'obéissent pas aux premiers aiguillons qui les invitent à rendre les urines, et, pressés ensuite du besoin d'uriner, les laissent couler dans leurs vêtements; chez d'autres, la sensation qui met en jeu la contractilité de la vessie et accompagne l'éjection des urines est si faible que cette fonction se fait sans un acte formel de la volonté, sans exciter même une impression assez vive pour interrompre le sommeil. »

Voici comment s'exprime Trousseau sur ce sujet : « ..... nous répéterons que l'incontinence nocturne de l'urine est une névrose, et nous ajouterons que cette névrose se traduit par une irritabilité excessive de la vessie. En définitive, c'est cet excès d'irritabilité des fibres musculaires de la vessie, qui est la cause immédiate de l'incontinence.....

« Cette irritabilité, et, j'ajouterai, cette tonicité exagérées de la vessie sont démontrées par ce fait que, ainsi que l'a constaté Bretonneau, ainsi que je l'ai constaté moi-même, la plupart des malades atteints d'incontinence nocturne d'urine pissent pendant le jour avec une roideur extrême. Elle me paraît aussi démontrée par ce fait encore, que les malades sont, quand ils dorment, presque toujours en érection : or ne peut-on pas admettre que la vessie participe à cet état d'éréthisme des organes génitaux externe? »

Trousseau admettait aussi que dans certains cas l'incontinence nocturne d'urine dépend « non plus seulement « d'un excès d'irritabilité des fibres musculaires de la « vessie, mais encore d'une atonie du sphincter vésical ».

L'incontinence, ajoute-t-il, peut même être « exclusive- « ment sous la dépendance d'une atonie, non seulement « du sphincter, mais encore de toute la vessie. Cette espèce « d'incontinence se reconnaît à ce que, d'une part, elle est « à la fois diurne et nocturne ; à ce que d'autre part, chez « les individus qui sont affectés de cette infirmité, le jet « d'urine est flasque, contrairement à ce que nous avons « dit exister chez ceux qui sont atteints de l'autre espèce « d'incontinence exclusivement nocturne ».

Quant à M. Thompson, il semble qu'il considère également- ment l'incontinence infantile comme surtout due à l'irrita- bilité des fibres musculaires de la vessie. « Les enfants, dit-il, dont le cerveau, très excitable, travaille sans relâche, présentent, comme vous le savez, durant leur sommeil, des mouvements musculaires plus agités que ceux qu'on observe chez l'adulte ou chez les jeunes sujets d'un tempérament plus calme. Toutes les aberrations de l'activité nerveuse, jusques et y compris le somnambulisme, peuvent se produire pendant le sommeil d'un enfant dont la complexion chétive est l'esclave d'une vivacité d'esprit qui ne connaît ni trêve ni repos. L'incontinence nocturne apparaît souvent dans ces conditions. Elle ne s'y trouve pas liée, bien entendu, d'une façon exclusive ; plus d'une fois elle afflige les enfants lourds et stupides, doués d'une intelligence au-dessous de la moyenne, et il faut convenir encore que l'on trouve des cas qui n'appartiennent à aucune de ces deux catégories. »

Civiale ne s'est pas prononcé d'une façon positive sur la pathogénie de l'incontinence infantile. Après avoir rappelé qu'elle est due parfois à un calcul vésical, il a cité les différentes hypothèses qui ont été émises en montrant qu'aucune ne permettait d'expliquer tous les faits. Il paraît croire cependant à une lésion locale. Il cite même des cas où il s'agissait d'une véritable miction par regorgement.

« Ce fait (incontinence chez un enfant calculeux ayant une distension de la vessie) me rappela, dit-il, plusieurs autres dans lesquels j'avais observé un gros ventre à des enfants affectés d'incontinence d'urine, mais sans pousser plus loin mes recherches. L'occasion ne tarda pas à s'offrir d'examiner avec soin d'autres enfants frappés de la même infirmité, sans complication de pierre. Comme chez le calculeux dont je viens de parler, l'urèthre était fort irritable et la vessie pleine d'urine. J'employai les mêmes moyens, moins les manœuvres de lithotritie, et le résultat dépassa mes espérances. J'en fus d'autant plus surpris que j'avais adopté d'abord les opinions généralement admises.» Et l'habile spécialiste cite ces différentes opinions, celle de Desault tout particulièrement.

Aujourd'hui, un grand nombre d'auteurs, M. Guyon entre autres, admettent que l'incontinence nocturne d'urine est due surtout à l'atonie du sphincter uréthral. En 1889, un ancien interne des hôpitaux de Paris, mon ami le Dr Louis Guinon, a cependant soutenu dans son intéressante thèse une opinion différente. Pour lui, l'incontinence infantile résulte « de la perturbation ou de l'excitation d'un centre « cérébral ou médullaire. Elle est liée à l'hérédité névro- « pathique et elle coïncide avec d'autres anomalies men- « tales ou somatiques chez le malade ou chez ses proches.

« L'incontinence nocturne, ajoute-t-il, appartient à deux « classes d'enfants distinctes : les enfants faiblement « constitués ou affaiblis par une maladie aiguë, et d'autre « part, les enfants héréditaires d'une tare nerveuse, ou « dégénérés à tous les degrés. Elle se retrouve dans les « antécédents des adultes névropathes (hystérie, aliéna- « tion, lésion médullaire, etc...), c'est un *stigmate bénin* « *de l'hérédité nerveuse et psychique.* »

Il y a là évidemment un peu d'exagération. Le D Guinon a été sans doute trompé par le milieu spécial dans lequel il a pris ses observations.

Si je vous ai donné tous ces détails, Messieurs, c'est qu'ils ont une grande importance au point de vue du traitement de l'incontinence infantile. Vous verrez tout à l'heure que les auteurs se sont toujours basés sur la pathogénie de cette affection pour préconiser telle ou telle médication.

Le diagnostic de cette variété d'incontinence d'urine est en général facile. Suivant la remarque des auteurs, il est tout fait, on peut le dire, par le récit du sujet ou de ses parents. Je dois cependant vous indiquer quelques causes d'erreurs. « Il est des individus, dit Trousseau, et cela est surtout fréquent dans la première jeunesse, il est des individus auxquels il arrive de pisser au lit parce qu'ils rêvent pisser contre un mur ou dans leur pot, ces rêves étant sollicités par un besoin d'uriner qui les tourmente et qu'ils satisfont en dormant. Il en est d'autres, ce sont toujours des enfants, qui pissent au lit par paresse, parce que, ne voulant pas se lever aux premiers avertissements qu'ils éprouvent, ils se rendorment, et ne sont bientôt plus maîtres de retenir leurs urines. A cette catégorie appartiennent ceux qui, d'un naturel poltron, ont peur des ténèbres, et n'osant pas sortir du lit, ou appeler les personnes qui pourraient leur venir en aide, aiment mieux souiller leur couche que de se déranger. Dans ce genre d'incontinence nocturne de l'urine, beaucoup plus rare d'ailleurs qu'on ne le croit généralement, les accidents se répètent à des intervalles très éloignés. »

Je vous rappelle que lorsque l'incontinence nocturne d'urine est due à l'épilepsie, le réveil est pénible et hébété; on constate aussi que la langue porte l'emprunte de morsures récentes.

Il faudra penser aussi à un calcul vésical. Il est vrai

que l'incontinence est ordinairement continuelle chez ces malades ; mais rappelez-vous que dans les cas d'incontinence essentielle cités par Civiale le diagnostic ne pouvait être fait que par le cathétérisme.

Il faudra encore vous assurer que l'incontinence n'est pas due à un phimosis, à des adhérences préputiales, à une balanoposthite, à une vulvite, à des ascarides, à la tuberculose vésico-prostatique, en un mot à une lésion véritable des organes génito-urinaires.

Pronostic. — Le pronostic de l'incontinence d'urine est essentiellement subordonné à la cause qui l'a produite. On ne peut donc rien dire de général sur ce sujet. Je ne puis que vous rappeler la gravité spéciale 'de l'incontinence par regorgement, surtout quand elle est due à l'hypertrophie de la prostate.

Parmi les cas d'incontinence avec vacuité de la vessie, il en est de bénins. Ainsi lorsqu'elle est produite par une dilatation forcée de l'urèthre chez la femme, par exemple, elle est habituellement passagère. Si l'incontinence est due à une lésion grave du système nerveux, elle est au contraire souvent incurable.

Vous venez de voir que l'incontinence nocturne guérit presque toujours. C'est donc une infirmité qui est surtout pénible par la longue durée qu'elle présente dans certains cas. Je vais vous montrer que le traitement permet assez souvent d'abréger cette durée d'une façon sensible.

Traitement. — Le traitement de l'incontinence comprend :
1° Le traitement de l'émission involontaire de l'urine ;
2° Le traitement de sa cause.
Lorsqu'il s'agit de l'incontinence par regorgement, dont le type s'observe chez les prostatiques, il faut se hâter d'intervenir, car la situation est grave. Il faut sonder le malade, mais en prenant toutes les précautions que je vous ai indiquées en vous décrivant le traitement de la

troisième période de l'hypertrophie prostatique. Rappelez-vous en effet que dans ces cas la vessie est distendue : l'incontinence n'est que la conséquence d'une rétention considérable. Je ne saurais trop insister sur ce fait, car les malades et malheureusement certains médecins l'ignorent, bien que les spécialistes l'aient signalé depuis longtemps déjà. Quant aux malades, il en est qui refusent de se laisser sonder ; ils ne peuvent pas admettre, vous disent-ils, que leur vessie contient de l'urine, puisque celle-ci s'écoule continuellement. Je dois donc vous prévenir que vous aurez parfois de véritables luttes à soutenir. J'en ai eu un exemple à ma clinique, en 1888. Quelques-uns d'entre vous en ont peut-être été témoins. Dans ces cas, il faudra vous armer de beaucoup de patience, agir avec douceur et convaincre votre malade, car il payerait de sa vie un refus absolu de vous laisser intervenir.

Dans l'incontinence avec vacuité du réservoir urinaire, vous ne pouvez plus, comme dans le cas précédent, faire cesser de suite l'émission involontaire de l'urine. Il vous faut donc recourir au traitement palliatif de l'incontinence. « Deux moyens peuvent être employés, dit Nélaton (1) : 1° on applique un réservoir destiné à recueillir l'urine qui s'écoule goutte à goutte ; 2° on met obstacle à la sortie de l'urine.

« Chez les hommes, il est, en général, assez facile d'adapter des réservoirs en caoutchouc, en métal ; cette application ne présente de difficultés réelles que lorsque la verge est courte et perdue, pour ainsi dire, dans une tumeur herniaire ; mais chez les femmes les difficultés sont beaucoup plus grandes : quelquefois on peut appliquer un petit urinal dont l'ouverture se trouve sur un prolongement qui pénètre dans la vulve et s'applique exactement sur le

(1) Pathologie chirurgicale, tome VI, 2e édit.

méat urinaire ; quelquefois on se contente de recueillir l'urine sur des éponges.

« Quant aux moyens du second ordre, ils sont d'une application difficile, surtout si celle-ci se prolonge pendant quelque temps ; en effet, la pression constante exercée sur un point de l'organisme meurtrit les tissus, les atrophie, détermine des indurations qui elles-mêmes ont des inconvénients ; de plus, l'urine en s'accumulant dans la vessie augmente encore la dilatation du col vésical : aussi doivent-il être rejetés. Ils ne seraient tout au plus indiqués que de temps en temps, alors que le malade se trouve dans une position telle qu'il lui soit nécessaire de rester un certain temps sans être incommodé par la sortie de l'urine. Ce moyen devra être abandonné aussitôt que possible, et ne devra être repris que dans des cas de nécessité presque absolue. »

Ce traitement palliatif est également le seul que vous puissiez appliquer dans l'incontinence nocturne de l'urine, au moins dans la plupart des cas. Lorsque l'incontinence infantile coïncide avec une distension de la vessie, comme l'a observé Civiale, il faut au contraire recourir au cathétérisme.

Passons maintenant au traitement de la cause de l'incontinence d'urine. Ce traitement est très complexe. Il varie avec chacune des causes que je vous ai indiquées. Il ne prête donc guère aux considérations générales. Néanmoins il est un fait qui me paraît exister dans les trois variétés d'incontinence d'urine : c'est l'atonie du sphincter vésical et du sphincter uréthral. Si, dans certains cas, cette atonie ne peut être combattue avantageusement, si même elle a été utile dans la première variété, en arrêtant la distension de la vessie, qui aurait entraîné la rupture de cet organe, dans d'autres cas au contraire elle paraît constituer toute l'affection et alors elle peut être guérie par l'emploi méthodique de l'électricité. C'est principalement dans l'incontinence nocturne que ce mode de traitement peut rendre des services.

Il y a déjà longtemps que l'on a eu recours pour la première fois à l'électricité contre l'incontinence d'urine. On n'a employé que les courants induits. On a appliqué d'abord les rhéophores à la surface du corps : périnée, ventre, lombes. M. Guyon le premier a eu l'idée d'appliquer le pôle positif immédiatement au-dessus du pubis et le pôle négatif au niveau du sphincter uréthral. Il s'est servi d'un instrument analogue à ceux de formes variables que Mallez employait pour traiter les rétrécissements de l'urèthre par l'électrolyse. C'est en effet une olive adaptée à une tige flexible recouverte d'une enveloppe isolante. « La boule métallique, dit M. Guyon, est conduite dans l'urèthre, selon les règles ordinaires du cathétérisme. Le défaut de résistance du sphincter empêchant de bien apprécier son siège, la boule devra être portée jusqu'à la vessie, puis on la retire ensuite de la quantité nécessaire pour amener son talon au niveau de la portion membraneuse. On n'a plus dès lors qu'à accrocher le fil conducteur d'une petite pile à induction, en même temps que l'autre pôle terminé en forme de bouton ou de plaque est appliqué immédiatement au-dessus des pubis. Le courant doit être réglé de telle façon que son intensité ne soit qu'assez faible et que les intermittences ne soient pas trop rapprochées. Il est inutile de prolonger la séance au-delà de 2 à 5 minutes, ce serait s'exposer à fatiguer le muscle uréthral, bien loin de le fortifier..... dès la première séance l'incontinence diminue, parfois même cesse complétement. Douze à quinze jours de traitement ont suffi dans la plupart des cas que j'ai observés pour amener la complète disparition du symptôme morbide.........

« L'électricité..... n'est donc pas seulement un traitement physiologique, mais aussi et surtout un traitement efficace et rapide, du moins chez les *petits garçons.*

« Cette réserve est nécessaire, car chez les petites filles
ignorant où placer réellement le sphincter uréthral, ignorant quelle portion exacte du canal il faut électriser, je
n'ai eu recours jusqu'à ce jour qu'au traitement médical
dont les résultats ne sont, comme je vous l'ai fait pres-
sentir plus d'une fois. . . . . que plus ou moins tardifs et
toujours fort incertains. »

M. Guyon a obtenu également des succès avec ce mode
de traitement dans quelques cas d'incontinence traumatique, à la suite de la taille périnéale.

Chez les enfants et même les adolescents, il est bon,
autant que possible, de n'employer ce traitement local que
tous les deux jours et de se servir d'une bobine à gros fil.

Chez les petites filles, on emploie aussi aujourd'hui les
courants induits. Les uns appliquent le talon de l'olive
sur le col vésical ; d'autres promènent l'olive dans toute
la longueur de l'urèthre, sans arriver toutefois au méat
interne et par suite dans la vessie. Ces derniers placent
aussi l'électrode positive sur la cuisse et non à la région
hypogastrique, de manière à éviter, disent-ils, toute action
sur la vessie. Cette électrisation de l'urèthre avec les
courants faradiques aurait donné quelques succès chez
des jeunes filles atteintes d'incontinence nocturne d'urine.
Mais, même chez les petits garçons, ce traitement échoue
encore bien souvent. « Cette méthode, dit le Dr Louis
Guinon, que « nous avons appliquée dans le service de
« M. Grancher avec M. Baudron, externe du service,
« nous a donné quelques succès complets, des demi-
« succès et deux insuccès absolus ».

Il est bien entendu que l'introduction de ces instruments
dans l'urèthre, comme tout cathétérisme, nécessite les
précautions antiseptiques ordinaires.

D'autres moyens locaux ont été proposés pour lutter
contre l'incontinence infantile. Vous avez vu que Civiale
a obtenu des succès avec le cathétérisme souvent répété.

L'habile spécialiste a fait [les remarques suivantes : « Il faut donc recourir d'abord au traitement général, et l'employer avec persévérance. Le traitement local, à part un petit nombre d'exceptions, est fort secondaire; du moins au début. A la vérité, il recouvre toute sa puissance dans certains cas rebelles, comme complément des moyens généraux, sans compter les circonstances où il y a atonie de la vessie, et où l'usage de la sonde, des injections, des irrigations, devient absolument nécessaire. Plus d'une fois aussi, j'ai vu des applications transcurrentes de nitrate d'argent, sur l'orifice interne de l'urèthre, chez de petites filles, faire cesser des incontinences vraies, qui jusque-là s'étaient montrées rebelles. »

Toutes les fois qu'il s'agit d'une irritabilité excessive du col ou du corps de la vessie, ajoute Civiale, il faut recourir aux injections calmantes. Peut-être l'anesthésie locale de la muqueuse uréthro-vésicale donnerait-elle des succès dans ces cas?

En 1889, le Dr Oberlaender a préconisé la dilatation forcée du tiers postérieur de l'urèthre et du sphincter vésical chez certains malades atteints d'incontinence nocturne d'urine. Il aurait obtenu trois succès chez des garçons âgés de 2, 7 et 14 ans, qui auraient été soumis préalablement et sans résultats favorables aux autres médications.

Je vous ferai remarquer, Messieurs, que la plupart des auteurs admettent, avec raison il me semble, que l'on ne doit pas intervenir ainsi chez des enfants au-dessous de quatre à cinq ans.

Voyons à présent quels sont les moyens médicaux qui ont été proposés pour obtenir la guérison de l'incontinence infantile. Ils sont très nombreux, « aussi nombreux que « décourageants », comme le dit le Dr Louis Guinon, qui fait remarquer que tous peuvent cependant revendiquer quelques guérisons.

Comme les moyens locaux, les traitements médicaux ont été déduits des opinions que les auteurs ont adoptées sur la pathogénie de l'incontinence nocturne d'urine. Le plus important de ces traitements est celui qui a été préconisé par Trousseau. « C'est pour moi une conviction profonde, dit-il, que la belladone est l'arme thérapeutique la plus puissante que nous ayons à opposer à l'incontinence nocturne de l'urine chez les individus des deux sexes. Si je n'ai pas la certitude absolue que, grâce à cet héroïque moyen, je guérirai invariablement mes malades, du moins suis-je certain de les soulager presque toujours . . . . . .

« Voici les règles de ce traitement : Je fais prendre chaque soir au moment de se coucher, un centigramme d'extrait de belladone, ou bien un demi-milligramme de sulfate neutre d'atropine, qui est administré soit sous forme de pilules, soit sous toute autre forme. Si les accidents deviennent plus rares sous l'influence de cette première dose de médicament, je la maintiens pendant un certain temps ; mais si au bout de ce certain temps, huit ou dix jours par exemple, l'amélioration ne fait pas de progrès, j'augmente la dose de belladone et j'en fais prendre toujours le soir, et au même moment deux centigrammes. Suivant la même règle, et guidé par les mêmes indications, j'accrois successivement ainsi les quantités du remède, que je porte à 3, 4, 5, 6, 10, 15, 20 centigrammes et même au-delà, selon qué l'action thérapeutique est plus ou moins prononcée, selon aussi la tolérance individuelle.

« Lorsque l'amélioration a duré un assez long temps pour qu'il soit permis de croire à une guérison radicale, lorsque pendant 3, 4, 5 mois, il n'y a eu aucun accident, au lieu d'interrompre brusquement la médication, je la maintiens encore, mais en diminuant progressivement la dose du médicament pendant 2, 4, 5, 6, 8, 10 mois, plus d'un an même, selon les cas, selon les circonstances, lorsque j'ai eu à combattre une incontinence nocturne, plus ancienne et par conséquent plus invétérée. »

Trousseau conseillait également, lorsque, dans les premiers mois du traitement, la belladone avait produit l'effet qu'on en attendait, d'en suspendre l'usage et de la remplacer quelque temps par des préparations de noix vomique.

Lorsqu'il supposait que l'incontinence était due à une atonie du sphincter vésical, il préconisait exclusivement, ou à peu près, les *préparations de strychnine*, surtout le sirop de sulfate neutre de strychnine (5 centigr. pour 100 gram. de sirop de sucre). Chez les enfants de 5 à 10 ans, il donnait les deux premiers jours une cuillerée à café de ce sirop matin et soir, puis il laissait reposer l'enfant deux jours. Il augmentait ensuite d'une cuillerée à café pendant deux jours en laissant de nouveau un intervalle de deux jours, et ainsi de suite. Il arrivait ainsi, quand le médicament était bien toléré, à prescrire des doses énormes de sulfate de strychnine, 3, 4 centigrammes et plus.

Je ne ferai que vous citer maintenant les autres médicaments principaux qui ont été conseillés contre l'incontinence d'urine. Ce sont : le bromure de potassium, le chloral, la teinture de rhus aromaticus, qui a été préconisée par le Dr Max, de Bruxelles, dans ces dernières années, et qui a été employée en France par plusieurs médecins, M. Descroizilles entre autres. Les Drs Perret et Devic ont conseillé l'antipyrine (Province médicale 1889).

Je dois encore vous citer le seigle ergoté, les toniques (fer, arsenic), les alcalins.

Comme moyens adjuvants, on a conseillé les toniques, les douches, les bains de mer, les réveils fréquents, la suppression des boissons. Trousseau engageait les malades à prendre l'habitude de résister aussi longtemps que possible au besoin d'uriner, lorsqu'ils l'éprouveraient dans la journée.

M. Liébeault a eu recours dans ces dernières années à la *suggestion hypnotique* d'après le procédé indiqué par M. Bernheim.

Je ne vous parle pas des moyens *psychiques*, préconisés encore aujourd'hui par certains auteurs. Quels qu'ils soient, quand il s'agit d'une véritable incontinence d'urine, ils doivent être proscrits. « La vieille recommandation de « ne point épargner le bâton » — dit M. Thompson, quel que soit son effet moral, que je n'ai point à discuter — n'est pas faite pour nous, qui pratiquons l'art de guérir... Gardez-vous bien d'encourager jamais des procédés aussi aveugles qu'odieux.....

« Chez les enfants nerveux et délicats, vous cultiverez surtout le côté matériel de la vie, éloignant de votre mieux les causes de surexcitation cérébrale, tonifiant la constitution par les ressources combinées de l'hygiène et de la matière médicale : alimentation substantielle, air des champs, bains de mer, ferrugineux, huile de foie de morue. — Quant aux enfants dont l'intelligence est tardive et paresseuse, sachez qu'il faut surtout développer leur esprit, et faites-le comprendre aux parents. Tâchez vous-mêmes de stimuler, autant que possible, la volonté de ces petits êtres, de manière à vous en faire une alliée pour combattre la maladie. Ces pauvres enfants sont souvent maltraités, alors qu'il faudrait plutôt leur faire sentir combien l'habitude est dégradante, afin de stimuler contre elle toute leur énergie. »

Si l'incontinence nocturne d'urine résiste parfois à tous les moyens que je viens de vous indiquer, je vous répète qu'il est exceptionnel de voir l'affection persister après l'âge de 20 ans. Chez la femme cependant, il arrive parfois qu'elle dépasse cet âge.

Dans l'incontinence « uréthrale » chez la femme, c'est-

à-dire par relâchement du sphincter, Schultze, suivant
Broca, aurait recommandé, en 1889, d'exciser un lambeau
long de trois centimètres, large de un centimètre au milieu
et se terminant en pointe en avant et en arrière. Ce lambeau doit comprendre toute l'épaisseur de la paroi uréthro-
vésico-vaginale. Puis les lèvres de l'incision sont suturées.

CINQUANTE-ET-UNIÈME LEÇON

DE LA RÉTENTION D'URINE

Messieurs,

La *rétention d'urine* est un symptôme que divers états morbides, de l'appareil urinaire spécialement, peuvent produire. « Elle varie, dit Civiale, suivant le lieu où le liquide est arrêté, et la nature de l'obstacle qui s'oppose à son expulsion. Elle constitue un genre fort étendu; quelques nosologistes n'en comptent pas moins de cinquante-neuf espèces; celles qu'on désigne sous les noms d'ischurie rénale, urétérique, urétrale, préputiale, etc., offrent moins d'intérêt au praticien. Quand elles sont isolées, distinctes, ce qui est rare, elles sont les unes trop souvent méconnues ou au-dessus des ressources de l'art, et les autres ne constituent qu'une maladie sans gravité, à laquelle on remédie facilement. Lorsqu'elles existent en même temps que l'ischurie vésicale, leurs symptômes, leur marche, leur traitement, sont presque toujours confondus.

« Les praticiens se sont beaucoup occupés de la rétention d'urine dans la vessie parce qu'elle est très commune, qu'elle se présente fréquemment sous des dehors effrayants, et qu'elle peut entraîner à sa suite les désordres les plus graves, même la mort. »

Cette dernière variété est la seule dont je m'occuperai dans cette leçon. C'est en effet la seule qu'entendent habituellement désigner les auteurs sous le nom de *rétention d'urine.* Elle est caractérisée par l'*impossibilité d'émettre volontairement par l'urèthre toute l'urine contenue dans la vessie.*

Lorsque les efforts de miction ne peuvent déterminer l'expulsion d'une seule goutte d'urine, on dit qu'il s'agit d'une *rétention complète.* Si le malade parvient au contraire à expulser volontairement une partie du liquide contenu dans la vessie, la *rétention* est dite *incomplète.*

Symptômes. — Je ne vous parlerai pas des différents troubles de la miction qui précèdent la *rétention complète.* Ils varient avec chaque cause qui détermine la suppression de la miction volontaire. Je vous rappellerai simplement que la rétention est tantôt brusque et tantôt précédée pendant un temps plus ou moins long d'une dysurie plus ou moins accusée. Dans l'un et l'autre cas, on constate les mêmes particularités dès que la rétention est complète. « Peut-être, dit Civiale, n'est-il pas de position plus pénible ni de scène plus déchirante que celle qu'on voit en pareil cas. A chaque instant, les besoins se renouvellent et les efforts pour les satisfaire redoublent de longueur et d'énergie; la face se colore et devient vultueuse; les yeux s'injectent et larmoient; le corps se couvre d'une sueur qui ordinairement est fort abondante et exhale une odeur urineuse; le ventre est tendu, rénitent, douloureux au toucher; la tumeur formée par la vessie s'élève progressivement, arrondie, ovoïde ou piriforme, à moins qu'un vice de conformation ou une disposition morbide acquise ne lui fasse prendre quelque autre forme. Par le fait de la pression des autres viscères abdominaux, et même sans cause appréciable, cette tumeur se déjette quelquefois de l'un ou l'autre côté; les matières fécales sont expulsées involontairement; les efforts amènent la sortie du rectum, produisent des hernies, quelquefois considérables, et déterminent même l'œdématie des extrémités inférieures; le malade ne peut se contenir; le désespoir s'empare de lui et parfois il se roule à terre comme un furieux; la respiration devient pénible, accélérée, la fièvre s'allume, des mouvements convulsifs se manifestent, et avec eux le délire ou l'état comateux.

« Dans cette série de symptômes de plus en plus graves et alarmants, le malade conserve rarement la faculté de recueillir et de transmettre ses sensations. Cependant, il rapporte d'abord ses souffrances à la verge, au périnée, au rectum, au pubis; puis les douleurs se propagent aux lombes, au sacrum, à la partie interne des cuisses, ou plutôt l'économie entière se trouve en proie à un état général d'angoisse. On a vu des douleurs ostéocopes et des éruptions cutanées survenir alors : plus d'une fois, j'ai observé des taches à la peau et des douleurs dans les parties fort éloignées du siège des désordres.

« Un tel état ne saurait durer longtemps. Tantôt le malade succombe au milieu des convulsions; tantôt, la vessie venant à se rompre, l'urine s'épanche, soit dans la cavité abdominale, et la mort est généralement prompte; soit dans le tissu cellulaire, et les résultats, quoique plus lents, ne sont guère moins funestes. Dans le premier cas, au lieu d'offrir une tumeur dure et élevée, le ventre devient plus mou, mais plus uniformément gonflé, et les symptômes de la péritonite ne tardent pas à éclater. Quelques-uns de ces malheureux, privés de secours, cherchent à se soulager eux-mêmes. Il s'en est présenté un à moi, il y a quelque temps, avec une longue fausse route qu'il s'était faite au moyen d'un instrument piquant. Fodéré dit avoir vu, à l'Hôtel-Dieu, un homme qui s'enfonça dans la vessie, par l'hypogastre, un couteau étroit et pointu. Le viscère fut ouvert, l'urine jaillit, et la plaie se cicatrisa.

« Quelquefois cependant, le malade, épuisé par les souffrances et la fatigue, tombe dans une sorte d'anéantissement : il se plaint de ce que les forces lui manquent, et parvient même à s'endormir. La vessie cesse de se con-

tracter, le besoin de pousser ne se fait plus sentir. . . . .
. . . . . . Si les sueurs persistent, elles sont froides. La
langue, auparavant sèche et brûlante, se couvre d'un épais
enduit blanchâtre, et souvent un goût d'urine se fait sentir dans la bouche. Là commence l'état d'inertie ou de paralysie consécutives de la vessie, par suite duquel les
phénomènes prennent un tout autre aspect et se transforment en ceux d'une sorte d'incontinence d'urine. »

Parfois aussi la rétention complète n'est que passagère;
l'arrêt de la miction ne dépasse pas quelques heures.

Je dois encore vous faire remarquer que la fièvre ne
s'observe que si l'urine contient des micro-organismes
pathogènes. En dehors de ces cas, si l'on n'intervient pas
et que les sphincters vésical et uréthral continuent à s'opposer à l'écoulement de l'urine, tantôt la vessie se rompt,
tantôt la substance rénale est frappée d'impuissance et les
malades meurent d'intoxication urémique.

Je ne vous décrirai pas de nouveau, Messieurs, la *rétention incomplète*, que Civiale a si bien étudiée sous le nom
de « stagnation de l'urine ». Je vous en ai parlé en vous
décrivant les symptômes de l'hypertrophie de la prostate.
C'est en effet dans le cours de cette affection que l'on rencontre surtout cette variété de rétention d'urine. Je me
bornerai donc à vous rappeler que la rétention incomplète
est toujours chronique et qu'elle peut exister avec ou sans
distension du réservoir urinaire.

Diagnostic. — La *rétention complète* d'urine est en général facile à reconnaître. Les signes fonctionnels sont
tellement accusés que le diagnostic s'impose. Cependant,
il est des cas rares où l'on pourrait confondre l'*anurie*,
c'est-à-dire le défaut de sécrétion de l'urine ou sa rétention au-dessus de la vessie, avec la rétention complète.
Dans ces cas, il faut sonder le malade : on reconnaît
ainsi que la vessie est vide. Il est facile aussi d'y pousser

une injection qui ressort pure. Donc le doute ne saurait être de longue durée.

S'il arrivait, par exception, que le cathétérisme fût impossible, le toucher rectal combiné au palper hypogastrique ferait reconnaître la vacuité du réservoir urinaire. Dans la rétention complète, au contraire, il serait facile de constater ainsi que la vessie forme une tumeur plus ou moins volumineuse.

La marche insidieuse de la *rétention incomplète* rend son diagnostic bien moins facile que celui de la rétention complète. Vous ayant donné tous les détails relatifs à ce diagnostic en étudiant les symptômes de l'hypertrophie de la prostate, je n'y reviens pas. Je dois vous rappeler cependant que la rétention incomplète avec distension s'accompagne souvent d'incontinence d'urine par regorgement. Il vous sera facile d'éviter dans ces cas une erreur de diagnostic en prenant les précautions que je vous ai indiquées dans la dernière leçon.

Mais il ne suffit pas de diagnostiquer la rétention d'urine, il faut encore reconnaître la cause qui empêche la vessie de se débarrasser de son contenu.

La rétention d'urine peut se produire dans un grand nombre d'affections, qu'il est assez difficile de classer méthodiquement. Tout d'abord, il faut que je vous indique certaines règles qui, bien que présentant de nombreuses exceptions, ont cependant une certaine importance. Lorsque vous serez appelés auprès d'un malade qui ne peut vider spontanément sa vessie, vous devrez penser que la cause de cette rétention d'urine est un rétrécissement de l'urèthre, si le sujet est un adulte ; une hypertrophie de la prostate, s'il s'agit d'un vieillard. Chez la femme, vous chercherez de suite si le col vésical ou l'urèthre n'est pas comprimé par une tumeur siégeant dans les organes voisins.

Au point de vue du *diagnostic étiologique*, on peut admettre deux variétés de rétention d'urine :

1° La rétention *chirurgicale;*

2° La rétention *médicale.*

La première est consécutive à une maladie chirurgicale, tandis que la seconde survient au cours d'une affection médicale.

Les maladies chirurgicales qui peuvent produire la rétention d'urine siègent au niveau de l'urèthre, de la vessie, ou dans les organes qui avoisinent la partie inférieure de l'appareil urinaire.

Parmi les lésions uréthrales qui peuvent déterminer la rétention d'urine, les unes siègent au niveau de l'urèthre antérieur ou de la portion sphinctérienne du canal uréthral, les autres prennent naissance au niveau de l'urèthre postérieur.

Le *rétrécissement de l'urèthre* est, de toutes les lésions de la portion présphinctérienne du canal uréthral, celle qui donne lieu le plus souvent à la rétention d'urine. Le diagnostic de cette cause est en général facile. Je vous l'ai indiqué longuement en étudiant les maladies de l'urèthre. Je n'y reviens pas.

Je vous rappelle que les rétrécissements uréthraux traumatiques peuvent siéger au niveau de la région sphinctérienne de l'urèthre. Mais, dans cette région, l'affection qui détermine le plus fréquemment la rétention d'urine, c'est le spasme du sphincter uréthral, spasme facile à reconnaître à l'aide de la cocaïne employée comme je vous l'ai indiqué en étudiant cette affection.

Dans les cas rares où le spasme siège au niveau de l'urèthre antérieur, le diagnostic sera encore plus facile que dans le cas précédent.

L'inflammation de l'urèthre antérieur peut être une cause de rétention d'urine. On a accusé dans ces cas l'élément inflammatoire et surtout l'élément congestif de jouer le principal rôle. Il est probable qu'il existe en même temps un spasme du sphincter uréthral. Quoi qu'il en soit, cette cause de rétention d'urine sera facilement reconnue.

Je ne fais que vous citer l'imperforation du méat, le phimosis, le paraphimosis. Ce sont des causes rares de rétention d'urine.

Les traumatismes de l'urèthre doivent au contraire nous arrêter un instant. Les uns agissent de dedans en dehors; les autres viennent de l'extérieur.

Les premiers comprennent les contusions et déchirures de l'urèthre produites par le cathétérisme. On a pensé que dans ces cas la rétention d'urine est due à la congestion et à l'inflammation de l'urèthre consécutives au traumatisme du canal. Civiale au contraire, vous vous le rappelez, a soutenu qu'il s'agit d'un spasme. Il a fait également la remarque suivante : « En général, dit-il, lorsque la rétention d'urine résulte d'une distension ou d'une meurtrissure des parois urétrales, le canal est fort irritable, au point même que le malade supporte à peine le contact de la sonde. »

Lorsque le traumatisme vient de l'extérieur, on a généralement affaire à une lésion grave de l'urèthre, à une rupture, affection que je vous ai longuement décrite. Je n'y insiste donc pas.

Chez la femme, il faut citer l'accouchement comme pouvant produire un traumatisme de l'urèthre. « Les contusions des parois urétrales, dit Civiale, sont une cause beaucoup trop négligée de la rétention d'urine. En première ligne se placent celles auxquelles l'accouchement donne lieu si souvent. Rien n'est plus surprenant que le peu d'attention qu'on apporte aux fonctions de la vessie, après que la matrice s'est débarrassée de son contenu; la plupart des accouchées restent un et même plusieurs jours sans uriner. Cependant la fréquence des fistules vésico-vaginales, et plus d'un cas bien connu de rétention d'urine suivie d'accidents graves et même de rupture mortelle de la vessie, annoncent assez combien cette négligence peut devenir funeste, après un travail dans lequel l'urètre et le col vésical sont si exposés à des froissements et à des meurtrissures qui entraînent la suspension de leurs importantes fonctions. »

Chez la femme, la rétention d'urine peut encore être due à un polype du méat urinaire. Dans son excellente thèse, que j'ai déjà eu l'occasion de vous citer, mon ami le Dr Jondeau s'exprime en effet de la façon suivante : « D'autres fois ce sont des spasmes de l'urèthre avec rétention complète d'urine et dans ces cas le cathétérisme peut même présenter de réelles difficultés (observations de Tillaux).......................................

« D'autres observations montrent que la tumeur par son volume peut déterminer une rétention absolue d'urine. La rétention est souvent réelle sans être apparente, car les malades urinent par regorgement et ont une véritable incontinence d'urine. »

Au niveau de l'*urèthre postérieur*, les lésions qui déterminent une rétention d'urine siègent ordinairement non dans l'urèthre, mais dans la prostate. C'est en effet l'*hypertrophie prostatique* qui joue ici le principal rôle. Le diagnostic de cette cause de rétention d'urine sera fait d'après les particularités que je vous ai indiquées en étudiant les maladies de la prostate. N'oubliez pas que dans cette variété la rétention est souvent incomplète.

La tuberculose prostatique est rarement une cause de rétention d'urine. Vous avez vu que celle-ci est au contraire fréquente dans la prostatite aiguë, et dans les phlegmons périprostatiques. Je vous ai indiqué comment on peut diagnostiquer ces différentes affections. Je n'y reviens pas.

Des calculs, des corps étrangers, des entozoaires, des hydatides, des caillots sanguins peuvent produire la rétention d'urine quel que soit le point du canal uréthral dans lequel ils se trouvent arrêtés. Les commémoratifs et l'exploration de l'urèthre vous permettront d'en faire le diagnostic.

Voyons maintenant quelles sont les lésions de la vessie qui peuvent déterminer la rétention d'urine. Les unes siègent au niveau du col, les autres au niveau du corps de cet organe.

Je ne fais que vous citer les calculs vésicaux, les corps étrangers de la vessie, les caillots sanguins, qui peuvent venir oblitérer le col vésical. C'est en déviant le col de la vessie et la partie postérieure de l'urèthre que la cystocèle ou hernie de la vessie peut donner lieu à une rétention d'urine complète ou incomplète. Il faudra donc penser à cette affection dans les cas obscurs.

Les valvules du col vésical sont aussi une cause de rétention d'urine. Celle-ci, vous vous le rappelez, est ordinairement incomplète dans ces cas.

Les tumeurs de la vessie méritent de nous arrêter davantage. Vous en avez eu, Messieurs, deux cas intéressants à ma clinique cette année. Ces deux malades avaient de la rétention incomplète. Chez l'un, âgé de 38 ans, les troubles de la miction avaient débuté en 1871. Depuis 19 ans, il avait consulté bien des médecins et suivi de nombreux traitements sans pouvoir obtenir la guérison. M. Guyon l'avait gardé trois semaines dans son service en 1877. Mallez et Jardin consultés ensuite par ce malade avaient cru d'abord, comme M. Guyon, qu'il s'agissait simplement d'une cystite. En 1879, le malade remarque qu'il existe dans l'urèthre, près du méat, des végétations. Mallez les détruit et il reconnaît qu'il en existe bien plus profondément. Il a recours alors à l'électrolyse, mais il n'ose pas dépasser la région sphinctérienne, bien qu'il soit persuadé qu'il en existe dans l'urèthre postérieur et sur le col vésical, car le malade éprouve toujours de la difficulté pour uriner. L'endoscopie uréthrale m'a permis de constater la présence de ces végétations dans l'urèthre postérieur. Le cathétérisme, très difficile, était si douloureux que j'ai dû y renoncer et, malgré la rétention incomplète, traiter la cystite intense pour laquelle ce malade était venu me consulter — car il était persuadé qu'il n'y avait rien à faire pour les végétations — par les injections intra-vésicales sans sonde de cocaïne et d'eau boriquée. J'ai obtenu ainsi une amélioration rapide de la cystite. J'ai alors cherché à détruire les végétations situées dans l'urèthre postérieur à l'aide de l'électrolyse. J'ai placé le pôle négatif dans le canal et je n'ai employé que de faibles intensités. Le résultat, vous l'avez vu, a été complet. Le malade a pu dès lors se sonder lui-même avec une sonde n° 18, puis avec une sonde à béquille en gomme n° 20. Les mictions, qui étaient si fréquentes la nuit, sont redevenues à peu près en nombre normal ; elles sont bien plus faciles ; le pus a presque disparu et la rétention incomplète a diminué. La santé générale a toujours été excellente. Je viens de le revoir : il continue à passer facilement une sonde n° 20.

Ce malade est donc aujourd'hui dans les conditions ordinaires d'un prostatique ayant un peu de rétention incomplète. Si vous vous rappelez ce que je vous ai dit en étudiant les tumeurs de la vessie, vous comprendrez pourquoi je ne lui ai pas proposé l'ablation de la tumeur située sur le col vésical.

Le second malade était plus âgé. Il avait des hématuries abondantes et répétées depuis plusieurs mois. Le jour où il s'est présenté à la clinique pour la première fois, il urinait difficilement, la rétention incomplète était assez accusée, l'urine contenait beaucoup de sang et l'état général était si mauvais que j'ai pensé un moment qu'une opération palliative devrait être pratiquée. Sous l'influence des injections intra-vésicales faites avec une solution saturée d'acide borique employée très chaude, l'hématurie a cessé. J'ai pu faire l'exploration de la vessie et constater l'étendue des lésions. Grâce au cathétérisme et aux injections boriquées, il n'y a plus eu de douleurs ni d'hématurie sensible et sous l'influence des toniques la santé générale s'est beaucoup améliorée.

Le diagnostic de cette cause de rétention d'urine est souvent facile. Certains faits pourraient cependant vous induire en erreur. Vous vous rappelez que je vous ai dit en étudiant l'hypertrophie de la prostate que l'hématurie peut se produire dans la rétention d'urine qui accompagne si souvent cette affection. N'oubliez donc pas cette particularité. La recherche des signes propres à l'affection prostatique vous permettra d'éviter alors une erreur de diagnostic.

Parmi les lésions du corps de la vessie qui peuvent déterminer la rétention d'urine, je vous citerai comme une cause exceptionnelle la hernie de la muqueuse vésicale à travers une éraillure de la tunique musculaire. Dans ces cas, la rétention est plus ou moins complète, parce que la contraction de la vessie, au lieu de projeter toute l'urine dans le canal de l'urèthre, en envoie plus ou moins dans la poche extra-vésicale formée par la hernie de la tunique muqueuse.

L'*atonie* de la vessie est une cause fréquente de rétention d'urine. En étudiant l'hypertrophie de la prostate, je vous ai montré combien cette inertie des parois vésicales joue un rôle important dans les troubles de la miction que présentent ces malades. Cette atonie vésicale peut-elle exister isolément, en dehors des affections du système nerveux et des maladies de la prostate ? Civiale affirme que ce fait est assez fréquent. Actuellement les auteurs le considèrent au contraire comme rare. Je ne m'arrêterai point à rechercher avec vous de quel côté peut être la vérité. Le fait existe, cela suffit pour que vous ayez à en tenir compte dans le diagnostic étiologique de la rétention d'urine. Vous avez vu à ma clinique, il y a quelques mois, un homme

encore jeune chez lequel cette atonie vésicale était déjà
assez accusée. Vous vous rappelez qu'il nous a été impossible de trouver chez ce malade aucune autre lésion ni
de l'urèthre, ni de la prostate, ni du système nerveux.
Il sera intéressant de suivre l'évolution de l'atonie vésicale chez ce malade, dont la santé générale est du reste
excellente.

L'inertie vésicale peut être passagère , par exemple
après une surdistension du réservoir urinaire due à ce
que, pour un motif quelconque, on a résisté longtemps au
besoin d'uriner. Vous trouverez dans les auteurs une observation de ce genre recueillie par A. Paré. Elle est classique.

Je dois vous citer l'ivresse comme agissant par ce mécanisme. Je vous ai dit que parfois il y a même rupture
de la vessie dans ces cas.

Les lésions des organes voisins de l'appareil urinaire
inférieur qui peuvent déterminer la rétention d'urine sont
assez nombreuses.

Au niveau de l'urèthre, je vous citerai les tumeurs pé-
riuréthrales, quelle qu'en soit la nature, les infiltrations
sanguines périnéales, les phlegmons considérables, les
déplacements osseux par luxation ou fracture. A côté de
ces causes, faciles à reconnaître, je vous signalerai les
ligatures appliquées sur la verge.

Mais c'est chez la femme surtout que cette variété de
rétention d'urine est fréquente. Les tumeurs de l'utérus
(cancer, corps fibreux, grossesse) compriment sur la face
postérieure du pubis le canal uréthral plus ou moins
dévié. Parmi cette variété de causes, il ne faut pas oublier
la rétro-version de l'utérus gravide. Les tumeurs des
annexes de l'utérus (kystes de l'ovaire par exemple), les
phlegmasies périutérines peuvent également donner lieu
à la rétention d'urine. N'oubliez pas non plus le tamponnement du vagin et même l'accouchement, surtout dans

les présentations du sommet. Dans ces cas, le col de la vessie et la partie inférieure du réservoir urinaire sont souvent comprimés en même temps que l'urèthre. Le diagnostic de ces causes de rétention d'urine est en général facile.

La constipation est encore une cause sur laquelle Civiale a insisté. « La pratique journalière, dit-il, prouve sans réplique que les constipations prolongées, quelle qu'en soit l'origine, exercent une grande influence sur la contractilité vésicale. . . . . les amas de matière fécale dans le rectum, en comprimant les parties rapprochées du col, et le col lui-même, entravent l'effet des contractions vésicales ; d'où il résulte que l'urine s'accumule dans son réservoir. . . . . . J'ai vu un très grand nombre de cas de ce genre, dans lesquels j'ai fait cesser les désordres de l'excrétion urinaire en rétablissant le cours des matières stercorales. »

La rétention d'urine peut s'observer également à la suite de certains traumatismes : fractures ou luxations de la colonne vertébrale, plaie de la moelle. La valeur sémiologique de la rétention et de l'incontinence d'urine dans les fractures de la colonne vertébrale a été bien indiquée dans un important travail de mon excellent maître M. Chédevergne, directeur de l'Ecole de médecine de Poitiers, travail qui fut couronné, en 1869, par l'Académie de médecine.

La rétention d'urine peut encore survenir à la suite de certaines opérations, surtout après celles qui sont pratiquées sur le rectum. Suivant certains auteurs, la rétention d'urine pourrait même se produire après des traumatismes de tous genres et de toutes les régions.

Enfin, je dois vous signaler le mal de Pott. Dans ces derniers cas, si la cause est chirurgicale, c'est par l'intermédiaire du système nerveux que la vessie est atteinte. Ces faits servent donc de transition entre ceux que nous venons d'étudier et la *rétention médicale*, dont nous allons maintenant nous occuper.

La rétention d'urine peut être observée dans un grand nombre d'*affections médicales*. Dans cette variété, il s'agit presque toujours d'un trouble du système nerveux. Comme l'a fait remarquer dans sa thèse le Dr Camescasse, la miction peut en effet, théoriquement, être empêchée de plusieurs façons :

1° Par absence de la sensation de besoin ;

2° Par destruction ou annulation du centre réflexe cérébral ;

3° Par annulation du centre moteur médullaire de Budge ;

4° Par excitation du centre moteur du sphincter.

La *rétention médicale* est due tantôt à une affection même du système nerveux, tantôt à une maladie infectieuse ou à quelques autres affections.

Civiale a beaucoup insisté sur la rétention d'urine chez les apoplectiques. Il a même fait à ce sujet quelques remarques importantes. « A la suite des congestions cérébrales, dit-il, la rétention d'urine n'est pas toujours si intimement liée aux altérations laissées par ces affections dans le système nerveux, qu'à moins d'un examen minutieux on doive l'y rapporter d'une manière exclusive. Assez souvent elle tient, même dans ces circonstances, à un progrès incessant et marqué de l'atonie de la vessie...

« Un homme de 40 ans, bien constitué, sujet à des écarts de régime, et qui avait contracté la syphilis durant sa jeunesse, éprouva, vers l'âge adulte, des besoins fréquents d'uriner, avec lenteur et difficulté pour les satisfaire. Cet état fut négligé. Trois années après, survint une légère attaque d'apoplexie, caractérisée par l'embarras de la langue et une extrême faiblesse du côté droit. Les accidents se dissipèrent en quelques mois ; mais la paresse de la vessie et les difficultés d'uriner augmentèrent ; l'urine était tantôt bourbeuse, tantôt brune, avec toutes les nuances de dépôts susceptibles de se présenter en pareil cas. Il y avait de plus atonie des intestins, spécialement du rectum. Les efforts auxquels se livrait le malade contribuaient à le tenir dans un état de congestion cérébrale qui réagissait sur l'atonie de la vessie et du tube digestif. Des lavements purgatifs d'abord, puis seulement froids, l'introduction répétée de la sonde et des injections froides améliorèrent notablement l'état local et général, et la contractilité vésicale ne tarda pas à revenir au degré normal. »

Civiale a fait également remarquer que le spasme du sphincter uréthral coïncide parfois avec l'atonie ou la paralysie du corps de la vessie.

La méningite aiguë (Laveran), la paralysie générale (Calmeil), peuvent encore déterminer la rétention d'urine.

La destruction matérielle ou simplement fonctionnelle des cellules motrices du centre de Budge constitue la lésion de la moelle qui donne habituellement lieu à la rétention d'urine. Ainsi peuvent être interprétées la plupart des observations publiées par le Dr Geffrier. Comme on l'a fait remarquer, il suffit aussi, pour que la rétention d'urine se produise, que les communications soient interrompues entre le centre de Budge et le centre réflexe cérébral. Voilà pourquoi la rétention s'observe non seulement quand il existe une lésion de la partie inférieure de la moelle, mais encore lorsque les cordons moteurs sont détruits en un point quelconque de leur trajet. « Les lésions de la moelle épinière, dit Civiale, sont bien plus fréquemment que celles du cerveau accompagnées de paresse ou de paralysie de la vessie. On observe souvent ce symptôme dans celles même qui sont légères, du moins en apparence, et à plus forte raison dans celles qui sont considérables. . . . . . Il a presque toujours lieu dans la myélite. Dans les affections chroniques du cordon rachidien, le degré de paresse ou de paralysie de la vessie est ordinairement proportionné au développement de la lésion première. Mais les choses se passent alors autrement que quand il y a eu contusion ou violent ébranlement. Au lieu de survenir d'une manière brusque et subite, la paresse de la vessie se développe d'une manière lente et insensible. Quelquefois les malades ne s'aperçoivent d'abord d'aucun dérangement dans les fonctions de l'appareil urinaire, et ne sont avertis que par la distension du ventre, par l'apparition d'une tumeur à l'hypogastre. »

Il faut encore noter que la rétention d'urine peut être due à une cause quelconque agissant sur l'origine ou le trajet des nerfs qui vont se distribuer à la vessie, de manière à les comprimer, à empêcher leurs fonctions.

L'hystérie, si bien étudiée par M. le prof. Charcot, est une cause de rétention d'urine qu'il ne faut point oublier. Elle est du même ordre que ces paralysies partielles si fréquentes chez les hystériques. Comme ces dernières, la rétention d'urine a des allures capricieuses, qui permettent de ne pas la confondre avec celle qui est déterminée par des lésions organiques des centres nerveux.

Civiale a cité un cas de rétention d'urine survenue chez un malade « asphyxié par la vapeur du charbon. Des secours administrés en temps utiles, dit-il, l'avaient rappelé à la vie, mais il conserva une paralysie complète de la vessie, pour laquelle il entra dans mon service. Une sonde fut placée à demeure pendant huit jours, après quoi on commença l'usage des injections froides, secondées par des frictions toniques et par des purgatifs répétés tous les trois jours. Ces moyens suffirent pour rétablir la contractilité vésicale. »

D'après quelques auteurs, on aurait observé la rétention d'urine dans l'intoxication saturnine.

Toutes les maladies infectieuses peuvent déterminer la rétention d'urine. Celle-ci s'observerait même, suivant certains auteurs, non seulement dans la forme grave de ces affections, et à la période de coma, mais encore dans les cas les plus bénins en apparence.

Louis a particulièrement insisté sur la rétention que l'on observe parfois dans la fièvre typhoïde. « La rétention d'urine, qui a lieu dans quelques cas graves d'affection typhoïde, exige, dit-il, que le cathétérisme soit répété plusieurs fois le jour tant qu'elle existe ; et comme on ne l'observe qu'au milieu des symptômes nerveux les plus graves, chez des malades qui ne peuvent rendre compte de ce qu'ils éprouvent, *le médecin doit toujours rechercher avec beaucoup de soin ce qui se passe du côté des voies urinaires.* »

Un professeur de l'Ecole de médecine de Poitiers, clinicien d'une très grande valeur, que les injustices malheureusement trop fréquentes dans les concours de Paris — je l'ai appris à mes dépens — avaient dégoûté de ces concours, mon regretté maître Guignard n'oubliait jamais, au lit du malade, d'insister sur cette complication de la fièvre typhoïde. Plus tard, j'ai entendu mes excellents maîtres MM. Bucquoy, Empis et Troisier appeler également l'attention de leurs élèves sur la rétention d'urine dans la fièvre typhoïde. Je croyais que c'était là un fait bien connu, classique. Eh bien, si l'on en croit le Dr Camescasse, il n'en serait rien : « Malgré ces appels, dit-il, « l'attention a été peu attirée sur cette complication, puisque « la plupart des traités classiques ne font aucune mention « de la rétention d'urine. »

Quoi qu'il en soit, rappelez-vous que la fièvre typhoïde est une cause assez fréquente de rétention d'urine, qui aggraverait singulièrement l'état du malade si elle passait inaperçue.

La rougeole, la variole, la scarlatine peuvent aussi déterminer la rétention d'urine. On a encore cité la pneumonie, la dyssenterie, etc... Dans cette dernière affection, la rétention d'urine pourrait s'observer, suivant Bérenger-Féraud, tantôt au moment des crises de ténesme rectal, tantôt comme complication éloignée de l'affection. Il y aurait une « *semi-paralysie du réservoir de l'urine* » qui parfois persisterait longtemps après la guérison de l'affection intestinale et se traduirait sous forme de rétention d'urine complète ou incomplète.

Les auteurs se sont demandé quelle était la pathogénie de la rétention dans ces cas. Peut-être s'agit-il d'un spasme du sphincter uréthral. « Il faut se demander, dit le docteur Camescasse, si le même réflexe qui associe le ténesme vésical au ténesme rectal dans la dyssenterie, ne saurait du même coup entraîner la paralysie de la paroi musculaire de la vessie. Est-ce le muscle qui est pris directement ; ou bien plutôt n'est-ce pas le centre moteur médullaire qui s'épuise à force de produire des contractions fréquentes et irrégulières ; ou enfin n'est-ce pas simplement la sensibilité spéciale qui s'émousse ? »

La diphthérie peut également déterminer une rétention d'urine. Permettez-moi, Messieurs, de vous rappeler à ce sujet que c'est à un ancien Directeur de l'Ecole de médecine de Poitiers, au regretté Orillard, que l'on doit le premier travail important sur les paralysies diphthériques.

La rétention d'urine peut encore être observée dans des affections médicales autres que les maladies infectieuses : par exemple dans le rhumatisme, la goutte (Lecorché). Certains auteurs ont soutenu que dans ces cas il y a perte de la contractilité des muscles de la vessie indépendamment des troubles nerveux. Le rhumatisme, la goutte, se localiseraient dans la vessie. Aujourd'hui, on pense généralement qu'il s'agit au contraire de l'une des manifestations du rhumatisme spinal ou d'une complication spinale de la goutte.

Mais dans la péritonite, la rétention d'urine est due incontestablement à la perte de la contractilité du muscle vésical, sans que l'on puisse faire intervenir une lésion médullaire.

Quelques cas de rétention d'urine auraient été observés chez des enfants au moment de la dentition. On a accusé également chez eux les vers intestinaux. Dans ces cas, il s'agit d'un phénomène réflexe.

Le diagnostic des causes de la rétention médicale de l'urine sera fait d'après les signes propres à chacune des affections médicales qui peuvent déterminer cette rétention. Il ne faut pas oublier cependant qu'il peut exister en même temps une lésion des voies urinaires inférieures. Dans ma première communication à l'Académie de médecine, sur l'antisepsie directe des voies urinaires, j'ai cité une observation intéressante à ce point de vue. Cette observation a été publiée, en 1888, dans les *Archives générales de médecine*. Il s'agissait d'un malade de l'hôpital de la Pitié qui était entré dans le service de mon cher maître M. Troisier pour une pneumonie et qui eut de la rétention d'urine. Il existait en même temps chez ce malade plusieurs rétrécissements de l'urèthre très étroits. Le traitement présente dans ces cas certaines difficultés sur lesquelles je reviendrai tout à l'heure.

Pronostic. — La rétention d'urine est toujours un accident grave, mais dont le pronostic présente cependant des différences notables suivant qu'il s'agit d'une rétention complète ou incomplète, suivant le plus ou moins d'incurabilité de la cause qui la détermine et suivant la difficulté plus ou moins grande de faire cesser immédiatement la rétention d'urine, surtout lorsqu'elle est complète. Dans cette dernière variété, lorsqu'il ne survient pas d'incontinence par regorgement, la mort est fatale, si l'on n'intervient pas, et elle a lieu rapidement.

Lorsque je vous ai décrit l'hypertrophie de la prostate, je vous ai montré que la rétention incomplète avec distension de la vessie, que Civiale a si bien décrite, présente également une extrême gravité.

Lorsque la rétention incomplète est peu accusée, le pronostic est au contraire assez bénin. Civiale a montré que l'on peut alors obtenir souvent la guérison en appliquant un traitement convenable. Il ne faut pas oublier cependant que même dans ces cas le pronostic est subordonné à la cause de la rétention incomplète.

Lorsque la rétention d'urine s'accompagne d'hématurie, le pronostic se trouve singulièrement aggravé par cette coïncidence. Il varie néanmoins suivant les cas. Si l'hématurie se produit pendant le traitement d'une rétention incomplète avec distension de la vessie, chez un malade dont l'urine contient des microbes pathogènes, le pronostic, ainsi que je vous l'ai fait remarquer en vous décrivant le traitement de la troisième période de l'hypertrophie prostatique, est très grave. Je vous en ai fait connaître les raisons ; je n'y reviens pas. Je vous rappelle seulement qu'aujourd'hui un traitement rationnel peut néanmoins permettre d'éviter dans la plupart des cas les accidents trop souvent mortels qui en étaient autrefois la conséquence.

Si l'hématurie se produit au contraire dans une rétention complète brusque et passagère, chez un malade dont la vessie n'est point infectée, cette coïncidence ne présente en général aucune gravité. Ce fait est démontré, entre autres, par quelques observations inédites que je dois à l'obligeance de mon excellent ami le Dr Guillaud-Vallée. Le seul danger que l'on doive redouter dans ces cas, c'est que l'hématurie donne lieu à la formation de caillots qui empêchent de vider la vessie. Lorsqu'on sonde le malade, l'instrument pénètre facilement, mais il ne vient pas une seule goutte d'urine. Je dois encore au Dr Guillaud-Vallée une très intéressante observation de ce genre. Je reviendrai sur ces faits dans la prochaine leçon.

Traitement. — La première indication que présente le traitement de la rétention d'urine, c'est d'évacuer le liquide contenu dans la vessie. Cette indication est pressante si la rétention est complète, absolue, car des accidents mortels, comme je vous l'ai dit, ne tarderaient point à se produire si l'on n'intervenait pas.

Lorsque le canal uréthral est libre, on doit sonder les malades avec une sonde molle en caoutchouc. Chez la femme, la compression de l'urèthre exige parfois l'emploi d'une sonde en gomme ou de la sonde en argent. Rappelez-vous les particularités que je vous ai indiquées en étudiant l'anatomie de l'urèthre chez la femme. Il faut parfois introduire la sonde profondément. Autant que possible, celle-ci doit être alors en gomme.

Chez les prostatiques, je n'ai rien à ajouter à ce que je vous ai dit en étudiant le traitement de l'hypertrophie de la prostate.

Chez les rétrécis, il peut arriver que vous ne puissiez pas introduire de sonde, le calibre du canal étant trop étroit. Dans ces cas, il faut introduire jusque dans la vessie et fixer à demeure une petite bougie choisie d'un volume tel qu'elle puisse jouer facilement dans le canal. Lors même qu'elle est filiforme, elle suffit en général pour assurer l'évacution de la vessie : l'urine filtre entre la bougie et les parois de l'urèthre et elle s'écoule goutte à goutte.

Si le malade a du délire, il faut le surveiller ou lui mettre la camisole de force, car il pourrait enlever la bougie, que l'on a eu soin de fixer solidement suivant les procédés que je vous ai indiqués en étudiant les rétrécissements de l'urèthre.

Il faut bien se garder de pratiquer l'uréthrotomie interne dans ces cas, comme le conseillent certains chirurgiens. Tout autre procédé de force doit également être proscrit en général. Je vous ai montré qu'en faisant une antisepsie directe et rigoureuse on triomphe à la fois de la rétention d'urine et du rétrécissement sans recourir à d'autres moyens qu'aux procédés de douceur. Le malade de l'hôpital de la Pitié qui avait été atteint de rétention au cours d'une pneumonie, et dont je viens de vous parler, fut traité simplement par la dilatation. Or, le succès fut tellement complet chez ce malade qu'il guérit à la fois et en quelques jours de sa pneumonie et de son rétrécissement. En effet, le huitième jour, je pouvais introduire une bougie Béniqué n° 40.

Lorsque la rétention d'urine s'est accompagnée d'hématurie, il peut arriver, vous ai-je dit, comme chez le malade du Dr Guillaud-Vallée, que la sonde ne puisse pas évacuer une seule goutte d'urine. Dans ces cas, il faut recourir à divers moyens que je vous indiquerai dans la prochaine leçon.

Rappelez-vous que dans la rétention médicale le cathétérisme est rendu quelquefois impossible par le spasme du sphincter uréthral. Je vous en ai cité un exemple. Il s'agissait d'un malade de l'hôpital de la Pitié qui avait eu de la rétention d'urine au cours d'une fièvre typhoïde. Je ne pus le sonder qu'après avoir préalablement anesthésié l'urèthre avec la cocaïne.

Enfin, il peut arriver que le cathétérisme soit complétement impossible ou qu'il soit contre-indiqué, dans certains cas de ruptures de l'urèthre par exemple. Il faut alors recourir à la ponction de la vessie. J'ai déjà eu plusieurs fois l'occasion de vous parler de cette petite opération en étudiant les rétrécissements de l'urèthre, les ruptures de cet organe, l'hypertrophie de la prostate. Je me bornerai donc à vous décrire le manuel opératoire de la *ponction hypogastrique capillaire avec aspiration*. On se sert des appareils de M. Dieulafoy ou de M. Potain. Une aiguille ou un trocart correspondant au n° 6 de la filière

Charrière suffit ordinairement. L'appareil est préparé comme s'il s'agissait de pratiquer une thoracentèse. L'aiguille ou le trocart est rendu bien aseptique et graissé avec une préparation antiseptique.

La région sus-pubienne, comme la poitrine dans la thoracentèse, est nettoyée et rendue bien aseptique. Le malade est couché sur le bord droit du lit, les jambes allongées. On recherche avec soin le bord supérieur des pubis et l'on marque, avec l'ongle par exemple, sur la ligne médiane, à un centimètre et demi au-dessus de ce bord le point où doit se faire la ponction. Le trocart est alors enfoncé dans la direction de la symphyse sacro-iliaque. Chez les malades qui ont beaucoup d'embonpoint, la profondeur à laquelle il faut pénétrer est parfois considérable. En général la vessie est cependant facile à atteindre car elle est habituellement appliquée dans ces cas contre la face postérieure de la paroi abdominale antérieure. Les auteurs conseillent, aussitôt qu'on suppose la vessie atteinte, de faire rentrer le trocart dans la canule et de continuer ensuite à enfoncer celle-ci. L'opération se termine ensuite comme s'il s'agissait d'une thoracentèse.

Il est bien entendu que les règles de l'évacuation sont les mêmes que lorsqu'on pratique le cathétérisme. Il faut vider la vessie lentement et incomplétement. Il est bon aussi, surtout quand le malade a de la cystite, de laver la vessie, ce qui se fait de la façon suivante : Lorsqu'on a retiré une certaine quantité d'urine, on ferme l'appareil et l'on injecte *sans sonde*, par l'urèthre, une solution d'acide borique, que l'on retire ensuite avec l'aspirateur. On remplace ainsi l'urine peu à peu par une solution d'acide borique sans vider complétement le réservoir urinaire. Je vous ai déjà parlé de ce procédé en étudiant le traitement des rétrécissements de l'urèthre.

Rappelez-vous encore que le cathétérisme est parfois possible aussitôt que l'on a retiré par l'aspiration la plus grande partie de l'urine contenue dans la vessie. Je vous en ai cité une observation — que j'ai recueillie dans un hôpital de Paris — en vous décrivant le traitement de l'hypertrophie de la prostate.

Je vous ai longuement parlé du traitement de la rétention incomplète lorsque je me suis occupé de l'hypertrophie prostatique; je n'y reviens pas. Je vous rappelle simplement qu'il faut toujours intervenir, quel que soit l'état général du malade, lorsqu'il y a rétention incomplète et distension de la vessie, mais en ayant soin de prendre toutes les précautions que je vous ai indiquées, surtout les précautions antiseptiques.

Je ne vous ai pas parlé à dessein, Messieurs, des divers moyens médicaux que vous trouvez cités dans les auteurs : opiacés, injection sous-cutanée de morphine; antispasmodiques; décongestifs tels que cataplasmes, bains généraux tièdes. Si l'on peut conseiller les bains, par exemple, quand il s'agit d'une rétention passagère sans importance, vous ne pouvez en général que perdre un temps précieux à recourir aux moyens médicaux dans les formes graves de la rétention d'urine. C'est donc le cathétérisme qu'il faut immédiatement employer dans la plupart des cas.

Autrefois on hésitait à sonder les malades atteints de blennorrhagie. Aujourd'hui, grâce à l'antisepsie préalable de l'urèthre antérieur, qui est possible et facile, on pratique le cathétérisme dans ces cas comme dans les autres variétés de rétention d'urine.

Le traitement des *causes* de la rétention d'urine est trop variable pour que je puisse vous le résumer. Je vous dirai cependant un mot du traitement de l'atonie vésicale, qu'elle existe isolément ou qu'elle coïncide avec une lésion de l'urèthre ou de la prostate. Il est évident que lorsque le muscle vésical est profondément altéré, il ne saurait être question d'en rétablir les fonctions d'une façon complète. Mais ne pourrait-on pas, dans certains cas, améliorer l'état des malades ou arrêter la marche de la lésion? D'autre part, n'a-t-on pas exagéré dans ces dernières années la dégénérescence des éléments musculaires de la vessie dans l'hypertrophie de la prostate? J'ai relu attentivement les nombreuses observations publiées par Civiale et j'ai été vraiment frappé des résultats excellents que le grand spécialiste français a obtenus chez un grand nombre de malades avec les injections intra-vésicales. Il est vrai qu'il les employait avec beaucoup de méthode.

« Les injections, dit-il, étaient conseillées jadis contre l'atonie et la paralysie de la vessie; mais on n'avait pas apprécié tous les avantages qui peuvent être retirés de leur emploi. . . . . . . la majorité des praticiens demeure convaincue aujourd'hui que les injections sont un des moyens des plus efficaces pour combattre l'atonie de la vessie et prévenir les suites fàcheuses qu'elle peut entraîner en se prolongeant. Il est prudent toutefois de renoncer à celles de nature tonique, irritante ou astringente, judicieusement proscrites déjà par Chopart; mais celles d'eau simple, à une basse température, occupent un rang distingué parmi les agents de la thérapeutique actuelle, et une longue expérience m'a démontré qu'elles en sont réellement dignes. Voici comment je procède à leur application.

« . . . . . Je commence les injections simples, d'abord avec de l'eau tiède. Je les fais, avec une seringue chargée d'avance, immédiatement après que l'urine a cessé de couler. Je pousse le liquide avec lenteur, et je m'arrête si le besoin d'uriner se manifeste, ce qui n'a pas lieu d'ordinaire. La quantité d'eau à introduire varie d'un verre à trois. L'injection terminée, je laisse sortir le liquide, et je retire la sonde. De jour en jour, la température du liquide est abaissée jusqu'à ce qu'elle soit arrivée à quinze degrés ; il est possible même de descendre jusqu'à zéro, si le cas est opiniâtre et la sensibilité très émoussée. Dès que la vessie est accoutumée au contact de l'eau, deux et même trois injections peuvent être faites coup sur coup, en rechargeant la seringue pendant que l'eau de la première s'écoule. Quelquefois alors le besoin d'uriner est provoqué au point que le malade ne peut pas recevoir la totalité de la seringue, et il se manifeste d'autant plus promptement que l'atonie est moins prononcée, ou la guérison plus prochaine. La gravité de la paralysie et la marche de la guérison déterminent la durée de l'emploi des injections. Dans quelques cas peu avancés, il suffit d'en faire une ou deux par jour, et de les continuer pendant une à deux semaines. Dès les premiers jours, le malade commence à uriner avec plus de facilité, et le mieux va en croissant. Dans les cas les plus ordinaires, il faut persister pendant quinze jours à un mois, en ayant soin, vers la fin du traitement, de ne faire qu'une injection chaque fois, et de ne la répéter que tous les deux ou même tous les trois jours, en raison des effets qu'on obtient.

« Si au bout de quelques jours les besoins d'uriner ne sont pas provoqués par les injections, c'est un indice défavorable : la paralysie sera très opiniâtre..... »

Peut-être a-t-on un peu trop oublié aujourd'hui ce mode de traitement de certaines rétentions d'urine et les excellents résultats qu'il a donnés à Civiale. Si l'on a soin de remplacer l'eau pure par une solution saturée d'acide borique préparée comme je vous l'ai indiqué, et si l'on substitue à la seringue, si difficile à rendre aseptique, l'appareil que je vous ai décrit pour pratiquer les lavages de la vessie sans sonde, ce mode de traitement me paraît présenter de réels avantages et être exempt de dangers. On pourrait encore essayer les injections pratiquées avec l'eau boriquée très chaude, comme vous me les voyez faire dans les cas d'hématurie.

Telles sont, Messieurs, les remarques que je tenais à faire à propos du traitement de la rétention d'urine due à l'atonie de la vessie.

———————

CINQUANTE-DEUXIÈME LEÇON

DE L'HÉMATURIE

Messieurs,

On désigne généralement sous le nom d'*hématurie* toute hémorrhagie due à une lésion de la partie de l'appareil urinaire située au-dessus de l'urèthre. « On a eu raison de dire, fait remarquer Civiale, qu'il fallait distinguer l'hématurie proprement dite de l'hémorrhagie urétrale. Ce sont deux phénomènes essentiellement différents, bien qu'ils semblent avoir été plus d'une fois confondus. »

L'hémorrhagie qui est produite par une lésion de l'urèthre postérieur est cependant considérée encore aujourd'hui par un grand nombre d'auteurs comme une véritable hématurie, parce que le sang, au lieu de s'écouler goutte à goutte par le méat, reflue souvent dans la vessie. Si l'on admet cette dernière opinion, l'*uréthrorrhagie* ne comprend plus que l'hémorrhagie de la partie de l'urèthre située au-dessous du sphincter uréthral.

Symptômes. — Le début de l'*hématurie* est parfois brusque et inopiné ; le malade éprouve le besoin d'uriner et il pisse du sang. Mais habituellement l'hématurie est précédée des phénomènes propres aux maladies dont elle est elle-même un symptôme. Quant aux sensations accusées par le malade, « rien, dit Civiale, ne varie plus que ces sensations, qui précèdent ou accompagnent l'hématurie. Comme celle-ci n'est, dans la majorité des cas, que la conséquence d'une maladie organique ou d'un trouble fonctionnel de l'appareil urinaire, on peut observer tous les symptômes qui appartiennent à chacune de ces maladies, à chacun de ces troubles, sans qu'il n'y en ait aucun qui se rapporte particulièrement à la présence du sang. Les auteurs qui ont fait de l'hématurie une affection spéciale, et qui ont vu en elle la maladie tout entière, l'ont rattachée à divers accidents que les malades ont pu avoir éprouvés. C'est ainsi que les épistaxis, les hémoptysies, les hémorroïdes, etc., ont été présentées par eux comme des causes prédisposantes de l'hématurie, qu'ils ont souvent rapportée à leur suppression. Ils y ont accolé une série de phénomènes morbides, les uns précurseurs, les autres concomitants, dont on ne se rend pas raison, qui n'existent même point dans une multitude de circonstances. Ainsi Sœmmerring dit qu'il est rare que la sortie du sang ne soit pas accompagnée d'une violente douleur, de spasmes, d'angoisses, de défaillances, de sueurs froides, de refroidissement des membres, etc... Il faut qu'en traçant ce tableau, l'auteur ait eu sous les yeux un cas bien extraordinaire, car la pratique habituelle ne montre rien de semblable. C'est pourtant à l'aide de ces prétendus symptômes qu'il croit pouvoir distinguer si le sang vient de la vessie, car lorsqu'il suppose que les reins en sont la cause, ces organes font, suivant lui, éprouver au malade des douleurs lombaires, sourdes ou lancinantes. Quiconque a observé la nature demeurera convaincu que Sœmmerring a écrit ces lignes sous la dictée de son imagination. J'ai fait voir ailleurs ce qu'on doit penser de ces douleurs lombaires dites rénales, qui n'existent pas, au surplus, dans la plupart des hématuries.

« Broussais a parlé d'un *molimen hemorragicum* précédant l'hématurie. Mais cette remarque fut faite à l'occasion d'un militaire sujet à une émission périodique de sang,

et chez lequel l'écoulement sanguin était effectivement
précédé de symptômes analogues à ceux par lesquels
s'annoncent certaines hémorrhagies spontanées. C'était
là un cas spécial, présentant des phénomènes qui n'ont
pas lieu dans l'immense majorité des circonstances, et que,
par conséquent, on aurait tort de généraliser. »

J'ai recueilli dans la clientèle privée de mon excellent
maître M. Péan une observation intéressante à ce point de
vue. Il s'agissait d'une malade, âgée de 59 ans, chez
laquelle les règles s'étaient supprimées huit ans auparavant.

Depuis un an cette malade éprouvait régulièrement, à
quelques jours près, tous les trois mois, les phénomènes
suivants : malaise, céphalalgie; la face était congestion-
née, les yeux larmoyants, puis au bout de quelques jours
apparaissait brusquement, sans douleur, une hématurie
abondante accompagnée d'envies fréquentes d'uriner.
Cette hématurie durait habituellement deux jours, puis
tous les phénomènes congestifs disparaissaient.

Cette malade avait une santé générale excellente, mais
elle présentait un embonpoint très accusé. Le pouls était
normal, un peu bondissant cependant. Il existait une
accentuation du deuxième bruit aortique et peut-être un
prolongement du premier bruit du cœur à la pointe. Pas
d'athérome appréciable des artères radiales. Pas de lésions
apparentes, bien entendu, du côté de l'appareil urinaire.
A l'examen endoscopique, certains vaisseaux de la muqueuse vésicale paraissaient cependant variqueux.

L'émission du sang a lieu tantôt au début de la miction,
tantôt à la fin, tantôt pendant toute sa durée. Dans ce
dernier cas, le sang est intimement mélangé à toute la
masse de l'urine. Ces particularités ont une grande importance. Vous devrez les noter avec soin, car elles vous
aideront beaucoup à faire le diagnostic de la cause de
l'hématurie.

Le sang est habituellement liquide au moment où il est rejeté par les voies urinaires. Tantôt il est presque pur, tantôt on constate que l'urine est plus ou moins colorée.

Assez souvent l'hématurie ne se révèle que par la présence de caillots allongés, vermiformes, plus ou moins nombreux, que charrie l'urine. Alors même qu'ils offrent nettement l'aspect fibrineux, gélatiniforme, ces caillots se montrent rarement décolorés; ils sont le plus souvent noirâtres : ils contiennent presque toujours un certain nombre de globules sanguins.

L'hématurie se produit ordinairement à certains intervalles, comme l'émission de l'urine avant cet accident; en général, les mictions sont cependant un peu plus fréquentes. Parfois aussi les malades urinent du sang d'une manière incessante et par regorgement.

La miction est souvent aussi facile qu'à l'état normal; d'autres fois elle exige de grands efforts. Enfin, je vous rappelle qu'elle peut devenir impossible : il y a rétention absolue de l'urine due à l'obstruction du col vésical, plus rarement de l'urèthre, par des caillots plus ou moins abondants et volumineux. N'oubliez pas que l'inverse peut également se produire, la rétention peut être primitive : l'hématurie est alors la conséquence de la distension vésicale.

La quantité de sang que perdent les malades est variable. Parfois elle est très abondante; elle met la vie en danger. Dans d'autres cas au contraire, elle ne consiste que dans l'émission de quelques gouttes d'urine. Enfin, il existe une foule d'états intermédiaires.

La *durée* et la *marche* de l'hématurie sont des plus variables. Bien qu'elle puisse se reproduire sous l'influence d'excitations momentanées, locales ou générales, sa durée et sa marche sont principalement subordonnées à sa cause. Je vous rappelle que l'hématurie revient quelquefois périodiquement, à des époques à peu près fixes,

Dans certaines circonstances, disent les auteurs, on voit « les urines prendre, dans l'intervalle des mictions « sanguines, certains caractères particuliers, qui leur ont « valu le nom d'urines chyleuses ». Je reviendrai sur cette particularité.

L'hématurie peut être assez grave pour déterminer la mort, mais cette fâcheuse *terminaison* est très rare.

Diagnostic. — Lorsque vous serez consultés par un malade qui se plaindra de pisser du sang, il vous sera en général facile de constater que ses dires sont exacts. Une simple et rapide inspection de l'urine recueillie dans un verre à expérience suffit en effet dans la grande majorité des cas pour faire le diagnostic de l'hématurie. « Il existe cependant des circonstances exceptionnelles, dit Civiale, dans lesquelles la teinte de l'urine peut faire naître des doutes. En effet, la coloration du liquide est parfois telle qu'au premier aspect on le croirait mêlé de sang, bien qu'il n'en contienne pas, comme on le voit dans certains cas de concentration de ces éléments, ou d'addition de principes colorants provenant de substances médicamenteuses ou alimentaires. Ce qui peut exciter ou justifier le doute, c'est la diversité des teintes que l'urine est susceptible de présenter, et qui dépendent de la proportion du sang, de son mélange avec d'autres produits de sécrétion ou d'exhalation et du temps durant lequel il est resté en contact avec le liquide urinaire. Le rose et le noirâtre sont les teintes extrêmes entre lesquelles on rencontre un grand nombre d'intermédiaires. Il est rare, d'ailleurs, lorsque le sang abonde dans l'urine, qu'il y demeure à l'état liquide; il se précipite en caillots, dont la couleur diffère souvent à des degrés plus ou moins considérables, de celle qu'ils présentent après la sortie du liquide de ses vaisseaux. Cette différence peut dépendre de son mélange avec des substances étrangères, ou même d'une action chimique exercée sur lui par l'urine altérée. »

De violents accès de fièvre, l'ictère, l'absorption de la rhubarbe par exemple, peuvent en effet donner à l'urine une coloration rouge plus ou moins prononcée. Il suffit d'être prévenu pour éviter une erreur de diagnostic dans ces cas. Si les commémoratifs et l'ensemble symptomatique étaient cependant insuffisants pour faire disparaître toute incertitude, l'examen microscopique, en permettant de constater l'absence des globules sanguins, lèverait tous les doutes.

Dans l'*hémoglobinurie*, l'urine est albumineuse, mais elle ne contient aucune trace de fibrine; le microscope n'y découvre ni globules rouges, ni débris de globules. Par contre, l'examen spectroscopique y décèle les deux raies caractéristiques de l'oxyhémoglobine.

Lorsque l'urine contient peu de sang, le diagnostic de l'hématurie peut être fait à l'aide de l'analyse chimique. Celle-ci permet de constater la présence de l'albumine abandonnée par le sérum et même de la doser. On trouve aussi dans l'urine de la fibrine. Lorsque ce liquide ne contient pas de pus et que l'albumine n'existait pas avant l'accès présumé d'hématurie, une quantité relativement faible de cette substance permet d'admettre l'existence d'une hémorrhagie de l'appareil urinaire. Malheureusement les urines sont souvent purulentes chez les malades atteints d'hématurie; aussi l'examen microscopique est-il ordinairement le seul qui permette de lever les doutes dans les cas difficiles. L'urine est recueillie dans un verre ou dans un tube à expérience. Au bout de peu de temps il se forme au fond du vase un dépôt : c'est ce dépôt qu'il faut examiner au microscope.

L'examen microscopique est encore le seul moyen de faire le diagnostic quand il s'agit de caillots grisâtres, mélangés de pus ou de caillots absolument décolorés, constitués par de la fibrine pure, lesquels en imposent parfois pour des fragments de tumeur.

L'examen microscopique lui-même ne permet pas toujours d'affirmer l'existence de l'hématurie. En effet, lorsque l'urine est ammoniacale, les globules rouges disparaissent très vite ; ils sont détruits. Dans une urine acide de densité moyenne, ils demeurent au contraire visibles et ils conservent à peu près leur forme plusieurs jours. Mais il en est rarement ainsi, car dans la plupart des cas vous constaterez que les globules du sang sont modifiés par le fait de leur séjour dans l'urine. Les hématies deviennent sensiblement plus volumineuses et leur dépression centrale s'efface. Dans les urines putrides, devenues alcalines, chargées de carbonate d'ammoniaque, le globule prend rapidement la forme suivante : il est presque sphérique, sans dépression, et ce n'est guère que par l'absence de granulations qu'il diffère du leucocyte, également gonflé et souvent presque désagrégé dans les cas dont il s'agit. Les globules rouges eux-mêmes ne tardent pas à être détruits. Le diagnostic de la présence du sang dans l'urine exige alors l'emploi de moyens chimiques assez complexes sur lesquels il me paraît inutile d'insister, car ils présentent peu d'intérêt au point de vue clinique. Il est bien préférable en effet de recueillir l'urine aussitôt après la miction et de l'examiner immédiatement au microscope si l'on tient à faire dans ces cas un diagnostic précis. Lors même que l'urine serait ammoniacale, il est bien rare que l'on ne trouve pas alors quelques globules sanguins, pour peu que l'hématurie soit accusée.

Mais il ne suffit pas de constater la présence du sang dans l'urine pour affirmer qu'il s'agit d'une hématurie, il faut encore s'assurer que le sang ne vient pas, chez la femme, de l'urèthre, de la vulve ou du vagin. Parfois on ne pourra élucider cette question qu'en sondant la malade afin de recueillir l'urine dans la vessie même. Chez l'homme, il faudra rechercher si l'hémorrhagie n'a pas son siège dans l'urèthre antérieur. Vous vous rappellerez que dans l'uréthrorrhagie le sang s'écoule par le méat d'une façon continue. « Le sang, dit Civiale, apparaît communément « par gouttes, quelquefois par une sorte de jet continu, « mais sans mélange d'urine. Rarement le sujet éprouve « un besoin réel d'uriner, et l'écoulement n'est accompa- « gné d'aucun effort, d'aucune contraction vésicale. Alors « même qu'il s'agit de blessure aux parois urétrales par « un instrument piquant, tranchant ou contondant, la durée « de l'hémorrhagie varie beaucoup. En général, elle cesse « d'elle-même au bout de quelques instants pour ne plus « reparaître; mais parfois aussi elle se renouvelle à plu- « sieurs reprises, lorsque le malade satisfait le besoin « d'uriner, ou dans l'intervalle des besoins. »

Dans le cas grave d'uréthrorrhagie dont je vous ai parlé en étudiant le diagnostic étiologique des rétrécissements de l'urèthre, le sang s'écoulait par un véritable jet continu. Avant mon intervention, tous les moyens qui avaient été employés avaient été impuissants à faire cesser l'écoulement sanguin.

Si l'hémorrhagie a son origine à la fois dans l'urèthre antérieur et dans l'urèthre postérieur, cette coïncidence peut être reconnue de la façon suivante : on fait le lavage continu de l'urèthre antérieur avec une solution saturée d'acide borique, solution que l'on emploie très chaude, aussi chaude que le malade peut la supporter. On arrête de la sorte ou l'on diminue considérablement l'écoulement sanguin dans l'urèthre antérieur. On fait alors uriner le malade : s'il existe du sang dans l'urèthre postérieur, il est chassé par le premier jet d'urine, que l'on a eu soin de recueillir dans un verre à expérience.

Lorsque ces causes d'erreur ont été éliminées et que le diagnostic de l'hématurie est bien établi, il faut chercher d'où provient le sang. Celui-ci peut en effet être fourni par l'urèthre postérieur ou la prostate, par le col ou le corps de la vessie, par les uretères ou par les reins. Ce diagnostic est-il possible? « Voici, dit M. Thompson, un verre qui contient de l'urine bien évidemment mélangée de sang. D'où ce sang provient-il? — Ce n'est pas une petite affaire que d'en préciser immédiatement la source dans cet appareil long et compliqué qui des corpuscules de Malpighi s'étend jusqu'au méat externe. Plus d'une fois, la difficulté est extrême. »

« Un petit nombre de symptômes, dit Civiale, et la manière dont l'écoulement se fait, fournissent quelques données à cet égard; mais, quoi qu'on ait dit, ces données ne sont pas tellement exactes qu'il y ait impossibilité de se méprendre. »

Lorsque le sang est mélangé aux premières gouttes d'urine, qu'il est par suite peu abondant et qu'il ne reparaît pas à la fin de la miction, il provient de l'urèthre postérieur : soit de sa paroi, soit de la prostate qui, comme vous le savez, entoure complétement cette portion du canal uréthral.

Si une hémorrhagie plus abondante se produit au niveau de l'urèthre postérieur, le sang est parfois expulsé spontanément, sous forme de petites masses qui sont pour ainsi dire éjaculées d'une façon intermittente. Mais ordinairement il n'en est pas ainsi; le sang se déverse dans la vessie et il n'est expulsé qu'au moment de la miction. Le sang peut être alors uniformément mélangé à toute l'urine et le diagnostic de son point de départ doit être basé principalement sur les commémoratifs et sur l'ensemble des phénomènes concomitants.

Dans les lésions du col de la vessie, le sang s'accumule parfois dans l'urèthre postérieur et il est expulsé au début de la miction, ce qui pourrait faire croire qu'il est dû à une lésion de la portion rétrosphinctérienne du canal uréthral. L'erreur est en général facile à éviter dans ces cas. En effet, si l'on a soin de faire uriner le malade dans trois verres, comme je vous l'ai déjà indiqué, de façon à recueillir séparément l'urine de la première partie, du milieu et de la fin de la miction, on constate ordinairement que le dernier verre, ainsi que le premier, contient du sang.

Dans les lésions du col, le sang n'apparaît ordinairement qu'à la fin de la miction. Ce signe a une très grande valeur. Il est rare en effet qu'il se produise lorsque la prostate est le point de départ de l'hématurie.

Lorsque le sang vient du corps de la vessie, il est en général uniformément mélangé à toute la masse de l'urine. Mais ce caractère ne suffit pas pour faire le diagnostic de l'origine de l'hématurie. En effet, les urines offrent cet aspect, je vous l'ai dit, dans certains cas d'hémorrhagie ayant pour point de départ l'urèthre postérieur. On avait aussi pensé, à tort il est vrai, que l'hématurie ne présente cette particularité que lorsqu'elle est d'origine rénale.

Pour arriver à un diagnostic précis dans cette variété, il faudra d'abord vous rappeler que la vessie est l'origine habituelle de l'hématurie ; vous observerez ensuite avec soin les caractères que présentent les dernières gouttes d'urine quand on sonde le malade. Si, après avoir retiré de la vessie une urine modérément rouge, vous voyez apparaître avec les dernières gouttes du sang presque pur, il n'y a plus de doute, c'est la vessie qui saigne : l'hématurie est d'origine vésicale.

En l'absence de ce signe, il faudra vous appuyer sur les symptômes concomitants, sur les commémoratifs et recourir à la méthode dite d'élimination. Si le sang ne vient ni de l'urèthre postérieur (urèthre et prostate), ni de la partie supérieure des voies urinaires, c'est évidemment la vessie qui est l'origine de l'hématurie.

Lorsque le sang vient de la partie supérieure de l'appareil urinaire, il est uniformément mélangé à toute l'urine.

Celle-ci, quand on sonde le malade, présente les mêmes caractères à la fin du cathétérisme qu'au début et au milieu de l'évacuation du liquide. Mais je vous répète qu'il peut également en être ainsi dans certains cas d'hématurie d'origine vésicale.

Il est rare que la forme des caillots expulsés puisse permettre de faire le diagnostic de cette variété d'hématurie. En effet, les caillots allongés, ramifiés, peuvent s'être moulés sur des colonnes vésicales ou dans l'urèthre tout aussi bien que dans l'uretère ou le bassinet. Cependant il faut bien convenir qu'un caillot d'une très grande longueur ne peut provenir que de l'uretère.

L'hématurie d'origine rénale est interrompue d'une façon brusque plus souvent que l'hémorrhagie vésicale. Ces interruptions, ordinairement de courte durée, sont dues à l'oblitération d'un uretère par des caillots. Pendant cette oblitération, l'urine qui s'accumule dans la vessie est claire, puisqu'elle provient exclusivement du rein sain, d'où la possibilité d'une miction limpide entre deux mictions colorées.

On a fait encore remarquer que dans l'hématurie rénale l'urine peut contenir en plus ou moins grand nombre des moules de tubes urinaires, dans l'épaisseur desquels on aperçoit des éléments d'épithélium rénal mêlés à des globules sanguins. « Peut-être le microscope, dit M. Thompson, vous révélera-t-il quelques moules de canalicules rénaux. »

Si l'hémorrhagie est produite par la présence de petites concrétions calculeuses dans les tubes du rein, on trouve de plus dans l'urine des moules fibrineux, transparents, dont toute la surface est semée de molécules cristallines. La quantité d'albumine contenue dans l'urine est aussi généralement supérieure à celle que comporte la quantité de sang perdue.

« Quand je veux obtenir un échantillon rigoureusement

pur de la sécrétion rénale, dit M. Thompson, voici comment je procède :

« Le malade étant debout, je lui introduis dans la vessie une sonde de gomme de grosseur moyenne et très flexible, je vide complétement la poche urinaire, je la lave très soigneusement à l'aide de petites injections successives d'eau chaude, et c'est seulement après ces lavages, plutôt calmants qu'irritants, que je recueille dans une éprouvette l'urine qui s'écoule goutte à goutte et doit servir à l'examen. La vessie, pour un court espace de temps, ne fonctionne plus comme réservoir ; elle ne se distend pas, mais se contracte sur le cathéter, et l'urine s'échappe au fur et à mesure qu'elle descend des uretères : vous avez en quelque sorte prolongé ceux-ci jusqu'à votre verre et vous obtenez un liquide exempt de tout mélange vésical : pus, sang, débris épithéliaux, etc.

« Voyez de combien de chances d'erreur vous serez désormais affranchis si, dans un pareil produit, vous voulez doser l'albumine ou constater une réaction chimique. Personnellement, j'ai dû à ce procédé de pouvoir à l'occasion formuler un diagnostic précis qui, autrement, m'eût été impossible. »

Mais les particularités que je viens de vous indiquer et l'étude des commémoratifs et des symptômes concomitants peuvent être insuffisantes pour faire reconnaître l'hématurie d'origine rénale. Le diagnostic ne pourrait alors être précisé qu'en faisant l'endoscopie vésicale et surtout en pratiquant, à l'aide du mégaloscope, le cathétérisme des uretères.

Lorsque l'origine de l'hématurie est reconnue, il reste encore à rechercher quelle est sa cause. C'est la troisième partie du diagnostic ou *diagnostic étiologique*.

Les causes qui peuvent produire l'hématurie sont nombreuses. Elles ont été classées de différentes façons par les auteurs. Aucune de ces classifications n'est irréprochable. Je crois que le mieux est d'étudier les causes de l'hématurie suivant la partie de l'appareil urinaire qui en est l'origine.

Lorsque le sang vient de l'urèthre postérieur, l'hématurie peut être due à une lésion du canal, à une affection de la prostate ou bien, ce qui est plus fréquent, à une lésion intéressant à la fois l'urèthre postérieur, dont les parois sont très minces, comme vous le savez, et le tissu prostatique. Il s'agit presque toujours d'un traumatisme, qui, le plus souvent, est produit par le cathétérisme. Ordinairement le malade ou le chirurgien a fait une fausse route. L'hémorrhagie peut être abondante dans ces cas, mais en général un traitement convenable la fait rapidement cesser.

D'autres fois, il ne s'agit que d'une lésion superficielle de la muqueuse, produite par exemple pendant une séance de lithotritie en retirant les instruments, si un fragment du calcul déborde les mors du lithotriteur ou l'œil de la sonde.

Dans la taille périnéale au contraire l'hémorrhagie, comme je vous l'ai dit, constitue le plus grave et le plus important des accidents de cette opération.

Chez les malades atteints d'hypertrophie de la prostate, un simple froissement de la muqueuse de l'urèthre postérieur peut donner lieu parfois à une hémorrhagie abondante. Civiale en a cité une observation intéressante. Il est vrai que dans ce cas il y avait surtout de l'uréthrorrhagie. « Le malade, dit-il, pouvait rester trois heures et au-delà sans vider sa vessie. Cet état ayant continué, et l'urine étant devenue muqueuse et fétide, je fus appelé en consultation. La veille il se manifesta subitement une hématurie abondante, contre laquelle on employa successivement l'eau froide en fomentations et en lavements, les boissons acidulées et plus tard la saignée du bras ; le sang ne cessa de couler que par suite d'une syncope. Cet accident fut suivi d'un grand abattement ; le pouls était petit, faible et vibratile ; le malade n'avait pas uriné depuis 24 heures, au moment de notre réunion, mais il en éprouvait le besoin. Je le sondai avec précaution, et retirai environ un litre et demi d'urine un peu fétide, louche et d'un jaune foncé. Il n'y avait pas de sang. Celui-ci s'était écoulé par l'urèthre, d'une manière continue, sans efforts, sans contractions vésicales, ce qui prouvait qu'il venait du canal ou du col de la vessie. Il est probable qu'en introduisant la sonde, le malade avait froissé la membrane muqueuse urétrale, et donné ainsi lieu à une exhalation sanguine qu'on prit pour une hématurie, et qui ne reparut plus. »

L'hématurie peut encore être due à une déchirure de la muqueuse de l'urèthre postérieur produite par l'expulsion d'un gravier. Je vous en ai cité un cas en étudiant la prostatite aiguë. Un calcul de la prostate ou un calcul engagé dans la portion rétrosphinctérienne de l'urèthre, un corps étranger arrêté dans cette région peuvent également donner lieu à une hématurie.

Les abcès aigus ou chroniques de la prostate, la tuberculose et le cancer de cette glande, la tuberculose limitée à la muqueuse de l'urèthre postérieur sont des causes rares de l'hématurie.

Le diagnostic de ces différentes causes ne présente en général aucune difficulté, surtout quand il s'agit d'un traumatisme. L'expulsion d'un gravier est également facile à reconnaître ; elle est du reste précédée habituellement de coliques néphrétiques.

Dans les cas d'abcès prostatiques, le sang est mélangé d'un pus phlegmoneux ; de plus, il n'apparaît ordinairement qu'aux premières mictions qui suivent l'ouverture de l'abcès.

Lorsque le sang vient du col de la vessie, il faut penser de suite à une cystite, non seulement à une cystite limitée au col, affection rare, comme je vous l'ai dit, mais à une inflammation de toute la muqueuse vésicale. N'oubliez pas en effet que dans toute cystite les lésions sont surtout accusées au niveau du col vésical : « C'est de la vessie que le sang provient dans la plupart des hématuries, dit Civiale; mais il ne s'écoule pas également de tous les points de la surface interne du viscère..... On en peut dire autant des cas où la membrane muqueuse est atteinte d'une ancienne phlegmasie partielle, surtout vers l'orifice interne de l'urètre. Une circonstance le prouve; c'est qu'on voit surtout sortir le sang lorsque les sujets finissent d'uriner, et qu'en général la-première urine n'en contient pas. »

C'est principalement dans la cystite blennorrhagique, dans la cystite tuberculeuse, dans certaines formes de cystite calculeuse et dans la cystite chez la femme, que l'on observe cette variété d'hémorrhagie vésicale.

Je n'insiste pas sur le diagnostic de cette cause de l'hématurie. Je vous l'ai indiqué longuement dans les précédentes leçons.

Le cathétérisme pratiqué avec certains instruments métalliques, les lithotriteurs par exemple, un calcul, un corps étranger peuvent encore déterminer un traumatisme du col vésical et donner lieu par suite à une hématurie.

Certains auteurs citent les poussées congestives dans l'hypertrophie de la prostate, mais cette cause agit habituellement sur toute la muqueuse de la vessie.

Les tumeurs qui siègent sur le col vésical sont au contraire une cause incontestable, qui sera diagnostiquée d'après les signes que je vous ai indiqués en étudiant les néoplasmes vésicaux.

Je vous cite les *varices du col* comme une cause exceptionnelle. Je me borne à vous rappeler que l'hématurie est spontanée dans ce cas. Quant aux autres particularités que présente cette affection, je vous les ai indiquées en étudiant le diagnostic de la cystite.

Passons maintenant à l'étude des causes de l'hématurie lorsqu'elle a son origine au niveau du corps de la vessie.

« Les inflammations vives de la vessie, dit Civiale, entraînent quelquefois une hématurie considérable, et qui peut persister pendant la plus grande partie de la période aiguë. . . . . Le sang ne se mêle à l'urine qu'autant que celle-ci existe en grande quantité dans son réservoir ; si elle est peu abondante, il se ramasse en caillots noirâtres. Chez les sujets atteints d'une affection catarrhale intense, ancienne, générale, on le trouve toujours mêlé à l'urine, ou plutôt aux dépôts muqueux qu'elle contient. La couleur qu'il donne aux glaires est tantôt rouge, tantôt, et le plus souvent, bleuâtre, brune, noirâtre ; rarement y aperçoit-on des stries de sang pur. »

La striation après repos est des plus nettes, comme on l'a fait remarquer, dans la cystite tuberculeuse. Je vous ai du reste indiqué le diagnostic de toutes ces variétés de cystite. Je n'y reviens pas. Mais je dois vous rappeler que chez certains prostatiques les auteurs ont montré que l'hématurie peut être due à une cystite chronique pseudo-membraneuse. L'hémorrhagie est spontanée dans ces cas, que l'on a comparés aux faits étudiés par Gosselin dans la tunique vaginale, et par les médecins dans les méninges.

Les calculs vésicaux sont une autre cause fréquente d'hématurie d'origine vésicale. Dans ces cas, l'hémorrhagie se produit principalement à la suite de la marche, d'une course en voiture, ou lorsqu'il existe des contractions énergiques des parois vésicales. Ces hématuries, comme l'a fait remarquer Civiale, sont ordinairement peu abondantes ; elles cessent en général dès que le malade est mis au repos. Le diagnostic de cette cause sera fait par l'exploration vésicale.

Les corps étrangers déterminent parfois une hématurie

peu après leur arrivée dans la vessie. Cette hémorrhagie cesse en général au bout de peu de temps.

Les tumeurs de la vessie donnent lieu souvent au contraire à des hématuries très abondantes, qui présentent encore d'autres caractères bien différents de ceux que l'on constate dans l'hématurie due à un calcul vésical ou à des corps étrangers. Je vous ai décrit cette variété d'hémorrhagie en étudiant les néoplasmes de la vessie. Je vous rappelle que le diagnostic de cette cause d'hématurie est parfois difficile, car il suffit de l'existence d'une très petite tumeur pour donner lieu à une hématurie mortelle. L'examen endoscopique, pratiqué en dehors des périodes d'hématurie, pourra rendre ici de grands services.

Les ulcérations tuberculeuses de la vessie sont une cause d'hématurie que vous ne devrez point oublier. Une très petite ulcération peut donner lieu en effet à une perte de sang considérable. Le diagnostic de cette cause est ordinairement facile, car l'hématurie due à l'ulcération est précédée en général des signes ordinaires de la cystite tuberculeuse.

« La surdistension de la vessie, dit Civiale, est, à mon « sens du moins, la plus fréquente de toutes les causes de « l'hématurie. » Cette cause est en effet très fréquente. Elle peut être due à une injection vésicale forcée, laquelle est faite soit de propos délibéré, soit involontairement, ce qui a lieu parfois quand on se sert des anciens procédés. Mais ordinairement cette variété d'hématurie est produite par l'accumulation de l'urine dans son réservoir naturel, qu'il y ait rétention complète ou rétention incomplète avec distension de la vessie. Tantôt elle se produit pendant l'évacuation artificielle de la cavité vésicale, tantôt elle est spontanée, elle précède toute intervention. Ces différentes variétés ont été bien étudiées par Civiale, qui a montré la gravité extrême de l'hématurie que l'on constate dans la troisième période de l'hypertrophie prosta-

tique. « Le nombre, dit-il, est grand, malheureusement,
« des sujets qui succombent de cette manière..... »

Lorsque je vous ai décrit l'hypertrophie de la prostate,
je me suis surtout occupé de l'hématurie qui survient
pendant l'évacuation artificielle de la vessie. Aujourd'hui,
je vais au contraire insister sur l'hématurie spontanée
que l'on constate dans la rétention d'urine. Cette variété serait fréquente, suivant Civiale. « Des divers cas
que je viens de rapporter, dit-il, et qu'il m'eût été facile
de multiplier, il ressort un fait important, dont on ne tire
pas assez parti dans la pratique, où néanmoins il devrait
jouer un grand rôle ; c'est l'aptitude des parois vésicales
à laisser échapper du sang lorsque l'accumulation de
l'urine détermine leur distension plus ou moins forte et
prolongée. L'occasion ne manque pas d'observer ce phénomène : car on est souvent appelé à pratiquer le cathétérisme pour mettre fin à des rétentions d'urine, et de
quelque cause que celles-ci dépendent, si elles sont com-
plètes, si elles durent depuis plusieurs heures, si surtout
le malade compte un certain nombre d'années, rien n'est
plus commun que de retirer une urine plus ou moins sanguinolente. Et je ne parle pas ici du sang qui peut résulter de l'introduction de la sonde, puisqu'on distingue aisément celui-là, et que d'ailleurs on en évite sans peine
l'écoulement, en procédant avec lenteur et sans efforts.
Une circonstance prouve que le sang mêlé à l'urine ne
dépend pas de l'action des instruments, comme on le croit
trop généralement ; c'est que si, après avoir débarrassé
la vessie du liquide noirâtre que le premier cathétérisme
amène au dehors, on y reporte la sonde, ou que le malade
puisse uriner avant que le viscère soit surdistendu de
nouveau, le liquide est moins brun, qu'il a même quelquefois sa teinte naturelle, et que, dans les cas les plus
défavorables, sa sanguinolence diminue d'une manière
progressive, bien qu'on continue de sonder. »

Civiale cite à ce propos plusieurs observations, entre autres la suivante : « M. D... de Richemond, à peu près septuagénaire, avait éprouvé, à des intervalles fort éloignés, quelques dérangements dans les fonctions de la vessie, mais trop légers pour lui inspirer des inquiétudes. En juillet 1840, il fut atteint d'une affection pulmonaire, avec accidents cérébraux, pour laquelle il recevait les soins de M. Cruveilhier, qui se félicitait des résultats obtenus, lorsque, vers le commencement d'août on vit apparaître du sang dans l'urine. Le malade avait aussi quelque peine à vider sa vessie. On épuisa toutes les ressources de la médecine contre ces nouveaux accidents; mais la quantité de sang ne fit qu'augmenter, à tel point qu'on l'estimait à la moitié du liquide rendu. Quelques légères douleurs du côté de la vessie ayant pris de l'accroissement, je fus appelé en consultation. L'urine que le malade avait évacuée, et celle qu'on avait retirée avec la sonde, étaient noires, épaisses, et contenaient un certain nombre de caillots noirâtres. Il y avait de la fièvre et l'hypogastre était sensible : mais on distinguait à peine la tumeur formée par la vessie. Je procédai au cathétérisme; l'urine, dont je fis sortir deux verres ordinaires, était de même nature que celle qu'on m'avait montrée. L'hypogastre, palpé immédiatement après, n'était plus sensible.

. . . .

« . . . . Le prompt retour des contractions vésicales dispensa de recourir aux injections; l'urèthre étant libre et la prostate à peine tuméfiée, il n'y avait pas d'autre indication à remplir. Plus tard, le malade éprouva de nouveaux accidents du côté de la poitrine et du cerveau, mais les fonctions de la vessie ne furent pas notablement troublées.

« Dès la première visite que je fis à M.D... mon opinion fut arrêtée sur la cause de l'hématurie dont il était atteint. Je n'hésitai pas à prédire l'issue du traitement que je proposais, parce que j'avais vu dans une foule d'autres cas analogues, l'exhalation du sang céder à la seule précaution d'empêcher l'urine de distendre la vessie. »

Dans certains cas d'hématurie spontanée cités par Civiale, il s'agissait d'une rétention d'urine due à un rétrécissement de l'urèthre. « Un peintre, âgé de 70 ans, éprouvait, dit-il, depuis plusieurs années, des difficultés d'uriner. Les besoins devinrent de plus en plus rapprochés, et il fallait de longs efforts pour les satisfaire. Le malade, d'un caractère assez insouciant, s'occupa peu de son état. A la suite d'un petit voyage en voiture, les difficultés d'uriner s'accrurent, et l'urine sortit chargée de sang; mais la promptitude avec laquelle le liquide revint à son état naturel ramena bientôt la sécurité, que cet accident avait un peu troublée. Plus tard, le sang reparut en plus grande quantité, et pendant plusieurs jours. Les bains, le repos et les boissons adoucissantes eurent le même succès que la première fois. Il ne resta de ces attaques que des besoins d'uriner plus fréquents, plus difficiles à satisfaire; l'urine coulait souvent goutte à goutte, ou par un très petit jet; quelquefois même, elle s'échappait à l'insu du malade. Une troisième hématurie se déclara; pendant trois jours il sortit une quantité de sang considérable, et il survint une rétention complète, qui durait déjà depuis douze heures quand je fus appelé. L'impossibilité d'introduire une algalie ordinaire, à raison de l'étroitesse du canal, et la nécessité d'apporter un prompt secours me déterminèrent à faire usage d'une très petite sonde. Cet instrument pénétra avec peine, mais sans que j'eusse besoin d'employer la force, et donna issue à beaucoup d'urine noire et fétide. Au bout de deux jours, la sonde métallique fut remplacée par une autre en gomme élastique, dont j'accrus successivement le volume, de sorte qu'en un mois le canal se trouva dilaté au point d'admettre un instrument de neuf millimètres. Ce fut au huitième

jour seulement que le sang cessa de couler avec l'urine ;
celle-ci peu à peu s'éclaircit et perdit sa fétidité. Mais la
vessie avait aussi perdu la faculté de l'expulser, ou du
moins elle ne se débarrassait que du trop-plein. Je fus
donc obligé de m'astreindre à la vider deux fois par jour :
chaque fois je retirais plus d'un litre de liquide. Les injections froides n'eurent pas un effet aussi prompt que de
coutume, car plusieurs mois furent nécessaires pour rani-
mer la contractilité vésicale. J'y parvins néanmoins ; et
pendant sept années que le malade a survécu, il n'a éprouvé
que de loin en loin de légères difficultés d'uriner, qui cé-
daient toujours à l'introduction de la sonde, et il n'a jamais rendu de sang. . . . .

« Depuis longtemps, un homme plus que septuagénaire,
éprouvait de légères difficultés d'uriner, et rendait de
petits filaments muqueux par l'urètre. L'exploration me
prouva que ce canal était rétréci. Une légère dilatation des
points resserrés produisit une amélioration notable, et le
malade ne jugea pas nécessaire d'aller plus loin. Un an
après, il fut pris d'une hématurie, à laquelle on opposa
les diurétiques, les astringents et les applications froides.
Ce traitement n'ayant pas de succès, on pensa qu'il existait quelque lésion profonde à la vessie, et je fus consulté
de nouveau. Je reconnus que le viscère, quoique petit,
était fort distendu, et qu'il formait une tumeur dure derrière les pubis ; le malade urinait depuis longtemps par
un jet très fin, l'urine était sanguinolente, et ne sortait,
pour ainsi dire que goutte à goutte. N'ayant pu introduire
une sonde de calibre moyen, je fus plus heureux le lendemain avec une autre, très petite, que je laissai à demeure. Dès lors, tous les accidents cessèrent, et au bout
de trois jours l'urine avait repris sa couleur naturelle.....

« Nul doute que l'hématurie ne fût le résultat de la distension des parois vésicales par l'urine accumulée. A
l'époque où je vis le malade, on suspendit tout traitement

interne, auquel la cessation de la présence du sang eût pu être attribuée. L'expérience me permettait déjà de garantir le succès par le seul emploi de la sonde, à laquelle personne n'avait songé, parce que la vessie ne formait point, à la région hypogastrique, cette tumeur considérable qui ne s'y prononce que dans les cas où le viscère a une grande capacité. L'atonie de l'organe était moins avancée chez ce sujet que chez le précédent : aussi la guérison fut-elle plus prompte : elle n'exigea que les sondes, les bougies et un petit nombre d'injections. Le malade n'ayant pas négligé les précautions que je lui indiquai pour prévenir le retour du rétrécissement, le sang n'a plus reparu dans l'urine. »

Dans ces deux cas, il existait à la fois, comme le fait remarquer Civiale, deux états morbides : le rétrécissement de l'urèthre et l'atonie de la vessie, qui avaient déterminé une rétention d'urine incomplète avec distension de la vessie, d'où la production de l'hématurie.

J'ai tenu, Messieurs, à insister sur ces deux faits, parce que vous venez d'observer à ma clinique, chez un rétréci, une hématurie absolument différente de celle qu'ont présentée les malades de Civiale. Je veux vous parler de ce rétréci, âgé de 46 ans, qu'un de mes anciens et excellents camarades d'internat m'a adressé au mois de février dernier. A cette époque, son rétrécissement n'admettait qu'une bougie n° 8. De plus, il avait un spasme très marqué du sphincter uréthral. Toutes les fois que ce malade se sondait il avait une rétention d'urine. Enfin, il existait chez lui une cystite. Grâce à la cocaïne et aux lavages vésicaux, tous ces accidents ont disparu et j'ai pu, tout en n'employant que la dilatation, arriver à passer une bougie Béniqué n° 40. Depuis quelque temps, ce malade ne venait plus à la clinique que tous les 15 jours. On passait facilement le n° 40 à chaque fois. Ces jours derniers, il est revenu nous voir. Cette fois, il y avait trois semaines que je lui avais passé une bougie. Le n° 40 Béniqué a été introduit un peu plus difficilement qu'à l'ordinaire, mais il n'y a pas eu une seule goutte de sang. J'ai fait, comme d'habitude, deux injections intra-vésicales sans sonde d'eau boriquée tiède après le cathétérisme. Le liquide évacué n'a point présenté la moindre teinte rosée. Le malade n'a point eu de rétention d'urine le jour du cathétérisme. La nuit suivante et le lendemain, il n'a constaté rien d'anormal. La deuxième nuit au contraire, il a eu une hématurie absolument indolente, dont il ne s'est aperçu que le lendemain matin en voyant l'urine contenue dans son vase présenter une couleur brun noirâtre. Il est venu nous raconter 24 heures plus tard ce qui s'était passé. J'ai fait un lavage de la vessie sans sonde avec une solution saturée d'acide borique très chaude et j'ai constaté que le liquide était un peu teinté. J'ai alors interrogé le malade et nous avons appris que depuis 12 ans il avait ainsi de temps en temps des hématuries spontanées qui duraient plusieurs jours, mais ne le faisaient nullement souffrir. Sa santé générale n'a jamais cessé d'être excellente. Il a toujours cru, et c'était aussi l'avis de son médecin, que ces hématuries étaient dues à son rétrécissement. Eh bien, Messieurs, j'en doute fort. Ce malade n'est pas revenu à la clinique depuis le lavage intra-vésical que je lui ai fait. Il est probable que le sang n'a pas reparu dans l'urine. Je me propose cependant d'examiner avec soin sa vessie lorsqu'il reviendra. Je crains bien d'y rencontrer un néoplasme plus ou moins volumineux.

Mais revenons à l'hématurie causée par la distension de la vessie. Je tiens à vous dire un mot des observations de mon excellent ami, le Dr Guillaud-Vallée, observations dont je vous ai parlé dans la dernière leçon. Il s'agit de rétentions d'urine brusques accompagnées d'hématurie chez des malades de 55 à 60 ans. Un seul cathétérisme a suffi pour faire disparaître l'hématurie et la rétention. Les malades n'ont présenté aucun accident fébrile. Deux d'entre eux ont eu dans ces dernières années une ou deux rétentions d'urine par an. Dans l'intervalle, santé générale excellente.

Mais l'observation la plus intéressante est la suivante. En 1881, au mois de janvier, M. X..., de Poitiers, vient à Civray avec plusieurs amis pour prendre part à une partie de chasse. Bien qu'âgé de 62 ans, il n'a jamais éprouvé aucun trouble bien sensible du côté des voies urinaires. Au moment où il prend le train, il a très chaud. Pendant le trajet, qui dure une heure et demie, il a froid, il frissonne. En descendant du train, il éprouve le besoin d'uriner, mais il ne peut le satisfaire. Il ne s'en inquiète pas. Un peu plus tard, les besoins se répètent et le malade présente tous les symptômes de la rétention d'urine brusque. Il va consulter le Dr Guillaud-Vallée, qui le sonde très facilement, mais ne peut évacuer une seule goutte d'urine. En retirant la sonde, il constate que l'œil est bouché par un caillot noirâtre. Il prescrit un grand bain, qui ne soulage point le malade, puis il pratique de nouveau le cathétérisme. Même échec que la première fois. Les différents artifices indiqués par les auteurs sont employés mais ils ne lui donnent aucun résultat : il ne peut évacuer que des fragments de caillots. Le Dr Guillaud-Vallée télégraphie aussitôt au chirurgien du malade, à Poitiers, à mon regretté maître Guérineau, qui ne peut arriver à évacuer la vessie, même après la fragmentation des caillots avec un lithotriteur. Tous les moyens habituellement employés ayant échoué, le Dr Guillaud-Vallée propose de recourir à la taille. C'était alors une bien grave opération dans de pareilles conditions. Guérineau hésita d'abord, puis renonça à pratiquer cette opération. Le malade mourut d'urémie le douzième jour.

Voilà, Messieurs, une observation très intéressante à

plusieurs points de vue. Il n'est pas douteux qu'ici la cause occasionnelle de tous les accidents a été le froid. C'est du reste une cause bien connue de congestion de la muqueuse vésicale. D'autre part, il est rare qu'une hémorrhagie de la vessie survenant dans ces conditions présente une telle gravité. Enfin, la question du traitement est très délicate dans ces cas. Nous la discuterons tout à l'heure. Mais je dois vous dire dès à présent que le Dr Guillaud-Vallée avait eu raison de proposer la taille. La mort est fatale dans de pareilles conditions ; on est donc autorisé à tout tenter pour sauver la vie du malade.

Suivant les auteurs, un écart de régime, un excès de table, un excès ou l'usage du coït, un refroidissement, en un mot toutes les causes de congestion que je vous ai indiquées en étudiant l'hypertrophie de la prostate peuvent, chez certains prostatiques, donner lieu à une hématurie même en dehors de toute rétention. Mais ce fait est rare ; presque toujours c'est la distension de la vessie qui est la cause de l'hématurie chez ces malades.

« Indépendamment des graves désordres dans l'excrétion de l'urine que les états nerveux ou spasmodiques de l'urètre et du col vésical peuvent entraîner, ces états, dit Civiale, amènent quelquefois une exhalation de sang à la surface interne de la vessie. Les parois de l'urètre et du col vésical n'ont pas besoin, pour donner lieu à cet effet, d'être contractées au point d'empêcher l'introduction d'une sonde, et de déterminer une véritable rétention d'urine : un simple état de rétraction suffit pour cela, et, ce qui le prouve, c'est qu'en mettant fin aux phénomènes nerveux, on fait cesser tous les autres accidents. Je citerai pour exemple un jeune homme dont l'urètre était fort irritable, et sensiblement rétréci à son orifice externe. Ce malade souffrait beaucoup, et depuis longtemps, aux régions lombaire et vésicale ; il lui arrivait souvent de rendre des urines sanguinolentes, dont les dernières gouttes étaient même du sang presque pur. Le cathétérisme explorateur fut douloureux et suivi d'une éruption varioloïque, après laquelle la santé se trouva si dérangée qu'il fallut différer de trois mois le traitement pour lequel j'avais été appelé. Lorsque je pus l'entreprendre, il me suffit de diminuer la sensibilité de l'urètre au moyen des bougies, et de débrider le méat urinaire, pour faire cesser les douleurs et l'écoulement du sang : tous les phénomènes morbides disparurent en peu de temps. Un grand nombre de faits analogues se sont offerts à moi, et constamment j'ai obtenu un résultat aussi heureux de l'emploi des mêmes moyens. »

L'hématurie peut être due à un traumatisme de la vessie : contusion, plaie, ruptures. Je vous ai décrit ces lésions dans une précédente leçon ; je n'y reviens pas. Je vous rappelle simplement que mon excellent maître M. Blum a insisté sur l'importance que présente l'hématurie dans les ruptures de la vessie au point de vue du diagnostic de cette lésion.

Civiale a noté qu'autrefois des hématuries graves étaient provoquées par des injections intra-vésicales de teinture de cantharides ou de baume de copahu, aussi a-t-il eu soin de les proscrire d'une façon absolue.

Un simple vésicatoire peut donner lieu à une hématurie dont le siège n'est probablement pas limité exclusivement à la vessie. Vous savez en effet que tout l'appareil urinaire est fortement irrité par la cantharide quand elle est absorbée soit par la voie cutanée, soit par l'appareil digestif.

« C'est à l'inflammation, ou tout au moins à l'irritation de la vessie ou des reins, que paraissent devoir être rapportées, dit Civiale, des apparitions de sang dans l'urine, qu'il serait assez difficile d'expliquer autrement.

« J'ai vu l'usage immodéré des truffes déterminer l'hématurie à plusieurs reprises, et le fait s'est reproduit assez souvent, chez un de mes malades, pour qu'on ne pût conserver aucun doute sur l'influence de cette cause.

« Un étudiant en médecine, parvenu à la fin de ses études, ne quitta sa chambre, pendant trois mois, que pour aller passer ses examens devant la Faculté. Pendant tout ce temps, il travailla avec opiniâtreté, se nourrissant mal, fumant sans cesse et prenant beaucoup de café et d'eau-de-vie. Ce genre de vie lui attira une hématurie qui dura près de huit jours. A la vérité, le sang ne coulait qu'en petite quantité, et souvent l'urine était à peine teinte. Ce qu'il y eut de remarquable, c'est que les premières éjaculations spermatiques furent également sanguinolentes. La suspension des travaux et un changement dans la manière de vivre amenèrent la cessation des accidents. »

J'ai observé un cas mortel d'hématurie chez un malade âgé de 32 ans qui avait fait un grand abus d'absinthe. Il est vrai que chez lui il y avait également lieu de soupçonner la tuberculose. Lorsque je fus appelé, l'hématurie existait déjà depuis trois semaines, le malade avait un hoquet continuel, la faiblesse était extrême et il y avait des phénomènes d'infection urineuse. Je parvins à nettoyer la vessie, qui contenait des caillots putréfiés, d'une odeur horriblement fétide, mais je ne pus rétablir la fonction rénale, et au bout de quelques jours le malade succombait.

Dans certaines contrées, en Egypte par exemple, il existe une variété d'hématurie très fréquente causée par la présence de la *Bilharzia hœmatobia* dans les vaisseaux sanguins. C'est la vessie qui est le siège le plus fréquent de l'hématurie dans cette affection. C'est en effet dans cet organe que l'infection bilharzique se manifeste le plus souvent, d'où la fréquence extrême de l'hématurie dans la bilharziose.

Le diagnostic de cette cause d'hématurie sera fait par les commémoratifs et surtout par l'examen de l'urine.

« Dans un vase, l'urine se sépare en deux couches », dit
le Dr Mohammed Chaker dans une thèse récente que je
vous ai déjà citée. « Dans la couche inférieure, on trouve
des caillots plus ou moins volumineux, de nombreux globules rouges, des leucocytes et des cellules épithéliales de
la vessie, et enfin des concrétions fibrineuses et muqueuses
qui sont caractéristiques. Ces concrétions, blanchâtres ou
de coloration plus ou moins rouge, affectent une forme
cylindrique avec des ramifications en nombre variable.

« Leur provenance n'est pas encore bien connue; elles
se formeraient dans les points où s'accumulent les œufs
du Distome et seraient entraînées avec eux. On trouve en
effet des œufs en grand nombre accolés à ces concrétions;
d'autres œufs se trouvent dans les caillots sanguins et
dans les flocons de mucus. Ces œufs sont à différents
degrés de développement; quelques-uns ont subi la dégénérescence calcaire, d'autres sont au contraire récents,
et se colorent vivement sous l'influence des réactifs. . . . .
« . . . . . C'est encore l'examen microscopique de l'urine
qui fera faire le diagnostic le plus important..... Nous
voulons parler de l'hématurie due à la Filaire du sang.

« Et d'abord les domaines géographiques de ces deux
affections ne sont pas les mêmes..... En outre, dans
l'hémato-chylurie, à la période hématurique, l'hémorrhagie est plus abondante, la masse entière de l'urine est
colorée par le sang, le plus souvent il n'y a pas de douleurs
ni d'arrêt brusque dans la miction. S'il n'y a pas hémorrhagie, les urines sont plus pâles et contiennent souvent
des grumeaux jaunes semblables à de la gelée.

« La marche de ces deux maladies diffère essentiellement. L'hémato-chylurie apparaît sans cause appréciable,
disparaît brusquement, pour parfois ne plus reparaître,
affectant toujours une marche capricieuse, variable même
suivant les pays.

« Il reste toujours..... la ressource de l'examen microscopique, qui seul peut lever les doutes et permettre d'affirmer le diagnostic. »

« Dans bon nombre de cas, dit M. le prof. Dieulafoy, le sujet, qui avait rendu pendant quelques jours ou quelques semaines des urines sanguinolentes avec ou sans caillots, rend actuellement les urines rosées, laiteuses, graisseuses : c'est l'*hématurie chyleuse*. Placées dans une éprouvette, ces urines se divisent en trois couches : une inférieure, formée par le sang, une moyenne, formée par l'urine, et une supérieure, formée par la partie chyleuse et crémeuse du liquide. Il suffit d'agiter l'urine avec un peu d'éther pour qu'elle s'éclaircisse.

« La graisse contenue dans l'urine s'y trouve à l'état d'émulsion, et l'examen du *sang* a démontré qu'il ne contient pas plus de graisse qu'à l'état normal. »

Je vous ai déjà dit un mot, Messieurs, de l'hématurie périodique. Je viens même de vous en citer une observation. Je tiens cependant à revenir sur cette variété. « Dans quelques cas, dit Civiale, rares il est vrai, où l'observation la plus minutieuse ne fait pas découvrir la moindre cause à laquelle on puisse raisonnablement attribuer l'hématurie, le flux sanguin paraît être la conséquence d'une congestion sanguine vers les organes urinaires. C'est surtout alors qu'on lui voit prendre un type en quelque sorte périodique, soit chez la femme, après l'âge critique, soit chez l'homme, principalement lorsqu'il a été atteint d'hémorroïdes.

« On trouve dans les auteurs, et la pratique nous offre, de loin en loin, des exemples d'hématuries ayant ce caractère....... Cependant, l'hypothèse mise de côté, il reste le fait incontestable, que je ne tenterai pas d'expliquer, à savoir que certaines hématuries reviennent à des époques réglées, et qu'une fois la périodicité établie, elle se maintient quelquefois très longtemps.

« L'hématurie périodique, surtout lorsqu'elle est déjà

ancienne, présente une circonstance remarquable : elle n'incommode pas le malade, elle ne le fait pas souffrir. Le sang qui s'échappe d'abord est presque pur, notamment si le flux a lieu avec rapidité; à mesure que celui-ci se ralentit, le liquide devient moins rouge, prend une teinte noirâtre et se mêle à l'urine qui, peu à peu, reprend sa couleur normale.

« On a vu, et Chopart en cite un exemple, des femmes qui, aux époques menstruelles, avant, pendant ou après l'apparition des règles, étaient atteintes d'une hématurie offrant d'ailleurs des différences infinies, relativement à la quantité de sang rendu et à la marche de l'écoulement. Ces irrégularités n'ont rien de surprenant puisqu'il s'agit en général de personnes nerveuses, vaporeuses, chez lesquelles la menstruation se fait mal, et s'accompagne de perturbations considérables. On cite des femmes qui ont rendu ainsi des quantités énormes de sang par l'urètre, sans que la constitution en souffrît. »

Civiale n'admet pas au contraire l'hématurie critique. « Je n'ai jamais observé rien de semblable, dit-il, et je pense qu'on a fort bien pu se méprendre sur la véritable cause du phénomène observé...... Je n'émets qu'un doute, et je n'entends rien enlever aux faits anciens de leur valeur; mais il me paraît évident que les hématuries critiques, telles qu'on les présente, réclament de nouvelles recherches, faites avec plus de sévérité. »

Occupons-nous à présent des causes de l'hématurie lorsque le sang vient de la partie supérieure des voies urinaires.

Si l'hématurie se manifeste après des symptômes de colique néphrétique et l'expulsion d'un gravier, on a tout lieu de croire qu'il s'agit d'un traumatisme de l'uretère produit par la migration spontanée du calcul à travers cet organe. L'hémorrhagie est en général légère dans ce cas.

Je vous ai dit que l'hématurie est assez fréquente dans la pyélite calculeuse. Cette cause sera diagnostiquée en se basant sur les symptômes que je vous ai indiqués lorsque j'ai étudié cette affection.

L'hématurie due à une ulcération tuberculeuse de l'uretère ou du bassinet, ou à la Bilharzia hæmatobia siégeant dans cette partie des voies urinaires, sera au contraire bien difficile à diagnostiquer. Il est vrai que ces cas s'observent rarement.

Lorsque le sang vient de la partie supérieure de l'appareil urinaire, il s'agit presque toujours d'une lésion rénale. Voyons donc dans quelles circonstances on observe cette variété d'hématurie.

On peut diviser en deux classes les causes de l'hémorrhagie rénale. Dans l'une, je grouperai toutes les affections médicales susceptibles de déterminer l'hématurie. Dans l'autre au contraire, je placerai les causes chirurgicales de l'hémorrhagie du rein.

Parmi les premières, les auteurs citent l'hémophilie, le scorbut, le purpura hœmorrhagica; les fièvres éruptives à forme hémorrhagique, l'érysipèle; la fièvre typhoïde, la fièvre jaune, la fièvre intermittente, l'ictère grave; certaines intoxications métalliques, surtout par le plomb ou par le mercure; quelques affections du cœur.

Les affections cardiaques qui donnent lieu à l'hématurie paraissent agir surtout en déterminant une violente hyperhémie des reins. « Il n'est pas rare, dit mon excellent maître M. Bucquoy (1), que la congestion s'étende jusqu'aux reins, bien qu'elle y soit infiniment moins fréquente qu'au foie..... »

Vous savez qu'il peut également exister dans certaines affections cardiaques de véritables lésions rénales.

Le mal de Bright mérite une mention spéciale. L'héma-

***

(1) Leçons cliniques sur les maladies du cœur, Paris 1879.

turie est fréquente dans la néphrite parenchymateuse aiguë. « Au début, dit M. Lecorché, l'urine a perdu sa transparence habituelle, elle est trouble, opalescente. Parfois elle présente une coloration rougeâtre qui la fait ressembler à de la lavure de chair, elle est d'autres fois d'un brun sale; c'est au mélange d'une quantité plus ou moins considérable de sang qu'elle doit les teintes diverses qu'elle prend en ces circonstances. »

Dans la néphrite interstitielle, l'hématurie, dit M. Lecorché, « peut se manifester au début de la maladie ou plutôt à l'époque des poussées qu'elle présente, lorsque l'urine devient albumineuse. Cette hémorrhagie, de cause locale, n'appartient pas, à proprement parler, à la néphrite interstitielle. »

Dans ces différents cas, le diagnostic se fera d'après les symptômes propres aux différentes affections que je viens de vous énumérer.

Les causes chirurgicales de l'hématurie d'origine rénale sont peu nombreuses. Je vous citerai la lithiase urinaire, les néoplasmes du rein, la tuberculose rénale, les plaies du rein, qu'il s'agisse d'une plaie accidentelle ou d'une opération, la taille rénale, par exemple; les contusions violentes des régions lombaires ou des hypochondres. Le strongle rénal, qui se développe dans le rein, comme vous le savez, est fort rare dans nos climats. Son existence chez l'homme serait même douteuse suivant certains auteurs.

Je n'insisterai point sur le diagnostic de ces différentes causes d'hématurie. Les unes sont évidentes, les autres se reconnaîtront d'après les signes que je vous ai indiqués en étudiant les affections du rein. Mais je tiens à vous dire un mot de l'hématurie due aux tumeurs rénales. Le diagnostic précoce de cette cause de l'hémorrhagie rénale est difficile. Il est cependant bien important de reconnaître dès le début cette variété d'hématurie, car on ne sau-

rait intervenir trop tôt dans cette grave affection du rein.
Vous savez en effet qu'il s'agit presque toujours d'une
tumeur maligne. Les tumeurs bénignes du rein sont
beaucoup plus rares, et de plus elles donnent très rarement lieu à des hématuries.

L'hémorrhagie rénale est souvent le premier symptôme
des tumeurs malignes du rein. Le Dr Guillet l'a trouvée
notée 16 fois dans 60 observations que différents auteurs
avaient prises chez des adultes. Chez l'enfant au contraire,
sur 29 cas, 5 fois seulement l'hématurie avait été le premier symptôme observé par le malade ou qui avait fixé
l'attention du chirurgien.

Mais la fréquence de l'hématurie dans les tumeurs malignes du rein est bien plus considérable, si l'on considère
ce symptôme pendant toute l'évolution de l'affection. On
trouve alors que l'hémorrhagie rénale a été notée, chez
l'enfant, 10 fois sur 25 cas; chez l'adulte, 38 fois sur 65 cas.

Comme on l'a fait remarquer, la proportion des cas où
la présence du sang dans les urines peut être notée serait
largement modifiée s'il était possible de recourir, en
temps voulu, à l'examen microscopique. Dans les statistiques que je viens de vous citer, il ne s'agit en effet que
de l'hématurie constatée *de visu* par le malade.

Les douleurs, qui font rarement défaut, l'amaigrissement, la perte des forces, la constatation d'une augmentation de volume du rein, qui sera faite d'après les différents
procédés d'exploration que je vous ai indiqués en étudiant
le diagnostic de la pyonéphrose, l'apparition d'un varicocèle, phénomène ordinairement tardif, vous permettront
en général de faire le diagnostic de cette cause de l'hématurie d'origine rénale. Rappelez-vous aussi que l'hématurie présente les mêmes particularités que dans les tumeurs
de la vessie.

Au point de vue du diagnostic précoce, la douleur jointe
à l'hématurie a plus de valeur que la tuméfaction du rein.

Si Israël, de Berlin, dans un cas exceptionnel, est arrivé à reconnaître par le palper abdominal une tumeur du rein de la grosseur d'une prune, n'oubliez pas que, dans certains cas, d'habiles cliniciens ont pu croire le rein normal, alors que cet organe avait doublé de volume.

La douleur présente également une grande valeur pour le diagnostic du côté lésé. Vous savez en effet que les dégénérescences primitives du rein sont presque toujours, sinon toujours unilatérales. A ce propos, je vous ferai remarquer que le cathétérisme de l'uretère pratiqué à l'aide du mégaloscope pourrait rendre de grands services. L'endoscopie vésicale fait reconnaître simplement l'intégrité de la vessie. Le cathétérisme de l'uretère permettrait au contraire d'affirmer, d'une part, qu'il s'agit bien d'une hématurie d'origine rénale; d'autre part que la lésion siège dans le rein gauche ou dans le droit. Jusqu'à présent, on paraît s'être borné cependant à pratiquer l'examen endoscopique de la vessie. Je crois que c'est un tort.

Telles sont, Messieurs, les principales particularités que présente le *diagnostic étiologique* de l'hématurie. Occupons-nous maintenant de son pronostic.

Pronostic. — Vous venez de voir que certaines hématuries ont une signification grave, puisqu'elles annoncent parfois qu'il existe une tumeur maligne dans le rein ou dans la vessie, alors que la santé avait paru jusque-là excellente.

Dans la variole, dans la scarlatine, l'hématurie possède au point de vue du pronostic de ces affections une valeur égale à celle des autres manifestations hémorrhagiques qui peuvent survenir dans le cours de ces fièvres éruptives. Or, vous savez combien le pronostic est grave en général dans ces cas. Il en est de même dans la fièvre typhoïde, dans l'ictère grave, dans certaines formes de fièvre bilieuse observées sous les tropiques. Dans tous ces cas, l'hématurie modifie défavorablement dès le début le pronostic de ces différentes affections.

Il est rare que l'hématurie soit assez abondante pour déterminer la mort. « L'écoulement sanguin, dit Civiale, a été vu quelquefois assez abondant pour compromettre la vie du malade. Fabrice, de Hilden, en cite un exemple : l'hématurie existait depuis trois semaines, et la malade n'en avait point parlé par pudeur. Dans ces cas, heureusement rares, on ne saurait mettre ni trop de réserve à l'égard du pronostic, ni trop d'empressement à administrer des secours. . . . .

« Le danger n'est pas toujours en proportion de l'abondance du sang ; j'ai connu des malades qui en perdaient beaucoup depuis plusieurs jours, et qui se trouvaient à peine affaiblis, quoique leur constitution n'offrît pas de grandes ressources. Chez d'autres, au contraire, un écoulement passager et peu copieux avait suffi pour les abattre à un point extraordinaire. Un sujet, cité par Van Swieten, perdit quatre kilogrammes de sang en peu d'heures, tant sous forme liquide qu'en caillots, dont la sortie lui causa beaucoup de douleur ; cette hématurie, résultat de grands exercices d'équitation, se reproduisit au bout de quelque temps, sous l'influence de la même cause ; néanmoins le malade ne succomba, plus tard, qu'à une hydropisie. Tartra a rapporté un exemple de mort à la suite d'une évacuation de sang qui n'avait rien d'extraordinaire..... Mais, je le répète, ces cas sont rares ; peut-être même existait-il, dans ceux dont les annales de la science ont conservé l'histoire, des dispositions spéciales inaperçues qui ont contribué à rendre l'issue funeste. »

Je vous rappelle que dans le cas observé par le docteur Guillaud-Vallée la mort survint par urémie due à l'obstruction des voies urinaires par des caillots sanguins. C'est là un fait exceptionnel. Il est assez fréquent au contraire d'observer dans l'hématurie d'origine rénale de véritables accès de colique néphrétique dus à l'obstruction momentanée de l'uretère par des caillots. Il n'est point rare non plus que cette obstruction, qui explique les alternatives de mictions claires et de mictions sanglantes, ne donne lieu qu'à de légères douleurs.

C'est principalement l'hématurie due à un néoplasme de la vessie ou du rein qui, par son abondance et sa durée, peut mettre la vie des malades en danger. Le pronostic de l'hématurie dépend surtout en effet de la maladie dont ce phénomène est la conséquence. « Si la sortie du sang, dit Civiale, tient à une surdistension passagère de la vessie, à l'usage de substances âcres et irritantes, à des excès, à des écarts de régime, elle cesse généralement lorsqu'on détruit la cause qui lui donne naissance : souvent même, on n'a besoin de recourir à aucun traitement spécial. Mais l'hématurie peut être un accident fort grave lorsqu'elle se rattache à une lésion profonde des reins et de la vessie. La manière dont l'écoulement s'est manifesté, son abondance, sa durée, la facilité avec laquelle il reparaît à des époques rapprochées, la forme qu'il affecte sont autant de circonstances qui influent sur le pronostic. »

Je vous rappelle la gravité que présente l'hématurie dans les cas d'inflammation des voies urinaires. En étudiant le traitement de la troisième période de l'hypertrophie prostatique, je vous ai montré le rôle considérable que joue l'hématurie lorsque la mort survient dans ces cas. La rupture des vaisseaux sanguins de la muqueuse vésicale permet la pénétration dans le torrent circulatoire des microbes pathogènes contenus dans le réservoir de l'urine, d'où l'apparition des accidents infectieux qui emportent les malades. J'ai de nouveau appelé votre attention sur ces faits en étudiant les complications inflammatoires de la lithiase urinaire.

Je vous rappelle également le rôle que jouerait dans

l'étiologie des calculs vésicaux, suivant certains auteurs, l'hématurie que l'on observe chez les sujets prédisposés à la formation des concrétions calculeuses. Les caillots sanguins pourraient devenir chez eux les noyaux de calculs plus ou moins nombreux. Mais ce rôle de l'hématurie a été surtout invoqué pour expliquer la fréquence des calculs vésicaux dans certains pays où l'hématurie est due à la Bilharzia hæmatobia.

Quant aux hématuries périodiques, elles ne présentent en général aucune gravité.

Traitement. — Le traitement de l'hématurie est fort complexe. Il varie beaucoup suivant le siège et la nature de la lésion qui a déterminé l'hémorrhagie. Puisque j'en ai l'occasion, permettez-moi, Messieurs, de vous dire d'abord un mot du traitement de l'uréthrorrhagie ou hémorrhagie de l'urèthre antérieur.

Dans le cas grave que je vous ai cité, je vous ai dit que le lavage de l'urèthre antérieur avec la solution saturée d'acide borique employée aussi chaude que le malade pût la supporter me permit de diminuer notablement l'hémorrhagie qui cessa ensuite aussitôt que j'eus placé à demeure une sonde molle en caoutchouc assez grosse pour bien remplir le canal sans toutefois faire souffrir le malade. Cet usage de la sonde à demeure pour combattre l'uréthrorrhagie me paraît avoir été préconisé pour la première fois par Civiale. « Les hémorrhagies de ce genre, a dit le grand spécialiste français, ne sont pas, en général, assez graves pour exiger autre chose que des applications froides. Dans les cas où l'écoulement deviendrait par trop abondant, il y aurait indication de placer à demeure une grosse sonde. On doit être surpris de ce que ce moyen, si simple, ait été négligé. La compression exercée à l'extérieur ne le vaut pas à beaucoup près, car elle expose à ce qu'un caillot se forme dans le canal, et à ce que le sang reflue dans la vessie, ainsi qu'il s'en est présenté récemment quelques exemples. Les deux moyens, la sonde et la compression au dehors, peuvent d'ailleurs être combinés avec l'attention de rendre la dernière d'autant plus forte qu'elle porte sur des parties plus reculées de l'urètre. Dans quelques cas, heureusement rares, des hémorrhagies provenant du bulbe de l'urètre, blessé par le porte-caustique lors de la cautérisation de rétrécissements profonds, ont fait courir aux malades de grands dangers, et ont même été suivies de la mort, malgré l'emploi des moyens les plus énergiques et les mieux entendus. »

Il en a été de même parfois après l'uréthrotomie interne.

Chez mon malade de l'hôpital Saint-Louis, les applications froides n'avaient donné aucun résultat. L'hémorrhagie ne cessa qu'après l'application des moyens que je viens de vous rappeler.

Lorsque l'hématurie est due à un traumatisme de l'urèthre postérieur, au cathétérisme, par exemple, cause la plus fréquente, comme je vous l'ai dit, l'usage de la sonde à demeure est encore le meilleur moyen de faire cesser l'écoulement sanguin. Il faut avoir soin également de faire dans ces cas une ou plusieurs injections intra-vésicales avec une solution saturée d'acide borique si le sang s'est accumulé dans la vessie.

Lorsque l'urèthre postérieur est obstrué par un calcul ou par un corps étranger, qui est la cause de l'hématurie, il faut d'abord faire disparaître cette cause de l'hémorrhagie et placer ensuite une sonde à demeure.

Dans tous ces cas, la sonde à demeure peut être ordinairement supprimée au bout de 24 heures. Il faut avoir soin de bien nettoyer la vessie avant de la retirer. On pratique ensuite le lavage continu de l'urèthre antérieur en ayant toujours recours à la solution saturée d'acide borique.

Lorsque l'hématurie est due à une lésion de la vessie,

cause ordinaire, je vous le répète, de cette variété d'hémorrhagie, le traitement varie suivant que l'écoulement sanguin est plus ou moins considérable et suivant la cause de l'hématurie. S'il ne s'agit par exemple que de quelques gouttes de sang rendues à la fin de la miction chez un malade atteint de cystite, il est évident que l'on doit se borner à traiter l'inflammation de la vessie. Chez les calculeux, l'hématurie cesse habituellement dès qu'ils sont au repos.

Le traitement de l'hématurie due à une rétention d'urine, « à une surdistension des parois de la vessie », suivant l'expression de Civiale, est au contraire beaucoup moins simple que dans les cas précédents. Tout d'abord, vous vous rappellerez que le traitement préventif est très important dans ces cas. Il arrive fréquemment en effet que l'hémorrhagie ne se produise qu'au moment de l'évacuation artificielle de la vessie, parce qu'on n'a pas pris toutes les précautions nécessaires. Rappelez-vous que Civiale a beaucoup insisté sur la nécessité de vider le réservoir urinaire avec beaucoup de lenteur chez ces malades. Il faut avoir soin également de ne pas le vider complétement au premier cathétérisme. Enfin, il faudra prendre toutes les précautions que je vous ai indiquées en vous décrivant le traitement de la troisième période de l'hypertrophie prostatique. Vous avez vu que chez le malade de l'hôpital de la Pitié que M. Hutinel avait bien voulu me confier, je pus éviter l'hémorrhagie et obtenir un succès éclatant. Quelques mois auparavant, ce malade, qui était entré à l'Hôtel-Dieu, avait eu au contraire à la suite du cathétérisme, une hématurie qui avait duré huit jours.

Quand il s'agit d'une rétention brusque chez un sujet encore jeune, le danger est moins grand : il suffit ordinairement de vider la vessie lentement, d'interrompre de temps en temps l'écoulement de l'urine, comme l'a conseillé Civiale, pour éviter l'hématurie. On peut même vider complétement la vessie dans ces cas dès le premier cathétérisme.

Lorsque l'hématurie s'est produite spontanément sous l'influence de la distension du réservoir urinaire, « la « première indication est de vider la vessie et d'empêcher « que le liquide s'y accumule de nouveau, dit Civiale. Le « traitement rentre dès lors dans celui de l'atonie vési-« cale. » Je vous rappelle, Messieurs, qu'il faut avoir soin de faire une antisepsie rigoureuse dans ces cas graves, si souvent mortels autrefois et sur lesquels j'ai longuement insisté en vous décrivant l'hypertrophie de la prostate.

Lorsque l'hématurie se produit spontanément dans une rétention brusque et passagère, il faut encore prendre les mêmes précautions antiseptiques en sondant les malades, mais une faute commise à ce point de vue n'aurait pas la même gravité que dans les cas dont je viens de vous parler. Cependant sachez bien que l'on s'expose toujours à déterminer de graves accidents quand on infecte une vessie qui saigne.

Je ne vous parle pas du traitement de l'hématurie due aux néoplasmes vésicaux; je vous l'ai indiqué en vous décrivant le traitement palliatif des tumeurs de la vessie.

« Quant aux hématuries qui reviennent périodiquement, à des époques plus ou moins régulières, sans trouble dans les autres fonctions, soit qu'elles succèdent au flux menstruel, aux hémorroïdes ou à toute autre évacuation sanguine, soit qu'elles se montrent indépendantes d'une autre hémorrhagie quelconque, il faut, dit Civiale, surtout chez les vieillards, se borner au rôle d'observateur, et tout au plus essayer de modérer l'écoulement s'il devient assez copieux pour inspirer des inquiétudes. On ne prescrira donc que de simples précautions hygiéniques, car il serait peu rationnel de fatiguer l'organisme par des remèdes empiriques et incertains, dirigés contre une affection qui n'a rien de grave, et qui cesse souvent d'elle-même..... J'ajouterai que, dans aucun de ceux qui se sont offerts à moi, je n'ai observé la pâleur, la faiblesse, l'apathie, qu'on dit être leur cortège habituel. Mes malades étaient, au contraire, robustes, chargés d'embonpoint, et habitués à une nourriture trop substantielle ; quelques-uns ressentaient une sorte de malaise, ou de vagues inquiétudes, aux approches de l'évacuation sanguine, qui, chez d'autres, ne s'annonçait par aucun phénomène précurseur. »

La malade dont je vous ai parlé présentait les particularités signalées par Civiale.

Dans la *bilharziose*, on doit employer, dit le docteur Mohammed Chaker, « de nombreuses injections médica-
« menteuses : nitrate d'argent, iodure de potassium, acide
« phénique, acide borique, etc. Le sublimé au 1/5000 semble
« jusqu'ici le plus actif ». Mais, ajoute-t-il, les moyens prophylactiques doivent être mis au premier rang ; ils constituent le seul et vrai remède de l'infection bilharzique. « On recommandera au malade de ne faire usage que d'eau filtrée, il évitera les bains, ne mangera ni cresson, ni salade, ni légumes crus. »

Telle est la conduite à tenir dans les principaux cas d'hématurie d'origine vésicale. J'arrive maintenant à certaines considérations générales sur cette variété d'hématurie. Civiale n'avait qu'une bien médiocre confiance dans les moyens médicaux. « Je le demande, que peut-on espérer, dit-il, de l'usage intérieur de l'eau de Rabel, et de tous les styptiques si généralement conseillés ? Quel bien peuvent produire les antiphlogistiques, non moins fréquemment employés, si ce n'est lorsque la rétention d'urine, dont l'hématurie est la conséquence, dépend d'un état inflammatoire du col vésical ? Et encore, même dans beaucoup de ces cas, convient-il mieux de pratiquer d'abord le cathétérisme . . . .

. . . .

« On a déployé contre l'hématurie un appareil thérapeutique imposant, dans lequel figurent en première ligne les saignées locales et générales, des applications émollientes, les boissons sédatives, en un mot les antiphlogistiques. On a spécialement insisté sur les émissions sanguines, comme agents de déplétion ou de révulsion. Les boissons acidulées et astringentes, à raison de l'action spéciale qu'on leur suppose, sont employées avec une grande confiance. Parmi les médicaments les plus en crédit, je citerai les sucs d'ortie, de lierre terrestre et de feuilles de pêcher, l'eau de Rabel, le sang-dragon, le bol d'Arménie. Se montrer sobre en toutes choses, ne pas trop se couvrir dans le lit, éviter de se coucher sur le dos, et s'abstenir de l'exercice à cheval, sont autant de précautions qu'on présente comme étant très propres à favoriser l'action de ces divers moyens. Dans les cas les plus graves, on prescrit la diète, le repos absolu, l'abstinence des boissons, l'exposition du corps à l'air, les lavements froids, les fomentations vinaigrées, les applications de glace sur les régions du corps qui correspondent à la vessie. On vante le laudanum de Sydenham, joint à l'eau de fleurs d'oranger et à la liqueur d'Hoffmann. Lorsqu'on suppose que l'hématurie a été provoquée par des purgatifs drastiques, on conseille les tisanes mucilagineuses abondantes, les décoctions de salep, de sagou, de tapioca; si l'on soupçonne une influence gastrique ou hépatique, on administre des laxatifs, des purgatifs salins, et Sœmmerring disait qu'il ne craindrait pas de donner l'émétique. S'agit-il d'une émission de sang attribuée aux cantharides, on vante par dessus tout les émulsions camphrées, ou un mélange de lait et d'eau de chaux. La térébenthine, la busserole, la digitale et mille autres substances comptent également des partisans.

« Je ne comprends pas tous ces moyens dans la même réprobation. Il en est quelques-uns auxquels on ne saurait refuser d'être des auxiliaires utiles dont le praticien ne doit pas dédaigner les secours. Mais, employés seuls, ils ne peuvent que rarement réussir, attendu qu'ils n'attaquent pas le mal dans sa cause organique. D'ailleurs, ils ne sont pas seulement inutiles dans la grande majorité des cas, ils ont encore l'inconvénient de faire perdre un temps précieux; et les plus actifs d'entre eux, lorsqu'on les administre à haute dose, peuvent devenir directement dangereux. Chopart nous en fournit un exemple. Chez un septuagénaire, atteint depuis longtemps de douleurs vésicales et d'hématurie, ce dernier symptôme ayant été attribué à une rupture de vaisseaux variqueux du col de la vessie, on gorgea le malade d'astringents et d'eau de Rabel, dont la dose fut portée à deux grammes dans un verre d'eau sucrée. L'hématurie cessa, il est vrai; mais, le lendemain, maux de tête, assoupissement, convulsions, mort. A l'ouverture du corps, on trouva la vessie largement dilatée, et présentant, à la base du trigone, une ulcération entourée de petites fongosités mollasses. Les adversaires des astringents ont prétendu qu'ils déterminaient une crispation, par suite de laquelle des ulcérations pouvaient succéder à l'hémorrhagie. L'action de ces médicaments a donc été envisagée sous un bien singulier aspect, soit qu'on prétendît en démontrer l'efficacité, soit qu'on voulût en expliquer les mauvais effets.

« Quelque bizarre que soit l'assemblage des moyens préconisés contre l'hématurie, il ne surprend plus, dès qu'on réfléchit aux causes qui ont été assignées à cet accident : il prouve seulement que, dès qu'on part de suppositions gratuites, on ne saurait plus s'arrêter dans le champ des excentricités qu'elles suggèrent.

« Si, laissant de côté les opinions émises touchant le mécanisme de l'émission du sang par les voies urinaires, on se borne à observer la nature, on voit qu'un traitement des plus simples suffit, ainsi qu'une expérience déjà longue

l'a parfaitement démontré, pour la combattre efficacement. »

M. Thompson conseille de recourir aux *réfrigérants*, en
prenant bien entendu toutes les précautions habituelles
lorsqu'on veut appliquer de la glace sur un point quelconque de la surface cutanée, c'est-à-dire qu'il faut avoir
bien soin de ne pas la mettre directement en contact avec
la peau. « Recourez aux *réfrigérants*, dit-il : appliquez des
« sachets remplis de glace sur les régions hypogastrique
« et périnéale. . . . .

« Quant à la sonde, ajoute M. Thompson, laissez-la de
côté, si vous pouvez vous en passer. Il y a des personnes
qui se font un épouvantail de l'existence d'un volumineux
caillot dans la vessie, et je sais des chirurgiens qui n'ont
pas reculé devant une cystotomie sus-pubienne dans le
seul but d'évacuer un coagulum sanguin ! Vous aurez bien
soin de laisser ce caillot tranquille : l'action continue de
l'urine le liquéfiera et l'expulsera peu à peu. Si vous vous
hâtez d'intervenir, il est bien possible que vous parveniez
à déblayer le réservoir, mais vous réussirez non moins
sûrement à provoquer une nouvelle hémorrhagie. Rien ne
favorise, au contraire, l'oblitération des vaisseaux comme
l'abstention de toute intervention mécanique ou instru-
mentale. Pendant toute la durée de l'élimination du caillot,
vous soutiendrez les forces du malade par de bons con-
sommés, etc. . . . . . .

« . . . . . En général, défiez-vous ici des injections astringentes ; l'irritation qu'elles occasionnent fait presque
toujours plus de mal que de bien. A quelques rares exceptions près, les injections styptiques, pour peu qu'elles
soient énergiques, provoquent un spasme douloureux de
la vessie, condition bien plus favorable à la reproduction
qu'à l'arrêt de l'hémorrhagie. »

Lorsqu'il n'y a pas de rétention d'urine, l'abstention de
toute intervention paraît en effet la meilleure conduite à

tenir dans un grand nombre de cas. Elle est conseillée par la plupart des auteurs. C'est principalement dans l'hématurie due aux tumeurs de la vessie que l'on conseille de ne pas intervenir. Il y a cependant des exceptions. M. Thompson lui-même conseille les injections de nitrate d'argent dans cette variété d'hématurie, comme je vous l'ai dit en étudiant les néoplasmes vésicaux. Il y a peu de temps, vous avez vu que j'ai obtenu d'excellents résultats à ma clinique avec la solution saturée d'acide borique employée très chaude chez un malade qui était atteint d'une tumeur vésicale. Il est vrai que chez lui il y avait de la rétention incomplète.

Quoi qu'il en soit, il ne faut pas trop se hâter de proscrire les lavages vésicaux, surtout s'ils peuvent être faits sans sonde, dans les cas d'hématurie d'origine vésicale. Mais il est bon de ne pas employer certaines solutions, celle de tannin à 2 0/0 par exemple, lorsque l'hématurie est abondante. On s'exposerait en effet à coaguler toute la masse sanguine contenue dans la cavité vésicale et par suite à en rendre l'évacuation très difficile.

Lorsque les caillots déterminent de la rétention et que le cathétérisme, bien que très facile, ne permet pas d'évacuer de suite la vessie, on a conseillé de ne pas trop se hâter d'intervenir par des moyens plus énergiques, mais de calmer la douleur qui en résulte à l'aide de piqûres de morphine, parce que souvent le cours de l'urine suffit pour désagréger la masse sanguine. C'est un conseil bien difficile à suivre, car la vessie continue habituellement à se contracter, la distension augmente, les malades souffrent quoi qu'on fasse et l'hématurie devient parfois de plus en plus considérable. Quelle est alors la conduite à tenir ? « Vous introduisez votre cathéter, dit M. Thompson, rien ne vient ; le bec de l'instrument s'enfonce dans le caillot, et vous n'obtenez pas une seule goutte de liquide. Dans ces conditions, vous pourrez vous tirer d'embarras en adaptant à une grosse sonde d'argent une seringue à hydrocèle ou une pompe stomacale. Dans deux ou trois circonstances, je n'ai eu qu'à m'applaudir de l'appareil pour la lithotritie. »

« Il est heureusement rare, dit Civiale, dans l'hématurie, que le sang se prenne en caillots trop volumineux pour que l'urètre puisse leur livrer passage. On en cite pourtant des exemples, et j'en ai vu quelques-uns. Chopart rapporte l'histoire d'un malade atteint de cet accident, et dont l'écoulement cessa tout à coup, parce que des caillots bouchèrent le col de la vessie. . . . . . Les symptômes s'aggravaient de plus en plus, lorsqu'on imagina d'exercer une forte aspiration au moyen d'une seringue adaptée à l'extrémité d'une sonde introduite dans la vessie. Cette manœuvre réussit, l'urine se mit à couler, et le malade guérit. . . . .

« . . . . . que du sang se soit introduit dans la sonde pendant son passage le long de l'urètre et s'y soit coagulé, ou que le caillot vienne de la vessie, on peut toujours le diviser au moyen d'un stylet flexible remplissant l'instrument, ou le repousser par une injection. Il faut pour cela que les yeux de la sonde soient dans la vessie, car s'ils se trouvaient dans l'urètre, l'injection ne pénétrerait pas, du moins le plus communément. Toutes les fois que le cas s'est présenté dans ma pratique, je suis parvenu à dégorger l'instrument, sans recourir au procédé de l'aspiration, qui n'a pas les avantages qu'on veut bien lui attribuer.

« Voici de quelle manière je procède. La sonde étant aussi grosse que le comporte le calibre de l'urètre, après s'être assuré qu'elle est parvenue dans la vessie, ce qui est toujours facile, et ne voyant pas couler de liquide, on peut supposer que l'instrument est bouché par un caillot sanguin, par des mucosités, ou une masse fongueuse, et quelquefois par la réunion de ces différentes causes. Je

commence par faire une injection, poussée avec une force
graduée et suffisante, en ayant soin toutefois de ne pas
introduire une grande quantité d'eau, surtout lorsque la
vessie est déjà pleine. Souvent on voit immédiatement
sortir l'urine, mélangée de sang. Au moyen de ces injections, et même d'irrigations prolongées, on parvient souvent à diviser et aussi à dissoudre le sang coagulé. J'ai
eu recours à ce procédé dans plusieurs cas où tout autre
moyen avait été inutile. . . . .

« Ce moyen n'est pas nouveau. Il a été proposé et employé par Verdier. . . . .

« . . . . Il arrive quelquefois que la première
colonne du liquide ramène, en sortant, le caillot dans la
sonde, et que la vessie ne se vide pas. On réussit souvent
alors en introduisant dans la sonde une bougie cylindrique
en gomme élastique, qui refoule et divise le caillot sanguin. Un fil métallique très mince, recourbé en forme de
crochet, de manière que l'extrémité pénétrant dans la sonde
soit double, peut encore être employé : en faisant tourner
entre les doigts le fil ainsi disposé, on divise aisément le
caillot, dont la plus grande partie est ramenée au dehors.
Ce procédé est surtout applicable aux cas les plus graves,
dans lesquels la fibrine du sang étant combinée avec les
mucosités vésicales, forme des caillots très denses. Chez
un petit nombre de sujets, ces divers moyens, aussi bien
que l'aspiration, sont demeurés sans résultat, et j'ai dû
retirer la sonde pour la déboucher. . . . . On doit d'autant
moins hésiter à agir ainsi que le cathétérisme est plus
facile et moins douloureux.

« Lorsque la vessie renferme des masses fibrineuses
considérables et très denses, les procédés de la lithotritie
offrent un moyen efficace et certain de les diviser et de
les amener au dehors. . . . . Ce n'est qu'après avoir épuisé
sans succès ces moyens divers qu'on pourrait songer à

recourir à la taille, que conseillent quelques chirurgiens, entre autres Larrey. »

Lorsque les différents moyens préconisés par les auteurs et que je viens de vous rappeler ont échoué, il ne faut pas hésiter en effet à recourir à la taille. Comme je vous l'ai déjà dit, la mort est fatale si l'on ne pratique pas cette opération. La taille hypogastrique est ici le procédé de choix. Grâce à l'antisepsie, c'est aujourd'hui une opération relativement bénigne. Il faudra avoir soin, une fois la vessie ouverte, de la débarrasser de tous les caillots qu'elle contient et de faire soigneusement l'antisepsie de cette cavité. Si l'hémorrhagie reparaît, il faudra agir directement sur la lésion. On devra même profiter de ce que l'on a sous les yeux la cause de l'hématurie pour la traiter. Dans le cas de néoplasme, on en fera l'ablation, si celle-ci est possible.

Dans tous les cas vous aurez soin de ne pas faire la suture de la vessie. Vous aurez recours au contraire au procédé de drainage dont je vous ai parlé en vous décrivant le traitement des calculs vésicaux. Vous vous servirez du tube double de M. Péan.

Passons maintenant au traitement de l'hématurie d'origine rénale. « Toute hémorrhagie urinaire dont le point de départ est en amont de la vessie, je veux dire dire dont la source réside dans le rein ou le bassinet, indique avant tout, dit M. Thompson, le repos et la position horizontale. Que l'épanchement sanguin provienne d'une dégénérescence organique ou de l'irritation toute mécanique engendrée par un calcul, le repos est le premier et le plus indispensable des remèdes. Le patient sera, de plus, maintenu aussi tranquille et aussi calme que possible. »

Les ventouses appliquées en très grande quantité sur les régions lombaires et sur les flancs constitueraient également, suivant les auteurs, un moyen réellement efficace.

L'ergotine aurait donné dans quelques cas de bons résultats. On prescrit encore le tannin, à la dose de 20 à 60 centigrammes et la térébenthine. Celle-ci, employée à faible dose, donne parfois d'excellents résultats. Une foule d'autres médicaments ont été conseillés. Ce sont les mêmes que ceux que je vous citais tout à l'heure et dont Civiale a dressé la liste.

Je ne vous parlerai pas, Messieurs, du traitement des causes de l'hématurie. Il ne prête pas à des considérations générales. Je ne vous dirai qu'un mot du traitement des néoplasmes du rein. Vous avez vu que les tumeurs rénales qui donnent lieu à l'hématurie sont presque toujours des tumeurs malignes. Je vous ai dit encore que ces tumeurs sont le plus souvent unilatérales. Il faut donc pratiquer la néphrectomie le plus tôt possible, aussitôt que le diagnostic en est fait. Pour obtenir une guérison durable, il faut opérer en effet avant que les lésions du rein malade aient franchi ses limites. En intervenant dans ces conditions, on fait de l'excellente chirurgie, on pratique une bonne opération. Vous avez vu que l'intervention dans les tumeurs de la vessie est au contraire presque exclusivement palliative, parce qu'on n'a pas pu jusqu'à présent faire l'ablation totale de cet organe et que dans les opérations dirigées contre la tumeur seule, on ne dépasse presque jamais les limites de la dégénérescence néoplasique. Il m'a paru intéressant de vous signaler ces résultats différents obtenus par l'intervention opératoire dans le traitement de ces deux causes importantes de l'hématurie.

____

DE L'INFECTION URINEUSE

Messieurs,

J'ai déjà eu plusieurs fois l'occasion de vous dire un mot de l'*infection urineuse*, notamment en étudiant l'hypertrophie de la prostate, les complications inflammatoires de la lithiase urinaire, les néphrites infectieuses chirurgicales, l'urétéro-pyélo-néphrite. Aujourd'hui, je me propose de préciser ce que l'on doit entendre actuellement par infection urineuse et de traiter cette importante question avec tous les détails qu'elle mérite.

Tout d'abord, vous devez savoir que l'*infection urineuse* diffère complétement de l'*urémie*, avec laquelle les chirurgiens me paraissent l'avoir longtemps confondue. Quand le rein, pour une raison quelconque, cesse de fonctionner, l'excrétion des matériaux de désassimilation et des substances, quelles qu'elles soient, nuisibles à l'économie, et qui sont ordinairement éliminées par l'urine, cette excrétion, dis-je, ne se fait plus. Il survient alors des troubles graves, à l'ensemble desquels on a donné le nom d'*urémie*.

Dans l'*infection urineuse*, au contraire, les accidents graves et parfois mortels que l'on observe se produisent par un tout autre mécanisme. Le rein, dans ce cas, peut continuer à fonctionner comme à l'état normal, alors qu'il se manifeste déjà des troubles de la plus haute gravité. N'allez pas croire cependant que je veuille dire que le rein ne joue jamais aucun rôle dans l'infection urineuse. Je suis persuadé au contraire que parfois il y joue un rôle important, mais je ne veux pas aborder maintenant cette question de pathogénie ; je tiens à vous indiquer auparavant les différentes formes cliniques de l'infection urineuse.

Je vous parlerai d'abord de la *forme foudroyante*. L'observation du malade auquel M. Guyon fit l'uréthrotomie interne le 11 avril 1888, observation que je vous ai citée dans l'une des précédentes leçons, montre bien quelle est la marche des accidents infectieux dans cette forme de l'infection urineuse. M. Guyon pratique l'uréthrotomie interne à dix heures du matin. Une heure et demie après l'opération, le malade est pris d'un violent frisson suivi d'une chaleur vive. Huit heures après l'opération, on constate que la température est de 40°,2. Trois heures plus tard, nouveau frisson très violent, et le malade succombe au bout d'une heure avec des phénomènes asphyxiques très intenses, sans avoir pu se réchauffer. Il meurt donc juste douze heures après l'uréthrotomie interne.

Dans le *premier type de la forme aiguë* décrite par M. Guyon, on a les mêmes symptômes que dans la forme précédente, mais ils sont moins accusés. « Le malade couché... vous présente, dit-il, un exemple des plus nets de l'accès urineux franc. Opéré le jeudi d'uréthrotomie interne, gardant la sonde à demeure jusqu'au vendredi soir, il était pris brusquement samedi matin, vers les sept heures, au moment de son réveil, d'un léger frisson suivi bientôt d'une chaleur vive. Au moment de la visite, c'est-à-dire trois heures après le début de la fièvre, vous avez pu le voir couvert d'une sueur abondante... Voici le relevé thermométrique : vendredi soir, 36°,8 ; samedi, ascension brusque d'un seul bond de 37°,4 à 40°. Dès le dimanche matin existe une défervescence considérable (38°) qui est complète dans la journée. Ainsi 24 heures ont suffi pour voir l'accès naître, grandir et s'éteindre entièrement.

« Vous rencontrerez souvent des faits de ce genre : à la suite de très légers prodromes, tels que malaise presque imperceptible, ou réveil un peu pénible, plus souvent encore, sans aucun signe appréciable, éclate tout à coup un frisson initial, que vont régulièrement suivre deux stades : l'un de chaleur, l'autre de sueur. Immédiatement et pendant le frisson lui-même, la température centrale présente une élévation considérable, 40, 41° ; en 24 heures au plus, en quelques heures dans certains cas, la défervescence se complète, le thermomètre descend au-dessous de 37°. Tout est rentré dans l'ordre, et il ne reste plus qu'une lassitude, qu'une sensation de courbature à peine marquées chez quelques sujets, assez nettes chez d'autres.

« Cette description rapide vous permet de saisir la physionomie générale de l'accès dont il nous faut maintenant étudier en détail et les trois stades et aussi les complications possibles.

« Le *frisson* ouvre la scène. On ne le voit jamais manquer dans l'accès franc. Mais, si son existence est constante, sa durée et son intensité offrent par contre des différences nombreuses d'un sujet à un autre. Tantôt éphémère, il se montre à peine pendant quelques instants, tantôt, au contraire, il persiste et se prolonge une demi-heure, une heure, et même, ainsi qu'on l'observe quelquefois, deux et trois heures. Il est presque toujours intense, et il peut être des plus violents, s'accompagner de claquements de dents, de tremblement généralisé, qui ébranle le lit du malade et terrifie les assistants. On observe même de la cyanose de la face, du refroidissement des extrémités ; on voit en un mot le malade revêtir l'aspect du rigor le plus prononcé. Rappelez-vous, par exemple, l'état du numéro 18, lundi matin, à l'heure de notre visite : agitation, anxiété extrême, facies grippé, traits tirés, œil excavé, respiration pénible, extrémités froides, claquements de dents, frémissement général des membres. Rien ne manquait pour rendre le frisson et son cortège aussi effrayant que possible. Les cas extrêmes ne constituent heureusement que l'exception. Vous n'observerez par contre, dans ces cas, qu'un sentiment de malaise plus ou moins prononcé, que cette horripilation connue sous le nom de chair de poule, que des frissons partiels se montrant en quelque sorte membre par membre.

« Si j'insiste sur ces caractères divers du froid initial, c'est que la connaissance de ce premier stade vous permet, jusqu'à un certain point, de prévoir la marche ultérieure de l'accès. Plus le frisson est marqué, plus l'accès sera grave et plus surtout sa durée sera longue.

« Peu à peu la sensation du froid diminue et alterne avec des bouffées de chaleur : le *stade de chaleur* commence. Le facies est rouge et animé, les yeux sont brillants, la peau est sèche, aride, ardente, mais la respiration devenue moins pénible se fait d'une façon plus ample. L'anxiété et l'angoisse du malade ont légèrement diminué sans disparaître complétement cependant, comme le prouve son agitation perpétuelle à la recherche d'un peu de fraîcheur. Comme le frisson, la chaleur ardente peut n'avoir qu'une très courte durée, qu'une faible intensité, passer presque inaperçue ou au contraire se montrer nettement avec les caractères que je viens de vous esquisser.

« Son rôle est d'ailleurs essentiellement transitoire, elle prépare le troisième stade ou *stade de sueur* auquel elle fait place sans ligne de démarcation précise.

« La peau s'humecte peu à peu, devient moite en même temps que le calme renaît et que le malade accuse un sentiment de bien-être et de détente générale. Bientôt la *sueur* s'exagère, elle devient profuse et assez abondante pour ruisseler de toutes parts, pénétrer le linge, les draps, les couvertures et mêmes les matelas.

« Et ne croyez pas, messieurs, que je fasse allusion à

des cas rares ou que je trace une description exagérée. Je
ne fais que donner l'exacte indication de l'un des caractères de l'accès urineux. Les sueurs profuses qui le ter-
minent font partie intégrante de l'accès franc. On peut dire
en toute vérité qu'elles sont un symptôme naturel. . . . .
Elles laissent après elles un sentiment de fatigue souvent
assez prononcé, mais elles ont du moins mis un terme
absolu à tous les grands accidents et surtout à cette angoisse extrême des premiers moments.

« Pour que l'accès soit sans gravité; pour qu'il reste
unique, il faut que les trois stades soient complets et pro-
portionnels. S'il en est autrement, soyez assurés que la
crise n'est pas finie ; que la défervescence ne sera pas
complète, ou, si elle paraît franche, qu'elle ne sera que
de courte durée ; craignez en un mot d'avoir affaire non
plus à l'accès franc unique, mais au deuxième type de la
forme aiguë. C'est surtout lorsque le stade de froid s'est
fait remarquer par une longueur ou une intensité tout à
fait disproportionnée avec la chaleur et les sueurs que
vous devez porter ce pronostic réservé. Plus le frisson
aura été manifeste, plus les sueurs devront êtres profuses,
je dirais volontiers excessives, pour que l'accès soit jugé.

« Tel est, messieurs, l'accès urineux franc dans sa forme
la plus simple. Mais il peut aussi présenter certaines
complications. C'est ainsi que vous rencontrerez parfois
des troubles divers : nerveux, digestifs, de la respiration,
de la circulation.

« Le délire mérite d'être placé au premier rang de ces
accidents, moins toutefois par sa fréquence que par les
craintes qu'il inspire aussi bien aux personnes qui en-
tourent le malade qu'au médecin lui-même, lorsqu'il n'est
pas familiarisé avec ce symptôme morbide. Tantôt vague
(sorte de subdelirium), tantôt plus ou moins violent, le
délire n'apparaît pas également pendant tous les stades.
C'est presque exclusivement pendant le frisson qu'on le

voit commencer, plus rarement il débute pendant la période de chaleur, et presque jamais pendant la sueur.... Quoi qu'il en soit, et c'est là le fait vraiment important, ces délires ne sont pas graves. Il ne modifient en rien le pronostic pourvu que les stades évoluent d'une façon régulière et que le délire aille, lui aussi, s'atténuant et disparaissant avec l'accès.

« Les troubles digestifs sont constants ou à peu près et à ce titre nous aurions pu les décrire avec l'accès. Quelques-uns toutefois constituant une véritable complication, nous avons préféré les réunir dans une description générale qui vous permette d'en mieux saisir les degrés successifs, depuis l'état pâteux de la bouche jusqu'aux fuliginosités ; depuis la nausée à peine appréciable, jusqu'aux vomissements incoercibles ; depuis quelques selles liquides, jusqu'à la diarrhée abondante et à la diarrhée tenace et rebelle.

« Toujours vous trouvez, et pendant la fièvre et pendant les jours qui suivent, la langue large et recouverte d'un enduit pultacé. Elle peut d'ailleurs, tout en conservant ce caractère saburral, être plus ou moins sèche. Ce dernier point surtout mérite toute votre attention. L'accès sera d'autant plus sérieux, le pronostic d'autant plus réservé que la langue sera moins humide ; et lorsque le symptôme sécheresse est très accusé, il permet de prévoir une défervescence difficile ou même incomplète et l'imminence du deuxième type aigu.

« Si vous recherchez l'état de la salive, vous la trouvez généralement acide et même très acide....... l'acidité buccale nous donne aussi la clef d'une complication fréquente chez les malades atteints de fièvre urinaire, je veux parler du muguet.... Mais je tiens à vous signaler... *son peu d'importance* dans les cas qui nous occupent. Le muguet chez un urinaire n'a pas la gravité pronostique

que vous êtes habitués à lui voir attribuer chez d'autres malades.

« La bouche est pâteuse et amère, il existe quelques nausées suivies presque toujours de vomissements tantôt bilieux, tantôt alimentaires, parfois simplement glaireux. On n'en compte qu'un ou deux en général. Chez certains malades cependant ces vomissements semblent constituer une véritable crise : ils sont fréquents, répétés et se prolongent pendant trente-six, quarante-huit heures et plus, après la défervescence même la plus complète.

« Non moins que l'estomac, l'intestin est, lui aussi, le siège d'un travail d'élimination, travail révélé par une diarrhée abondante, fétide et qui peut, comme les vomissements, n'être que passagère ou persister plus ou moins longtemps. . . . .

« Bien qu'atteint d'une façon moins évidente, l'appareil respiratoire est plus ou moins troublé. L'oppression . . . . peut être portée jusqu'à la dyspnée. . . . . il semble aux malades qu'ils ne peuvent soulever leur thorax, c'est la dyspnée des urémiques, et ce symptôme ne s'accompagne pas de phénomènes stéthoscopiques capables de l'expliquer.

« Du côté de la circulation, il y a aussi des modifications et je n'entends pas parler ici seulement de l'accélération du pouls (qui. . . . n'est que rarement excessive), mais bien de certains phénomènes particuliers observés chez un grand nombre de malades.

« . . . . . .Vous avez pu constater avec moi une irrégularité vraiment effrayante dans le rhythme cardiaque, sans qu'il existe cependant aucun trouble anormal au niveau des orifices. . . . vous observerez très habituellement des irrégularités et des intermittences du pouls dans les accès les plus francs du premier type.

« Le degré et le nombre des irrégularités paraissent être en rapport avec l'intensité même de l'empoisonnement urineux ; vous les verrez diminuer avec l'accès, mais la plupart du temps elles persistent encore après la défervescence et peuvent être observées pendant plusieurs jours. L'irrégularité du pouls peut même être observée avant l'accès chez des malades mal disposés, mal en train, qui cependant n'ont pas de fièvre. Ce symptôme a dans ces circonstances une véritable valeur et peut être considéré comme l'indice de l'imminence d'un empoisonnement urineux aigu, c'est-à-dire de la fièvre à grand accès. J'ai pu m'assurer plusieurs fois. . . . . que les irrégularités du pouls n'existaient pas dans la santé normale. . . . . Il ne s'agit que d'un phénomène transitoire en rapport évident avec l'accès de fièvre.

« En terminant cet exposé des complications de l'accès franc, je tiens à vous rappeler ce que j'ai eu occasion déjà de vous dire pour chacune d'elles : leur durée est passagère, leur pronostic peu grave, et, si elles survivent à la fièvre, ce n'est que pour un temps plus ou moins court. »

Le *deuxième type de la forme aiguë* est caractérisé soit par des accès urineux isolés, mais répétés, soit par un état fébrile constant avec exacerbations plus ou moins fréquentes. En étudiant les symptômes de l'urétéro-pyélo-néphrite, je vous ai cité un exemple de cette forme d'infection urineuse. Je veux parler de ce prostatique à la troisième période qui se présente à l'hôpital Necker le 29 mai 1885, que l'on sonde et qui succombe le 4 juin, à 11 heures du matin. Chez ce malade, la température n'est pas très élevée : le 1er juin il a 38°,5 le soir, la langue est sèche ; le 3 au soir il n'a également que 38°,5, la langue est rouge, sèche, et le 4 au matin on constate : « coma complet, râle trachéal ; « mort à 11 heures. »

La description générale de cette forme, dit M. Guyon, « peut, à vrai dire, se résumer en deux mots : accès incomplets, stades mal proportionnés.

« Le frisson est intense et de longue durée. Il prédomine

d'une façon manifeste. Le stade de chaleur se fait attendre. Le malade, qu'il soit abandonné aux simples efforts de l'organisme ou entouré de tous les soins nécessaires, ne se réchauffe que difficilement et d'une façon imparfaite.

Quant à la sueur, c'est à peine si elle se montre ; parfois même, elle se limite à certains points du corps et reste partielle ; le malade, que l'on a eu grand'peine à réchauffer, reste brûlant et agité.

« Il est trop facile de saisir les différences qui distinguent du type franc un pareil accès pour que j'y insiste beaucoup. Je désire cependant attirer votre attention sur une des particularités du symptôme fièvre.

« Vous voyez. . . . . . que l'élévation de température n'offre pas dans les grands accès du second type de caractère particulier. Le fastigium n'est pas plus élevé que dans les accès simples du premier type. Il s'arrête à 40°, oscille entre 40° et 41°. . . . . Le chiffre de 41°,6 est le plus élevé de tous ceux qu'il nous a été permis de constater dans les grands accès de fièvre. Le malade guérit. . . . .; cela ne veut pas dire qu'une semblable élévation de température ne soit pas un symptôme de haute gravité ; mais ce que je tiens à affirmer, c'est que vous ne sauriez baser d'une façon absolue votre pronostic sur la seule donnée thermométrique. . . . .

« Les complications que le deuxième type va bientôt entraîner à sa suite, se font au contraire remarquer par leur constance et par leur caractère grave. Il s'agit, il est vrai, des accidents déjà signalés à propos du premier type, mais ils sont plus habituels et plus nettement accusés.

« C'est encore l'appareil digestif qui mérite le plus de fixer l'attention. La langue devient rapidement rouge et sèche. La rougeur est vive, la salive est épaisse, rare et souvent ce n'est qu'à grand'peine que vous parviendrez à humecter un papier de tournesol qui vous révélera son extrême acidité. Si les phénomènes s'aggravent, la langue n'est plus seulement rouge et sèche, elle se couvre de fuliginosités, devient noirâtre, écailleuse et pour ainsi dire cornée. Cet état particulièrement grave ne se montre qu'après quelques jours de durée. Il n'en est pas de même de la rougeur et de la sécheresse qui souvent s'établissent du jour au lendemain. C'est avec la même rapidité que se montre le muguet. . . . . . La couche de muguet qui recouvre le voile du palais et le pharynx est si complète qu'elle s'enlève par plaques. On croirait avoir sous les yeux une pharyngite exsudative.

« Si l'on examine la bouche tout entière le jour même de l'accès, on constate non seulement la rougeur de la langue, mais la rougeur souvent très prononcée du voile du palais et du pharynx. Bon nombre de malades se plaignent dès le premier jour du mal de gorge . . . .

« La rapide apparition de ce cortège de symptômes buccaux et pharyngiens a une réelle valeur séméiologique. Il est en effet habituel que dans ces circonstances l'état fébrile persiste, que le deuxième type s'établisse. La rapidité d'apparition et l'intensité des symptômes locaux peuvent faire prévoir ce que sera la durée de l'état général . . . .

« Les vomissements et la diarrhée s'observent aussi et révèlent également un caractère particulier de durée et d'intensité. Ils ne se montrent pas dans tous les cas d'une façon régulière. Ils cessent et reprennent avec plus ou moins de force. . . . .

« Les phénomènes nerveux ne diffèrent pas sensiblement de ceux que nous avons indiqués à propos des accès francs. On a, il est vrai, noté des accidents cérébraux à forme soporeuse, que nous avons en effet observés parmi les symptômes terminaux d'accidents urinaires graves. . . Mais nous sommes souvent dans ces cas bien loin des grands accès et nous ne croyons pas. . . . . que les accidents auxquels nous faisons allusion soient une complication fréquente des accès urineux.

« Les troubles de la respiration et de la circulation méritent au contraire de retenir votre attention . . . .

« Pour terminer cette revue des complications viscérales, j'ai à vous parler des symptômes observés du côté des reins. . . .

« Les reins peuvent témoigner directement de leur état morbide par les troubles apparus dans leur sécrétion et par la douleur spontanée ou provoquée. . . . La quantité d'urine sécrétée diminue très sensiblement sous l'influence de la fièvre. Mais cette diminution dans la sécrétion ne préexiste pas à la fièvre, et presque aussitôt après la cessation des accès, la quantité habituelle d'urine est de nouveau sécrétée. Il faut même remarquer que dans beaucoup de cas, la quantité antérieure d'urine est notablement augmentée et qu'elle revient à son chiffre anormal après l'accès . . . .

« D'autres complications nous restent encore à examiner. Elles sont beaucoup moins fréquentes que les précédentes, mais, par contre, elles sont l'apanage presque exclusif du deuxième type de la forme aiguë, c'est-à-dire qu'elles ne se montrent guère qu'à l'occasion de grands accès répétés ; on les a cependant observées quelquefois aussi dans la forme chronique. Elles ont pour siège la peau, le tissu cellulaire sous-cutané, le plein des membres, les articulations. Elles ont pour caractères : des éruptions, des indurations phlegmoneuses circonscrites et douloureuses, des douleurs vives sans gonflement ni œdème, des suppurations dans le tissu cellulaire des membres, dans l'épaisseur des muscles, dans les articulations et enfin dans la parotide. »

C'est Velpeau et Civiale qui ont signalé l'étroite solidarité de ces dernières complications avec la fièvre urineuse.

Certains auteurs les ont considérées comme des manifestations de la pyohémie.

Dans la *forme chronique ou lente* décrite par M. Guyon,
la fièvre est permanente, la courbe thermométrique ne
présente qu'un petit nombre d'oscillations, mais la température reste sensiblement au-dessus du chiffre normal,
entre 38° et 39°. Dans le deuxième type de la forme aiguë,
« que les grands accès disparaissent, dit M. Guyon, sans
que la défervescence s'opère complétement, et nous serons
en présence d'un état fébrile léger, mais permanent, qui
caractérise la forme chronique ou lente.

« Cette forme lente de la fièvre urineuse peut succéder
à la forme aiguë, ou du moins au deuxième type de cette
forme aiguë, en être la conséquence directe et s'y substituer ; mais elle est souvent spontanée, s'établit d'emblée
et peut même passer à peu près inaperçue jusqu'au jour
où se manifeste un grand accès. On voit alors se détacher
tout à coup du tracé uniforme et à petites oscillations que
représente la forme chronique, un ou plusieurs grands
accès.

« Assez souvent spontanés, les accès sont cependant le
plus souvent provoqués. Ils peuvent rester uniques et la
fièvre reprend son type lentement continu ; ou bien ils se
succèdent et constituent alors le second type de la forme
aiguë, qui évolue jusqu'à la mort du malade.

« C'est souvent ainsi que se termine la forme lente, accélérée dans sa marche fatale par une transformation de
son type ou par un retour à l'état aigu. Cette transformation ou ce retour ne sont cependant pas nécessaires pour
déterminer la terminaison fatale. La continuité de l'état
fébrile y suffit. « On observe, dit Perrève en parlant de
ces malades, de petites fièvres capables de miner les
constitutions les plus robustes. »

« La forme lente a été, en effet, depuis longtemps indiquée ; Civiale l'a étudiée chez les calculeux et, comme

nous venons de le dire, Perrève la signale chez les rétrécis. Elle a été nécessairement vue par tous les auteurs
qui ont écrit sur le sujet que nous étudions..............

«............ La clinique oblige à reconnaître que l'empoisonnement urineux peut évoluer *sans accès*, avec un
état fébrile continu à petites oscillations que le thermomètre révèle et *même sans fièvre*........................

«............ Certains malades restent non seulement
apyrétiques jusqu'à la fin, mais encore meurent avec un
abaissement de température. Cet abaissement est absolu
lorsqu'ils sont demeurés apyrétiques, il est relatif lorsqu'ils ont été sous l'influence de la fièvre, c'est-à-dire de
la forme clinique que nous étudions actuellement. »

Je me borne pour le moment, Messieurs, à vous exposer
les symptômes de l'infection urineuse comme les a décrits
M. Guyon, parce que cette opinion du chirurgien de Necker est généralement admise aujourd'hui. Nous verrons
tout à l'heure si cette opinion est bien juste. Je tiens cependant à faire dès maintenant quelques réserves au
sujet de ces cas apyrétiques. Je crois qu'il ne s'agit pas là
de l'infection urineuse, mais de troubles urémiques.

Dans la forme aiguë, les troubles de l'appareil digestif,
dit M. Guyon, gardent, excepté dans quelques cas extrêmes, le rôle modeste de complication. Ils ne s'élèvent pas
à l'autorité du symptôme dominant, exclusivement réservé
au symptôme fièvre qui se montre alors dans toute son
expansion.

« Mais dans la forme lente, ajoute-t-il, les rôles sont
intervertis ....

«............ C'est qu'en effet les *troubles digestifs* et
l'*état général* qu'ils provoquent en s'aggravant, dominent
absolument la scène morbide. Ce sont eux que le malade
accuse, ce sont eux que le praticien a pour objectifs de
son observation et de sa médication..........

« L'appétit diminue, disparaît; les digestions simplement pénibles deviennent laborieuses. J'ai observé des malades qui ne pouvaient commencer à manger sans avoir presque immédiatement le visage rouge, brûlant, tandis que le reste du corps et les extrémités en particulier étaient fraîches ou froides. La langue est saburrale, chargée d'un enduit épais, jaunâtre, surtout prononcé le matin, mais ne disparaissant pas complétement dans la journée. La bouche est pâteuse, souvent sèche; il y a plus d'appétence pour les boissons que pour les aliments; le malade s'amaigrit peu à peu et jaunit.

« Il n'y a pas d'ictère; l'examen des conjonctives, l'inspection attentive de la face inférieure de la langue ne témoignent d'aucune teinte sub-ictérique, mais le malade jaunit. Cette teinte peut s'observer sur toute la surface cutanée; elle est surtout apparente à la face. On la voit en particulier dans les plis du visage. Cette teinte a une véritable importance séméiologique; elle doit engager à faire un examen complet du malade, particulièrement au point de vue des troubles de la miction et aussi à employer le thermomètre.

« L'amaigrissement peut devenir très manifeste; c'est alors que s'accentuent tous les symptômes qui témoignent d'un trouble digestif profond, que la langue se sèche, que la sécrétion salivaire disparaît, pour ainsi dire, que le muguet apparaît de temps en temps.........» En un mot, c'est la *cachexie urinaire* avec les troubles de l'appareil digestif, la *langue de perroquet* ou *langue urinaire* et la *dysphagie buccale*, dont je vous ai parlé en étudiant les symptômes de l'hypertrophie de la prostate.

Ces malades ne sont pas toujours cependant de *grands dyspeptiques*; on observe aussi des *cas légers*, dans lesquels les troubles digestifs sont moins accusés : les malades ne sont que de *petits dyspeptiques* (Guyon).

Telles sont les différentes formes que présente l'infection urineuse. Dans la *forme foudroyante*, vous avez vu que la *marche* est très rapide, puisque la mort peut survenir au bout de douze heures.

Le *pronostic* est également très grave dans la *forme lente.*Celle-ci ne se lie pas toujours cependant à des lésions assez avancées dans leur évolution pour que le retour à la santé soit impossible.

La *durée* et la *terminaison* de la fièvre urineuse à forme lente, dit M. Guyon, « restent indéterminées.Vous pouvez la voir prendre fin après quelques semaines ou durer plusieurs mois. Les malades qu'elle atteint sont sans cesse sous le coup d'une explosion spontanée ou provoquée d'accidents aigus, auxquels la terminaison fatale sera certainement et uniquement attribuée, si vous n'avez su les prévoir. »

A propos des deux autres formes, voici comment s'exprime le chirurgien de Necker : « Quelle est la *durée ?* quelle est la *terminaison* de la fièvre urineuse dans les deux types aigus que nous venons d'étudier ? Pour répondre à cette double question, nous avons dépouillé avec soin nos observations.

« Pour le premier type la durée est à peu près constante. Sur 32 cas nous voyons l'accès se terminer : 15 fois dans les 24 heures, 11 fois dans les deux jours et 6 fois seulement se prolonger jusqu'au troisième. Encore faut-il ajouter que des 15 cas portés comme durant une journée, 7 se sont, en réalité, terminés dans un temps plus court : les uns en 18 heures, les autres en 12, quelques-uns même en 6 heures. . . . . Vous voyez que vous pouvez trouver des accès francs de très courte durée, quelle qu'en soit d'ailleurs l'intensité. Je puis même vous signaler, à ce propos, que les accès les plus violents sont parfois les plus éphémères.

« Pour le deuxième type, la durée est très variable. On ne saurait déduire une moyenne réelle et sérieuse de la comparaison des observations : c'est cinq, huit, quinze, vingt jours. Il est très exceptionnel de la voir dépasser ce temps; généralement une terminaison fatale a eu lieu avant même cette époque.

« La mort est, en effet, assez fréquente dans le second type de la forme aiguë, tandis qu'elle est rare et absolument exceptionnelle dans le premier type.

« Si la terminaison de la fièvre urineuse aiguë doit être favorable, la défervescence se montre; mais ici encore s'observent des différences fondamentales entre les deux types. Tandis que, dans le premier, elle est rapide, ne mettant que quelques heures, deux jours au plus pour ramener la température à la normale; dans le second, au contraire la défervescence est lente et progressive. Ce n'est qu'après des oscillations qui peuvent durer plusieurs jours que vous verrez une défervescence véritable. Le matin, la température est presque arrivée au degré normal, le soir vous constaterez une ascension d'un à deux degrés, d'un degré, de quelques dixièmes de degré...

« La défervescence n'est, d'ailleurs, tout à fait *sincère*, si je puis employer cette expression, que lorsque la température est non seulement revenue au chiffre initial et normal (37°), mais lorsqu'elle s'est abaissée et qu'elle est restée abaissée de deux à trois dixièmes au-dessous. Vous verrez, en effet, en lisant les tableaux de température, que, dans tous les cas où l'accès ne doit pas se reproduire, le tracé se maintient entre 36° et 37°, et très près de 37° en général, avec de très petites oscillations vespérines de un ou deux dixièmes de degré, et cela pendant un, deux et trois jours.....

« La température dans les cas mortels n'est pas constante. Vous voyez que quelques malades meurent en plein accès de chaleur morbide après une ascension continue et progressive; d'autres, au contraire, après une défervescence qui fait tomber le thermomètre à 37° et même un peu au-dessous.

« Au point de vue du *pronostic*, la température fournit des éléments de jugement d'une incontestable valeur. Ils n'ont cependant rien d'absolu.

« La constatation la plus exacte de la température d'un premier accès, quel que soit d'ailleurs son chiffre, ne saurait permettre d'établir hâtivement le pronostic.....

« Nous vous rappellerons tout d'abord qu'un accès intense à température élevée peut rester unique et constituer une de ces manifestations violentes du premier type de la forme aiguë pendant lesquelles le malade passe souvent, en quelques heures, de l'apyrexie complète à une élévation rapide de chaleur bientôt suivie d'une franche défervescence. Cela suffit pour prouver que ce n'est pas sur le chiffre élevé de la température d'un premier accès que peut être basé le pronostic.

« La faible élévation de température d'un premier accès ne peut pas davantage servir de guide au point de vue pronostic. Ce tracé, qui appartient à un calculeux porteur de lésions fort anciennes et qui mourut à la suite d'un simple cathétérisme explorateur, vous montre des accès initiaux ne donnant tout d'abord que quelques dixièmes dans l'élévation de la chaleur animale . . . .

« . . . . L'élévation lente, oscillante mais continue de la température, conduit habituellement à un état fébrile chaque jour plus éloigné de la défervescence vraie.

« On peut établir en fait qu'un malade, dont la température s'accroît chaque jour, même de quelques dixièmes, est sous l'influence de menaces qui ne tarderont pas à se réaliser. Ces menaces sont encore plus graves si la température, après avoir pendant quelques jours fourni une progression faible mais continue, s'élève brusquement, et plus encore, si elle se maintient à un chiffre élevé. La menace est alors accomplie, car le danger est des plus proches.

« . . . . . . Seule, l'intervention chirurgicale, quand

elle est possible, a, dans ces cas, la puissance de modifier le pronostic et d'éloigner la menace indiquée par l'ascension progressive, d'abord lente, puis rapide de la température et surtout par son maintien sans défervescence à un degré élevé.

« L'élément durée, qui toujours doit être pris en si grande considération dans l'appréciation d'un phénomène morbide quel qu'il soit, mérite à lui seul de fixer toute l'attention du clinicien au point de vue du pronostic de la forme aiguë de la fièvre urineuse. Ce tracé, qui nous a été fourni par un malade atteint de rétention d'urine incomplète avec pyélo-néphrite, que l'autopsie a permis de constater, nous en donne la preuve. Chez ce malade qui, dès son entrée, avait une température de 39°, et qui depuis longtemps souffrait de la vessie, nous eûmes, tout d'abord après le premier cathétérisme, une ascension à 40° suivie d'une défervescence assez complète pour nous laisser supposer qu'il bénéficierait de l'intervention. Mais bientôt de petits accès quotidiens vinrent nous démontrer que l'évacuation de la vessie ne pourrait soustraire le malade aux effets de l'empoisonnement urineux..... Ce malade mourut sans ascension brusque, mais avec une température qui se maintint pendant huit jours entre 38° et 40°....... La mort fut certainement déterminée ou plutôt hâtée par l'intervention chirurgicale.....

« J'ai à peine besoin d'ajouter que la diminution progressive et régulière de la température dans les accès vous servira d'indice pour formuler un pronostic favorable. »

Voilà, Messieurs, l'infection urineuse, sa marche et son pronostic avant l'antisepsie directe et rigoureuse de l'urèthre et de la vessie. Je vous ai rappelé la description de M. Guyon, parce que ce chirurgien a vu un grand nombre de cas d'infection urineuse et que cette description est considérée comme classique en France et à l'Etranger. En effet, dans l'ouvrage de M. Thompson, on lit en note

ce qui suit : « La fièvre uréthrale est une des grosses
« questions de la pathologie des voies urinaires ; aussi
« croyons-nous devoir engager le lecteur à l'étudier dans
« les *Leçons de clinique des maladies des voies urinaires*
« de M. Guyon..... Les symptômes, la *pathogénie* et le
« traitement y sont longuement exposés et discutés. »

Lorsque j'étudierai avec vous tout à l'heure la pathogénie et le traitement de l'infection urineuse, je vous mon-
trerai combien cette question s'est transformée depuis
1885. Occupons-nous d'abord du *diagnostic* de l'infection
urineuse.

Ce diagnostic est en général très facile. Il faut avoir
soin cependant de ne pas confondre l'infection urineuse à
forme lente avec la fièvre paludéenne, soit dans les pays
où la fièvre intermittente est endémique, soit chez les malades qui ont habité plus ou moins longtemps ces contrées
et qui ont été plus ou moins atteints par l'infection paludéenne. L'examen de l'appareil urinaire vous permettra
ordinairement de rapporter à sa véritable cause les accès
fébriles que l'on constate chez ces malades. Vous remarquerez en outre que dans l'infection urineuse à forme intermittente les malades, en dehors des accès, présentent
tous les jours une élévation de température surtout marquée le soir, ce qui n'existe pas habituellement dans la
fièvre paludéenne.

Il faut avoir soin également de ne pas confondre l'infection urineuse avec la pyohémie.

Le diagnostic de l'infection urineuse d'avec l'*urémie*
serait au contraire bien difficile si l'on admettait avec les
auteurs une forme complétement apyrétique. Mais je crois,
comme je vous l'ai dit, que cette forme de l'infection urineuse n'existe pas ou qu'elle est très rare.

Passons maintenant au *diagnostic étiologique*. Je dois
vous faire remarquer d'abord que l'infection urineuse, quoi

qu'en aient dit certains auteurs, s'observe aussi bien chez la femme que chez l'homme.

Le fait qui domine toute l'*étiologie* de l'infection urineuse, fait sur lequel les auteurs ont eu soin d'appeler spécialement l'attention, c'est que les symptômes de cette infection éclatent presque toujours à l'occasion d'une intervention chirurgicale quelque simple qu'elle soit. « Toutes « les opérations, dit M. le professeur Duplay, même les « plus simples : le cathétérisme, la dilatation simple..... « peuvent provoquer la fièvre urineuse. » On a encore fait remarquer que la dilatation progressive d'un rétrécissement de l'urèthre peut être suivie d'infection urineuse « même lorsqu'elle est conduite très doucement et qu'il n'y a pas d'éraillure macroscopiquement appréciable du canal. »

Inutile de vous dire que l'électrolyse, circulaire ou linéaire, ne fait point exception à la règle que je viens de vous rappeler.

L'uréthrotomie interne et la lithotritie sont les opérations qui ont été surtout signalées par les auteurs comme étant le plus souvent suivies de l'infection urineuse.

L'engagement d'un calcul irrégulier dans l'urèthre, lequel nécessite de grands efforts de miction, peut provoquer très rapidement l'apparition d'un accès aigu.

En étudiant le traitement de l'hypertrophie de la prostate, je vous ai montré combien il était fréquent autrefois de voir succomber d'infection urineuse les prostatiques à la troisième période chez lesquels on pratiquait le cathétérisme évacuateur.

La bougie laissée à demeure pour dilater les rétrécissements de l'urèthre était également autrefois une cause fréquente d'infection urineuse.

Le diagnostic de toutes ces causes est facile; je n'y insiste pas.

« C'est surtout dans les maladies chroniques des voies

urinaires, dit M. Duplay, que l'on observe la fièvre urineuse spontanée : rétrécissements, hypertrophie prostatique, calculs, et alors encore elle n'apparaît qu'à une
époque déjà ancienne de la maladie, quand sont survenus
des troubles de la miction et des lésions consécutives de
l'appareil urinaire. C'est ainsi que chez les rétrécis et
chez les prostatiques, elle apparaît à cette période de la
maladie où la vessie ne peut plus se vider complétement.
La cystite chronique..... constitue une condition fréquente de fièvre urineuse..... Pour les néoplasmes des
organes urinaires (fongus, cancer, tubercules), ce sont les
lésions secondaires qu'ils déterminent qui provoquent la
fièvre urineuse. »

Il faut remarquer que même dans ces cas il y a souvent
eu préalablement un cathétérisme qui a infecté la vessie.

L'infiltration d'urine est une cause importante d'infection urineuse.

Les abcès de la prostate et les abcès périuréthraux ne
sont pas toujours une cause d'infection urineuse.

On a fait remarquer avec raison que l'uréthrite et la
cystite ne s'accompagnent pas ordinairement de fièvre, en
l'absence de complication.

M. Guyon a fait observer que la forme lente de l'infection urineuse s'observe principalement chez les prostatiques, dans les cas de stagnation de l'urine dans la
vessie. Cette forme, ajoute-t-il, « peut même reconnaître
« pour cause la présence de calculs ou de fragments de
« calculs dans le réservoir urinaire. »

Le diagnostic de cette dernière variété de causes de
l'infection urineuse sera fait d'après les symptômes que
je vous ai indiqués en étudiant ces différentes affections.

Occupons-nous maintenant de la PATHOGÉNIE de
l'*infection urineuse*. Suivant la remarque de MM. Voillemier et Le Dentu, c'est là un sujet vaste et très em-
brouillé. Son importance est capitale cependant, car le

traitement de l'infection urineuse doit être entièrement subordonné à l'idée que l'on se fait de la nature de cet état pathologique, qui joue un si grand rôle, comme l'a fait observer M. Thompson, dans la pathologie des voies urinaires.

Bien que l'infection urineuse ait dû être de tous les temps, faute d'une observation méthodique et rigoureuse; ses symptômes sont restés méconnus ou ont été mal interprétés jusqu'à l'époque où Velpeau (1833) et Civiale attirèrent presque simultanément l'attention des chirurgiens sur les accidents fébriles qu'on peut voir se développer, spontanément ou consécutivement à des opérations, chez les malades atteints d'affections des voies urinaires. Depuis cette époque, l'infection urineuse a été, sous les noms de : *fièvre urineuse, uréthrale, uréthrovésicale, urémique, d'intoxication*, de *résorption*, *d'empoisonnement urineux*, l'objet de nombreuses recherches ayant pour but d'établir la nature des divers accidents que je viens de vous rappeler.

Les diverses théories qui ont été proposées pour expliquer l'infection urineuse peuvent se grouper, comme l'a fait remarquer M. Guyon, de la manière suivante :

1° Théorie de la phlébite et de l'infection purulente ;

2° Théorie nerveuse (oppression des forces, défaillance de l'organisme);

3° Théorie de l'absorption urineuse;

4° Théorie rénale.

La première théorie a été soutenue par Chassaignac. Elle est depuis longtemps abandonnée parce que les faits anatomiques n'ont pas confirmé cette manière de voir. Les auteurs n'ont pas eu de peine à montrer que si l'infection purulente peut s'observer après des opérations pratiquées sur l'appareil urinaire, comme à la suite d'un traumatisme quelconque portant sur une autre région, ces faits ne devaient point être confondus avec l'infection urineuse.

La théorie nerveuse a été soutenue par Reybard, puis par Bonnet (de Lyon) et Perrève. Ces auteurs invoquaient un ébranlement de l'organisme, une sorte de choc traumatique. Cette théorie n'a pas été plus heureuse que la première : elle a été vite abandonnée.

Ce sont les deux autres théories qui, jusque dans ces dernières années, ont été principalement soutenues par les auteurs.

La théorie de *l'absorption urineuse*, énoncée d'abord par Velpeau, est celle qui a rallié peut-être le plus de partisans. Elle a été défendue entre autres par Perdrigeon, Sédillot, Maisonneuve, MM. de Saint-Germain et Reliquet. Pour ces auteurs, la pénétration dans le sang d'une certaine quantité d'urine est la cause de l'infection urineuse.

Les expériences de Kuss et de Susini et plus tard celles de Alling parurent donner gain de cause aux partisans de cette théorie en montrant que si la muqueuse vésicale saine n'absorbe pas, une blessure superficielle de l'épithélium et parfois l'inflammation rendent cette absorption possible. Quant à la muqueuse uréthrale saine, suivant Alling elle serait susceptible d'absorber. Je n'insiste pas sur ce sujet, que j'ai traité avec les détails qu'il mérite quand je vous ai décrit la physiologie de la muqueuse uréthro-vésicale. Mais il restait à démontrer que l'urine normale ou pathologique est un poison pour l'organisme. Or, voici les résultats obtenus par certains expérimentateurs. Les injections d'urine dans le sang faites par Sédillot lui montrèrent que les animaux mouraient si ce liquide était altéré ou poussé dans les veines en grande quantité. On lui objecta que ces expériences ne pouvaient être assimilées à ce qui se passe à la surface d'une légère éraillure de la muqueuse vésicale ou uréthrale.

MM. Gosselin et Albert Robin étudièrent successivement l'influence des injections d'urine normale et d'urine ammoniacale dans le tissu cellulaire sous-cutané des cobayes et ils démontrèrent l'action fâcheuse du carbonate d'ammoniaque, en solution dans l'urine ou dans l'eau, sur l'économie entière. Mais ils reconnurent des différences notables de nocuité selon qu'ils employaient le carbonate d'ammoniaque seul, dilué dans l'eau, ou de l'urine ammoniacale. Ils en conclurent que dans l'urine altérée l'action du carbonate d'ammoniaque est renforcée par celle de certaines autres substances mal connues. Ils se demandèrent également si « les innombrables organismes inférieurs contenus dans l'urine altérée ne contribueraient pas à l'intoxication. » MM. Gosselin et A. Robin résumèrent ainsi leur opinion : « L'urine spontanément ammoniacale détermine rapidement la fièvre et, en variant les modes d'injection, il est possible de reproduire expérimentalement les différentes formes thermiques de la fièvre urineuse. »

« Nous est-il permis, disent MM. Voillemier et Le Dentu, d'adapter la théorie de la résorption urineuse à tous les accidents?....... Malheureusement non; car des objections fort sérieuses peuvent lui être opposées.

« Il y a des cas où l'intoxication est matériellement impossible. Immédiatement après un cathétérisme, et avant que le malade ait uriné, un frisson éclate, frisson qui, loin d'être toujours nerveux, est suivi au bout de quelque temps du stade de chaleur. Il n'y a même pas à invoquer dans beaucoup de ces cas une lésion de la vessie par l'instrument; car c'est très fréquemment après des tentatives délicates d'introduction d'une bougie dans un rétrécissement que l'accès se déclare...........

« Si le passage de l'urine sur la plaie de l'uréthrotomie interne semble causer des accidents, comment se fait-il que le débridement du méat..... n'en provoque presque jamais, peut-être même jamais?

« S'il est vrai, ainsi que l'a remarqué M. Gosselin, que les malades à qui on ne met pas une sonde à demeure après l'uréthrotomie interne sont plus exposés que les autres à des accès fébriles (fait incontestable d'ailleurs), cela ne peut-il pas être dû à ce que l'urine exerce sur une plaie vive une irritation plus intense que sur une plaie de deux jours.

« Enfin, si les accès spontanés tenaient à l'absorption de l'urine par la muqueuse vésicale excoriée, pourquoi cette absorption se ferait-elle d'une manière intermittente sur une muqueuse constamment dépouillée de son revêtement épithélial?

« Nous avons visé particulièrement dans notre argumentation la théorie de l'intoxication par l'urine ammoniacale. Il nous reste à examiner si l'urine même normale peut être considérée comme un poison. Telle est l'opinion de M. Guyon. Peu importe que la réaction en soit alcaline, que la fermentation ammoniacale en ait modifié la constitution chimique, que les sels y soient en plus ou moins grande abondance. Absorbée par l'urèthre ou par la vessie, l'urine normale serait un agent d'infection pour l'organisme; mais il ne suffit pas qu'il y ait simple contact de ce liquide avec une plaie ou une éraillure, il faut encore qu'un certain degré de pression détermine sa pénétration dans les tissus et les fibres musculaires de la vessie seraient, en imprimant une impulsion plus ou moins forte à la colonne de liquide qui parcourt le canal, les agents directs de l'empoisonnement.

« M. Guyon est allé de cette façon au devant d'une objection qui devait forcément être opposée à sa théorie, c'est qu'il est avéré depuis longtemps que le contact de l'urine avec une plaie n'offre aucun danger.....

« On peut se demander, en outre, si la réponse de M. Guyon est tout à fait conforme aux données de la physiologie. Le simple contact d'un virus, d'un venin ou d'une substance toxique quelconque avec une plaie ne suffit-il pas pour que l'absorption de ce virus, de ce venin, de cette substance toxique ait lieu? La pression favorise l'absorption; cela est vrai, surtout pour l'intestin, mais cette condition n'est nullement indispensable, ni pour les muqueuses intactes douées du pouvoir d'absorption, ni à plus forte raison pour les plaies récentes ou suppurantes.

« Plusieurs des objections opposées à la théorie de l'intoxication par l'urine ammoniacale s'appliquent aussi bien à l'intoxication par l'urine normale. »

Il faut ajouter que, d'après Coze et Feltz, l'urine normale injectée sous la peau provoquerait une hypothermie. Ses sels ou ses alcaloïdes, absorbés à doses faibles, agiraient de même. Quant aux urines simplement ammoniacales, elles détermineraient des accidents nerveux tout à fait différents des phénomènes que l'on observe dans la fièvre urineuse.

Telles sont les principales objections qui ont été faites à la théorie de l'absorption urineuse. Passons maintenant à la *théorie rénale*.

Soutenue d'abord par M. le prof. Verneuil, cette théorie trouva plus tard comme défenseurs Bron (de Lyon), Marx, Dolbeau, Malherbe, Philips, etc..... Elle rapporte au rein seul toutes les variétés d'accidents, depuis l'accès fébrile unique jusqu'aux phénomènes les plus graves et les plus rapidement mortels. « A l'accès fébrile brusque, régulier dans ses stades et fugitif, correspondrait une hyperhémie active d'origine réflexe assez souvent accompagnée de douleurs lombaires; à la fièvre vive, mais presque continue, il faudrait reconnaître pour cause la phlegmasie aiguë du rein, la forme chronique de cette phlegmasie donnerait lieu au type continu rémittent à poussées successives; enfin, l'insuffisance de la sécrétion de l'urine engendrerait le plus grand nombre de ces accidents formidables qu'on voit se terminer ordinairement par la mort. »

On a fait à cette théorie, qui rapporte tous les accidents à la rétention des matériaux de l'urine dans le sang, de nombreuses et sérieuses objections.

Les défenseurs de la théorie rénale, dit M. Guyon, sont « dans un embarras véritable en présence des accès francs, rapides dans leur évolution et presque toujours suivis de la guérison. . . . .

« Il serait nécessaire, pour que cette théorie pût être exclusivement adoptée et défendue, que toutes les autopsies aient été démonstratives. Les partisans les plus déclarés de la théorie rénale reconnaissent cependant qu'il y a des autopsies négatives. . . . . De plus, nous ne faisons pas l'autopsie de tous les sujets qui sont atteints d'accès urineux, même d'accès urineux les plus intenses ; nous ne faisons pas non plus toutes les autopsies des sujets atteints de la forme chronique de la fièvre urineuse. Nous en voyons guérir un certain nombre. Dans la forme aiguë, nous sommes assez heureux pour constater que le plus grand nombre guérit parfaitement et, le plus souvent, rapidement. . . . .

« Les données que nous fournit l'étude générale de la pathologie ne peuvent nous permettre de soutenir l'hypothèse d'une lésion en présence d'un état fébrile aussi éphémère que l'accès urineux qui constitue le premier type de la forme aiguë. L'hypothèse de la lésion nous paraît d'autant moins soutenable que nous avons en présence dans cet accès une violence souvent extrême et toujours très grande de la fièvre, à côté d'une défervescence rapide et complète. Quelle est la lésion viscérale qui se manifeste aussi brusquement, qui prend avec tant de violence possession de l'économie, pour abandonner du matin au soir, du jour au lendemain, son terrain morbide et y laisser presque immédiatement reparaître la santé ? . . . .

« Quand l'on voit, même dans la forme chronique, la guérison rapidement succéder à un acte chirurgical, qui aboutit en général à l'évacuation de la vessie jusque-là imparfaitement vidée ; lorsque cette amélioration s'établit du jour au lendemain en quelque sorte ; on est déjà surpris de penser que la lésion d'un parenchyme qui avait assez d'importance pour entretenir depuis de longues semaines un état fébrile, puisse aussi rapidement évoluer vers la guérison. L'on serait même tenté de devenir exclusif et d'expliquer ces cas, comme le pensait Civiale, par l'absorption directe de l'urine à travers les parois vésicales.....

« Déjà nous vous avons fait remarquer que l'innocuité des grands accès urineux embarrasse les partisans de la lésion rénale. Aussi ont-ils appelé, au secours de leur théorie, l'action réflexe que provoque le traumatisme de l'urèthre et de la vessie sur l'appareil rénal, et la congestion qui en serait la conséquence.

« L'hypothèse est ingénieuse, mais elle a le tort de ne pas être d'accord avec la clinique . . . .

« Pour expliquer cette intense et brusque modification circulatoire du rein que l'on désigne sous le nom de congestion, on est obligé d'invoquer un acte réflexe vaso-moteur, dont le point de départ est dans les lésions uréthrales. Si l'accès de fièvre est la conséquence de la congestion et si la congestion elle-même est la conséquence du traumatisme, il faut au moins qu'il y ait entre la cause et l'effet une relation évidente. Or nous le savons, les accès du premier type de la forme aiguë sont souvent déterminés par le cathétérisme, l'uréthrotomie, par la manœuvre de la lithotritie, par l'engagement des fragments, ou du moins par leur expulsion difficile et brutale. Comment pourrions-nous comprendre que, dans certains cas, l'acte réflexe qui détermine la congestion nécessaire à la production de la fièvre, suspende et retarde ses effets tandis que, dans d'autres circonstances, il les fera rapidement sentir ?

« Dans l'uréthrotomie, en particulier, comment nous
32

rendre compte du retard de l'accès de fièvre dans les cas
où l'on place une sonde à demeure et de son apparition
fréquente dans les heures qui suivent l'enlèvement de
cette sonde?

« L'opération de l'uréthrotomie accumule cependant les
incitations. Il faut passer la bougie armée, il faut ensuite
introduire le conducteur, il faut en troisième lieu faire
courir la lame et opérer les sections nécessaires, il faut
enfin introduire la sonde à demeure; ces divers temps de
l'opération peuvent être difficiles, l'introduction de la
bougie armée et du conducteur demande en particulier
beaucoup de temps, lorsque les rétrécissements sont durs,
étendus, compliqués. Or, vous le savez, ces conditions
sont habituellement réunies chez nos opérés, puisque nous
ne faisons l'uréthrotomie que dans les cas difficiles ou
compliqués.

« Voilà bien des incitations traumatiques, voilà bien les
conditions que rechercherait l'expérimentateur, s'il voulait
par le fait d'une action réflexe agir sur les vaso-moteurs
du rein. Comment peut-il se faire dès lors que l'accès de
fièvre ne se montre que 48 ou 60 heures après ces manœuvres?

« Comment se fait-il, demandons-nous encore, que l'accès de fièvre succède plus promptement aux manœuvres
de la lithotritie qu'aux manœuvres de l'uréthrotomie? Si
l'on nous objecte que le traumatisme, que l'incitation qui
va déterminer le phénomène réflexe se sont rapprochés
du rein, qu'ils agissent sur la vessie et non plus sur l'urèthre, nous demanderons pourquoi l'accès de fièvre se
produit plus rapidement encore, presque instantanément,
lorsqu'un fragment traverse l'urèthre avec peine, ou avec
trop de force?

« L'incitation est pourtant, cette fois encore, plus éloignée du rein, elle est reportée à l'urèthre; et il ne faut pas
invoquer le traumatisme concomitant de la vessie, car

l'accident fébrile dû aux fragments peut aussi bien se produire plusieurs jours après la séance qu'au lendemain du broiement.

« Il faut bien le reconnaître, c'est à la suite du contact immédiat de l'urine et de la plaie que naît dans ces cas l'accès de fièvre. . . . . et, comme l'ont tous remarqué les partisans de la théorie de l'absorption de l'urine par la plaie, c'est à la suite des mictions, et souvent presque immédiatement après, que le frisson apparaît. Plusieurs uréthrotomisés nous ont nettement accusé une miction douloureuse comme le précurseur immédiat de leur accès. . . . . C'est le cas de répéter la célèbre expression de l'auteur de la théorie de la pénétration par effraction du liquide urinaire dans le sang et dire avec M. Maisonneuve : le malade pisse dans ses veines. »

M. Guyon n'est pas exclusif cependant ; il admet la théorie rénale pour expliquer certains cas d'infection urineuse. « Mais vous ferez, dit-il, des cathétérismes explorateurs et évacuateurs irréprochables ; mais vous ferez des séances de lithotritie sans faire saigner au moindre degré ni l'urèthre ni la vessie, et cependant vous pourrez voir apparaître la fièvre la plus intense.

« C'est en présence de pareils cas que l'impressionnabilité du rein reprend toute son importance, c'est dans ces cas que vous devez chercher dans l'action réflexe une explication des accidents. Lorsque dans des conditions parfaites au point de vue opératoire, vous voyez survenir un accès urineux, soyez certains que les reins sont malades. Leurs fonctions étaient déjà troublées par l'influence d'une lésion préexistante, pour peu que le champ d'élimination soit encore rétréci, l'empoisonnement urineux aigu va se manifester. Ces accès doivent être jugés beaucoup plus sévèrement au point de vue du pronostic ; vous les verrez d'ailleurs ne pas rester uniques ; vous verrez en un mot s'établir le second type de la forme aiguë.

« Est-ce la congestion qui a été le point de départ du trouble de la fonction rénale? Il ne nous est pas possible de l'établir anatomiquement, car les autopsies ont à ce sujet fourni bien peu de démonstrations, mais quel que soit le processus qui réponde à l'incitation partie de la vessie ou de l'urèthre, *la secousse qui retentit dans le rein déjà malade*, sera vivement ressentie, et vous pourrez être les témoins désolés de ces cas où la mort, la moins prévue, succède à l'acte chirurgical le plus simple et le plus régulier.

« . . . . . L'observation clinique nous démontre que ce sont les lésions rénales et les troubles fonctionnels qui entrent surtout en ligne de compte dans les manifestations durables de l'empoisonnement urineux. . . . .

« La forme chronique nous montre souvent l'organisme livré sans réaction complète, et pour ainsi dire sans défense à une intoxication continue, qui quelquefois s'achève au milieu d'une véritable déchéance organique, dont témoigne l'abaissement de la température normale. . . . . . . On ne peut repousser la théorie non moins exacte de la rétention des matériaux de l'urine dans le sang, sous l'influence des lésions rénales. . . . . . A la *prolongation*, à la *répétition* de l'accès fébrile sans provocation nouvelle, doivent *nécessairement* correspondre *des lésions* et tout nous permet d'admettre que ce sont des lésions rénales ; qu'il s'agit alors de sujets atteints de néphrites interstitielles ; de néphrites suppurées, de ce que l'on a appelé la néphrite chirurgicale. »

Cette dernière partie de l'argumentation de M. Guyon présente des contradictions que je dois vous faire remarquer. En effet, il nous dit que la clinique démontre le rôle des lésions rénales et auparavant il avait fait observer que ces lésions « n'ont pas de signes pathognomoniques, « qui les révèlent et les affirment. »

De plus, il admet que « la rétention des matériaux de

« l'urine dans le sang », sous l'influence des lésions rénales est une cause de la fièvre urineuse, et dans les pages précédentes il avait écrit ce qui suit : « Or l'*urémie* « ne nous intéresse pas au point de vue où nous nous « sommes placés. Nous cherchons des conditions capables « d'éveiller la fièvre et non les signes d'un empoisonne- « ment dont le caractère principal et pathognomonique « est précisément l'abaissement de la température, comme « l'ont montré MM. Charcot et Bourneville, car, ne vous « y trompez pas, alors même qu'on parle d'urémie aiguë, « on se trouve en présence d'une affection dont le tracé « thermométrique, bien loin de trahir la moindre élévation « fébrile, est toujours inférieur à 37° et quelquefois même « au-dessous. Nous pouvons donc dire sans hésiter que « les accidents urémiques ne sauraient en aucune façon « être invoqués comme éléments de la fièvre urineuse. »

Quant à M. Le Dentu, lui non plus ne veut pas être exclusif; il a bien soin de nous prévenir, avant de com- mencer toute discussion, qu'il ne nie nullement l'absor- ption urineuse, mais l'an dernier encore il admettait la néphrite réflexe et il écrivait ce qui suit : « La question « tend à sortir de l'obscurité qui l'enveloppait. Ne sait-on « pas maintenant que la rétention brusque dans le sang « des substances destinées à l'excrétion urinaire peut « donner lieu à une véritable auto-intoxication dont la « fièvre est un des symptômes? D'autre part, des expé- « riences récentes (1885) n'ont-elles pas fait voir le rein se « congestionnant sous l'influence d'une excitation portant « sur l'urèthre et le col de la vessie? J'ai donc raison de « dire que la question marche et d'espérer que d'ici à peu « de temps elle recevra une solution définitive... »

Quel embrouillamini! Mais reprenons l'ordre chronolo- gique des faits. Tel était donc l'état de la question en 1886, lorsque je trouvai le moyen de faire une antisepsie directe et rigoureuse de l'urèthre et de la vessie, même chez les

rétrécis présentant les strictures uréthrales les plus accusées, les plus serrées. Les excellents résultats que
j'obtins en employant ces procédés ne tardèrent pas à
me convaincre que la fièvre urineuse des auteurs était
due à une seule cause, à une infection de l'organisme
par des microbes pathogènes contenus dans les voies
urinaires. Le succès inespéré que j'obtins l'année suivante, grâce à ces procédés, chez le malade de l'hôpital de la Pitié que M. Hutinel avait bien voulu me
confier, me décida à soutenir cette théorie de la fièvre
urineuse, qui devait désormais s'appeler *infection urineuse*. Après avoir rappelé que les prostatiques à la
troisième période soumis au cathétérisme meurent fréquemment de fièvre urineuse, je disais (1) : « Nous croyons
« que l'on doit chercher la cause de la mort dans un état
« infectieux dû à la pénétration de microbes dans le tor-
« rent circulatoire au niveau de l'appareil urinaire..... »
Je faisais remarquer que la théorie rénale, adoptée par
MM. Voillemier, Le Dentu et Guyon pour expliquer ces
cas particuliers de fièvre urineuse, était inexacte puisque
dans certaines autopsies on n'avait trouvé aucune lésion
rénale et particulièrement dans un cas où les reins avaient
été présentés à la *Société anatomique*.

Quant au mécanisme de cette infection chez les prostatiques, voici comment je l'expliquais : « Il est à remarquer, disai-je, « que dans les cas de mort tous les auteurs
« insistent sur ce fait d'une hématurie plus ou moins
« abondante à la fin de l'évacuation du réservoir de l'urine
« . . . . Or, ce sont là de larges portes ouvertes
« à la pénétration des micro-organismes dans le système
« circulatoire, et cette pénétration se fait d'autant plus
« facilement que la vessie, ainsi qu'on l'a fait remarquer,
« exprime alors sa muqueuse comme une éponge qu'on

____

(1) Arch. Gén. de Méd., août 1887.

« serre dans la main. Elle applique ainsi avec force les
« vaisseaux sanguins déchirés sur la masse microbienne.
« Les dernières parties qui restent dans la vessie sont en
« effet composées presque uniquement d'un liquide épais
« et purulent. »

Enfin, j'ajoutais, à propos des cas où l'on avait trouvé
une néphrite à l'autopsie : « Quant aux lésions inflam-
« matoires de l'appareil urinaire, du rein surtout, il est
« incontestable qu'elles ont leur importance, mais celle-ci
« est secondaire. Nous avons du reste tout lieu de croire
« que la néphrite aiguë qui précède fréquemment la ter-
« minaison fatale est une néphrite infectieuse. »

Eh bien, Messieurs, depuis 1886, la clinique, qui est le
meilleur juge en pareille circonstance, a pleinement confirmé, comme vous l'avez vu, cette théorie de l'*infection
urineuse*. Vous venez de voir combien l'antisepsie directe et rigoureuse de l'urèthre et de la vessie a rendues
plus efficaces et inoffensives les interventions dans les
affections de cette partie si importante de l'appareil urinaire. Vous savez maintenant que c'est l'antisepsie qui
permet d'éviter l'*infection urineuse*, l'ancienne *fièvre urineuse* des auteurs. Voilà pourquoi j'ai réservé pour la fin
de ce cours cette importante question. Ce que je vous ai
dit dans les leçons précédentes vous permet aujourd'hui
de comprendre facilement la véritable pathogénie de l'infection urineuse, pathogénie autrefois si obscure, comme
vous avez pu en juger d'après l'historique que j'ai cru
devoir vous faire de cette intéressante question.

Mais ce n'est pas seulement la clinique qui a confirmé
cette théorie de l'*infection urineuse*, c'est encore la bactériologie et l'expérimentation. Grâce aux remarquables
recherches du Dr Roussy et de plusieurs autres auteurs,
parmi lesquels je vous citerai l'éminent professeur Bouchard et ses distingués collaborateurs, M. Charrin et mon
ami et ancien camarade d'internat Roger, nous pouvons

aujourd'hui expliquer théoriquement les différents cas d'*infection urineuse*.

Vous savez qu'il est démontré actuellement que les microbes pathogènes agissent sur l'organisme par les matières qu'ils sécrètent. On admet également que l'intensité de cette action chimique est proportionnelle à la masse de la substance chimique qui la produit. Je vous rappelle encore que la multiplication des bactéries se fait suivant une progression qui devient bientôt vertigineuse, suivant l'expression de M. Bouchard. Dans certaines variétés, un seul vibrion peut en engendrer un milliard en moins de dix heures. La masse des produits de sécrétions est bien entendu proportionnelle au nombre des bactéries ainsi engendrées et aussi à l'intensité de leur vie.

Lorsque ces produits, véritables poisons, sont absorbés, ils provoquent des accidents pyrétiques, nerveux et dystrophiques qui varient suivant la nature des produits absorbés, c'est-à-dire suivant l'espèce du microbe qui le sécrète. Le Dr Roussy (1), qui le premier a isolé un de ces produits, qu'il considère comme une diastase, a montré que ces principes solubles non organisés, mais d'origine microbienne, sont doués d'une grande énergie. La *pyrétogénine*, qu'il a extraite de l'eau de macération de levure de bière, introduite dans l'organisme en injection dans le sang ou en injection sous-cutanée, a produit chez le chien une fièvre intense à la dose de quelques dixièmes de milligrammes. L'accès de fièvre ainsi provoqué affecte la plus grande similitude avec celui de la fièvre paludéenne. Cette mémorable découverte va nous rendre facile l'explication des faits observés dans l'infection urineuse. Mais il est encore certaines particularités que je dois vous rappeler. Cet accès fébrile est déterminé au bout d'un temps très court. Il « accomplit son évolution en neuf ou dix heures,

---

(1) Semaine médicale, 1889, numéros 7, 11, 48.

en trois phases dont les durées sont, en général, respectivement de deux heures pour *l'ascension*, quatre heures pour le *summum*, quatre heures pour la descente ».

Les produits bactériens sont éliminés par les reins, transformés dans le foie, brûlés dans le sang ou dans les tissus. « J'ai démontré en effet, dit M. Bouchard (1), que dans les maladies infectieuses, les urines emportent au dehors une part notable des substances solubles vénéneuses qui ont été sécrétées par les microbes dans le corps pendant la maladie; qu'on peut, en injectant après stérilisation les urines d'un animal atteint de la maladie pyocyanique, provoquer chez un animal sain les symptômes essentiels et très spéciaux de cette maladie. De même, après avoir injecté chez un animal la culture stérilisée du bacille pyocyanique, MM. Charrin et Rüffer ont pu, en recueillant les urines de cet animal et en les injectant à un animal sain, provoquer chez ce dernier les paralysies caractéristiques de la maladie pyocyanique. Les poisons morbides, et spécialement les poisons d'origine microbienne, s'éliminent donc par les reins comme les poisons naturels. »

Retenez bien ce fait, Messieurs, il a pour nous la plus haute importance.

Mais, en continuant à pulluler, les microbes poussent l'intoxication jusqu'à la mort — malgré les efforts que fait l'organisme pour reculer cette échéance — lorsque celui-ci ne peut pas diriger contre la vie des microbes les deux moyens de défense par lesquels il peut agir sur eux : le *phagocytisme*, qui les détruit, l'*état bactéricide*, qui modère et arrête leur pullulation. Malheureusement, beaucoup de microbes, suivant M. Bouchard, peuvent empêcher l'effort phagocytaire d'aboutir, soit que leurs sécrétions paralysent, peut-être, les leucocytes, soit

(1) Semaine médicale, 1889, numéro 14.

qu'elles agissent sur le centre vaso-dilatateur et empêchent ainsi la diapédèse de se produire. Ces sécrétions font le danger de certains microbes, plus encore que les sécrétions pyrétogènes ou vénéneuses. En face de ces microbes, l'organisme est désarmé ou ne dispose que de moyens palliatifs (Bouchard).

Quant à l'état bactéricide, il n'apparaît que tardivement. Il est nul au moment où l'on vient d'injecter les produits bactériens dans le sang; il est douteux pendant les 24 premières heures, nettement accusé au bout de 48 heures, plus évident au bout de 72 heures et de 96 heures. C'est au bout de ce temps seulement que l'immunité est solidement établie, dit M. Bouchard, qui a bien soin de faire remarquer en même temps que l'immunité acquise n'est pas la conséquence d'un état fébrile et qu'elle n'est pas davantage l'accoutumance aux poisons bactériens.

Quant à l'immunité naturelle, il suffit pour la forcer, pour produire l'infection générale et pour empêcher la diapédèse, d'augmenter la dose des produits bactériens. Une très intéressante expérience de mon ami Roger le prouve. Chez un lapin, animal réfractaire, Roger inocule dans la chambre antérieure le bacille du charbon symptomatique. Dans ce milieu dépourvu de leucocytes, le végétal se développe. A ce moment, Roger fait une seconde inoculation à la cuisse: la tumeur crépitante s'y développe et l'infection générale se produit.

Dans cette expérience, a fait observer M. Bouchard, la culture dans la chambre antérieure a jeté dans la circulation assez de matières pour empêcher la diapédèse et l'infection s'est produite comme lorsqu'on inocule chez cet animal le même microbe en l'accompagnant d'une grande quantité de ses produits.

Lorsque le phagocytisme peut se produire, l'état est moins grave, l'organisme peut lutter, d'autant plus que bientôt l'état bactéricide commence à se faire sentir.

Dans les humeurs qui se modifient ainsi peu à peu la pullulation des microbes se ralentit, ces micro-organismes s'atténuent. Les poisons qu'ils sécrètent ou excrètent diminuent donc de plus en plus. Celui qui paralyse le centre vaso-dilatateur diminuant comme les autres, la diapédèse, jusque-là entravée, se produit, le phagocytisme s'accomplit complétement sur les bactéries déjà atténuées ; il achève leur destruction ainsi favorisée par l'état bactéricide et la guérison survient (Bouchard).

Dans la maladie infectieuse, les matières bactériennes nuisibles agissent d'emblée, les matières utiles agissent tardivement. Mais l'effet nuisible cesse rapidement, tandis que l'effet utile dure longtemps (Bouchard).

Abordons maintenant, Messieurs, la véritable pathogénie de *l'infection urineuse*, la *fièvre urineuse* des anciens auteurs.

Comment allons-nous interpréter par la théorie de l'infection la première forme, la forme foudroyante ? Examinons méthodiquement ce qui s'est passé chez le malade de l'hôpital Necker mort le 11 avril 1888, douze heures après une uréthrotomie interne. Il s'agit d'un homme de 43 ans, dont l'état général est bon, qui n'a pas de fièvre, chez lequel l'exploration rénale est négative, mais dont les urines sont purulentes et contiennent la *bactérie septique de la vessie* décrite par Clado. Il paraît qu'il n'y avait pas d'autres micro-organismes. Il existe aussi chez ce malade une fistule périnéale et un rétrécissement qui est resté infranchissable pendant trois jours. La veille, on a pu passer une bougie filiforme, qui est restée à demeure. On fait bien entendu l'uréthrotomie interne sans pratiquer préalablement le lavage de la vessie sans sonde, car quel enfantillage, quelle « superfluité » que ce lavage sans sonde ! et l'on fait ainsi à l'urèthre une section au milieu d'un liquide purulent contenant des microbes pathogènes et les produits de leur sécrétion. Après l'uréthrotomie interne, on constate qu'il est impossible de passer une sonde même du n° 12. On y renonce donc et on laisse le malade sans sonde à demeure. La plaie de l'urèthre, qui est béante, fait constaté à l'autopsie, est baignée par les liquides septiques contenus dans l'urèthre en arrière du rétrécissement. Ce liquide est donc absorbé. Les manœuvres répétées ont dû également permettre l'absorption au niveau de l'urèthre postérieur et peut-être même de la vessie. Aussi une heure et demie après l'opération le malade est-il pris d'un violent frisson. On ne dit pas à quelle heure eut lieu la première miction après l'uréthrotomie. Avec un calibre aussi faible de l'urèthre et une plaie du canal, vous comprenez que chaque fois le malade « pissa dans ses veines », suivant l'expression de Maisonneuve ; mais ce n'est pas simplement de l'urine qu'il fit passer ainsi dans le torrent circulatoire, mais un liquide contenant des microbes pathogènes et leurs sécrétions.

Les recherches du D' Roussy expliquent parfaitement dans ce cas l'apparition rapide de la fièvre. Quant à la répétition de l'accès et à la mort, elles peuvent être très bien expliquées par les particularités que je vous signalais tout à l'heure.

Il est encore chez les urinaires un fait qui présente une grande importance. Le poison bactérien contenu dans le sang est en notable partie évacué par l'urine, vous ai-je dit. Il vient donc s'ajouter à celui que sécrètent les microbes contenus dans les voies urinaires et à chaque miction une certaine quantité de ce poison pénètre de nouveau dans le torrent circulatoire. Or, les mictions seraient fréquentes pendant l'accès fébrile, chez un certain nombre de malades, suivant le D'. Malherbe : « Les malades, dit-il, sentent l'urine parce que pendant l'accès ils pissent au lit, ou du moins laissent toujours échapper dans leur linge ou dans leurs draps une certaine quantité d'urine. Il est un certain nombre d'entre eux qui ont en effet des envies fréquentes et vives, n'aboutissant qu'à l'expulsion de quelques gouttes d'urine. »

Que révéla l'autopsie chez le malade dont je vous parle? Elle montra que le sang, qui, à l'état normal, ne renferme pas de bactéries, ainsi que l'a démontré M. Pasteur et que l'ont reconnu après lui beaucoup d'autres auteurs, renfermait la *bactérie septique de la vessie*. Celle-ci se rencontra également dans la rate et dans les reins. Ces derniers organes étaient fortement congestionnés, mais l'examen histologique ne permit de reconnaître aucune lésion pouvant expliquer la mort du malade, ce qui devait être puisque douze heures auparavant la santé générale était excellente.

La théorie rénale et la théorie de l'absorption de l'urine sont impuissantes à expliquer ici une mort aussi rapide. Ce que l'on sait aujourd'hui de l'infection permet au contraire de se rendre très bien compte d'une terminaison fatale survenue aussi peu de temps après la cause qui l'a produite.

Mais je n'insiste pas; le fait est par trop évident. L'élève de M. Guyon qui a rapporté cette observation dans sa thèse reconnaît lui-même qu'il s'agit d'un cas type d'infection.

J'ai peu de chose à ajouter, Messieurs, à ce que j'écrivais en 1887 au sujet de la mort rapide qui survenait si souvent autrefois après l'évacuation de la vessie chez les prostatiques à la troisième période. C'est bien la rupture des vaisseaux sanguins de la muqueuse vésicale qui favorise l'infection dans ces cas, mais la mort n'est pas due seulement à la pénétration dans le torrent circulatoire des microbes pathogènes contenus dans la vessie; l'absorption des poisons solubles sécrétés par ces micro-organismes y joue également un rôle considérable.

Passons à présent au *premier type* de la *forme aiguë* décrite par M. Guyon. L'infection est encore évidente dans ces cas. Cet accès fébrile franc, analogue à l'accès de la fièvre paludéenne, est tout à fait identique à celui que le D' Roussy a déterminé avec la pyrétogénine. Seulement dans ces cas l'infection est moins accusée que dans la forme précédente, parce que la masse de la substance chimique d'origine microbienne qui a été absorbée est moins considérable et aussi parce que l'organisme a pu lutter avec avantage contre la pullulation des bactéries.

Vous avez vu que la théorie rénale est impuissante à expliquer ces faits. Mais il en est de même de la théorie de l'absorption urineuse. Voyons si la théorie de l'infection permet d'expliquer les faits les plus obscurs signalés par les auteurs.

L'accès fébrile survient parfois, a-t-on dit, avant que le malade ait uriné, à la suite d'un cathétérisme simplement uréthral, dans des cas de rétrécissements très serrés et difficiles à franchir. Cela n'a rien de bien surprenant si l'on admet la théorie de l'infection. Ne sait-on pas que dans ces cas l'urèthre est presque toujours dilaté et enflammé en arrière de ces strictures. La moindre éraillure de la muqueuse uréthrale suffira donc pour permettre la pénétration dans le système sanguin des poisons solubles sécrétés dans cette région par les bactéries qui y pullulent et qui peuvent pénétrer elles-mêmes dans le torrent circulatoire. L'infection peut donc se produire dans ces cas sans que l'urine n'y joue en effet aucun rôle.

Lorsqu'il ne s'agit que d'une légère éraillure de la muqueuse vésicale et surtout uréthrale, la quantité d'urine absorbée est trop faible, a-t-on dit, pour expliquer les phénomènes fébriles. C'est juste, mais on n'en peut pas dire autant quand il s'agit de bactéries et surtout de poisons bactériens. Rappelez-vous que le D' Roussy a déterminé, chez le chien, un violent accès fébrile avec quelques dixièmes de milligrammes de l'un de ces poisons. Lorsque l'urèthre postérieur, ce nid à microbes dans l'uréthro-cystite, est simplement mis en contact avec un cathéter, le froissement de l'épithélium de sa muqueuse suffit, avons-nous vu, pour permettre une absorption assez rapide des liquides qui y sont contenus. Or, le poison bactérien est une substance soluble, son absorption est donc aisée et l'accès fébrile qui survient dans ces cas s'explique parfaitement.

Puisque l'uréthrotomie interne détermine si souvent de la fièvre, a-t-on dit, comment se fait-il que le débridement du méat n'en provoque presque jamais? D'abord, je vous ferai remarquer que la plaie uréthrale dans ce dernier cas est pour ainsi dire en dehors du canal; elle est dans de mauvaises conditions pour permettre l'absorption. De plus, l'urine est habituellement normale dans ce cas; l'atrésie du méat est en effet le plus souvent congénitale.

Le contact de l'urine avec une plaie n'offre aucun danger, a-t-on dit. C'est vrai quand l'urine est normale, mais c'est absolument inexact quand elle contient des micro-organismes pathogènes. Il est vrai qu'à la séance du 28 juin de la *Société de Biologie* (1), on a entendu de drôles de choses à ce sujet. Après avoir appris qu'un jeune chirurgien des hôpitaux ressemble fort à un explorateur qui aurait la prétention d'avoir découvert récemment l'Amérique, on a entendu un autre chirurgien des hôpitaux, de la même Ecole, dire que l'urine pathologique ne trouble pas l'évolution des plaies vésicales, et que les urines ammoniacales sont inoffensives, parce que la *bactérie septique de la vessie* vit difficilement dans un milieu ammoniacal. Mais il n'y a pas que cette bactérie qui puisse produire des accidents infectieux. Des recherches faites au laboratoire de M. Straus ont fait découvrir dans les urines purulentes de malades atteints de rétrécissements anciens avec cystite et pyélo-néphrite consécutives (trois fois sur dix cas), un bacille

____

(1) Semaine médicale, 2 juillet 1890.

qui n'avait pas encore été décrit et qui décompose énergiquement l'urée en carbonate d'ammoniaque et en eau. Or, les cultures pures de ce bacille injectées à la dose d'un demi centimètre cube dans le tissu cellulaire sous-cutané, dans la veine ou dans le péritoine des lapins tuent ces animaux dans un laps de temps variant de deux heures à quelques jours. Les cultures âgées (de 15 à 20 jours) sont bien plus toxiques que les cultures jeunes. Les animaux présentent une hyperthermie marquée quelques heures déjà après l'inoculation. Les cultures stérilisées par la chaleur ou par la filtration sur porcelaine possèdent le même pouvoir toxique et pyrétogène que les cultures vivantes, quoique moins accusé. Ce bacille sécrète donc des produits d'une toxicité extrême et d'un pouvoir pyrogène manifeste. Il provoque également des accidents gangréneux, mais il n'est pas pyogène.

Vous comprenez maintenant, Messieurs, pourquoi l'infiltration d'urine est parfois si grave quand l'urine est ammoniacale, pourquoi les accidents gangréneux apparaissent si rapidement dans ces cas. Eh bien, que le chirurgien des hôpitaux dont je vous parlais tout à l'heure fasse donc une plaie à la vessie dans ces conditions, sans prendre des précautions antiseptiques, et il verra si l'urine ammoniacale est inoffensive ! Mais pardonnons-lui cette erreur, Messieurs, à ce chirurgien, car il a dit en terminant quelques bonnes paroles : « On peut d'ailleurs, a-t-il « dit, servir efficacement la science en étudiant un phéno-« mène clinique et en en tirant toutes les conséquences, « aussi bien qu'en provoquant et étudiant un phénomène « expérimental. » Ceci est très juste; il ne faut jamais oublier que c'est la clinique qui doit avoir le dernier mot dans toutes ces questions. Qu'importent les résultats obtenus chez des cobayes, des lapins ou des chiens si ces résultats diffèrent chez l'homme ! Même au point de vue exclusivement scientifique, c'est une lacune immense pour un fait qui se présente dans de telles conditions.

Dans la question qui nous occupe n'est-ce pas du reste la clinique qui la première a démontré que la fièvre urineuse est bien due à une infection produite par l'absorption des éléments septiques contenus dans les voies urinaires? En effet, qu'ai-je constaté, en 1886, à l'hôpital Saint-Antoine? Le fait suivant, entre autres (1) : on dilate un rétréci atteint de cystite sans faire le lavage de la vessie *sans sonde* : il survient de la fièvre urineuse. Je fais l'antisepsie de la muqueuse uréthro-vésicale et je continue en même temps la dilatation : il ne survient plus de fièvre urineuse. La conclusion, il me semble, est bien simple.

Prenons encore le fait que je vous ai cité déjà en étudiant l'hypertrophie de la prostate. Je veux vous parler du malade de M. Hutinel. C'est un prostatique à la troisième période présentant de la cystite et un état général extrêmement grave. Il est admis que si on le sonde il va avoir de la fièvre urineuse et il succombera. C'est un fait d'observation affirmé par M. Guyon. Or, je le sonde, mais j'ai soin de faire une antisepsie minutieuse et j'obtiens un succès remarquable. Là encore il est évident que la fièvre urineuse ne s'est pas produite parce que j'ai eu soin de débarrasser l'urèthre et la vessie des éléments septiques que ces organes contenaient. Mais il est inutile d'insister plus longtemps sur cette question. Il ne saurait être douteux que l'on peut très utilement servir la science en étudiant avec soin les phénomènes cliniques.

D'autre part, il faut bien reconnaître avec M. Dastre et d'autres auteurs que les phénomènes expérimentaux présentent un caractère de précision que n'ont pas toujours les faits cliniques. Aussi me voyez-vous tenir le

____

(1) Arch. gén. de Méd., mars 1887, obs. III.

plus grand compte des résultats fournis par l'expérimentation.

Mais revenons à notre sujet. Comment expliquer les accès fébriles spontanés? a-t-on dit. Pourquoi sont-ils intermittents? Il est incontestable que la muqueuse vésicale enflammée absorbe peu; il est également évident que l'organisme se défend admirablement contre les microbes pathogènes contenus dans les voies urinaires, car la fièvre urineuse spontanée est relativement rare, même dans les cas où la suppuration s'étend à presque tout l'appareil urinaire, c'est-à-dire quand il existe à la fois de la cystite et de l'urétéro-pyélo-néphrite. Il semble qu'il existe à ce moment là une véritable immunité acquise. Mais si les microbes pathogènes contenus dans les voies urinaires paraissent à peu près inoffensifs dans ces conditions, il n'en est plus de même de leurs sécrétions. On ne s'habitue pas aux poisons. L'immunité acquise, comme l'a très bien fait remarquer M. le prof. Bouchard, n'est point la conséquence de l'accoutumance aux poisons bactériens. La fièvre urineuse s'observera donc dans ces conditions lorsqu'une masse suffisante des poisons excrétés par les microbes pathogènes contenus dans les voies urinaires passera dans le torrent circulatoire. Voilà pourquoi vous observerez l'infection urineuse chez les malades atteints à la fois de la lithiase urinaire et d'urétéro-pyélo-néphrite, à propos des mouvements, d'un traumatisme, d'une cause quelconque enfin, qui permettra au calcul de blesser la muqueuse des voies urinaires — éraillure qui est souvent révélée par une hématurie — et par suite rendra possible l'absorption d'une quantité suffisante de poisons bactériens pour déterminer un accès fébrile plus ou moins intense. Voilà pourquoi cet accès spontané apparaîtra dans les mêmes conditions dans les cas de cystite calculeuse ou bien encore à propos d'une rétention d'urine.

Pour expliquer le *deuxième type* de la forme aiguë et

l'*infection lente*, M. Guyon abandonne la théorie de l'absorption urineuse, et comme MM. Verneuil, Voillemier et Le Dentu, adopte la théorie rénale. Je vous ai déjà dit que l'anatomie pathologique a donné plusieurs fois un démenti formel à cette théorie. Je vous ai encore fait remarquer que les lésions d'urétéro-pyélo-néphrite que l'on constate souvent à l'autopsie dans ces cas ne sont pas toujours suffisantes pour expliquer la mort. Je vous ai fait observer également que le malade à qui M. Guyon avait pratiqué l'uréthrotomie interne, et qui n'avait pas d'urétéro-pyélo-néphrite, était mort au bout de douze heures, tandis que le prostatique, qui avait au contraire de l'urétéro-pyélo-néphrite, n'avait succombé que le septième jour.

Ces différences s'expliquent facilement avec la théorie de l'infection urineuse. C'est principalement une question de dose et de nature des poisons bactériens absorbés. L'intensité de vie des bactéries qui sont introduites dans le torrent circulatoire n'est pas non plus toujours la même. Enfin les diverses variétés de microbes pathogènes qui peuvent exister dans l'urine ne possèdent pas le même degré de virulence.

La répétition des accès fébriles s'explique par la répétition de l'absorption des poisons bactériens. Je crois cependant que les lésions rénales jouent un certain rôle dans la forme lente et dans le deuxième type de la forme aiguë de l'infection urineuse. Elles limitent en effet l'élimination des poisons bactériens, car n'oubliez pas que M. Bouchard a démontré qu'une grande partie de ces poisons s'éliminent par l'urine.

D'autre part, rappelez-vous que dans les formes dont nous nous occupons les lésions rénales sont fréquemment secondaires, ce sont des lésions de néphrites infectieuses consécutives à l'infection générale elle-même. Je vous les ai décrites; je n'insisterai donc pas sur ces lésions. Mais je vous ferai remarquer qu'elles limitent de plus en plus la fonction rénale. Ce n'est pas seulement l'élimination des poisons bactériens qui devient alors incomplète, mais encore celle des produits de désassimilation contenus dans le sang. On comprend donc que dans certains cas des accidents urémiques viennent s'ajouter aux phénomènes d'infection. Mais ces cas sont rares, parce que l'infection urineuse tue ordinairement les malades avant que les lésions rénales aient atteint le degré suffisant pour produire l'urémie. Cependant il est possible que l'urémie joue un certain rôle dans la forme chronique de l'infection urineuse. Je crois même que c'est ainsi qu'il faut expliquer ces cas sur lesquels M. Guyon a insisté et qui sont caractérisés par un état fébrile continu sans accès bien accusés.

Maintenant faut-il admettre, avec certains auteurs, que l'infection urineuse puisse évoluer complétement sans fièvre ? Trois observations de ce genre ont été citées dans sa thèse par un ancien élève de M. Guyon comme des types de cette forme de l'infection urineuse. Or, voici ce que je trouve dans ces trois observations :

1° Dans l'une (obs. VIII), il s'agit d'un rétréci âgé de 66 ans. « En septembre 1887, chute sur le périnée, abcès « et fistules consécutives. Rentré à Necker, le 7 juillet « 1888, on passe une bougie filiforme, et le 25 juillet, « M. Guyon fait l'uréthrotomie interne.

« Le 2 août, la fistule persiste. Cystite intense avec « beaucoup de pus. Orchite droite, œdème des bourses, « œdème des membres inférieurs, albuminurie (1 gram. 50).

« Le 13 août, il meurt presque subitement, sans fièvre. »

Vous conviendrez que c'est un peu court comme observation; mais pour certains histologistes la clinique présente sans doute peu d'importance. Il serait bon cependant, il me semble, de donner un peu plus de détails à ce point de vue quand on veut prouver un fait fort discutable. Le malade est mort sans fièvre nous dit-on. Cela ne suffit pas ; il nous faudrait savoir également s'il n'en a pas eu du 25 juillet, jour où l'on a pratiqué l'uréthrotomie interne, au 13 août. Mais je suis peut-être indiscret, Messieurs, je n'insiste pas.

2° Dans le second cas, il s'agit d'un rétréci âgé de 75 ans. « A l'examen on constate la présence de plusieurs fistules « périnéales qui se seraient formées depuis un mois.

« L'urètre n'admet qu'une bougie n° 6. La prostate est « à peine un peu grossie. La vessie se vide assez bien. Les « reins ne paraissent pas augmentés de volume, pourtant « du côté droit on perçoit le ballottement.

« Urines troubles, purulentes, albumineuses, contenant « des cylindres granulo-graisseux. Pas de fièvre.

« Uréthrotomie interne. — Le 22 février 1888 ; quelques « jours après, il se forme un abcès périnéal. Le 12 mars, le « malade va mieux, il garde à demeure une sonde n° 18. « Le 17, il est pris de pneumonie et meurt le 20 mars, « n'ayant présenté qu'une légère élévation de la tempé- « rature. »

Voilà encore une observation qui ne nous convaincra guère. Permettez-moi de faire une autre remarque : il me semble qu'il meurt bien des malades après l'uréthrotomie interne à l'hôpital Necker ?

3° Dans le troisième cas, il s'agit d'un malade atteint de cancer de la prostate et qui, le 6 mai 1888, avait 40° de température et des urines sales ; il quitte l'hôpital ce jour-là.

Il y rentre de nouveau « le 22 mai avec le rein gauche « douloureux, ainsi que l'uretère correspondant au niveau « du détroit supérieur du bassin. Le malade a beaucoup « maigri et il a un léger œdème malléolaire du côté droit. « Pas de fièvre. Urines purulentes, avec quelques rares « cylindres granuleux. Dans la suite ce malade maigrit de « plus en plus, il perd ses forces et présente un aspect « cachectique très prononcé en ce moment (20 septembre).

« Ce malade est mort le 7 octobre, en présentant une élé-
« vation terminale de la température durant une seule
« après-midi. Il a élé infecté par le streptocoque. »

Si la forme apyrétique de l'infection urineuse existe, ce
ne sont évidemment pas ces trois observations qui le
prouvent. Il s'agit là de trois faits qui rentrent dans la
catégorie de ceux que je vous rappelais tout à l'heure. Ne
nions point cependant l'infection urineuse sans élévation
de température. Vous savez que le D\u2072 Roussy a démontré
qu'il existe des « substances chimiques *frigorigènes* d'ori-
« gine microbienne » (1). Ces substances peuvent-elles se
rencontrer dans l'urine et déterminer une forme spéciale
de l'infection urineuse ? C'est l'avenir qui nous l'apprendra.
Rappelez-vous également que M. le prof. Charcot, dans
son ouvrage sur les *Maladies des Vieillards*, a montré que
l'absence de réaction est le caractère dominant de la pathologie sénile. C'est donc surtout chez les vieillards qu'il
faudra rechercher l'existence de la forme apyrétique de
l'infection urineuse.

Vous voyez, Messieurs, que la *théorie de l'infection urineuse* permet d'expliquer aujourd'hui les différentes
formes cliniques et les cas regardés autrefois comme les
plus obscurs de la *fièvre urineuse* des anciens auteurs.
Démontrée exacte d'abord par la clinique, cette théorie a
été ensuite confirmée par la bactériologie et l'expérimentation.

J'en ai fini avec la pathogénie de l'infection urineuse.
J'ai sans doute été un peu long, mais l'importance du
sujet justifie, il me semble, tous les détails dans lesquels
j'ai cru devoir entrer. Occupons-nous maintenant du
TRAITEMENT de cette grave complication des maladies
des voies urinaires.

Si j'ai autant insisté sur la pathogénie de l'infection

---

(1) *Semaine médicale*, 1889, n° 11.

urineuse, c'est parce qu'elle doit servir de base au traitement de cette complication. Il est évident qu'ici le *traitement* doit être surtout *préventif*. Avant de pratiquer une opération quelconque sur l'urèthre ou la vessie, même le simple cathétérisme, il faut avoir soin de nettoyer complétement ces organes et de remplacer l'urine qu'ils contiennent par un liquide au moins aseptique, sinon antiseptique. « Si la virulence n'est autre chose, dit M. Bouchard (1), que la toxicité des matières sécrétées par les microbes, le point de vue thérapeutique change, car ce n'est pas avec des antiseptiques que l'on combat des poisons. Sans doute pendant la période active de la maladie, quand l'agent infectieux continue à se multiplier, il est bon d'entraver sa pullulation ; mais il ne faut pas oublier le poison qui seul provoque les accidents morbides. Si ce poison est sécrété sur une surface accessible, on peut l'évacuer ou le précipiter, empêcher qu'il soit absorbé. »

Or, Messieurs, heureusement pour nos malades, il en est très souvent ainsi chez les urinaires. Grâce au *lavage continu de l'urèthre antérieur* et au *lavage de la vessie sans sonde*, nous pouvons, depuis 1886, *évacuer* dans *tous les cas* les *poisons bactériens* contenus dans l'*urèthre* et la *vessie*, même, je vous le répète, chez les *rétrécis* présentant les strictures les plus serrées que vous puissiez rencontrer. Vous comprenez maintenant toute l'importance que présentent ces deux découvertes.

Rappelez-vous aussi que dans un très grand nombre de cas ces poisons n'existent pas dans l'urine avant son arrivée dans la vessie. Il est donc bien facile aujourd'hui d'éviter l'infection urineuse. Mais lors même qu'il existe de l'urétéro-pyélo-néphrite, vous pouvez encore éviter cette grave complication : il suffit pour cela de répéter autant

____

(1) *Semaine médicale,* 1889, n° 14.

qu'il est nécessaire les lavages de la vessie sans sonde après une opération pratiquée sur les voies urinaires inférieures. Dilués dans une grande quantité de liquide, les poisons bactériens deviennent inoffensifs. Nous pouvons donc éviter dans presque tous les cas l'infection urineuse sans même chercher à précipiter les poisons bactériens; nous faisons mieux, nous les évacuons.

Le Dr Roussy a constaté que la *pyrétogénine* se comporte comme une base. En est-il ainsi de tous les poisons bactériens? Quelles substances inoffensives pour la muqueuse uréthro-vésicale faudrait-il employer pour précipiter les poisons bactériens que l'on peut rencontrer dans l'urine de la vessie? Ce sont là pour nous, je vous le répète, autant de questions secondaires. La solution saturée d'acide borique, vous l'avez constaté à ma clinique depuis un an, donne d'excellents résultats. C'est le liquide de choix à employer pour évacuer les bactéries et les poisons qu'elles sécrètent et éviter l'infection urineuse; c'est en même temps un antiseptique et un modificateur de la muqueuse uréthro-vésicale enflammée. Cette solution me rend les plus grands services depuis 1886; je crois donc devoir vous la recommander d'une façon toute spéciale.

Il est bien entendu que l'inflammation des voies urinaires doit être traitée en même temps par les moyens que je vous ai décrits dans les précédentes leçons. Lorsqu'il n'y aura plus de microbes pathogènes dans les voies urinaires, l'infection urineuse ne sera plus guère à craindre. Mais aujourd'hui je tiens à vous indiquer surtout les précautions qu'il faut prendre pour éviter l'infection urineuse quand une intervention s'impose chez un malade dont l'urine est septique.

Faut-il prendre ces mêmes précautions lorsqu'il n'existe pas d'inflammation de l'appareil urinaire. Sans doute, puisque les poisons microbiens, quelle que soit leur origine, s'éliminent en notable quantité par les reins. Je sais bien que l'infection urineuse paraît excessivement rare dans ces conditions ; mais il est si simple de faire un lavage de la vessie sans sonde avant une opération, de façon à vider la vessie et à imprégner la muqueuse uréthro-vésicale d'eau boriquée, que l'on aurait bien tort de n'y pas recourir.

Inutile de vous dire qu'il faut en même temps avoir bien soin de n'employer que des instruments aseptiques. Mais je dois faire ici une remarque importante. Certains chirurgiens d'un mérite incontestable s'imaginent encore aujourd'hui que pour éviter la *fièvre urineuse*, comme ils disent, il suffit de rendre aseptique les instruments dont on doit se servir. Mais c'est là, Messieurs, une monstruosité. Qu'importe que votre instrument soit aseptique si vous allez, par exemple, sectionner la paroi uréthrale au milieu d'un liquide contenant des microbes pathogènes et les poisons qu'ils sécrètent ? Croit-on que c'est parce que l'instrument est aseptique que l'absorption sera évitée ? En vérité, c'est d'une naïveté incroyable. Aussi vous avez vu quelles sont les déplorables conséquences d'une pareille pratique.

Lorsqu'il existe une cystite intense, je vous rappelle qu'il est prudent de prendre non seulement les précautions que je vous ai indiquées, mais encore d'éviter les traumatismes d'une certaine importance. Chez les rétrécis par exemple, vous n'aurez pas recours aux procédés de force, vous emploierez simplement la dilatation.

On a conseillé les calmants et même l'anesthésie pour éviter l'infection urineuse. On empêcherait ainsi, dit-on, la congestion rénale réflexe de se produire et par suite la fièvre urineuse serait évitée. Cette déduction de la théorie rénale, théorie inexacte comme vous l'avez vu, mérite de nous arrêter un peu. Vous savez combien il est facile aujourd'hui, grâce aux solutions de chlorhydrate ou de nitrate de cocaïne employées sans sonde, d'anesthésier directement la muqueuse uréthro-vésicale. Vous savez aussi que j'ai toujours recours à cette anesthésie, parce je considère qu'il est inutile de faire souffrir les malades quand la douleur peut être évitée sans inconvénient. Eh bien, cette précaution a-t-elle une réelle importance au point de vue de la prophylaxie de l'infection urineuse? Il est admis aujourd'hui que la congestion rénale réflexe existe. Or, tout ce qui trouble la fonction rénale doit être évité s'il y a absorption des poisons bactériens ou pénétration dans le torrent circulatoire des microbes pathogènes susceptibles d'y pulluler et par suite d'y verser les produits toxiques de leurs sécrétions, puisque ces poisons s'éliminent en notable partie par les reins. Dans ces conditions, l'anesthésie directe de la muqueuse uréthro-vésicale est réellement utile. Mais s'il n'y a pas absorption de ces éléments toxiques ni pénétration dans le sang de microbes pathogènes, cette congestion rénale me paraît avoir peu d'importance et l'anesthésie de la muqueuse uréthro-vésicale rend alors, à ce point de vue, bien peu de services.

Tel est aujourd'hui, Messieurs, le *traitement préventif* de l'infection urineuse, traitement simple dont vous connaissez la merveilleuse efficacité. Je vous rappelle que c'est grâce à ce traitement que j'ai pu, entre autres, obtenir des succès remarquables chez des prostatiques à la troisième période que l'on aurait considérés autrefois comme voués à une mort certaine ; que j'ai pu rendre inoffensive et très efficace la *divulsion progressive ;* que j'ai pu simplifier considérablement le traitement des rétrécissements de l'urèthre.

Vous parlerai-je des moyens médicaux qui ont été proposés pour éviter l'infection urineuse? Leur inefficacité est tellement reconnue et s'explique aujourd'hui si facilement que je crois inutile d'insister sur ce point. Je vous dirai un mot cependant du sulfate de quinine. Tour à tour abandonné pour être remplacé par des substances dites antiseptiques, puis repris de nouveau, il semble que ce soit encore le médicament sur lequel on compte le plus pour éviter l'infection urineuse. Eh bien, voici ce que dit M. Guyon à ce sujet : « Cependant, pour vous dire franchement ma pensée, je ne lui accorde qu'une médiocre confiance et ce n'est pas sur lui que je compte pour éviter les accidents fébriles. Mais. . . . . il est peut-être un des meilleurs sédatifs de l'imagination. Grâce à sa réputation de faire éviter la fièvre, il a un effet moral incontestable... »

Lorsque l'absorption des matières toxiques sécrétées par les microbes « est déjà effectuée ou si ce poison a été primitivement fabriqué dans l'intimité des tissus, on peut encore l'atteindre, dit M. Bouchard, le brûler en activant les combustions, forcer son élimination par les émonctoires ; on peut, en tous cas, combattre ses effets physiologiques par l'administration de substances antagonistes. Parmi tous ces moyens, l'élimination du poison morbide est celui dont la réalité est la mieux établie. »

M. Bouchard, ainsi que je vous l'ai déjà dit, a surtout en vue l'élimination par les reins, sur laquelle il a beaucoup insisté.

Au point de vue de ce *traitement curatif* de l'infection urineuse, voici les différents moyens qui ont été proposés par les auteurs. Dès que le frisson apparaît, on doit réchauffer le malade. On l'entoure de couvertures, on place des boules d'eau chaude le long du corps et à ses pieds. M. Guyon, qui cherche surtout à provoquer la sudation, conseille particulièrement le thé au rhum ou à l'eau-de-vie et bien chaud. « Je ne prétends pas, dit-il, en les prescrivant, m'adresser à un spécifique de la fièvre urineuse, je ne crois pas à l'alcool une vertu particulière et spéciale. . . Je ne vois dans cet agent médicamenteux qu'un stimulant diffusible, énergique, à action rapide. Aussi n'est-ce pas à doses fractionnées, même répétées, que je le conseille, mais en quantité considérable, de 100 à 120 gram. pour un litre de thé. Il faut agir vite et sûrement. Vous pouvez du reste remplacer le rhum par de l'eau-de-vie et le thé par tel autre infusion aromatique qu'il vous conviendra. Au besoin même, et faute de mieux, vous pourriez vous contenter d'eau simple additionnée d'alcool et suffisamment sucrée. Toutefois le thé au rhum ou à l'eau-de-vie devra être préféré toutes les fois que cela sera possible, comme plus agréable à prendre et surtout d'une efficacité plus constante et plus prompte. . . . . J'ai coutume aussi de faire prendre, dès que le troisième stade commence, du sulfate de quinine que je prescris de la façon suivante : 0 gr. 20 toutes les heures jusqu'à concurrence de 1 gr. ou plus. Mais ici encore j'ai plus de confiance dans la sudation ; c'est elle qu'il faut à tout prix rechercher. . . . .

« Une fois l'accès bien terminé ou, mieux encore, le jour qui suit, il convient de recourir à un purgatif salin. Ne négligez pas ce moyen, même si l'état du malade paraît entièrement satisfaisant. Il faut achever l'élimination commencée par les sueurs, sous peine de voir la fièvre se reproduire d'un moment à l'autre. »

Il est plus logique de chercher à faire fonctionner les reins et de prescrire au malade un ou même deux litres de lait à prendre dans les 24 heures. Du reste, M. Guyon admet cette pratique pour le deuxième type de la forme aiguë, et il ajoute avec raison : « Ces malades ont besoin d'être tonifiés, aussi trouverez-vous grand avantage à ajouter au lait une certaine quantité d'eau-de-vie, soit une cuillerée à dessert par grand verre. L'extrait de quinquina, pris dans du café noir à la dose de 4 à 8 gr. dans les 24 heures, vous viendra encore efficacement en aide . . . .

« Avec le régime lacté vous avez satisfait aux indications fournies par l'état de la sécrétion urinaire, mais vous devrez, pour assurer la digestion du lait et vous opposer à l'acidification des voies digestives, prescrire l'eau de Vichy à petites doses, par gorgées fréquemment prises dans l'intervalle des ingestions du lait ou immédiatement après.

« Vous revenez, dès qu'il est possible, à l'alimentation ordinaire en évitant toutefois de compter sur la mastication des aliments solides avant que la sécrétion salivaire ne se soit rétablie. Le vin rouge de Bordeaux peut dès lors remplacer l'eau-de-vie ; vos malades, nous devons le répéter, ont besoin d'être tonifiés.

« Le traitement de la forme chronique vise surtout les troubles digestifs. »

M. Guyon conseille de répéter les purgatifs, mais de n'employer que les eaux minérales purgatives, telles que les eaux de Pullna, de Birmenstorf, d'Hunyadi-Janos, de Sedlitz, de Rubinat.

Les amers : colombo, gentiane, camomille et surtout les préparations de quinquina, l'extrait mou ou la macération sont, dit-il, des adjuvants qui rendent des services. Il en est de même des frictions sèches ou aromatiques, des massages, des bains simples ou médicamenteux, des ventouses sèches appliquées sur les régions lombaires, etc...

Le régime a une grande importance. « Le lait bien pur, dit M. Guyon, fraîchement tiré, simplement tiédi au bain-marie, au moment de le prendre, convient particulièrement. Mais il est souvent nécessaire, quand on ne peut pas se procurer du lait récemment trait, de le faire bouillir, de l'écrémer et de le réchauffer au bain-marie pour l'usage. Le lait doit être pris par petites quantités à la fois et fréquemment, car le malade doit en consommer environ deux litres dans les 24 heures. On doit engager le malade à compléter son alimentation avec de la viande, des œufs ou du poisson.

« . . . . . . La pulpe de viande délayée dans du bouillon, le jus de viande obtenu à la presse, permettront en général d'instituer un régime approprié. Le bouillon dit américain, les bouillons ordinaires, les potages, compléteront l'alimentation lactée, ou formeront, avec les aliments indiqués, les éléments d'un régime suffisamment réparateur et facilement assimilable. Le vin et même l'eau-de-vie ne seront pas exclus de ce régime..... Ce sont les organes digestifs qui formuleront l'exception, lorsque leur état fonctionnel ne leur permettra pas l'ingestion du vin ou de l'eau-de-vie. »

Lorsqu'il existe du muguet, il faut prescrire les préparations alcalines. L'eau de Vichy employée en lavages et en gargarismes rend alors de grands services. On peut recourir simplement du reste au bicarbonate de soude. Il faut employer aussi les collutoires au borax.

Les solutions alcalines doivent être employées également pour lutter contre la sécheresse de la langue et de la gorge.Les malades peuvent absorber sans inconvénient, dans les 24 heures, deux grands verres d'eau de Vichy.

Lorsque la diarrhée ou les vomissements constituent de véritables complications, il faut les combattre par les moyens ordinairement employés.

J'ai tenu, Messieurs, à vous donner tous ces détails parce que je désirerais être aussi complet que possible; mais je ne voudrais pas vous laisser croire que ce traitement dit curatif a une bien grande efficacité. Vous avez vu qu'il n'a pas empêché le malade uréthrotomisé par M. Guyon de mourir au bout de douze heures, ni le prostatique de mourir le septième jour. Le sulfate de quinine donne peu de résultats quand il s'agit d'une forme grave d'infection urineuse. « Un seul moyen, disent MM. Voillemier et Le Dentu, a eu le privilège de rallier à lui le plus grand nombre de praticiens, c'est le sulfate de quinine, et cependant si l'on demandait à tous ceux qui l'on employé quel profit ils en ont tiré, ils seraient peut-être bien embarrassés de fournir des conclusions, nous ne dirons pas favorables, mais précises. La tradition et la routine aidant, sa vogue s'est continuée jusqu'à nos jours et n'est peut-être pas près de prendre fin. »

Lorsqu'une infection urineuse grave s'est produite, nous sommes donc à peu près désarmés. Voilà ce que vous ne devez pas oublier. Par contre, vous avez vu qu'il nous est facile aujourd'hui d'éviter cette grave complication des maladies des voies urinaires. Vous aurez donc soin d'appliquer rigoureusement le *traitement préventif* que je vous ai indiqué et vous n'aurez pas le regret de voir, comme à l'hôpital Necker, succomber en quelques heures un individu robuste dont l'état général était excellent avant l'opération pratiquée sur la partie inférieure de son appareil urinaire.

Nous voilà arrivés, Messieurs, à la fin de cette longue étude sur les maladies des voies urinaires. Vous avez vu quelles heureuses et nombreuses modifications ont été apportées, depuis 1885, au traitement de ces affections, grâce à l'*anesthésie* de l'urèthre et de la vessie et à l'*antisepsie directe* de ces organes réalisée à l'aide du *lavage continu de l'urèthre antérieur et du lavage de la vessie sans sonde*. Je vous disais, en commençant cette étude, qu'il s'agissait d'une véritable transformation de la thérapeutique des maladies des voies urinaires. Je crois vous l'avoir longuement prouvé. Bien que cette heureuse transformation n'ait point été réalisée à l'hôpital Necker, soyons-en heureux et fiers, Messieurs, car, vous l'avez vu, elle est néanmoins l'œuvre de la chirurgie française !

———

FIN DU TOME TROISIÈME ET DERNIER

———

TABLE DES MATIÈRES

DU TOME TROISIÈME

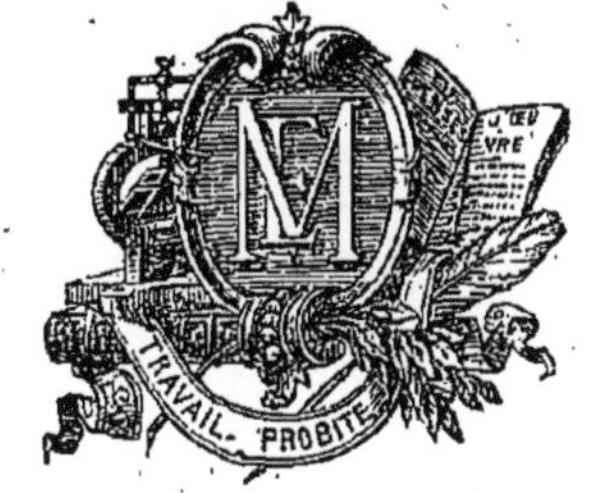

M
TRAVAIL. PROBITÉ

www.ingramcontent.com/pod-product-compliance
Ingram Content Group UK Ltd.
Pitfield, Milton Keynes, MK11 3LW, UK
UKHW022050120726
13694UKWH00001B/63